教育部高等学校食品科学与工程类专业教学指导委员会审定教材

普通高等教育"十四五"规划教材

食品毒理学

第 3 版

李 宁 马 良 主编

陈君石 主审

中国农业大学出版社

·北京·

内 容 简 介

本书主要介绍了食品毒理学研究任务和内容，阐述了食品毒理学基础知识和食品中外源性污染物在生物体内的生物转运和生物转化相关内容，重点对食品毒理学实验基础，以及食品中化学物质的一般毒性、致突变性、致癌性、生殖发育毒性和致畸性、免疫毒性等作用和评价方法及影响化学物质毒性的因素进行了介绍，同时介绍了我国食品毒理学安全性评价相关程序和转基因食品安全性评价相关内容，并对食品中天然有毒物质、重金属、农药、细菌毒素和霉菌毒素、食品加工过程形成的污染物等各类物质的毒理学进行了介绍，阐述了食品安全风险分析的基本概念和内容及食品安全标准制定原则。

本书可作为高校食品毒理学教学的教材，也可供从事食品安全的科研、管理人员阅读参考使用。

图书在版编目(CIP)数据

食品毒理学 / 李宁，马良主编. —3 版. —北京:中国农业大学出版社,2021.7(2024.10 重印)
ISBN 978-7-5655-2591-9

Ⅰ.①食… Ⅱ.①李…②马… Ⅲ.①食品毒理学-高等学校-教材 Ⅳ.①R994.4

中国版本图书馆 CIP 数据核字(2021)第 156049 号

教育部高等学校食品科学与工程类专业教学指导委员会审定教材

书 名	食品毒理学 第 3 版
作 者	李 宁 马 良 主编 陈君石 主审

策划编辑	宋俊果 王笃利 魏 巍	**责任编辑**	韩元凤
封面设计	郑 川 李尘工作室		
出版发行	中国农业大学出版社		
社 址	北京市海淀区圆明园西路 2 号	**邮政编码**	100193
电 话	发行部 010-62733489,1190	**读者服务部**	010-62732336
	编辑部 010-62732617,2618	**出 版 部**	010-62733440
网 址	http://www.caupress.cn	**E-mail**	cbsszs@cau.edu.cn
经 销	新华书店		
印 刷	涿州市星河印刷有限公司		
版 次	2021 年 8 月第 3 版 2024 年 10 月第 5 次印刷		
规 格	787×1092 16 开本 24.5 印张 615 千字 彩插 1		
定 价	66.00 元		

图书如有质量问题本社发行部负责调换

普通高等学校食品类专业系列教材
编审指导委员会委员

（按姓氏拼音排序）

第3版编审人员

主　编　李　宁(国家食品安全风险评估中心)
　　　　马　良(西南大学)

副主编　朱立贤(山东农业大学)
　　　　柳春红(华南农业大学)
　　　　景　浩(中国农业大学)
　　　　曾绍校(福建农林大学)
　　　　郭　军(内蒙古农业大学)

参　编　车会莲(中国农业大学)
　　　　贺晓云(中国农业大学)
　　　　梁志宏(中国农业大学)
　　　　刘志宗(山西农业大学)
　　　　郭东起(塔里木大学)
　　　　何来英(国家食品安全风险评估中心)
　　　　贾旭东(国家食品安全风险评估中心)
　　　　于　洲(国家食品安全风险评估中心)
　　　　王　新(西北农林科技大学)
　　　　包海泉(内蒙古农业大学)
　　　　迟玉森(青岛农业大学)
　　　　田　刚(四川农业大学)
　　　　刁恩杰(山东农业大学)
　　　　刘兆平(国家食品安全风险评估中心)
　　　　方　瑾(国家食品安全风险评估中心)
　　　　蒋东华(沈阳农业大学)
　　　　徐海滨(国家食品安全风险评估中心)
　　　　周宇红(国家食品安全风险评估中心)
　　　　丁晓雯(西南大学)

主　审　陈君石(国家食品安全风险评估中心)

第 2 版编审人员

主　编　李　宁（国家食品安全风险评估中心）
　　　　马　良（西南大学）

副主编　朱立贤（山东农业大学）
　　　　柳春红（华南农业大学）
　　　　景　浩（中国农业大学）
　　　　曾绍校（福建农林大学）
　　　　郭　军（内蒙古农业大学）

参　编　车会莲（中国农业大学）
　　　　贺晓云（中国农业大学）
　　　　梁志宏（中国农业大学）
　　　　刘志宗（山西农业大学）
　　　　郭东起（塔里木大学）
　　　　何来英（国家食品安全风险评估中心）
　　　　贾旭东（国家食品安全风险评估中心）
　　　　于　洲（国家食品安全风险评估中心）
　　　　王　新（西北农林科技大学）
　　　　包海泉（内蒙古农业大学）
　　　　迟玉森（青岛农业大学）
　　　　田　刚（四川农业大学）
　　　　刁恩杰（山东农业大学）
　　　　刘兆平（国家食品安全风险评估中心）
　　　　方　瑾（国家食品安全风险评估中心）
　　　　蒋东华（沈阳农业大学）
　　　　徐海滨（国家食品安全风险评估中心）
　　　　周宇红（国家食品安全风险评估中心）

主　审　陈君石（国家食品安全风险评估中心）

第1版编审人员

主　编　严卫星（中国疾病预防控制中心）

　　　　　丁晓雯（西南大学）

副主编　朱立贤（山东农业大学）

　　　　　柳春红（华南农业大学）

　　　　　牛天贵（中国农业大学）

　　　　　李　宁（中国疾病预防控制中心）

参　编　马　良（西南大学）

　　　　　田　刚（四川农业大学）

　　　　　包海泉（内蒙古农业大学）

　　　　　蒋东华（沈阳农业大学）

　　　　　曾绍校（福建农林大学）

　　　　　迟玉森（青岛农业大学）

　　　　　王　新（西北农林科技大学）

　　　　　刁恩杰（山东农业大学）

　　　　　徐海滨（中国疾病预防控制中心）

　　　　　刘兆平（中国疾病预防控制中心）

　　　　　何来英（中国疾病预防控制中心）

　　　　　周宇红（中国疾病预防控制中心）

　　　　　贾旭东（中国疾病预防控制中心）

　　　　　方　瑾（中国疾病预防控制中心）

　　　　　于　洲（中国疾病预防控制中心）

主　审　陈君石（国家食品安全风险评估中心）

出 版 说 明
（代总序）

岁月如梭,食品科学与工程类专业系列教材自启动建设工作至现在的第4版或第5版出版发行,已经近20年了。160余万册的发行量,表明了这套教材是受到广泛欢迎的,质量是过硬的,是与我国食品专业类高等教育相适宜的,可以说这套教材是在全国食品类专业高等教育中使用最广泛的系列教材。

这套教材成为经典,作为总策划,我感触颇多,翻阅这套教材的每一科目、每一章节,浮现眼前的是众多著作者们汇集一堂倾心交流、悉心研讨、伏案编写的景象。正是大家的高度共识和对食品科学类专业高等教育的高度责任感,铸就了系列教材今天的成就。借再一次撰写出版说明(代总序)的机会,站在新的视角,我又一次对系列教材的编写过程、编写理念以及教材特点做梳理和总结,希望有助于广大读者对教材有更深入的了解,有助于全体编者共勉,在今后的修订中进一步提高。

一、优秀教材的形成除著作者广泛的参与、充分的研讨、高度的共识外,更需要思想的碰撞、智慧的凝聚以及科研与教学的厚积薄发。

20年前,全国40余所大专院校、科研院所,300多位一线专家教授,覆盖生物、工程、医学、农学等领域,齐心协力组建出一支代表国内食品科学最高水平的教材编写队伍。著作者们呕心沥血,在教材中倾注平生所学,那字里行间,既有学术思想的精粹凝结,也不乏治学精神的光华闪现,诚所谓学问人生,经年积成,食品世界,大家风范。这精心的创作,与敷衍的粘贴,其间距离,何止云泥!

二、优秀教材以学生为中心,擅于与学生互动,注重对学生能力的培养,绝不自说自话,更不任凭主观想象。

注重以学生为中心,就是彻底摒弃传统填鸭式的教学方法。著作者们谨记"授人以鱼不如授人以渔",在传授食品科学知识的同时,更启发食品科学人才获取知识和创造知识的思维与灵感,于润物细无声中,尽显思想驰骋,彰耀科学精神。在写作风格上,也注重学生的参与性和互动性,接地气,说实话,"有里有面",深入浅出,有料有趣。

三、优秀教材与时俱进，既推陈出新，又勇于创新，绝不墨守成规，也不亦步亦趋，更不原地不动。

首版再版以至四版五版，均是在充分收集和尊重一线任课教师和学生意见的基础上，对新增教材进行科学论证和整体规划。每一次工作量都不小，几乎覆盖食品学科专业的所有骨干课程和主要选修课程，但每一次修订都不敢有丝毫懈怠，内容的新颖性，教学的有效性，齐头并进，一样都不能少。具体而言，此次修订，不仅增添了食品科学与工程最新发展，又以相当篇幅强调食品工艺的具体实践。每本教材，既相对独立又相互衔接互为补充，构建起系统、完整、实用的课程体系，为食品科学与工程类专业教学更好服务。

四、优秀教材是著作者和编辑密切合作的结果，著作者的智慧与辛劳需要编辑专业知识和奉献精神的融入得以再升华。

同为他人作嫁衣裳，教材的著作者和编辑，都一样的忙忙碌碌，飞针走线，编织美好与绚丽。这套教材的编辑们站在出版前沿，以其炉火纯青的编辑技能，辅以最新最好的出版传播方式，保证了这套教材的出版质量和形式上的生动活泼。编辑们的高超水准和辛勤努力，赋予了此套教材蓬勃旺盛的生命力。而这生命力之源就是广大院校师生的认可和欢迎。

第 1 版食品科学与工程类专业系列教材出版于 2002 年，涵盖食品学科 15 个科目，全部入选"面向 21 世纪课程教材"。

第 2 版出版于 2009 年，涵盖食品学科 29 个科目。

第 3 版（其中《食品工程原理》为第 4 版）500 多人次 80 多所院校参加编写，2016 年出版。此次增加了《食品生物化学》《食品工厂设计》等品种，涵盖食品学科 30 多个科目。

需要特别指出的是，这其中，除 2002 年出版的第 1 版 15 部教材全部被审批为"面向 21 世纪课程教材"外，《食品生物技术导论》《食品营养学》《食品工程原理》《粮油加工学》《食品试验设计与统计分析》等为"十五"或"十一五"国家级规划教材。第 2 版或第 3 版教材中，《食品生物技术导论》《食品安全导论》《食品营养学》《食品工程原理》4 部为"十二五"普通高等教育本科国家级规划教材，《食品化学》《食品化学综合实验》《食品安全导论》等多个科目为原农业部"十二五"或农业农村部"十三五"规划教材。

本次第 4 版（或第 5 版）修订，参与编写的院校和人员有了新的增加，在比较完善的科目基础上与时俱进做了调整，有的教材根据读者对象层次以及不同的特色做了不同版本，舍去了个别不再适合新形势下课程设置的教材品种，对有些教材的题目做了更新,使其与课程设置更加契合。

在此基础上,为了更好满足新形势下教学需求,此次修订对教材的新形态建设提出了更高的要求,出版社教学服务平台"中农 De 学堂"将为食品科学与工程类专业系列教材的新形态建设提供全方位服务和支持。此次修订按照教育部新近印发的《普通高等学校教材管理办法》的有关要求,对教材的政治方向和价值导向以及教材内容的科学性、先进性和适用性等提出了明确且具针对性的编写修订要求,以进一步提高教材质量。同时为贯彻《高等学校课程思政建设指导纲要》文件精神,落实立德树人根本任务,明确提出每一种教材在坚持食品科学学科专业背景的基础上结合本教材内容特点努力强化思政教育功能,将思政教育理念、思政教育元素有机融入教材,在课程思政教育润物细无声的较高层次要求中努力做出各自的探索,为全面高水平课程思政建设积累经验。

教材之于教学,既是教学的基本材料,为教学服务,同时教材对教学又具有巨大的推动作用,发挥着其他材料和方式难以替代的作用。教改成果的物化、教学经验的集成体现、先进教学理念的传播等都是教材得天独厚的优势。教材建设既成就了教材,也推动着教育教学改革和发展。教材建设使命光荣,任重道远。让我们一起努力吧!

罗云波

2021 年 1 月

第 3 版前言

习近平总书记高度重视食品安全工作,提出要构建"最严谨的标准",严谨的标准必须以风险评估为基础。食品毒理学是食品安全学科的基础,属于毒理学的一个分支,主要研究食品中各种外源化学物的来源、性质、不良作用与可能的有益作用及其作用机制,并确定这些物质的安全限量和评价食品的安全性,从而确保人类的健康。食品毒理学是食品安全风险评估的关键技术手段,食品毒理学的发展提高了风险评估的工作水平,也大大促进了食品安全标准的科学性。

食品毒理学研究的外源化学物包括工业污染物、霉菌毒素、农药、兽药、食品添加剂、包装材料迁移物等传统物质;也包括在食品加工过程中形成的各种有害物,如高温下煎炸烤肉中可能产生的多环芳烃和杂环胺等致癌物,油炸淀粉类食品中可能产生的丙烯酰胺以及用酸水解植物蛋白调味液配制的酱油中的氯丙醇等;还包括违法添加的苏丹红、三聚氰胺等。另外,食品毒理学研究还包括疯牛病病毒等新的毒理学问题,以及营养素摄入过量引起的毒性作用等。

食品毒理学经历了由宏观到微观(整体—细胞—分子),从分析到综合,又至整体和群体,从试验到理论,理论到实践的发展过程。当今的食品毒理学是诸多学科的交叉,涉及广泛的学科领域,且相互渗透。我国食品毒理学自改革开放以来已有了长足的发展,但是与国际水平相比尚有相当差距。我国必须与时俱进,发挥自身的优势,克服困难,迎头赶上,以饱满的激情面对挑战,使我国食品毒理学更好地为国民健康和国家建设服务。

习近平总书记多次强调,教材是育人育才的重要依托,教材建设是铸魂工程。《食品毒理学》教材自 2009 年首次出版以及 2016 年修订再版以来,作为高校的教材和科研人员的参考书得到了广泛好评。随着食品毒理检测技术和相关标准的发展,有必要对现行的第 2 版进行修订,以便更好地适应教学和科研人员的实际需要。在中国农业大学出版社的指导下,编委会对第 2 版教材进行了修订。修订的主要内容包括:在第 2 版的基础上,对部分章节文字和内容进行了修改完善,使文字和内容更加严谨并与时俱进;根据相关食品安全标准的最新进展,引用最新标准;为落实立德树人根本任务,推进课程思政建设,增加了食品安全风险评估、食品安全风险监测以及转基因食品安全管理等方面的思政内容。

本书共 13 章,其内容主要包括食品毒理学的基本理论、基本概念、基本研究方法,食品毒理学安全性评价,食品安全风险分析,食品中各类有害物质的毒性等内容。本书可作为食品毒理学教学的教材,也可供从事食品安全的科研、管理人员阅读参考使用。

党的二十大进一步强调将食品安全纳入国家安全体系,强化食品药品安全监管。为更好学习贯彻党的二十大精神,本次重印,结合教学实际,融入了相关内容,便于读者学习掌握。

编 者

2023 年 5 月

第 2 版前言

《食品毒理学》教材自 2009 年出版以来,多次重印,被全国范围内数十所院校营养与食品安全专业和相关专业作为教材,受到师生的广泛好评,实践证明该教材在培养我国食品毒理学专业人才方面发挥了重要的积极作用。

随着毒理学专业和技术的发展,食品毒理学的一些基本概念、评价方法也在发展,食品毒理学的领域也在拓展,食品安全相关法律法规标准也在发生变化。因此,为使教材能够与时俱进,更好地反映学科最新发展成果,适应新形势下的教学需要,进一步提升教材质量,扩大影响,增强该教材在"十三五"规划教材中的竞争力,我们对该教材进行修订再版。本次修订适当调整了编写队伍,对内容进行了较大幅度的改动。内容由原来的 12 章增加到 13 章,新增加了比较重要的"食品中化学物质的免疫毒性及评价"一章节。第 1 章绪论部分根据食品毒理学发展进行了修改;对第 4 章"食品毒理学实验基础"和第 6 章"食品中化学物质的致突变作用及评价"整体框架和内容进行了大的改动;第 8 章"食品中化学物质的生殖发育毒性和致畸作用及评价"和第 11 章"食品安全性毒理学评价章节",根据最新发布的 GB 15193《食品安全性毒理学评价程序》相关标准内容进行了完善。为了更好地推进传统出版与新型出版融合,发挥信息技术对教学的积极作用,充分体现纸质教材与数字教材的优势和特点,本版教材采用了二维码技术将教学内容加以扩展,在第 2、4、6、9、10 和 12 章节增加了二维码,方便读者扫描参考学习。此外对所有改动的章节补充更新了参考文献,方便读者查阅。

由于编者水平和时间所限,书中难免有不足之处,请广大读者和同行专家提出宝贵意见。

编 者

2016 年 3 月

目　　录

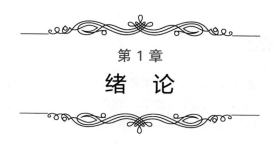

第 1 章

绪 论

学习目的与要求

掌握食品毒理学定义、研究对象、研究任务、研究内容和研究方法,熟悉食品毒理学在食品安全中的作用,了解食品毒理学的发展趋势。

"民以食为天，食以安为先"，食品是人类社会生存发展的第一需要，食品的安全性更是与人们日常生活密切相关。食品安全是关系国计民生的重大问题，党的二十大报告指出，提高公共安全治理水平，强化食品药品安全监管。随着我国经济的发展，食品的数量与种类日益丰富，如何提高食品的质量与安全性的问题日益突出。食品应具备的基本条件是：卫生安全、无毒无害；含有人体所需要的营养素和有益成分；感官性状良好、可被人体接受。但是食品除了含有人体必需的营养物外，也可能含有身体非必需的甚至有害的生物或化学物质，这些物质总称为外源化学物。外源化学物是在人类生活的外界环境中存在，可能与机体接触并进入机体，在体内呈现一定的生物学作用的一些化学物质。它既包括在食品生产、加工中人类使用的物质，也包括食物本身生长中存在的物质以及外源污染的物质。当前，化学物质的种类日益增多，进入空气、土壤、水、植物、动物和人体中，食物链不断受到污染，食品的安全性越来越成为世界各国政府共同关心的热点问题。

1.1 食品毒理学概述

毒理学(Toxicology)是研究各种外源化学性、物理性和生物性有害因素对生物体特别是对人体产生的损害作用和机制，以及预防、救治措施的科学，通过对危害的研究评价提出对各种危害因素的管理措施，保障人民健康；宏观还包括对环境生态系统的影响及风险的科学描述。

卫生毒理学(Health Toxicology)属于预防医学的范畴，是毒理学的一个分支学科，包括环境毒理学、工业毒理学、食品毒理学、农药毒理学和放射毒理学等。中国的现代毒理学在20世纪50年代初起步，是新中国成立后较早开启的科学研究活动之一。当时，职业医学工作者为适应现代工业发展的需求率先开展了工业毒理或职业毒理的调查与研究，重点研究尘肺、铅中毒、苯中毒等工业生产场所释放有害物对健康的毒性，并制定了一系列的职业卫生防护标准。

食品毒理学(Food Toxicology)是毒理学的基础知识和研究方法在食品科学中的应用，是现代食品卫生学的一个重要组成部分。食品毒理学是借用基础毒理学的基本原理和方法，研究食品中有毒有害物质的性质、来源及对人体损害的作用与机制，评价其安全性并确定这些物质的安全限量以及提出预防管理措施的一门学科，从而达到确保人类健康的目的。我国食品毒理研究在20世纪60年代初开始，着重开展了残留物的检测技术、安全性和卫生标准等，关注的对象包括农药残留、金属毒物、霉菌毒素和其他污染物等，并开启了食品添加剂的科学研究。

目前食品毒理学已形成具有自身特点和系统的概念、理论和方法体系的一门综合性学科，需要分析化学、现代生物学、生物化学、病理学、遗传学、免疫学及流行病学的知识与技能，需要应用实验研究、临床研究和现场调查等研究方法，从各方面深入研究和认识各种毒作用的本质，其研究成果为确定食品外源化学物合理的安全接触限量和制定有效的管理措施、预防化学物对人类的危害提供理论依据。

食品毒理学的研究对象主要是食品中的有毒有害物质，包括化学性污染物(如重金属、农药残留、兽药残留、包装材料迁移物等)、生物性污染物(如细菌及细菌毒素，霉菌及霉菌毒素等)、食品包装材料、食品添加剂、食品中天然存在的有毒有害物质等。食品毒理学除研究食品中的有毒有害物质外,还包括研究新资源食品、保健食品、转基因食品和食品中天然成分等的毒理学安全性;研究食品中外源化学物的性质、来源与形成,它们的不良作用与可能的有益作用及其机制,并确定这些物质的安全限量和评价食品的安全性。食品毒理学的作用就是从毒理学的角度,研究食品中可能含有的外源化学物质对食用者的毒作用机理,检验和评价食品(包括食品添加剂等)的安全性或安全范围,从而达到确保人类健康的目的。

1.2 食品毒理学研究任务、内容和方法

1.2.1 研究任务

研究食品中外源性化学物质的分布、形态及其进入人体的途径与代谢规律,阐明影响毒性发生和发展的各种条件;研究化学物在食物中的安全限量,评定食品的安全性,制定相关安全标准;研究食品中化学物的急性、亚慢性和慢性毒性,特别应阐明致突变、致畸、致癌和致敏等特殊毒性,提出安全管理措施。食品毒理学研究的最终目标就是通过研究确定其毒理学安全性,制定安全限量,提出食品中有毒有害物质的预防及管理措施,保障食品安全。

1.2.2 研究内容

(1)有害物的来源、理化性质和结构研究。

①外来化学物质:指通过各种途径进入食品的各种污染物,包括工业污染物(如铅、汞、砷、镉)、农药残留(如有机磷农药等)、兽药残留等。

②生物性污染物:细菌、霉菌、寄生虫和病毒等。

③天然有毒有害物质:动植物天然含有的毒素,如马铃薯发芽后产生的龙葵素,河豚中的河豚毒素。

④食品包装材料和食品添加剂:食品包装材料是指食品在加工、生产、储存和销售过程中所接触到的各种材料,当食品包装材料与食品接触时,其食品接触物质(包括其降解产物)可能迁移到食品中,进而造成食品的化学污染。食品添加剂是食品在生产加工储存过程中为了某种需要,有意识地加入食品中的少量的化学合成物质或天然物质。伴随纳米材料的快速发展及其在食品包装材料和食品领域中的应用,纳米材料的安全性越来越被关注,纳米材料毒理学也成为一大热门研究。

⑤食品生产加工过程中形成的有害物质:如亚硝基化合物以及食品在高温、油炸烹调过程中形成的杂环胺、多环芳烃、丙烯酰胺、氯丙醇等。

(2)毒性作用及机制研究。研究随食品进入体内的化学物质在机体内的分布、代谢转化和排泄过程;研究其对机体的毒性作用包括急性毒性、亚慢性毒性、慢性毒性、遗传毒性、生殖发育毒性、致癌性、神经毒性、免疫毒性、致敏性等;研究其毒作用的机理及毒作用特征。

(3)开展毒理学安全性评价。对新资源食品、保健食品、转基因食品、食品包装材料、食品添加剂、农药开展上市前的毒理学安全性评价,制定人群安全摄入限量。

(4)开展食品中外来化学物质、生物性污染物、食品包装材料和食品添加剂、食品及加工过程中形成的有害物对人体健康危害的风险评估。

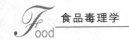

1.2.3 研究方法

毒理学的研究方法主要有实验研究和人群流行病学调查两个方面。实验研究可采用整体动物、游离的动物脏器、组织和细胞进行。根据所采用的方法不同又可分为体内试验和体外试验,此外食品毒理学的研究还借助化学手段进行食品中外源性化学物质的检测,以评价机体摄入暴露水平。

1. 动物体内试验

动物体内试验是食品毒理学研究的主要方法和手段。毒理学研究的最终目的是研究外源化学物对人体的损害作用(毒作用)及其机制,但不可能在人身上直接进行研究和观察。因此,毒理学研究主要是借助于动物体内试验研究,将各种作为研究对象的受试物经口给予动物,观察其在动物体的各种毒性反应、毒作用靶器官和毒作用机制,将实验动物的研究结果再外推到人。最常用的动物为大鼠和小鼠。在食品毒理学安全性试验中,检测动物的一般毒性、生殖发育毒性和致癌性就用整体动物进行,如急性毒性试验、亚慢性毒性试验、慢性毒性试验、致畸性、繁殖毒性和致癌性等。由于动物特别是哺乳动物在解剖、生理和生化代谢过程方面与人民很多相似之处,具备动物试验结果可外推到人的基础。虽然动物试验研究方法易于控制各种影响因素和条件,但由于动物和人存在本身代谢等方面的差异,摄入剂量和时间模式与人也存在较大差异,因此动物试验结果外推到人存在一定的不确定性。

2. 体外试验

体外试验可采用动物游离器官、细胞和微生物进行。多用于外源化学物对机体毒性的筛选和机制研究,在毒理学安全性评价中,检测动物的遗传毒性作用可用体外试验进行,来预测其致癌可能性。体外试验影响因素少,试验条件可严格控制,人力和物力花费少,但体外试验不能够全面反应体内的毒性作用,尤其在风险评估中不能作为风险评估的最后依据。

(1)游离器官 利用器官灌流技术,将特定的液体通过血管流经某一脏器,使脏器在一定时间内保持存活状态,与受试物接触观察受试物对该脏器的毒性作用。常用灌流器官有肝、肾、肺、脑等,此外用体外全胚胎培养试验可观察和评价受试物的致畸性。

(2)细胞 可用从动物和人体脏器新分离的细胞(原代细胞)或经多代培养的细胞系或细胞株。在食品毒理学评价中,常用体外哺乳细胞染色体畸变试验来检测染色体畸变,所用细胞株有中国仓鼠肺细胞(V79)、中国仓鼠卵巢细胞(CHO),也可用人血液淋巴细胞体外培养进行检测。常用体外哺乳细胞基因突变试验来检测基因突变,常用细胞系有中国仓鼠肺细胞(V79)。

(3)微生物 可利用微生物的表型变化作为致突变的一种检测方法。在食品毒理学试验评价中,常用鼠伤寒沙门氏基因缺陷型的回复突变试验,又称 Ames 试验来检测受试物引起的基因突变。

3. 人体试验

人体试验资料是最宝贵的毒性研究和评价资料,但该资料往往难以获得。可通过偶然人体中毒事件,直接获得关于人体的毒理学资料,这是临床毒理学的主要研究内容,应注意收集和保存有关的毒理学资料和信息,包括中毒剂量及毒性特征表现等。对一些毒性很低的食品,如保健食品或新资源食品,在动物或体外毒性研究确证其安全性的基础上,可进行人群志愿者试食试验研究安全性评价。

4．流行病学研究

在食品毒理学研究中，人体资料是最宝贵的毒性研究和评价资料，但不可能通过人体试验获得，因此，对于在食品中已经存在的外源化学物如地方性饮食习惯（腌制食品、烟熏和烧烤食品）带来的食品毒理学问题，一些食品加工方式带来的食品毒理学问题，可以用流行病学方法，通过流行病学调查获得某种食品危害因素与机体健康之间的关系，为危害因素确定提供线索，了解可能的剂量反应关系，为人群危险性评价提供科学资料。但流行病学调查研究存在的干扰因素多，因此测定的毒效应也存在不确定性。

5．化学分析

食品毒理学的研究对象主要是食品中的一些化学物质，这就需要借助化学分析手段确定食品中化学物质的成分和含量水平，如重金属、农药和兽药残留、食品添加剂等，通过检测和分析了解污染水平并结合人群摄入水平，确定人群摄入暴露水平，这是进行人群风险评估的必要步骤。

6．风险评估和安全限量制定

对食品中外源物质的毒性，经过动物试验、体外试验的一系列毒理学研究，可以对食品中外源物质及相关食品的毒理学安全性做出评价，并最终将动物试验和体外试验的研究结果外推到人，并与人体观察和流行病学研究的结果综合起来，结合人群对食品中外源性物质的暴露水平，以对所研究的外源化学物进行风险评估。在风险评估的基础上，制定人体安全摄入限量和食品中安全限量标准。

1.3　食品毒理学和食品安全性

随着对食品研究的深入，对食品的认识也在发生根本性变化，如食品中除了营养素外还有其他对人体健康有益的外源化学物，如姜黄素有抗诱变、抗致癌作用，大蒜素能拮抗某些促癌剂的作用；食物中有害物质在体内的损害作用还受食物中其他成分影响，最终结果可以是对其损害作用的消除或减弱或加强；食品在加工烹调过程中可能产生有害外源物，有的毒作用剂量很小，如煎牛排和煎炸鱼块时产生具有致突变、致癌的杂环胺类，泡酸菜中的大量硝酸盐可在胃内被亚硝基化形成具有致癌的亚硝胺；由此提出了对传统食品的安全性评价与管理问题。

食品安全问题是关系到人民健康和国计民生的重大问题。不仅涉及广大人民群众的生命安全与健康，还关系到一个国家经济的正常发展，关系到社会的稳定和政府的威望。随着社会经济的发展，人民生活水平的提高和健康意识的增强以及国际贸易的需要，食品安全问题越来越受到政府和消费者的广为关注和重视。在食品生产与管理过程中，将食品安全问题放在首位已成为人们的共识和对食品的基本要求，目前食品安全问题主要包括化学性污染、生物性污染以及新技术、新工艺生产的食品安全性问题。食品毒理学的作用就是从毒理学的角度，研究食品中可能含有的外源化学物质对食用者的毒作用机理，检验和评价食品的安全性，进行食品风险评估，做出食品安全性评价，为政府进行监控管理和制定相应食品安全性标准和相关法规提供科学依据，从而确保人类健康。因此，食品毒理学是保障食品安全的重要基础学科。

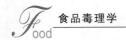
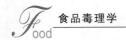

1.3.1 化学性污染

化学性污染主要是工业和环境污染带来的食品污染问题、农药残留和兽药残留问题、食品包装材料污染问题。此外,在食品生产加工过程中,滥用食品添加剂或不按规定使用食品添加剂带来的问题也很突出。目前我国主要食品安全问题包括环境污染带来的重金属如铅、汞、砷和镉污染食品,导致食品中限量值超过国家标准,生产经营者不按规定使用农药和兽药带来的农兽药残留超标和食品添加剂滥用问题也较为突出,甚至在食品中添加非食用物质的现象也很严重。

1.3.2 生物性污染

生物性污染是指由微生物(细菌、霉菌、病毒等)、寄生虫、媒介昆虫等引起的食品污染。其中以微生物的污染最为常见,是危害我国食品安全的首要因素。由于生物性污染具有不确定性和控制难度大的特点,容易造成局部地区的暴发和流行,因而备受各国政府的关注。

1.3.3 新技术、新工艺食品安全性问题

随着新技术、新工艺在食品工业的应用,也带来新的食品安全问题,如转基因和纳米等新技术的应用带来的食品安全性问题受到关注。根据世界卫生组织的定义,转基因食品是指生物体内的基因被以非自然的方法加以改变,使基因由一个生物体移至另一个生物体或在两个没有关系的生物体之间转移而生产的食品或食品原料。转基因技术在农作物上的应用,不但可以使农作物获得新的农艺特性而增加农作物的产量,并可改变食品的品质,还可利用转基因植物或动物生产药物等。特别对耕地面积相对于人口不足的我国,研发和进口转基因作物更具有经济意义和政治意义。转基因作物及其产品的食用安全性除了与一般食品所共有的问题外,还有其独特的安全性问题,即转入基因所表达蛋白质的毒性和致敏性,以及作物本身在营养成分、天然毒素和抗营养物质含量方面的变化及其他可能的非预期效应。许多国家都加强立法以加强对转基因食品安全的管理。我国农业部也颁布了《农业转基因生物安全评价管理办法》《农业转基因生物进口安全管理办法》和《农业转基因生物标识管理办法》等一系列法规,对转基因食品实施上市前审批和上市后监控管理。根据转基因生物受体的不同,将转基因食品生物分为转基因植物性食品、转基因动物性食品和转基因微生物食品以及其他特殊用途的食品。

纳米食品是指在培育、生产、加工或包装过程中采用了纳米技术或工具所获得的食品。随着纳米技术在食品工业的应用,纳米材料可通过消化道途径被人体所摄入,然而其毒性特征却不同于普通尺度物质,与粒径大小、表面电荷等有关,给纳米食品的毒理学安全性评价及其风险评估和管理带来了挑战。目前国际上还没有统一的针对纳米材料的毒理学安全性评价标准,也没有完善的针对纳米食品的安全性风险评估和风险管理策略。现有研究表明,纳米材料的毒性与其性质有关,所以其毒理学研究比普通物质更为复杂,存在许多不确定因素。因此,正如FAO/WHO所指出,应该鼓励创新和跨学科的综合研究,例如,使用透射电子显微镜、动态光散射、x射线衍射和电感耦合等离子体质谱等技术对试验体系中纳米材料进行表征鉴定,通过代谢动力学、急性毒性、亚急性毒性、亚慢性毒性和遗传毒性等试验研究纳米材料消化道途径暴露的潜在危害,使用细胞学、分子生物学和代谢组学等技术探讨纳米材料毒性机制,使

用流行病学方法研究纳米材料的人群暴露特征等。这些研究结果将可以对纳米食品毒理学安全性评价程序的建立提供科学信息,对食品安全监管部门进行相关风险评估策略以及风险管理法规文件的制定和完善提供科学依据,进而有助于纳米技术在食品工业的健康发展,保证人类食品健康和安全。

1.3.4　新资源食品和保健食品的安全性问题

新资源食品是指在我国无传统食用习惯的食品,新资源食品作为无安全食用历史或仅在局部地区有安全食用历史的非传统食品,由于对其安全性认识不足,为保证消费者健康,国际上一些国家包括欧盟、加拿大、澳大利亚和我国等均非常注重对该类食品安全性的管理,制定了相应的新资源食品法规,要求新资源食品在上市前均应经过系统的毒理学安全性研究和风险评估。如果新资源食品没有经过安全性评价和批准就直接进入市场,就可能会带来食品安全性问题。

保健食品是指声称具有特定保健功能或者以补充维生素、矿物质为目的的食品。即适宜于特定人群食用,具有调节机体功能,不以治疗疾病为目的,并且对人体不产生任何急性、亚急性或者慢性危害的食品。保健食品产业的发展给国民经济带来新的增长点的同时,保健食品的安全性在国际上也受到了广泛关注,保健食品中使用的一些中草药等原料其安全性还有待进一步深入研究。

1.4　食品毒理学发展及展望

食品毒理学是毒理学的一个分支,随着毒理学的研究方法不断发展以及食品安全被日益关注,食品毒理学研究方法也得到极大的发展,主要表现在以下几个方面。

1.4.1　食品毒理学研究作为食品风险评估的基础

风险评估是对人体接触食源性危害(化学的、生物的和物理的)而对健康产生的已知或潜在的不良作用的可能性、严重性和不确定性进行科学评价。风险评估包括以下 4 个步骤:①危害识别;②危害特征的描述;③暴露量评估,特别是摄入量评估;④危险性特征的描述。其中危害识别和危害特征描述主要是通过毒理学的研究资料包括动物试验、体外试验和人群流行病学资料获得物质的毒性大小和剂量反应关系特征,从而推出人群的安全暴露水平,根据人群的暴露水平对人群摄入该类物质的风险进行评估,作为政府制定标准和监管的依据,这是目前国际上食品毒理学研究的主要工作内容,因此食品毒理学的主要研究任务之一就是作为风险评估的基础。

1.4.2　新技术和新方法在食品毒理学中的应用

以往的毒理学研究主要是以传统的整体动物试验和体外试验研究为主,如观察的指标主要是在组织器官水平上,随着分子研究技术在毒理学科中的应用和发展,毒性观察指标采用组织水平、细胞水平和分子水平相结合的手段,以系统毒理学为基础,利用基因组学、转录组学、蛋白组学和代谢组学技术来检测和评估食品中有害物质对健康的影响,从而描述毒物毒作用、致突变、致癌等作用机制。此外,基于毒性通路的靶向测试技术将被广泛用于识别或探索与不

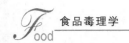

良健康效应相关的功能性终点,如转基因动物模型。在毒理机制的研究策略上也要考虑如何将细胞水平研究与组织和整体研究相结合。

1.4.3　生物标志物在食品毒理学研究中的应用

生物标志物包括反映机体暴露水平的暴露标志物、反映毒性作用的效应标志物和反映个体遗传敏感性的易感标志物。在对物质进行毒性评价中,利用早期灵敏的生物标志物作为评价终点大大减少不确定性就成为研究的重点。尤其在人群流行病学研究中,以生物标志物为手段的监测研究就成为食品毒理学研究的一个热点。

1.4.4　体外替代方法在毒理学中的发展

传统的毒理学试验主要是动物试验,如用受试化学物对动物的致死剂量来预测对人体的急性中毒表现,用亚慢性毒性试验和慢性毒性试验来预测较长期和长期暴露条件下的安全剂量和浓度。由于国际上对动物福利保护的呼声越来越高,有的国家还对动物福利进行立法,因此出现整体动物替代法的新概念和发展新动向,优化试验方法和技术,减少受试动物的数量和痛苦,取代整体动物试验的模式,即 3R 原则。目前国际上有关急性毒性的检测方法如固定剂量试验法(fixed dose method)、急性毒性分级试验法(acute toxic class method)、上-下法(up-and-down procedure)等方法,其动物数均较其传统的急性毒性方法如霍恩氏法动物数减少,如用体外干细胞培养方法来筛选评价其生殖毒性。

21 世纪食品毒理学研究将突破以传统动物为基础的高剂量暴露毒理学测试方法,而以人源性细胞模型为主要手段,结合定向改造转基因动物模型等靶测试方法,开展食品污染物的毒性作用机制研究,阐明相关毒性通路和毒性作用方式。因此,构建以毒性作用机制为基础的体外替代模型,建立基于毒性通路和毒性作用方式的新型食品污染物安全性评价体系将成为未来的发展方向。

(李宁,马良)

■ 本章小结

食品毒理学是研究食品中有毒有害物质的性质、来源及对人体损害的作用与机制,评价其安全性并确定这些物质的安全限量以及提出预防管理措施的一门学科,主要研究对象是研究食品中的有毒有害物质,包括化学性污染物、生物性污染物、食品包装材料、食品添加剂等。还包括研究新资源食品、保健食品、转基因食品和食品中天然成分等毒理学安全性,其主要任务是研究食品中化学物在体内的代谢动力学和毒性作用,是评价食品的安全性、制定相关食品安全标准的基础,主要研究方法和手段包括动物体内试验、细胞和组织水平体外试验、人群志愿者试验、人群流行病学调查研究、化学分析和风险评估方法等,鉴于风险评估是国际食品法典委员会强调的用于制定食品安全控制措施的必要技术手段,是政府制定食品安全法规、标准和政策的主要基础,因此,食品毒理学在各国食品安全政策、法规和标准等制定中将越来越发挥重要的作用,这给食品毒理学的研究和发展也带来更大的挑战和机遇。

思考题

1. 简述食品毒理学的定义和研究对象。
2. 简述食品毒理学的研究任务和内容。
3. 简述食品毒理学的研究方法和手段。
4. 了解中国毒理学的发展历程。

参考文献

［1］严卫星,丁晓雯.食品毒理学.北京:中国农业大学出版社,2019.

［2］中国科学技术协会,中国毒理学会.毒理学学科发展报告(2010—2011).北京:中国科学技术出版社,2011.

［3］周平坤.中国毒理学发展概述与研究思考.中国药理学与毒理学杂志(创刊 30 年专刊—理事长论坛),2016,12(30):1250－1253.

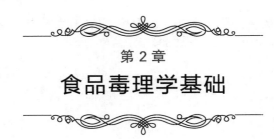

第 2 章
食品毒理学基础

学习目的与要求

理解食品毒理学的基本概念和常用术语,如剂量、效应与反应、剂量-效应关系、剂量-反应关系、毒性参数和健康指导值等,掌握食品毒理学的基础知识。

2.1　毒性和毒性作用

2.1.1　毒物

"民以食为天",人类每天需要从食物中获得各种营养素以满足人体需要;"食以安为先"则充分说明食品安全的重要性。我国的《食品安全法》明确规定食品应当无毒、无害,符合应当有的营养要求,对人体健康不造成任何急性、亚急性或者慢性危害。食品中除了含有对人体有益的营养成分外,也可能含有一些有害成分。某种有害成分会通过物理损伤以外的机制引起细胞或组织损伤,称为有毒(toxic)。在一定条件下,当此有害物质进入机体后,积累达一定的量,能与身体内体液和组织发生生物化学作用或生物物理变化,扰乱或破坏机体的正常生理功能,引起暂时性或持久性的病理状态,甚至危及生命,这样的有害物质称为毒物(toxicants)。

根据毒物的来源,可将其分为6类:第1类是食品外源污染物,如重金属铅、镉、汞和砷,持久性有机污染物如二噁英等;第2类是在种植、养殖环节使用的农药和兽药残留,如有机磷农药及抗生素等;第3类是在食品生产加工过程中由微生物污染产生的,如霉变花生中的黄曲霉毒素、变质肉类中的肉毒素等;第4类是食品加工过程中产生的,如酱油酿造产生的氯丙醇、油炸食品中产生的丙烯酰胺等;第5类是食品天然存在的有害物质,如大豆中的蛋白酶抑制剂、棉籽油中的棉酚;第6类是食品在人体内消化、吸收以及代谢过程中可能产生的有害中间产物或终产物(如肝脏氧化脂肪酸产生的酮体),称为内源性化学物。通常毒物以固体、液体或气体形式存在,也有的以粉尘、烟尘、雾等形式存在。

毒物与非毒物质无明显的分界线,即毒物是相对的。欧洲中世纪科学家 Paracelsus 曾说过:"所有的物质都是毒物,没有一种不是毒物的。"剂量决定毒性,因此,确定毒物必须考虑暴露剂量、途径、时间及可能的影响因素。同一种化学物质,由于使用剂量、对象和方法的不同,则可能是毒物,也可能是非毒物。如食盐是人类不可缺少的物质,一般不看作毒物,但如果一次摄入 60 g 左右会导致体内电解质紊乱而发病,超过 200 g 即可因电解质严重紊乱而死亡。再如亚硝酸盐(nitrite)对正常人是有毒的物质,但对氰化物中毒者则是有效的解毒剂。通常,按人们日常接触的方式,将接触较小剂量时,可引起机体产生有害作用的化学物称为毒物。

毒物具有以下基本特征:①对机体存在不同水平的有害性,但具备有害性特征的物质并不一定是毒物,如单纯性粉尘;②经过毒理学研究之后确定的;③必须能够进入机体,与机体发生有害的相互作用。具备上述3点才能称之为毒物。

2.1.2　毒性、毒性作用及分类

1. 毒性(toxicity)

毒性是指外源化学物与机体接触或进入体内的易感部位后,能引起损害作用的相对能力,也可简化为外源化学物在一定条件下损伤生物体的能力。我们平常见到的"剧毒""高毒""低毒"等就是指毒物的毒性。

毒物的毒性大小也是相对的。毒物相对剂量越小,对机体的损害能力越大,则其毒性就越强。在某种意义上,只要达到一定的数量,任何物质对机体都具有毒性,如果低于一定数量,任何物质都不具有毒性,关键是机体对此种物质的暴露剂量、暴露时间、暴露途径、暴露方式及物质本

身的理化性质,但在大多数情况下机体暴露于毒物的数量与时间是决定因素。因此在评价外源化学物的毒性时,要根据不同毒物的理化性质以及受试动物种类等选择合适的毒理学试验及评价指标。有些毒物不仅要考虑急性毒性的水平,还要考虑遗传毒性和慢性毒性水平。例如,$NaNO_2$ 急性毒性是属于低毒或微毒,但却有致癌性;有些毒物的急性毒性与慢性毒性完全不同,如苯的急性毒性表现为对中枢神经系统的抑制,但其慢性毒性却表现为对造血系统的严重抑制。

根据 WHO 急性毒性分级标准,毒物的毒性分级如表 2-1 所示。

表 2-1　毒物的毒性分级

毒性	分级	成人致死量/(mg/kg 体重)	60 kg 成人致死总量/g
剧毒	Ⅴ级	<50	0.1
高毒	Ⅳ级	50~500	3
中等毒	Ⅲ级	500~5 000	30
低毒	Ⅱ级	5 000~15 000	250
微毒	Ⅰ级	>15 000	>1 000

2.毒性作用

毒性作用也叫毒性反应,是指外源化学物引起机体发生生理生化机能异常或组织结构病理变化的反应,该反应可在各个系统、器官或组织出现。

3.毒性作用的分类

(1)变态反应(allergic reaction)　也称过敏性反应或超敏反应(hypersensitivity)。某些作为半抗原(hapten)的化学物质与机体接触后,与内源性蛋白结合为抗原并激发抗体产生,称为致敏。当再度与该化学物质或结构类似物质接触时,引发抗原抗体反应,产生过敏反应症状。过敏反应损害表现多种多样,轻者仅有皮肤症状,重者休克,甚至死亡。

(2)特异体质反应(idiosyncratic reaction)　系由于遗传因素所致的对某些化学物质的反应异常。某个体对某化学物质的作用更为敏感或强烈。例如,有些病人在接受了一个标准剂量的琥珀酰胆碱后,发生持续的肌肉松弛和呼吸暂停,因为这些病人缺少一种正常人迅速分解肌肉松弛剂的血清胆碱酯酶;还有些人对亚硝酸和高铁血红蛋白形成剂异常敏感,因为他们体内缺乏 NADPH 高铁血红蛋白还原酶。

(3)速发与迟发作用(immediate versus delayed toxicity)　速发作用(immediate toxic effect)指机体与化学物质接触后在短时间内出现的毒效应,如一氧化碳、煤气引起的急性中毒。迟发作用(delayed toxic effect)指机体与化学物质接触后,经过一定的时间间隔才表现出来的毒效应,如放射性物质初次接触后需要几个月甚至是几年才表现异常症状。

(4)局部与全身作用(local versus systemic toxicity)　局部作用(local effect)是发生在化学物质与机体直接接触部位处的损伤,如接触强酸或强碱造成的皮肤灼伤,吸入刺激性 SO_2 气体引起呼吸道损伤等。局部毒性的最初表现为直接接触部位的细胞死亡。全身作用(systemic effect)是化学物质经血液循环到达体内其他组织器官引起的毒效应,如氢氰酸引起机体的全身性缺氧。全身毒性的表现往往是一定的组织和器官的损伤所引起。

(5)可逆与不可逆作用(reversible versus irreversible toxic effects)　可逆作用(reversible toxic effect)是指停止接触化学物质后,造成的损伤可以逐渐恢复。一般情况下,机体接触毒物的浓度越低、时间越短、损伤越轻,则脱离接触后其毒性作用消失得越快。不可逆作用(irreversible toxic effect)是指停止接触化学物质后,造成的损伤不能恢复,甚至进一步发展加重。如中枢神经系统受到损伤后多数是不可逆的,因为已分化的中枢神经细胞不能再分裂。

(6)功能、形态损伤作用 功能损伤作用通常指靶器官或组织的可逆性异常改变。形态损伤作用指的是肉眼和显微镜下所观察到的组织形态学异常改变,其中有许多改变通常是不可逆的,如坏死、肿瘤等。由于免疫组化和电镜技术的应用,大大提高了形态作用检测的敏感性。但不可否认,在许多情况下,有些功能测定本身只能发生在靶器官有明显的形态学改变之后,如血清中酶的改变,就要在酶组织化学或电镜改变的中晚期才出现。但是,许多功能指标较形态指标改变更为敏感,所以,测定功能性指标有其重要价值。

2.1.3 损害作用与非损害作用

损害作用(adverse effect)是外源化学物毒性的具体表现。具有下列特点:
(1)机体的正常形态学、生理学、生长发育过程受到影响,寿命可能缩短。
(2)机体功能容量降低。
(3)机体维持稳态的能力下降和机体对额外应激的代偿能力降低。
(4)机体对其他某些环境因素不利影响的易感性增高。

外源化学物对机体的非损害作用(non-adverse effect)与损害作用相反,一般认为非损害作用不引起机体机能形态、生长发育和寿命的改变,不引起机体功能容量的降低,也不引起机体对额外应激状态代偿能力的损伤。非损害作用中,机体发生的一切生物学变化应在机体代偿能力范围之内,当机体停止接触该种外源化学物后,机体维持体内稳态的能力不应有所降低,机体对其他外界不利因素影响的易感性也不应增高。

应该指出,损害作用与非损害作用都属于外来化合物在机体内引起的生物学作用,而在生物学作用中,量的变化往往引起质的变化,所以损害作用与非损害作用仅具有一定的相对意义。此外,确定损害作用与非损害作用的观察指标也在不断地发展。

2.1.4 毒性作用生物学标志

生物学标志(biomarker,biological marker)又可称生物学标记或生物标志物,是指针对通过生物学屏障进入组织或体液的化学物质及其代谢产物以及它们所引起的生物学效应而采用的检测指标,可分为暴露生物学标志、效应生物学标志和易感性生物学标志 3 类。

暴露生物学标志(biomarker of exposure),机体内某个组织及液体中测定到外源性物质及其代谢产物(内剂量),或外来因子与某些靶分子或细胞相互作用的产物(生物有效剂量)都可以认为是暴露生物学标志。

效应生物学标志(biomarker of effect),指机体中可测出的生化、生理、行为等方面的异常或病理组织学方面的改变,可反映与不同靶剂量的外源化学物或其代谢物有关联的对健康有害效应的信息。包括反映早期生物效应(early biological effect)、结构和/或功能改变(altered structure/function)及疾病(disease)3 类标志物。

易感性生物学标志(biomarker of susceptibility),是关于个体对外源化学物的生物易感性的指标,即反映机体先天具有或后天获得的对暴露外源性物质产生反应能力的指标。如外源化学物在暴露者体内代谢酶及靶分子的基因多态性,属遗传易感性标志物。环境因素作为应

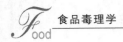

激原时,机体的神经、内分泌和免疫系统的反应及适应性,亦可反映机体的易感性。易感性生物学标志可用以筛检易感人群,保护高危人群。

通过动物体内试验和体外试验研究生物学标志并推广到人体和人群研究,生物学标志可能成为评价外源化学物对人体健康状况影响的有力工具。暴露生物学标志用于人群可定量确定个体的暴露水平;效应生物学标志可为人体暴露与环境引起的疾病提供联系,可用于确定剂量-反应关系和有助于在高剂量暴露下获得的动物实验资料外推人群低剂量暴露的危险度;易感性生物学标志可鉴定易感个体和易感人群,应在危险度评价和危险度管理中予以充分的考虑。

2.2 剂量-效应关系与剂量-反应关系

2.2.1 剂量

剂量(dose)既可指机体暴露化学物的量,或在实验中给予机体受试物的量,又可指化学毒物被吸收的量或在体液和靶器官中的量。剂量的大小意味着生物体接触毒物的多少,是决定毒物对机体造成损害的最主要的因素。剂量的单位通常以单位体重接触的外源化学物数量(mg/kg 体重)或环境中的浓度(mg/m^3 空气,mg/L 水)表示。

2.2.2 效应、反应和剂量-效应关系、剂量-反应关系

1. 效应

即生物学效应(effect),指机体在暴露一定剂量的化学物后引起的生物学改变。生物学效应一般具有强度性质,为量化效应,所得资料为计量资料。例如,某些神经性毒剂可抑制胆碱酯酶活性,酶活性的高低则是以酶活性单位来表示的。效应用于叙述在群体中发生改变的强度时,往往用测定值的均数来表示。

2. 反应

指接触一定剂量的化学物后,表现出某种生物学效应并达到一定强度的个体在群体中所占的比例,生物学反应(response)常以"阳性""阴性"并以"阳性率"等表示,为质化效应,所得资料为计数资料。例如,将一定量的化学物给予一组实验动物,引起 50% 的动物死亡,则死亡率为该化学物在此剂量下引起的反应。

"效应"有时也被称为量反应,一般仅涉及个体,即一个动物或一个人;而"反应"有时则被称为质反应,涉及群体,如一组动物或一群人。效应可用一定计量单位来表示其强度;反应则以百分率或比值表示。

3. 剂量-效应关系

剂量-效应关系(dose-effect relationship)是指不同剂量的毒物与其引起的量化效应强度之间的关系。

4. 剂量-反应关系

剂量-反应关系(dose-response relationship)是指不同剂量的毒物与其引起的质化效应发生率之间的关系。剂量-反应关系是毒理学的重要概念,如果某种毒物引起机体出现某种损害作用,一般就存在明确的剂量-反应关系(过敏反应例外)。剂量-反应关系可用曲线表示,不同

毒物在不同条件下引起的反应类型是不同的。

(1)直线型 反应强度与剂量呈直线关系,即随着剂量的增加,反应的强度也随着增强,并成正比例关系。但在生物体内,此种关系较少出现,仅在某些体外试验中,在一定的剂量范围内存在。

(2)S 曲线型 此曲线较为常见。它的特点是在低剂量范围内,随着剂量增加,反应强度增高较为缓慢,剂量较高时,反应强度也随之急速增加,但当剂量继续增加时,反应强度增高又趋于缓慢,呈"S"形状。S 形曲线可分为对称和非对称两种,其中后者在毒理学试验中最为常见。

(3)抛物线型 剂量与反应呈非线性关系,即随着剂量的增加,反应的强度也增高,且最初增高急速,随后变得缓慢,以致曲线先陡峭后平缓,而呈抛物线形。如将此剂量换算成对数值则呈一直线。将剂量与反应关系曲线换算成直线,可便于在低剂量与高剂量之间进行互相推算。

(4)指数曲线型 在剂量-反应关系的曲线中,当剂量越大,反应率就随之增高得越快,这就是指数曲线形式的剂量-反应关系曲线。若将剂量或反应率两者之一变换为对数值,则指数曲线即可直线化。

(5)双曲线型 随剂量增加而反应率的增高类似指数曲线,但为双曲线。此时如将剂量与反应率均变换为对数值,即可将曲线直线化。

(6)受干扰的曲线型 有时由于毒物的致死作用或对细胞生长的抑制作用等各种原因,可使曲线受干扰,在中途改变其形态甚至中断。在某些毒性试验中,可见到"全或无"的剂量-反应关系的现象,即仅在一个狭窄的剂量范围内才能观察到效应出现,而且是坡度极陡的线性剂量-反应关系。产生这种情况的原因应当依据具体情况做出解释。

2.2.3 时间因素

毒物对机体的毒性作用不仅仅是剂量-反应关系,还与毒物引起机体出现某种反应的时间有关,即时间-反应关系。一般情况下,机体接触毒物后迅速产生毒性作用,表明其吸收和分布快,作用直接;反之,则说明吸收或分布缓慢,或在产生毒性作用前需经代谢活化。中毒后恢复迅速,则表明毒物能很快被代谢解毒或排出体外;反之,说明解毒或排泄的速率很低,或者是已在体内产生了生理或生化方面的损害作用并难以恢复。

时间-剂量-反应关系(time-dose-response relationship):剂量-反应关系是从量的角度阐明毒物作用的规律性,而时间-剂量-反应关系是用时间生物学或时间毒理学的方法阐明毒物对机体的影响。在毒理学实验中,时间-反应关系和时间-剂量关系对于确定毒物的毒作用特点具有重要意义。

在进行毒物的安全性或风险评估时,时间-剂量-反应关系是应当考虑的一个重要因素。这是因为持续暴露时,引起某种损害所需要的剂量远远小于间断暴露的剂量;另外,在剂量相同的条件下,持续暴露所引起的损害又远远大于间断暴露的损害。

2.3 化学结构与毒性效应

2.3.1 结构与毒性关系概述

任何化合物的化学结构决定它的化学反应性、生物学活性、胃肠吸收率、进入组织与细胞的能力、生物学转化率以及排泄。同样,任何化合物的毒性与其化学结构也密切相关。食品中

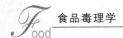
各类外来化学物质由于化学结构及其理化性质不同,因此对生物体的毒性也有差异。只有熟悉了毒物的化学结构与其毒性关系的规律,我们才可以根据化学结构与毒性关系规律来预测化学物质的毒性,采取相应的措施预防和控制毒物对人体的危害。

2.3.1.1 有机化合物与毒性的关系

1. 官能团与毒性的关系

(1)烃类 烃类包括烷烃、烯烃、炔烃、环烃和芳烃等多种化合物。根据相似相溶原理,大部分烃类易溶于脂肪,所以大部分含有烃基的化合物可增加其在生物体内的脂溶性,从而增强其对生物体的毒性。烷烃与其同系物相比,碳原子数越多,则毒性越大。但当碳原子数超过7～9个时,毒性反而下降。当同系物碳原子数相同时,直链的毒性比支链的大,成环的毒性大于不成环的。烃类的毒性还与饱和度有关,不饱和度越高,化学性质越活泼,因此毒性越强。碳链长度相同时,不饱和的烯烃毒性大于烷烃,炔烃的毒性更强。

芳烃的毒性较强,但主要是吸入毒性,如苯被吸入后表现较强的神经与血液毒性作用。若苯环上带有侧链烷基,因侧链易氧化生成苯甲酸,故毒性较小。

多环芳烃(PAHs)的毒性主要是致癌作用(表2-2)。具有两环或三环的芳烃如萘、蒽、菲等不具有致癌作用,一般致癌物多在4、5、6环范围内,如具有4个苯环的3,4-苯并菲和1,2-苯并蒽具有弱的致癌作用;具有5个苯环的稠环芳烃中有5个具有致癌作用,它们是3,4-苯并芘、1,2,5,6-苯并蒽、1,2,7,8-苯并蒽、1,2,3,4-二苯并菲、3,4,9,10-二苯并菲,其中研究较多的是在食品中出现机会比较多的苯并芘,其具有较强的致癌性;在含有6个苯环的稠环芳烃中有9个二苯并芘异构体,其中1,2,3,4-二苯并芘与3,4,8,9-二苯并芘具有明显的致癌作用,其他未观察到有致癌性或仅有轻微的致癌作用。含7个以上苯环的多环芳烃由于研究得较少,大多数至今还未发现有致癌性。一般认为,多环芳烃的致癌性主要是由于其化学结构上的K(kerbs,肿瘤)区可与细胞的敏感成分(如蛋白质、核酸)结合,L区也可与敏感成分结合,而非致癌物仅L区可以同细胞的敏感成分结合(图2-1)。研究证明,K区的p电子云密度与稠环芳烃的致癌性有关,但也有例外。

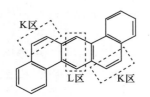

图 2-1 多环芳烃的 K 区和 L 区

表 2-2 常见 PAHs 类化合物致癌性比较

物质名称	致癌活性	物质名称	致癌活性
萘	—	苯并(a)芘	＋＋＋＋
苊	—	苯并(e)芘	—
芴	—	苯并(k)荧蒽	＋＋
菲	—	芘	—
蒽	—	苯并(g,h,i)苝	＋＋
芘	—	晕苯	
荧蒽	＋	茚并(1,2,3-c,d)芘	＋
苯并(a)蒽	—/＋	二苯并(a,h)蒽	＋＋
䓛	＋	苯并(b)荧蒽	＋＋

"—"不致癌;"＋"弱致癌;"＋＋"致癌;"＋＋＋＋"很强致癌。

（2）卤代烃类　卤素有较强的吸电子效应，因而可使卤代烃分子极性增强，在体内易与酶系统结合，所以卤素是较强的毒性基团。卤代烃类化合物毒性按氟、氯、溴、碘的顺序而增强，卤素原子数目越多其毒性也越强。卤代烃中有许多与食品污染有关的重要物质，如有机氯杀虫剂、含各种卤烃的除草剂、熏蒸剂、食品包装用塑料、某些霉菌毒素和工业三废中的有关物质如多氯联苯等。卤代烃的毒性普遍具有对皮肤、黏膜系统刺激及腐蚀作用，多数还有麻醉以及侵害神经系统的作用，对肝、肾及其他器官也有损害。

（3）醇、酚和醚　在脂肪族一元醇中，甲醇、丁醇、戊醇毒性较强，多元醇毒性很低，如乙二醇、丙三醇等，卤代醇毒性很强。

酚类可使蛋白质变性，腐蚀皮肤及黏膜，并作用于中枢神经系统，多元酚的毒性小于苯酚，卤代酚的毒性高于苯酚，并随卤素原子数的增加而增强。醚主要有麻醉作用。

（4）醛、酮和醌　醛与酮的化学活泼性均较高，醛比酮更活泼，对黏膜有刺激作用。醛的毒性随着分子中碳链的加长而逐渐减弱；分子中有双键和卤素时，则毒性增强。甲醛可使蛋白质变性，毒性也较强。乙醛则毒性大减。

酮和醛的毒性相似，刺激性比醛小，但麻痹性和对中枢神经作用较强。相对分子质量增加、不饱和键存在以及卤素取代均可使毒性增强。脂肪族酮比芳香族酮毒性大。脂肪族低级酮及其卤素取代物如丙酮、一氯丙酮、一溴丙酮和一碘丙酮的毒性按上述顺序增强；芳香族酮分子上如有卤素、硝基、氨基取代时，则刺激性与毒性均增强。醌类物质均有刺激性，中毒动物可形成高铁血红蛋白症及肾功能障碍。

（5）羧酸和酯类　草酸、柠檬酸能与血液及组织中的钙结合，使血钙降低，也可形成不溶性钙盐，但它们又属体内正常代谢产物，在剂量很大时才具有毒性。

卤代酸具有刺激性和腐蚀性。芳香族一元酸一般毒性不大，如苯甲酸可作为食品防腐剂。氯代苯一元酸具有致畸性。

卤代酸酯、烯酸酯都有较强的刺激性，水杨酸酯有慢性毒性，草酸酯毒性近似草酸，均应引起重视。

羟基酸分子内易形成酯，一般均有毒，有些具有致癌和促致癌作用。已知的香豆素、丁烯酸内酯、黄曲霉毒素 B、黄曲霉毒素 G、镰刀菌毒素、展青霉毒素和菲律宾霉毒素等都具有内酯结构，在食品工业中都属嫌忌成分。有机磷农药属磷酸酯类，在生物体内能抑制胆碱酯酶的活性。

（6）磺酸和亚磺酸、砜和亚砜　磺酸基（—SO_3H）、亚磺酸基（—SO_2H）的基团相似，有毒化合物引入磺酸基后，毒性降低，故有的人工合成染料引入磺酸基降低其毒性。砜（R—SO_2—R′）和亚砜（R—SO—R′）本身皆不具有毒性，其毒性决定于与其结合的其他基团。

（7）硝基和亚硝基化合物　硝基化合物毒性很强。有机硝基化合物分子中引入卤素、氨基和羟基时毒性增强，而引入烷基、羧基和磺酸基时毒性减弱。一般硝基越多，毒性越强。硝基和亚硝基化合物主要是引起高铁血红蛋白形成，具有神经毒性和强烈刺激性等。氯化硝基烃毒性更强，硝基苯胺类对人有致癌性，硝基苯酚类也有较强的毒性。亚硝基化合物与硝基化合物类似，毒性较强，亚硝胺类物质有致癌性。

（8）氨基化合物　含有氨基的化合物就是氨基化合物（amide）。脂肪胺、芳胺有毒，当含有羧基或羟基时毒性降低。芳香族胺类为致癌物，对血液和神经系统也有较强毒性。胺很容易与体内的酶作用，因胺具有碱性，故易与核酸或蛋白质的酸性基团反应。胺在体内可形成，对组织中带负电荷的部位产生强吸引力。氮原子上的未共用电子对又能产生氢键作用，所以胺能强烈地干扰体内代谢。按毒性大小依次为：伯胺、仲胺和叔胺。

蛋白质的肽键为酰胺结构。凡具有酰胺结构的化学物质，易与蛋白质的酰胺键生成氢键，容易与靶分子结合。酰胺在体内受酶的作用，可水解为相应的酸和胺。因此，也具有这些水解产物的毒性作用。酰胺水解缓慢，故作用也比较缓和。

（9）偶氮化合物　偶氮化合物是指—N_2—基团都和烃基相结合的化合物，结构式可表示为：R—N ═N—R′。偶氮化合物由于分子中有共轭结构，对不同波长的光有吸收，往往呈现出颜色，很多染料都是偶氮化合物，例如，媒体中曾频繁出现的"苏丹红"（二维码2-1），就是偶氮化合物。二甲氨基偶氮苯（奶油黄）曾作为色素用于黄油和人造黄油，具有很强的致肝癌活性；有些偶氮萘和偶氮萘酚是致癌的染料；氨基偶氮苯具有较弱的致癌性。

二维码2-1　"苏丹红"事件

偶氮基是氨基偶氮苯类化合物致癌作用的基本基团，它如果被亚胺基、酰胺基或肼取代，则失去致癌作用；如果被乙烯基取代，则致癌作用加强。

（10）羟基与巯基　芳香族化合物中引入羟基后极性增高而毒性随之增高。如苯环中引入一个羟基就成为苯酚，苯酚具有酸性，易与蛋白质中的碱性基团作用。因此，苯酚与蛋白质之间有着较强的亲和力，使毒性增高。多羟基芳香族化合物的毒性更高。

巯基的特点是：①硫的电负性（2.5），低于氧（3.5），氢键具有较弱的极性，故硫醇化合物的水溶性较相应的醇化合物低，脂溶性增高，因而比醇化合物更易渗入组织；②易与多种金属离子生成硫醇盐；③易与带双键的化合物进行加成反应，故化学活性很高；④易氧化生成二硫化合物，可干扰蛋白质中半胱氨酸与胱氨酸之间的氧化还原作用。

（11）有机磷化合物　均有亲电子的磷，它以共价键与乙酰胆碱酯酶的酯部位丝氨酸羟基结合而抑制酶的活性。有机磷化合物的一些取代基不同，可以影响磷原子上的电荷密度，使其毒性发生变化。例如，对硫磷的P ═S 氧化为P ═O，生成对氧磷，P 的正电荷密度增加，对氧磷毒性亦增强。

2.电负性基团与毒性的关系

带有负电荷的基团，如硝基、砜基、氰基、酯基、酰胺基、酮基、醛基、三氟甲基、三氯甲基、乙烯基、乙炔基、苯基等，均可与机体中带正电荷的基团相互吸引，使其毒性增加。因为一个原子如果连接多个电负性基团，由于受电子吸引的影响，会使电子云的密度显著降低，在分子中形成"正电中心"（又称生物活性中心），该中心与组织中带负电荷的部位相互吸引，并与其负电荷部位牢固地结合而产生毒性作用。故可根据"正电中心"的电性强度，推测该化合物与带负电荷部位结合的稳定度及其毒性大小。

3.亲电物、亲核物与毒性的关系

亲电物是指含有一个缺电子原子（带部分或全部正电荷）的分子，这使其能够通过与亲核物中的富电子原子共享电子对而发生反应。亲电物的形成涉及许多化合物的增毒作用，这样的反应物常常通过插入一个氧原子而产生，该氧原子从其附着的原子中抽取一个电子，使其具有亲电性。醛、酮、环氧化物、芳烃氧化物、亚砜类、亚硝基化合物、磷酸盐和酰基卤类的形成就是如此。另一种情况是共轭双键的形成，它通过氧的去电子作用而被极化，使得双键之一发生电子缺失（即为亲电子的），这种情况发生于不饱和醛或酮以及醌和醌亚胺（quinoneimines）形成时,许多这些亲电子物的形成是由 P-450 催化的;而阳离子亲电物的形成是键异裂的结果。例如,甲基替代的芳香族化合物如 7,12-二甲基苯蒽以及芳香胺(酰胺)如 2-乙酰氨基芴分别被羟化为苄基醇和 N-羟基芳氨(酰胺)。这些物质一般被磺基转移酶所酯化。这些酯类的 C—O 键或 N—O 键的异裂分别导致硫氰基盐阴离子以及苄基碳离子和芳基氮离子的共同形成。

亲核物的形成是毒物活化作用较少见的一种机制。例如,苦杏仁经肠道细菌-糖苷酶的催化形成氰化物;丙烯腈环氧化后和谷胱甘肽结合形成氰化物;硝普钠(sodium mitroprusside)经巯基诱导降解后形成氰化物;CO 是二卤甲烷经过氧化脱卤的有毒代谢产物;一种强亲核物和还原剂硒化氢是由亚硒酸钠与谷胱甘肽或其他巯基反应形成的。

4. 旋光异构与毒性的关系

化学物的理化性质相同,而其旋光异构体之间的活性(毒性)往往差别很大。体内的酶对于旋光异构体有高度的特异性。当化学物质有旋光异构体时,酶只能作用于一种光学异构体。因为酶与毒物作用时,至少必须通过 3 个点结合,才能形成稳定的结合。所以化学物的光学异构体可表现出明显的毒性差异。

两个不同的旋光异构体与体内其他光学活性化合物结合时,生成两个非对映异构体。它们渗透细胞膜的程度、在组织内的分布及代谢速度均不相同。

一般来说,左旋异构体对机体的作用较强,如左旋吗啡有强烈的生理活性,而右旋体则往往没有作用。但也有例外,如右旋和左旋尼古丁对大鼠的毒性相等;右旋尼古丁对豚鼠的毒性较左旋体大 2.5 倍。

2.3.1.2 无机化合物与毒性的关系

1. 金属毒物

首先,无机化合物的毒性与其溶解度有关。一般金属单质难溶于水,所以毒性低,难溶的盐类毒性也较低。如镉在酸性介质中易形成可溶性的盐,因此,较其在中性、碱性介质中毒性强;$BaSO_4$ 不溶于水,几乎不具有毒性;$BaCl_2$ 易溶于水,毒性较高。金属的有机物比无机物易吸收,故毒性较大。如无机汞吸收率仅为 2%,醋酸汞为 50%,苯基汞可达 50%~80%,甲基汞 100% 吸收。又如 As_2O_3 易溶于水,剧毒;As_2S_3 难溶于水,其毒性甚小。

同一金属化合物低价态毒性高于高价态,但铬则例外,六价铬的毒性高于三价铬。

2. 氧化还原剂和酸碱

氧化能力强的化合物,往往对皮肤和黏膜造成氧化腐蚀灼伤,如浓硫酸和硝酸等。酸或碱则主要取决于在水中的离解度,强酸和强碱离解度大,对机体的危害大于弱酸和弱碱。

2.3.1.3 毒物的理化性质与毒性效应

毒物的理化性质,如相对分子质量、熔点、折射率、键能等均与其毒性或毒性效应有关。现就目前讨论较多的几项介绍如下。

1. 脂/水分配系数(lipid/water partition coefficients)

是化学物在脂(油)相和水相中的溶解分配率达到动态平衡时的浓度比。一种化合物的脂/水分配系数较大,表明它易溶于脂,反之表明易溶于水,而呈现出化合物的亲脂性或疏脂性。

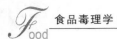

化合物的脂/水分配系数大小与其毒性密切相关,它涉及化合物的吸收、分布、代谢和排泄。

2.电离度

许多外源化学物是弱有机酸或有机碱,在溶液中以非电离或电离形式存在。化学物质呈解离状态时,通常脂溶性较低,难以通过细胞膜的脂质双分子层;而以非电离形式存在的弱有机酸或有机碱具有一定的脂溶性,易通过生物膜,且其转运的速率与其脂溶性大小呈正相关。

解离常数 pK_a 值不同的化学物,在 pH 不同的局部环境中电离度不同,因此其脂/水分配系数和离子化程度不同,影响化学物的跨膜转运及其毒性作用。

3.挥发度和蒸气压

凡是化合物在常温下容易挥发,就易形成较大蒸气压,易于经呼吸道吸收。

有些有机溶剂的半数致死剂量 LD_{50} 值相似,即其绝对毒性相当,但由于其各自的挥发度不同,所以实际毒性可以相差较大。如苯与苯乙烯的半数致死浓度 LC_{50} 值均为 45 mg/L,即其绝对毒性相同。但苯很易挥发,而苯乙烯的挥发度仅及苯的 1/11,所以苯乙烯实际上比苯的危害性低。

4.分散度

粉尘、烟、雾等气溶胶,其毒性与分散度有关。颗粒大小与分散度成反比,粒子越小,分散度越大,其比表面积越大,生物活性越强。分散度的大小还可影响其进入呼吸道的深度和溶解度。分散度对气溶胶吸入毒性有重要意义,因其对毒物沉积部位、呼吸道清除机制和速率有显著影响。气溶胶的沉积部位主要取决于颗粒大小,一般直径在 5 μm 及以上的颗粒通常在鼻咽部沉积;直径在 2~5 μm 内的颗粒主要在肺的支气管沉积,可通过呼吸道纤毛运动而被清除;直径在 2 μm 以下的颗粒可穿透肺泡,可被吸收入血或通过肺泡巨噬细胞吞噬而被淋巴系统清除。

2.3.2 代表性化学物的化学结构与毒性关系

1.苯并(a)芘

苯并(a)芘,简称 B(a)P,又名 3,4-苯并芘,其结构式见图 2-2。常温下呈黄色结晶,沸点 310~312℃(10 mmHg),熔点 178℃,属于高熔点高沸点化合物。不溶于水,而溶于苯、甲苯、丙酮等有机溶剂,在碱性介质中较为稳定,在酸性介质中不稳定,易与硝酸等起化学反应,有一种特殊的黄绿色荧光,能被带正电荷的吸附剂如活性炭、木炭、氢氧化铁所吸附。

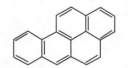

图 2-2　苯并(a)芘结构图

当食品在烟熏和烘烤过程烤焦或炭化时,苯并(a)芘的生成量将显著增加,特别是烟熏温度在 400~1 000℃时,苯并(a)芘的生成量随温度的上升而急剧增加。烟熏时产生的苯并(a)芘直接附着在食品表面,随着保藏时间的延长而逐步深入食品内部。

动物试验证明,B(a)P 对局部或全身都有致癌作用。许多国家相继用 9 种动物进行实验,采用多种给药途径,均得到了诱发癌症的阳性报告。流行病学研究表明,B(a)P 通过皮肤、呼吸道、消化道等均可被人体吸收,有诱发皮肤癌、肺癌、直肠癌、胃癌、膀胱癌等作用。长期呼吸含 B(a)P 的空气,饮用或食用含有 B(a)P 的水和食物,会造成慢性中毒。我国云南省宣威市由于室内燃煤,空气中 B(a)P 污染严重,成为肺癌高发区,有些乡的肺癌死亡率高达 100/10 万以上。许多山区居民经常拢火取暖,室内终日烟雾弥漫,造成了较高的鼻咽癌发生。职业中毒调查表明:在 B(a)P 3 μg/m³、2 μg/m³ 浓度下工作 5 年和 20 年的工人,前者大部分诱发肺癌,后者患多种癌症。焦炉工的肺癌死亡率同接触 B(a)P 的浓度密切相关。

除致癌外,B(a)P 还具有致畸、致突变作用,并可损害中枢神经、血液,破坏肝脏功能和 DNA 修复能力、使淋巴细胞微核率升高等。而且 B(a)P 对人体内分泌系统也有一定的干扰作用,对人类的生存和繁衍构成严重的威胁。

2. 六六六和 DDT

六六六的商品名是六氯化苯,英文简称 BHC,分子式 $C_6H_6Cl_6$,结构式见图 2-3。因分子中含碳、氢、氯原子各 6 个,故名。白色晶体,有 8 种同分异构体,分别称为 α、β、γ、δ、ε、η、θ 和 ξ。α 异构体为单斜棱晶;熔点 159～160℃,沸点 288℃ ;易溶于氯仿、苯等;随水蒸气挥发;具有持久的辛辣气味;蒸气压 0.06 mmHg(1 mmHg ＝ 133.322 Pa)(40℃);沸腾时分解为 1,2,4-三氯苯。β 异构体为晶体;熔点 314～315℃,密度 1.89 g/cm³(19℃),熔融后升华;微溶于氯仿和苯;不随水蒸气挥发;蒸气压 0.17 mmHg(40℃);与氢氧化钾醇溶液作用生成 1,3,5-三氯苯。γ 异构体为针状晶体;熔点 112～113℃,沸点 323.4℃;溶于丙酮、苯和乙醚,易溶于氯仿和乙醇;具有霉烂气味和挥发性。

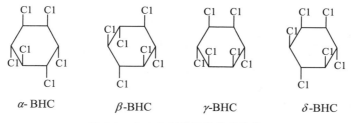

α-BHC　　　β-BHC　　　γ-BHC　　　δ-BHC

图 2-3　六六六同分异构体的结构

六六六对昆虫有触杀、熏杀和胃毒作用,其中 γ 异构体杀虫效力最高,α 异构体次之,δ 异构体又次之,β 异构体效力极低。六氯化苯对酸稳定,在碱性溶液中或锌、铁、锡等存在下易分解,长期受潮或日晒会失效。六六六在工业上是由苯与氯气在紫外线照射下合成。过去主要用于防治蝗虫、稻螟虫、小麦吸浆虫和蚊、蝇、臭虫等。由于对人、畜都有一定毒性,20 世纪 60 年代末停止生产或禁止使用。

人体中毒时,对神经系统主要表现为头痛、头晕、多汗、无力、震颤、上下肢呈癫痫状抽搐、站立不稳、运动失调、意识迟钝,甚至昏迷,并可因呼吸中枢抑制而导致呼吸衰竭。对消化系统会产生流涎,恶心,呕吐,上腹不适、疼痛及腹泻等症状。对呼吸及循环系统可以造成咽、喉、鼻黏膜因吸入农药而充血,喉部有异物感,吐出泡沫痰、带血丝,呼吸困难,肺部有水肿,脸色苍白,血压下降,体温上升,心律不齐,心跳过速甚至心室颤动。对皮肤、眼部有刺激作用,其中皮肤的基本损害为红斑、水肿、丘疹、水疱,伴有瘙痒,发病的迟早和皮炎的轻重因接触量、接触时间、接触方式和个体状态而异;眼部有流泪,眼睑痉挛和剧烈疼痛。六六六的一般毒性作用为神经及实质脏器毒物,大剂量可造成中枢神经及某些实质脏器,特别是肝脏与肾脏的严重损害。六六六可通过胃肠道、呼吸道和皮肤吸收而进入机体。

环境中的六六六可以通过食物链而发生生物富集作用。日本对水稻的农药含量调查发现，水稻与一般水生植物有着共同性质，都具有富集作用。在稻草中六六六的残留量较高，为其种植土壤含量的 4~6 倍，豆类对 γ-六六六的吸收率特别高，其含量为土壤残留量的数十倍之多。六六六在环境和生态系统中的污染已远及南极的企鹅、北极格陵兰的冰块和 2 000 m 以上高山顶的积雪。

调查表明，六六六主要蓄积在人体脂肪内，存留最久的是 β-六六六，它的蓄积作用最强。例如，在口服后可持续排泄 6 个月，而 γ-六六六在 1~2 周内即可排尽。

滴滴涕（DDT）的化学名称是 2，2-双（4-氯苯基）- 1，1，1-三氯乙烷，即 p，p'-DDT，其结构式见图 2-4。其主要异构体有 o，p'-DDT；m，p'-DDT；o，o'-DDT；o，m'-DDT；m，m'-DDT。DDT 化合物所有异构体都是白色结晶状固体或淡黄色粉末，无味，几乎无臭。熔点 108~109℃，沸点 260℃。DDT 在水中极不易溶解，在有机溶剂中的溶解情况如下（单位：g/100 mL）：苯为 106，环己酮为 100，氯仿为 96，石油溶剂为 4~10，乙醇为 1.5。DDT 化学性质稳定，在常温下不分解。对酸稳定，强碱及含铁溶液易促进其分解。当温度高于熔点时，特别是有催化剂或光的情况下，p，p'-DDT 经脱氯化氢可形成 DDE。

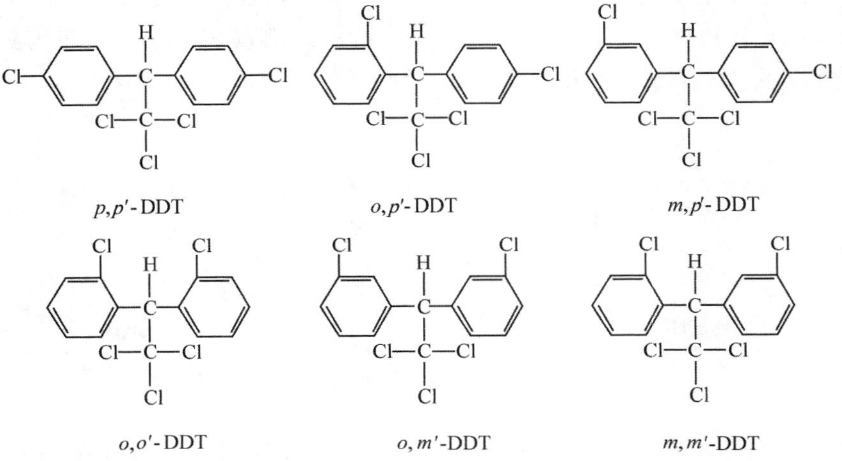

图 2-4　DDT 同分异构体的结构

DDT 主要通过吸入、食入、经皮吸收 3 种途径进入人体。轻度中毒可出现头痛、头晕、无力、出汗、失眠、恶心、呕吐，偶有手及手指肌肉抽动震颤等症状。重度中毒常伴发高烧、多汗、呕吐、腹泻；神经系统兴奋，上、下肢和面部肌肉呈强直性抽搐，并有癫痫样抽搐、惊厥发作；出现呼吸障碍、呼吸困难、紫绀，有时有肺水肿，甚至呼吸衰竭；对肝肾脏器损害，使肝肿大，肝功能改变；少尿、无尿，尿中有蛋白、红细胞等；对皮肤刺激可发生红肿、灼烧感、瘙痒，还可有皮炎发生，如溅入眼内，可使眼暂时性失明。DDT 一般毒性与六六六相同，属神经及实质脏器毒物，对人和大多数其他生物体具有中等强度的急性毒性。它能经皮肤吸收，是接触中毒的典型代表，由于其在常压时即使在 12℃ 以下，也有一定的蒸发，所以吸入 DDT 蒸气亦能引起中毒。对人不论是故意的或是过失造成大量服用时，都能引起中毒。

3. 苏丹红

"苏丹红"是一类能溶于醇和酯的染料的一个商品牌号,共有 60 余个品种,国内国外均有大量生产,色泽包括黄、橙、红、蓝、紫、绿、棕、黑等色谱。由于能用于溶剂着色,故《染料索引》把它归类于溶剂染料,国内称作油溶性染料。

苏丹红Ⅰ、Ⅱ、Ⅲ和Ⅳ号均属偶氮类染料,且苏丹红Ⅱ、Ⅲ和Ⅳ号为苏丹红Ⅰ号的衍生物,属 2-萘酚-1-偶氮苯结构,它们的各种名称、编号、结构,以及大致的色泽列于表 2-3 中(又见封二表 2-3)。

表 2-3   苏丹红Ⅰ、Ⅱ、Ⅲ和Ⅳ号的物理属性

苏丹红	色泽	别名	结构式
Ⅰ		CAS 842-07-9；C. I. Solvent Yellow 14；Sudan Orange R；苏丹黄；油溶黄 14 号；溶剂黄 14 号	
Ⅱ		CAS 3118-97-6；C. I. 12140；C. I. Solvent Orange 7；Oil Red XO；苏丹橙；油溶橙 7 号	
Ⅲ		CAS 85-86-9；C. I. 26100；D&C Red No. 17；Oil Scarlet；Solvent Red 23；苏丹红 3 号；油溶红 23 号	
Ⅳ		CAS 85-83-6；C. I. Solvent Red24；C. I. 26105；Oil Red；苏丹红 4 号；油溶黄 24 号	

由表 2-3 可见,媒体频频曝光的所谓苏丹红 1 号实际上应称为苏丹红Ⅰ号,又称苏丹黄,是一种带红光的黄色油溶性染料,科学家达迪于 1896 年发现。苏丹红染料不是食品添加剂,我国从未批准该类染料用于食品着色。美国早在 1918 年以前曾经短时批准其用于食品,现尚有个别品种允许用于药品和化妆品的着色。欧盟也早在 20 世纪 90 年代就已禁止其在食品中使用。然而,由于苏丹红染料极易溶解于油脂中,且色泽鲜艳,故一些不法厂商往往在一些油性的食品或食品原辅料中偷偷使用,以达到增色增艳的效果,全然不顾消费者的健康和安全。

进入体内的苏丹红主要通过胃肠道微生物还原酶、肝和肝外组织微粒体和细胞质的还原酶进行代谢,在体内代谢成相应的胺类物质。在多项体外致突变试验和动物致癌试验中发现苏丹红的致突变性和致癌性与代谢生成的胺类物质有关。苏丹红Ⅰ在体内可以被还原代谢为初级产物苯胺(aniline)和 1-氨基-2-萘酚(1-amino-2-naphthol)。苏丹红Ⅱ在体内代谢可产生 2,4-二甲基苯胺(2,4-xylidine)和 1-氨基-2-萘酚。苏丹红Ⅲ在体内代谢可产生 4-氨基偶氮苯 (4-aminoazobenzene)、1-氨基-2-萘酚、苯胺、对-苯二胺(p-phenylenediamine)和 1-(4-氨基-苯基)偶氮-2-萘酚[1-(4-aminophenyl)azo-2-naphthol]。苏丹红Ⅳ在体内代谢可产生邻-氨基偶氮甲苯(ortho-aminoazotoluene)、1-(4-氨基-2-甲基苯基)偶氮-2-萘酚[1-(4-amino-2-methyl-phenyl)azo-2-naphthol]、2,5-二氨基甲苯(2,5-diaminotoluene)、1-氨基-2-萘酚和邻-甲苯胺

(ortho-toluidine)。

国际癌症研究机构(International Agency for Research on Cancer,IARC)将苏丹红Ⅰ归为3类致癌物,即动物致癌物,主要基于体外和动物试验的研究结果,尚不能确定对人类有致癌作用。肝脏是苏丹红Ⅰ产生致癌性的主要靶器官,此外还可引起膀胱、脾脏等脏器的肿瘤。用苏丹红Ⅰ喂饲 F-344 大鼠(剂量为 15 和 30 mg/kg)和 B6C3F1 小鼠(剂量为 60 和 120 mg/kg)103 周后,雌雄高剂量组大鼠肝癌的发生率较对照组显著升高,这提示苏丹红Ⅰ可能诱导大鼠肝癌的发生;雌性低剂量组小鼠白血病和淋巴瘤发生率较对照组明显增加。Boobis 等每天给大鼠喂饲苏丹红Ⅰ2 年,剂量为 30 mg/kg 体重,可引发大鼠肝癌。如前所述,依据欧洲辣椒粉中苏丹红Ⅰ的检出水平和人群辣椒粉的摄入水平,以最坏的假设人每天摄入含苏丹红Ⅰ3 500 mg/kg 的辣椒粉 500 mg(最大摄入量)来推算,则每天人可能摄入苏丹红Ⅰ的最大量为 1.75 mg,即相当于人体每天摄入 2.92×10^{-2} mg/kg(按成人正常体重 60 kg 计算),苏丹红诱发动物肿瘤剂量 30 mg/kg 体重约为其 1×10^{3} 倍。以摄入含苏丹红较低水平(如 10 mg/kg)的辣椒粉 500 mg 来推算,则每天可能摄入苏丹红Ⅰ的量为 5×10^{-3} mg,即相当于人体每天摄入 8.3×10^{-5} mg/kg(按成人正常体重 60 kg 计算),苏丹红诱发动物肿瘤剂量 30 mg/kg 体重约为其 3.6×10^{5} 倍。

研究显示,苏丹红Ⅰ在代谢活化系统 S9 存在的条件下,对沙门氏伤寒杆菌具有致突变作用;对小鼠淋巴瘤 L5178Y TK+/-细胞具有致突变作用;大鼠骨髓微核试验呈阳性;可增加中国仓鼠卵巢细胞 CHO 姐妹染色单体交换。彗星试验表明可引起小鼠胃和结肠细胞的 DNA 断裂。苏丹红Ⅰ具有致敏性,可引起人体皮炎。

苏丹红Ⅱ和其代谢产物 2,4-二甲基苯胺(2,4-xylidine)均列为 3 类致癌物,尚没有对人致癌作用的证据。动物试验结果显示,给予小鼠 2,4-二甲基苯胺,高剂量(30 mg/kg 体重)组雌性小鼠肺癌发生率较对照组显著升高。尽管目前欧盟还没有制定出辣椒粉中苏丹红Ⅱ、Ⅲ和Ⅳ的检出范围,但推测其在食品中的检出范围可能与苏丹红Ⅰ相似。

IARC 将苏丹红Ⅲ列为三类致癌物,但将其初级代谢产物 4-氨基偶氮苯(4-aminoazo-benzene)列为二类致癌物,即对人可能致癌物。动物试验显示,给予大鼠 4-氨基偶氮苯 104 周,剂量为 80~400 mg/kg 体重,大鼠肝癌发生率明显升高。

IARC 将苏丹红Ⅳ列为三类致癌物,但将其初级代谢产物邻-甲苯胺(ortho-toluidine)和邻-氨基偶氮甲苯(ortho-aminoazotoluene)均列为二类致癌物,即对人可能致癌物。动物试验显示,给予大鼠 150 mg/kg 体重邻-甲苯胺 100~104 周,多器官肉瘤、纤维肉瘤、骨肉瘤发生率增加,给予犬 5 mg/kg 体重邻-氨基偶氮甲苯 30 个月,则发生了膀胱癌。

将毒理学、系统生物学、生物统计学、计算机科学等学科交叉,应运而生的计算毒理学通过数学及计算机模型来预测、阐明化合物的毒性效应及作用机制,可有效提高研究者估测人体暴露于某种毒物的相关风险或结果的能力。其中量化构-效关系(quantitative structure-activity relationship,QSAR)研究是计算毒理学的主要研究领域,它利用理论计算和统计分析工具,借助结构参数,构建数学模型,描述与研究单一系列化合物结构与效应之间的定量关系,可定量研究化合物分子与生物大分子间的相互作用,化合物分子在生物体内吸收、分布、代谢、排泄,预测化合物的毒性与毒作用机制,将在外源化学物的管理方面起到更大作用。

2.4　毒性参数和健康指导值

2.4.1　毒性参数

化合物的毒性大小是以引起某种损害作用的剂量来表示的,也就是说剂量是描述毒性大小的指标。为了定量地描述或比较外源化学物的毒性及其剂量-(效应)反应关系,规定了下列毒性参数和安全限值的各种概念。

在实验动物体内试验得到的毒性参数可分为两类。一类为毒性上限参数,是在急性毒性试验中以死亡为终点的各项毒性参数。另一类为毒性下限参数,即观察到有害作用的最低剂量及最大无害作用剂量,可以从急性、亚急性、亚慢性和慢性毒性试验中得到。毒性参数的测定是毒理学试验剂量-效应关系和剂量-反应关系研究的重要内容。

1. 致死剂量或浓度

致死剂量或浓度(lethal dose,LD 或 lethal concentration,LC)是指在急性毒性试验中外源化学物引起受试实验动物死亡的剂量或浓度,通常按照引起动物不同死亡率所需的剂量来表示。

(1)绝对致死剂量或浓度(absolute lethal dose,LD_{100} 或 absolute lethal concentration,LC_{100})　指引起一组受试实验动物全部死亡的最低剂量或浓度。由于一个群体中,不同个体之间对外源化学物的耐受性存在差异,个别个体耐受性过高,并因此造成 100％死亡的剂量显著增加。所以表示一种外源化学物的毒性高低或对不同外源化学物的毒性进行比较时,一般不用绝对致死量(LD_{100}),而采用半数致死量(LD_{50})。LD_{50} 较少受个体耐受程度差异的影响,相对较为准确。

(2)半数致死剂量或浓度(median lethal dose,LD_{50} 或 median lethal concentration,LC_{50})　又称致死中量,指引起一组受试实验动物半数死亡的剂量或浓度。它是一个经过统计处理计算得到的数值,常用以表示急性毒性的大小,是对不同化合物进行急性毒性分级的基础标准。LD_{50} 数值越小,表示引起动物半数死亡的剂量越小,外源化学物的毒性越强,反之 LD_{50} 数值越大,则毒性越低。半数致死浓度(LC_{50}),即能使一组实验动物在经呼吸道暴露外源化学物一定时间(一般固定为 2 或 4 h)后,死亡 50％所需的浓度(mg/m^3)。

LD_{50} 是一个生物学参数,受多种因素的影响。对于同一种化学物质,不同种属的动物敏感性不同。如异氰酸甲酯对大鼠的 LD_{50} 为 69 mg/kg,对小鼠则为 120 mg/kg。暴露途径不同也可影响 LD_{50} 的值。如内吸磷对大鼠经口染毒的 LD_{50} 为 2.5 mg/kg,经皮染毒时 LD_{50} 为 8.2 mg/kg。因此在表示 LD_{50} 时,必须注明动物的种属和暴露途径。对于某些化合物,同种不同性别的动物敏感性不同。如有机磷农药马拉硫磷和甲基对硫磷对雄性动物毒性大,而对硫磷和苯硫磷对雌性动物毒性大。在表示毒性具有性别差异的化学物质的 LD_{50} 时,应该标明不同性别动物的 LD_{50}。此外,实验室环境、喂饲条件、染毒时间、受试物浓度、溶剂性质、实验者操作技术等因素均可对 LD_{50} 产生影响。鉴于此,化学物质的 LD_{50} 存在较大的波动性。因此在计算 LD_{50} 时,还要求出 95％可信限,以 $LD_{50} \pm 1.96\sigma$ 来表示误差范围。在各种急性毒性分级标准中,等级间的数值一般可相差 10 倍,就是充分考虑了 LD_{50} 的波动性。

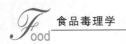

（3）最小致死剂量或浓度（minimal lethal dose，MLD，LD_{01} 或 minimal lethal concentration，MLC，LC_{01}）　指一组受试实验动物中，仅引起个别动物死亡的最小剂量或浓度。

（4）最大非致死剂量或浓度（maximum non-lethal dose，LD_0 或 maximum non-lethal concentration，LC_0）　指一组受试实验动物中，不引起动物死亡的最大剂量或浓度。

2. 作用水平

上述表示毒性大小的概念都是以某种剂量下动物的死亡与否来评定，那么对濒死动物，虽然其中毒严重，但实验结束时并未死亡，统计结果时就不能计入死亡。因此，上述指标只能反映某种剂量下引起动物死亡的情况，并不能反映中毒的程度，故又提出不同的作用水平的概念。

（1）观察到有害作用的最低水平（lowest observed adverse effect level，LOAEL）　在规定的暴露条件下，通过实验和观察，一种物质引起机体（人或实验动物）形态、功能、生长、发育或寿命某种有害改变的最低剂量或浓度，此种有害改变与同一物种、品系的正常（对照）机体是可以区别的。LOAEL 是通过实验和观察得到的，是有害作用，应具有统计学意义和生物学意义。

（2）未观察到有害作用水平（no observed adverse effect level，NOAEL）　在规定的暴露条件下，通过实验和观察，一种外源化学物不引起机体（人或实验动物）形态、功能、生长、发育或寿命可检测到的有害改变的最高剂量或浓度。

在具体的实验研究中，应用不同物种品系的动物、暴露时间、染毒方法和指标观察有害效应，可得出不同的 LOAEL 和 NOAEL。在利用 NOAEL 或 LOAEL 时应说明测定的是什么效应、什么群体、什么染毒途径以及研究期限。

急性、亚急性、亚慢性和慢性毒性试验都可分别得到各自的 LOAEL 或 NOAEL。因此，在讨论 LOAEL 或 NOAEL 时应说明具体条件，并注意该 LOAEL 有害作用的严重程度。LOAEL 或 NOAEL 是评价外源化学物毒作用与制定安全限值（如每日允许摄入量和最高容许残留限值）的重要依据，具有重要的理论和实践意义。

（3）观察到作用的最低水平（lowest observed effect level，LOEL）　在规定的暴露条件下，通过实验和观察，与适当的对照机体比较，一种物质引起机体某种非有害作用（如治疗作用）的最低剂量或浓度。

（4）未观察到作用水平（no observed effect level，NOEL）　在规定的暴露条件下，通过实验和观察，与适当的对照机体比较，一种物质不引起机体任何作用（有害作用或非有害作用）的最高剂量或浓度。

3. 阈值

阈值为一种物质使机体（人或实验动物）开始发生效应的剂量或浓度，即低于阈值（threshold）时效应不发生，而达到阈值时效应将发生。一种化学物对每种效应（有害作用和非有害作用）都可分别有一个阈值。对某种效应，对易感性不同的个体可有不同的阈值。同一个体对某种效应的阈值也可随时间而改变。阈值应该在实验确定的 NOEL 和 LOEL 之间。当所关心的效应被认为是有害效应时，就称为 NOAEL 或 LOAEL。有害效应阈值并不是实验中所能确定的，在进行危险性评定时通常用 NOAEL 或 NOEL 作为阈值的近似值，因此也必须说明是急性、亚急性、亚慢性和慢性毒性的阈值。

目前,一般认为,外源化学物的一般毒性(器官毒性)和致畸作用的剂量-反应关系是有阈值的(非零阈值),而遗传毒性致癌物和性细胞致突变物的剂量-反应关系是否存在阈值尚没有定论,通常认为是无阈值(零阈值)。在致癌试验中,一般发现为 S 形剂量-反应曲线,并可观测到表观的 LOAEL 和 NOAEL。关于致癌作用有无阈值的问题,曾对遗传毒性致癌物 2-乙酰氨基芴(2-AAF)进行大规模剂量-反应研究——"百万小鼠(megamouse)"试验,此试验利用雌BALB/c St Cifl C3H/N ctr 小鼠,该品系小鼠本底肿瘤发生率较低,并寿命较长,共用 24 192只小鼠分到各组,在饲料中 2-AAF 为 0、30、35、60、75、100 和 150 mg/kg,喂饲 15 个月。动物于试验的第 9、12、14、15、16、17、18、24 和 33 个月处死。结果发现 2-AAF 诱发肝细胞癌的剂量-反应曲线接近线性,潜伏期约 18 个月,不能确定阈浓度。此试验提示利用动物致癌试验,精确研究低水平肿瘤发生率的剂量-反应关系是不可能的。此试验的实验和分析用了 4 年,共花费约 700 万美元。此后,一般都认为遗传毒性致癌物是没有可检测的阈值,没有必要进行更大规模的致癌试验。而该研究发现膀胱癌呈现"S"形剂量-反应曲线,说明同一种致癌物,对不同靶器官致癌作用可有不同的剂量-反应关系。

4. 最大无作用剂量

最大无作用剂量(maximal no-effect dose,MND)是指化学物质在一定时间内,按照一定方式与机体接触,用现代检测方法和最灵敏的观察指标不能发现任何损害作用的最高剂量。与阈剂量一样,最大无作用剂量也不能通过实验获得。

5. 基准剂量

使用 NOAEL 计算安全限值尚存在一些缺陷。首先,NOAEL 接近阈剂量的程度取决于毒性试验中的剂量选择与剂量间距。如果所用剂量间距过大而受试动物数量偏少,那么得到的 NOAEL 可能远低于真正的阈剂量,如此得出的安全限值会导致过度的保护。其次,NOAEL 法未考虑剂量-反应曲线的形状或斜率,而只考虑一两个低剂量数据的结果。鉴于此,提出了以基准剂量(benchmark dose,BMD)法来替代 NOAEL 法。BMD 法充分利用了剂量-反应数据来估算安全限值,避免了上述两种情况。因此,应该重视 BMD 概念和方法的研究和应用。

BMD 是指依据剂量-反应关系研究的结果,利用统计学模型求得的受试物引起某种特定的、较低健康风险发生率(通常定量资料为 10%,定性资料为 5%)剂量的 95% 可信区间下限值。例如,通过慢性毒性试验,以获得的剂量-反应关系为基础,经统计学处理,可得到镉致大鼠肾小管重吸收障碍剂量的 95% 可信区间下限值,此即为镉致慢性肾损害的 BMD。

2.4.2　健康指导值

健康指导值(health-based guidance values,HBGV)是指人类在一定时期内(终生或 24 h)摄入某种(或某些)物质,而不产生可检测到的对健康产生危害的安全限值,包括日容许摄入量、耐受摄入量、急性参考剂量等。

2.4.2.1　制定方法

1. 收集相关数据

为制定健康指导值,首先应收集相关的毒理学研究资料,需要对来源于适当数据库、经同行专家评审的文献及诸如企业界未发表的研究报告等科学资料进行充分的评议。对毒性资料

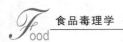

的评价一般利用证据权重法,对不同研究的权重大小按如下顺序:流行病学研究、动物毒理学研究、体外试验以及定量结构-反应关系。

2．起始点(point of departure,POD)的确定

起始点的确定取决于测试系统和测试终点的选择、剂量设计、毒作用模式和剂量-反应模型等。常用的起始点有 NOAEL 和 BMD。

3．不确定系数(uncertainty factors,UFs)的选择

鉴于从动物试验结果外推到人时,存在固有的不确定性,包括物种间外推不确定性、人物种内外推的不确定性、动物试验时高剂量染毒结果外推到人低剂量接触的不确定性、少量实验动物结果外推到大量人群的不确定性、实验动物低遗传异质性外推到高异质性人群的不确定性等。

将动物试验资料外推到人时通常以 100 倍的不确定系数作为起点,即物种间差异 10 倍,人群内易感性差异 10 倍。当数据不充分时应进一步增加不确定系数。

4．健康指导值的计算

$$健康指导值\ HBGV = 起始点\ POD\ /\ 不确定系数\ UFs$$

2.4.2.2 健康指导值

1．日容许摄入量(acceptable daily intake,ADI)

指人类终生每日摄入正常使用的某化学物质(如食品添加剂),不产生可检测到的对健康产生危害的量。以每千克体重可摄入的量表示,即 mg/kg 体重。

(1)类别 ADI 如果毒性作用类似的几种物质用作或用于食品,则应该对该组化合物制定类别 ADI 以限制其累加摄入。制定类别 ADI 时,有时可根据该组化合物的平均 NOAEL 或 BMD,但常用该组化合物中最低的 NOAEL 或 BMD,同时还应考虑个别化合物研究的相对质量和试验周期。

(2)无 ADI 规定 根据已有资料(化学、毒理学等)表明某种受试物毒性很低,且其使用量和人膳食中的总摄入量对人体不产生危害,可不必规定具体的 ADI。

(3)暂定 ADI 当某种物质的安全资料有限,或根据最新资料对已制定 ADI 的某种物质的安全性提出疑问,如要求进一步提供所需安全性资料的短期内,有充分的资料认为在短期内使用该物质是安全的,但同时又不足以确定长期食用安全时,可制定暂定 ADI 并使用较大的不确定系数,还需规定暂定 ADI 的有效期,并要求在此期间经过毒理学试验结果充分证明该受试物是安全的,则将暂定 ADI 值改为 ADI 值;如毒理学试验结果证明确有安全问题,撤销暂定 ADI 值。

(4)不能提出 ADI 在下列情况下,不对受试物提出 ADI:

①可以利用的安全性资料不充分;

②缺乏物质在食品中使用的资料;

③缺乏物质的属性和纯度的质量规格。

2．耐受摄入量(tolerable intake,TI)

指人类在一段时间内或终生暴露于某化学物质,不产生可检测到的对健康产生危害的量。以每千克体重可摄入的量表示,即 mg/kg 体重。

（1）日耐受摄入量（tolerable daily intake，TDI）　类似 ADI，适用于那些不是故意添加的物质，如食品中的污染物。

（2）类别 TI　如果毒性作用类似的几种物质用作或用于食品，则应该对该组化合物制定类别 TI 以限制其累加摄入。制定类别 TI 时，有时可根据该组化合物的平均 NOAEL 或 BMD，但常用该组化合物中最低的 NOAEL 或 BMD，同时还应考虑个别化合物研究的相对质量和试验周期。

（3）暂定最大日耐受摄入量（provisional maximum tolerable daily intake，PMTDI）　适用于无蓄积作用的食品污染物，由于污染物在食品和饮用水中天然存在，因此该值代表人类允许暴露的水平。对于既是必需营养素又是食物成分的微量元素，则以一个范围来表示，下限代表机体的必需水平，上限就是 PMTDI。因为通常缺乏人类低剂量暴露的试验结果，因此，耐受摄入量一般被称为"暂定"，新的数据有可能会改变这个暂定的耐受摄入量。

（4）暂定每周耐受摄入量（provisional tolerable weekly intake，PTWI）　适用于有蓄积作用的食品污染物（如重金属），该值代表人类暴露于这些不可避免的污染物时，每周允许的暴露量。

（5）暂定每月耐受摄入量（provisional tolerable monthly intake，PTMI）　适用于有蓄积作用且在人体内有较长半衰期的食品污染物，该值代表人类暴露于这些不可避免的污染物时，每月允许的暴露量。

3.急性参考剂量（acute reference dose，ARfD）

指人类在 24 h 或更短的时间内摄入某化学物质（如农药），而不产生可检测到的对健康产生危害的量。

需要明确的是，健康指导值仅适用于能够引起有阈值的毒作用的受试物。而对于毒效应无阈值的外源化学物，根据定义，此类化学物在零以上的任何剂量，都存在某种程度的危险度。因此，对于遗传毒性致癌物和致突变物就不能使用健康指导值的概念，只能引入实际安全剂量（virtual safety dose，VSD）的概念。化学致癌物的 VSD 是指低于此剂量能以 99% 可信限的水平使超额癌症发生率低于 10^{-6}，即 100 万人中癌症超额发生少于 1 人。也就是确定一个公众和社会可以接受的相对安全的剂量水平。

制定健康指导值或 VSD 是毒理学的一项重大任务，对某一种外源化学物来说，上述各种毒性参数和安全限值的剂量大小顺序见图 2-5。

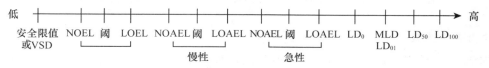

图 2-5　各种毒性参数和安全限值的大小比较（王心如，2012）

2.4.3　剂量-反应关系比较

1.危害范围和暴露范围

对于药物，常用治疗指数来计算其安全性。对于药物之外的化学品的危险性评定已引入危害范围和暴露范围的概念。危害范围和暴露范围的概念是以人群"暴露量"估计值为中心，

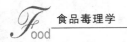

定性地反映人群暴露的危险性。

暴露范围(margin of exposure,MOE)作为衡量人群"暴露量"估计值与动物实验中获得的未观察到有毒作用剂量(NOAEL)的比值。表示为 MOE＝NOAEL/人群暴露量。MOE大,发生有害作用危险性小。

危害范围(margin of hazard,MOH)是人群"暴露量"估计值与安全限值的比值,表示为 MOH＝人群暴露量/安全限值。安全限值可以是 RfD 等。MOH 大,发生有害作用危险性大。

2. 毒作用带(毒作用范围)

毒作用带(toxic effect zone)是苏联毒理学家提出的表示化学物质毒作用特点的参数,又分为急性毒作用带与慢性毒作用带。

急性毒作用带(acute toxic effect zone,Z_{ac})为半数致死剂量与急性阈剂量的比值,表示为:$Z_{ac}＝LD_{50}/Lim_{ac}$。Z_{ac} 值小,说明化学物质从产生轻微损害到导致急性死亡的剂量范围窄,引起死亡的危险性大;反之,则说明引起急性中毒死亡的危险性小。

慢性毒作用带(chronic toxic effect zone,Z_{ch})为急性阈剂量与慢性阈剂量的比值,表示为:$Z_{ch}＝Lim_{ac}/Lim_{ch}$。Z_{ch} 值大,说明 Lim_{ac} 与 Lim_{ch} 之间的剂量范围大,由轻微的慢性毒效应到较为明显的急性中毒之间剂量范围宽,易被忽视,故发生慢性中毒的危险性大;反之,则说明发生慢性中毒的危险性小。

毒作用带的概念以化学物毒性为中心反映其毒作用特点,有一定的毒理学意义。阈剂量可以用 NOAEL 来代表,这样,我们称之为毒作用范围(margin of toxic effect,MOT)。$MOT_{ac}＝LD_{50}/NOAEL_{ac}$,$MOT_{ch}＝NOAEL_{ac}/NOAEL_{ch}$。

危害范围、暴露范围和毒作用范围相结合,可以分别从人群"暴露量"估计值和化学物毒性为中心,全面反映化学物毒作用特点与人群暴露的关系。危害范围、暴露范围和毒作用带(范围)的示意图见图 2-6。

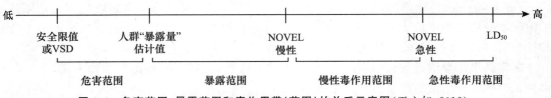

图 2-6　危害范围、暴露范围和毒作用带(范围)的关系示意图(王心如,2012)

3. 强度和效能

对于剂量-效应关系研究,为了比较两种或多种化学物毒作用,可比较强度和效能。强度是指相等效应时剂量的差别;效能是指效应的差别,以引起的最大效应 E_{max} 代表效能(efficacy)的高低,化学物的效能取决于化学物本身的内在活性和药理作用或毒作用的特点;而在剂量-效应曲线中产生相等效应 $1/2 E_{max}$ 所需剂量或浓度的大小与化学物或药物的强度(potency)成反比。

(刘志宗,丁晓雯,刘兆平,刁恩杰)

■ **本章小结**

　　本章介绍了食品毒理学的基本概念和术语,包括毒物、毒性、毒作用、毒效应、剂量-效应曲线及剂量-反应曲线、阈剂量以及不同的毒性参数和健康指导值等,这些概念在整门课程的学习中都要用到。

❓ **思考题**

　　1.什么是毒物、毒性、毒作用? 各自如何分类?

　　2.判断急性毒性的指标有哪些?

　　3.什么是靶器官?

　　4.什么是剂量-反应曲线? 有哪些类型?

　　5.表示毒性的常用指标有哪些?

　　6.什么是健康指导值? 有哪些类型? 并阐明其制定方法。

■ **参考文献**

　　[1] 王心如.毒理学基础.6 版.北京:人民卫生出版社,2012.

　　[2] 杨晓泉.食品毒理学.北京:中国轻工出版社,1999.

　　[3] 张深固.食品毒理学.西安:陕西科学技术出版社,1994.

　　[4] 吴坤.实用食品毒理学.哈尔滨:黑龙江科学技术出版社,1997.

　　[5] 梁兆年.动物性食品毒理学.兰州:甘肃民族出版社,1991.

　　[6] 应佳丽,张婷,唐萌.量化构效关系研究方法及其在金属纳米材料毒性研究中的应用进展.中国药理学与毒理学杂志,2014,28(6):947-951.

　　[7] 孙祥.农药引起的皮肤损害.职业卫生与应急救援,1996,14(2):27-28.

　　[8] 中华人民共和国国家卫生和计划生育委员会.GB 15193.18—2015.

　　[9] 黄吉武,童建.毒理学基础.2 版.北京:人民卫生出版社,2016.

　　[10] 庄志雄,曹佳,张文昌.现代毒理学.北京:人民卫生出版社,2018.

　　[11] 孙志伟.毒理学基础.7 版.北京:人民卫生出版社,2017.

第 3 章

食品中化学物在体内的生物转运和生物转化

学习目的与要求

　　了解生物膜的基本结构、外源化学物在体内通过生物膜的方式以及食品中化学毒物的来源。熟悉和掌握生物转运的基本概念及其毒理学意义,外源化学物在机体内生物转运的过程及各种转运方式的特点,影响外源化学物在体内生物转运的因素。熟悉和掌握生物转化的概念和意义;外源化学物的生物转化形式及毒物代谢酶的诱导和抑制;Ⅰ相反应、Ⅱ相反应的概念,类型,参与的代谢酶种类;影响生物转化的因素。

3.1　食品中化学物的来源

食品污染隐患是最受关注的问题之一。食品从原料、生产、加工、贮运、销售直到消费的整个过程都存在导致不同程度污染的风险。食品中主要污染来源的分类：生物性污染、化学性污染、物理性污染。

食品中的化学性污染是指在食品从原料、生产、加工、贮运过程中进入或产生的化学物质，以及食用后可能引起急性中毒或慢性积累性伤害的化学物质，根据其来源分为 3 大类：①天然物质；②污染物；③添加剂。天然物质是指在食品（包括动植物食品）中自然存在的化学物质。污染物和添加剂都属于外来的化学物。食物在制造、贮放和加工烹调过程中产生的某些化学衍生物也是食品中的污染源之一；添加剂则是为了食品加工工艺过程本身需要而人为加入的物质。食品中的各种化学物可能随食品进入人体内，达到一定剂量时，可以在某些特定的条件下对机体产生有害作用。

3.1.1　天然物质

天然物质是动、植物性食品本身合成和代谢的物质。因摄入食物中天然有毒物质而引起的中毒案例很多，如遗传原因、过敏反应、食用量过大等均可能引起中毒反应。食物中天然物质主要包括植物源性物质和动物源性物质两种。

3.1.1.1　植物源性天然物质

植物源性天然有害物质是人类食源性中毒的重要因素之一，对人类健康和生命有较大的危害。研究有毒植物以及植物源性天然有害物质具有多方面的意义，如可以利用天然物质制造抗癌等药物和兽药，开发人类食用和畜用植物新资源等，另外可以防止天然植物性食物中毒，对食品安全性具有重要的现实意义。

植物源性的有害代谢物大体上可以分为：①功能成分，如植物酚类；②生理作用物质，如胆碱酯酶抑制剂或活化剂；③产生毒素的，如生氰糖苷；④致癌物，如苏铁素；⑤抗营养物，如黄豆中的外源凝集素（lectins）。

植物性食品中的有害物质是植物生长过程的代谢物，是植物体本身产生的对食用者有毒害作用的成分，不包括诸如残留的农药、重金属等那些污染的和吸收入植物体内的外源性化合物。与食品安全关系密切，而且比较常见的植物源性天然有毒物质主要有毒性蛋白、苷类、生物碱、酶、过敏原、蘑菇毒素等。

1. 毒性蛋白

异体蛋白质注入人体组织可引起过敏反应，内服某些蛋白质亦可产生各种毒性。植物中的胰蛋白酶抑制剂、红细胞凝集素、蓖麻毒素、巴豆毒素、刺槐毒素、硒蛋白等均属于有毒蛋白或复合蛋白。如存在于未煮熟的大豆及其豆乳中的胰蛋白酶抑制剂，可影响人体对大豆蛋白质的消化吸收，导致胰脏肿大和抑制食用者（包括人类和动物）的生长发育。在大豆和花生中含有的血球凝集素还具有凝集红细胞的作用等，都属于植物源性食品中的毒性蛋白。

（1）凝集素　在豆类及一些豆状种子如蓖麻、大豆、豌豆、扁豆、菜豆、刀豆、蚕豆等籽实中含有一种能使红细胞凝集的蛋白质，称为植物红细胞凝集素，简称凝集素（lectins）。实验表明,当给大白鼠口服黑豆凝集素后,明显地减少了大白鼠对所有营养物质的吸收;将大豆凝集素混入饲料中饲喂大白鼠明显影响其生长;吃生大豆的动物比吃熟大豆的动物需要更多的维生素、矿物质及其他营养素。当大鼠饲料中含菜豆属凝集素为 0.5% 时,明显抑制其生长,剂量再高时可致死亡。因此推测凝集素的作用是与肠壁细胞膜结合,因而非特异性地影响了营养素的吸收。在食用新鲜豆类食物时,应首先用清水浸泡去毒,烹饪时充分加热,破坏其中的凝集素,以防中毒。

(2)蛋白酶抑制剂　　在豆类、棉籽、花生、油菜籽等 92 种植物性食物中,特别是豆科植物中含有能抑制胰蛋白酶、糜蛋白酶、胃蛋白酶等 13 种蛋白酶的特异性物质,通称为蛋白酶抑制剂(protease inhibitors)。其中比较主要且具有代表性的是胰蛋白酶抑制剂,在上述 92 种植物中都含有,其次是糜蛋白酶抑制剂,在 35 种植物中均含有。动物实验可见胰蛋白酶抑制剂具有抑制动物增重以及导致动物胰腺代偿性增大的作用。蛋白酶抑制剂的毒性作用包括两个方面:一方面抑制蛋白酶的活性,降低食物蛋白质的水解和吸收,从而导致胃肠不良反应和症状产生,同时也影响动物生长;另一方面,它可通过负反馈机制刺激胰腺增加其分泌活性。

2. 苷类

苷类又称配糖体或糖苷。在植物中,糖分子(如葡萄糖、鼠李糖、葡萄糖醛酸等)中的半缩醛羟基和非糖类化合物分子(如醇类、酚类、甾醇类等)中的羧基脱水缩合而形成具有环状缩醛结构的化合物,称为苷。苷类都是由糖和非糖物质(称苷元或配基)两部分组成。苷类大多为带色晶体,易溶于水和乙醇中,而且易被酸或酶水解为糖和苷元。由于苷元的化学结构不同,苷的种类也有多种,如皂苷、氰苷、芥子苷、黄酮苷、强心苷等。它们广泛分布于植物的根、茎、叶、花和果实中。其中皂苷和氰苷等常引起人的食物中毒。

(1)皂苷　　皂苷是类固醇或三萜系化合物的低聚配糖体的总称。它是由皂苷配基通过 3β-羟基(C_3—OH)与低聚糖糖链缩合而成的糖苷。组成皂苷的糖,常见的有葡萄糖、鼠李糖、半乳糖、阿拉伯糖、木糖、葡萄糖醛酸和半乳糖醛酸。这些糖或糖醛酸先结合成低聚糖糖链再与皂苷配基结合,因其水溶液能形成持久大量泡沫,酷似肥皂,故名皂苷,又称皂素。含有皂苷的植物有豆科、五加科、蔷薇科、菊科、葫芦科和苋科;含有皂苷的食源性植物主要是菜豆(四季豆)和大豆,易引发食物中毒,一年四季皆可发生。

(2)氰苷　　氰苷在植物中分布较广,广泛存在于豆科、蔷薇科、稻科等 1 000 余种植物中。如禾本科(如木薯)、豆科和一些果树的种子(如杏仁、桃仁、李子仁等)、幼枝、花、叶等部位均含有氰苷。植物氰苷中与食物中毒有关的化合物主要是苦杏仁苷(存在于苦杏、苦扁桃、枇杷、李子、苹果、黑樱桃等果仁和叶子中)和亚麻苦苷(存在于木薯、亚麻籽及其幼苗中)。

(3)芥子苷　　又称硫苷、硫代葡萄糖苷,主要存在于十字花科植物,如油菜、野油菜、中国甘蓝、芥菜、白芥、黑芥、萝卜等种子中,是引起菜籽饼中毒的主要有毒成分。如果人或家畜食用处理不当的油菜、甘蓝或菜籽饼,则极易发生中毒。

3. 生物碱

生物碱是一类来源于生物界的含氮有机化合物,有类似于碱的性质,可与酸结合成盐,多数具有复杂的环状结构,具有光学活性和一定的生理作用。简单的生物碱中含有碳、氢、氮等元素;复杂的生物碱中还含有氧。生物碱主要存在于植物中,在植物界分布较广,已知的至少50 多个科 120 属以上的植物中含有生物碱,已发现分离出来的有近 6 000 种。存在于食用植

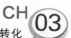

物中的主要是龙葵碱、秋水仙碱、吡咯烷生物碱及咖啡碱等。

4. 酶

某些植物体中含有对人体健康有害的酶类。如抗维生素类酶分解维生素等人体必需成分或释放出有毒化合物。蕨类植物(蕨菜的幼苗、蕨叶)中的硫胺素酶可破坏动植物体内的硫胺素,引起人和动物的维生素 B_1 缺乏症。大豆中存在破坏胡萝卜素的脂肪氧化酶。

5. 过敏原

过敏,即变态反应、超敏反应,是机体由于接触(或摄取)某种外源性物质后所产生的一种病理性免疫反应,属于异常的免疫增强,可导致机体生理功能紊乱或组织损伤。引起这种过敏性反应的外源性化学物质称为过敏原(致敏原、变应原)。根据反应出现的快慢和抗体是否存在可分为Ⅰ、Ⅱ、Ⅲ、Ⅳ型。据相关资料最新统计表明,全球大约有 25% 的人口受到Ⅰ型变态反应疾病的影响。

成分中含有过敏原的植物源性食品包括花生(伴花生球蛋白)、大豆(Kunitz 抑制剂, β-伴大豆球蛋白)、菜豆(清蛋白)、马铃薯(未确定蛋白)、菠萝(菠萝蛋白酶)、胡萝卜、芹菜、艾蒿等。特定过敏反应的产生与个体的身体素质和特殊人群有关。

6. 蘑菇毒素

蘑菇为担子菌亚门层菌纲伞菌目真菌的俗称,现已知约有 3 250 种。我国的蘑菇种类极多,形态各异,分布地域广阔,其中大部分是可食的;已报道的毒蘑菇有 80 余种,其中能威胁人生命的有 20 余种。在我国每年均有毒蘑菇引起的重大中毒事件,如 1997 年南方某省一次有 200 多人中毒,死亡 73 人。2001 年 9 月 1 日江西永修县发生中华人民共和国成立以来最大的毒蕈中毒事件,有 5 000 人中毒。毒蕈引起中毒的主要成分是蘑菇毒素。蘑菇毒素主要包括以下几类:

(1)毒蕈碱　是一种毒理效应与乙酰胆碱相类似的生物碱。

(2)类阿托品毒素　毒作用正好与毒蕈碱相反。

(3)溶血毒素　如红蕈溶血素。

(4)肝毒素　如毒肽、毒伞肽,此类毒素毒性极强,可损害肝、肾、心、脑等重要脏器,尤其对肝脏损害最大。

(5)神经毒素　如毒蝇碱、白菇酸、光盖伞素,主要侵害神经系统,引起震颤、幻觉等。

上述各种植物性有害物质分布广泛,有的研究比较深入,但有的中毒机理尚不清楚。部分已经研究确定如何加工烹调去毒后进行安全食用,部分还尚在研究。目前社会上兴起吃野菜之风,但是很多野菜还未经过系统毒理学试验和安全性评价;另外,野菜目前也受到环境污染,已经不是安全可靠的绿色食品;因此,在对野菜的摄入问题上还需要持谨慎态度。

此外,在开发保健食品时,对中草药的利用也要谨慎,因为保健食品的对象往往是处于健康边缘或亚健康态的人群。现行毒理学试验规定未必能检查出某些活性物质的特殊毒效应,如对免疫功能、内分泌、精神行为、营养素的作用等。对于各种新食品和食品新资源的开发需要现代科学水平的安全性研究。

3.1.1.2　动物性有害物质

人类食入的动物性食品从毒理学角度可以分为 3 类:①本身无毒的;②有的时候有毒的(条件性有毒);③本身有毒的,如河豚。应该特别重视第 2 类,即条件性有毒。常见的动物源

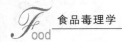

性的天然有害物质主要包括动物体内分泌腺、动物肝脏内毒素、鱼类毒素、贝类毒素等。

(1)内分泌腺　内分泌腺是畜禽等动物分泌激素的腺体,其性质和功能与人体内的腺体大致相同,所以,可作为医药治疗疾病,但摄入过量,会引起中毒。在腺体中毒中,以甲状腺中毒(甲状腺分泌甲状腺素)较为多见。屠宰者应事先将甲状腺取下,不得与"碎肉"混在一起出售。如果有人食用未摘除甲状腺的血脖肉或者误食动物甲状腺,会因过量甲状腺素扰乱人体正常的内分泌活动,出现类似甲状腺机能亢进的症状。另外,动物体内的肾上腺、病变淋巴腺等也常常造成中毒事件。

(2)肝脏内的毒素　动物肝脏含有丰富的蛋白质、维生素、微量元素等营养物质,是人们常常食用的美味,还具有防治某些疾病的作用,因而常将其加工制成肝精、肝粉、肝组织液等,用于治疗肝病、贫血、营养不良等症。但是,由于肝脏是动物的最大解毒器官,是动物重要的代谢废物和外源毒物的处理工厂,动物体内的各种毒素,大多要经过肝脏来处理、排泄、转化、结合,因此某些肝脏可能存在残留问题。另外,肝脏中天然存在的胆酸、维生素 A 等也可能造成中毒。

(3)鱼类毒素　由于食入鱼类造成的食物中毒事件大多数(不包括由于微生物活动引起的中毒)均由海洋鱼类(鲭鱼类、雪卡鱼类等)引起,由淡水鱼类自身的天然物质引起的食物中毒事件较少,但其中的河豚中毒是世界上最严重的动物性食物中毒。河豚毒素是动物性食物中毒中最严重的鱼类毒素。另外,鱼卵、鱼胆、鱼血等中的毒素也可以引起中毒。

(4)贝类毒素　贝类是人类动物性蛋白质食品的来源之一。世界上可作食品的贝类约有28 种,已知的大多数贝类均含有一定数量的有毒物质。实际上,贝类自身并不产生毒物,但是当它们通过食物链摄取海藻或与藻类共生时就变得有毒了。直接累及贝类使其变得有毒的藻类包括原膝沟藻、涡鞭毛藻、裸甲藻及其他一些未知的海藻。这些海藻主要感染蚝、牡蛎、蛤、油蛤、扇贝、紫鲐贝和海扇等贝类软体动物。主要的贝类毒素包括麻痹性贝类毒素、腹泻性贝类毒素和神经性贝类毒素 3 类。

(5)其他动物源性天然毒素　其他诸如蟹类、螺类、海参、蟾蜍等很多动物自身也可以产生天然的有害物质,食入后会造成人类中毒。

3.1.2　污染物

在食品生产、加工、贮存和分配的过程中,均可能存在污染因素,从而引起食品的安全性问题。其中,环境污染是主要影响因素之一。食品可从空气、水、土壤、动植物及其食物链过程等多方面受污染。主要的污染物包括农药、兽药、霉菌毒素、工业污染、加工过程形成的污染物和包装材料等。

1. 农药

农药是农业生产中重要的生产资料之一,分为杀昆虫剂、杀菌剂、除草剂、杀螨剂、杀螺剂和灭鼠剂等,是防治植物病虫害、去除杂草以及其他有害生物、调节农作物生长、提高作物的产量和质量、实现农业机械化的主要措施。然而由于农药是有害物质,在生产和使用中带来了环境污染和食品农药残留问题。当食品中农药残留量超过最大残留限量时,会对人体产生不良影响。目前食品中农药残留已成为全球性的共性问题和一些国际贸易纠纷的起因,也是当前我国农畜产品出口的重要限制因素之一。因此,为了保证食品安全和人体健康,必须防止农药的污染和残留量超标。常见的农药种类主要分为有机氯农药、有机磷农药、氨基甲酸酯农药、拟除虫菊酯类农药等。

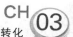

（1）有机氯农药　具有较高的残留性并极易在生物体积累,已经被禁止使用,但现在很多土地的土壤中仍有较高浓度的残留,目前仍对人类的食物造成污染,是食品中最重要的农药残留物质。

（2）有机磷农药　是人类最早合成而且仍在广泛使用的一类杀虫剂,也是目前我国使用最主要的农药之一,被广泛应用于各类食用作物。有机磷农药的溶解性较好,易被水解,在环境中可被很快降解,在动物体内的蓄积性小,具有降解快和残留低的特点,目前成为我国主要的取代有机氯的杀虫剂。但由于有机磷农药的使用量越来越大,而且对农作物往往要反复多次使用。因此,有机磷对食品的污染比有机氯农药 DDT 还要严重。有机磷农药污染食品主要表现在植物性食品中残留,尤其是水果和蔬菜最易吸收有机磷,且残留量高。近年来,有机磷农药的慢性毒性作用也得到肯定并逐渐引起人们的重视。有机磷农药虽然蓄积性差,但具有较强的急性毒性,目前我国由于农药残留造成的急性食物中毒事件多由有机磷农药引起。

（3）氨基甲酸酯类杀虫剂　是毒扁豆碱的合成类似物,是人类针对有机氯和有机磷农药的缺点而开发出的新一类杀虫剂,具有选择性强、高效、广谱、对人畜低毒、易分解和残毒少的特点,在农业、林业和牧业等方面得到了广泛的应用。氨基甲酸酯农药已有 1 000 多种,其使用量已超过有机磷农药,销售额仅次于除虫菊酯类农药位居第二。尽管氨基甲酸酯的残留较有机氯和有机磷农药轻,但随着其使用量和应用范围的扩大、使用时间的延长,残留问题也逐渐突出,并引发了多起食物中毒事件。

（4）拟除虫菊酯杀虫剂　对人和哺乳动物的毒性均很低,同时也具有低残留和低污染的优势,许多以这些天然酯为模型的合成已得到广泛使用。目前,有近 20 种拟除虫菊酯杀虫剂投入使用,约占世界杀虫剂市场总份额的 25%。除虫菊酯和拟除虫菊酯杀虫剂在光和土壤微生物作用下易转化为极性化合物,不易造成污染。而在喷施时与果实、谷物直接接触,是造成其污染的主要原因。

2. 兽药

为了预防和治疗家畜和养殖鱼患病而大量投入抗生素、磺胺类、激素类等化学药物,往往造成药物残留于动物组织中,伴随而来的是对公众健康和环境的潜在危害。主要残留兽药有抗生素类、磺胺药类、呋喃药类、抗球虫药、激素药类和驱虫药类。

（1）抗生素　近些年,由于抗生素应用广泛,用量也越来越大,不可避免会存在残留问题。很多动物性食品都存在抗生素残留问题,如牛肉、牛乳、猪肉、禽肉等。在养蜂过程中,由于大量使用抗生素治疗,致使蜂蜜等产品中也残留抗生素。近些年来,蜂蜜产品中的抗生素问题受到越来越多的关注,主要残留的抗生素有四环素、土霉素、金霉素等。

（2）磺胺类药物　可在肉、蛋、乳中残留。因为其能被迅速吸收,所以在 24 h 内均能检查出肉中兽药残留。磺胺类药物残留主要发生在猪肉中,其次是小牛肉和禽肉中残留。磺胺类药物大部分以原形态自机体排出,且在自然环境中不易被生物降解,从而容易导致再污染,引起兽药残留超标的现象。

（3）盐酸克伦特罗　又称瘦肉精,曾使用于饲料中作为减肥药,专用于饲养瘦肉型猪,是一种 β 受体阻断剂,具有舒缓支气管平滑肌、扩张气管以及抑制过敏性物质的释放等作用从而用于治疗动物呼吸系统疾病。盐酸克伦特罗的毒理学资料显示它是中等毒性,其主要毒性作用有嗜睡、心动过速以及强直性惊厥。盐酸克伦特罗是世界上许多国家(如欧盟)都明令禁用的药物,中国也将其列入禁用名单。

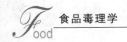

3. 霉菌毒素

生长中的农作物或收获后贮放的农产品受微生物侵袭,在适宜条件下可产生致病内毒素或外毒素,包括霉菌毒素、细菌毒素等各种生物毒素。其中,霉菌毒素是一类由霉菌产生的有毒次级代谢产物,大多显示有特定器官的毒性,有些能够诱导基因突变或具有致癌性等,是食物链中最重要的污染物之一,也是目前影响我国食品和农产品安全的主要因素。

霉菌种类很多,因此产生的毒素也很多。目前已知的霉菌毒素有200多种,比较重要的有黄曲霉毒素、赭曲霉毒素、杂色曲霉素、岛青霉素、黄天精、环氯素、展青霉素、玉米赤霉烯酮(F-2毒素)、脱氧雪腐镰刀菌烯醇、伏马菌素等。霉菌毒素不仅严重威胁农产品及食品的消费安全,而且也极大地影响了我国的农产品销售和出口。

4. 工业污染物

食品中的工业污染毒素包括各种间接污染食品工业的环境污染物,主要包括多环芳烃、多氯联苯、二噁英、重金属、氟化物、酚类物质等。大气、土壤和水中的天然有毒无机物以及环境污染物等各种工业污染毒素被植物、畜禽和水生动物吸收、积累,可以直接影响植物源性食品的安全性;积累环境污染物的植物可以进入动物的食物链,造成动物体内环境污染物的积累,间接影响动物源性食品的安全性。其中,有的达到可引起人中毒的水平,如硝酸盐、汞、砷、硒等。受污染的饲料饲喂禽畜后,可使其肉、蛋、奶含有污染物,这些都属于间接污染。

5. 加工过程和包装污染

食品贮存和包装用的容器和包装材料中含有的化学物质(如塑料增塑剂和印刷油墨中的苯)能迁移到食物上。食品加工、烹调用的炊具、器皿、用具都有可能受到材料中的化学物质污染。瓷器碗碟上的彩釉中含的铅可以游离到盛装的食物中。

食品生产工艺过程污染物,运输、住宅、家庭生活、娱乐活动、教育、医疗以及科研使用的有害化学物质都有可能直接或间接污染食品,产生健康危害。

总的来说,多数情况下,污染量不大,引起急性中毒的机会较小,引起慢性危害则不能马上发生毒性效应,不易觉察。预防措施是加强检测与监督,特别是涉及食品原料的工农业生产。

3.1.3 添加剂

食品添加剂最初是为防腐和改善食品品质(色、香、味、口感)而加入食品的,后来扩大到食品加工工艺过程本身需要而加入的物质。

现代的食品添加剂随着食品门类的增加和工艺的发展,其种类也不断增多,已达数千个,有天然成分的,也有人工合成的。它们都是外源化学物质,因此需要对它们进行安全性毒理学评价。如添加剂对营养素的影响,添加剂的联合作用,添加剂与化学污染物的相互作用等都很重要,但是这些研究资料目前很少。

3.2 生物转运

在毒理学研究中,毒物动力学和毒物效应动力学是外源化学物与机体相互作用过程中发生的两个侧面,毒物动力学是研究机体对化学物的作用,毒物效应动力学是研究化学物对机体的作用。

机体接触到外源化学物,进行一系列处置,在体内呈现出动态过程(图 3-1),即外源化学物和机体之间的相互作用,经过吸收(absorption)→分布(distribution)→生物转化即代谢(metabolism)→排泄(excretion)过程。这一动态过程统称为毒物动力学(toxicokinetics),主要发生变化的参数有质、量两方面。毒物动力学常被写成 ADME 过程,使用了吸收、分布、代谢和排泄 4 个英文单词的字头。

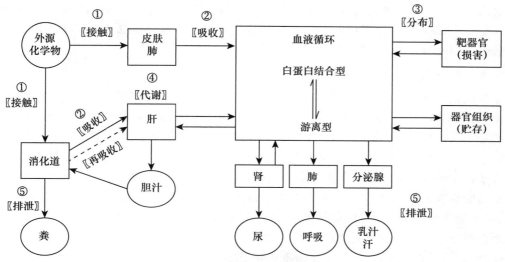

图 3-1　外源化学物在体内的动态变化过程

在 ADME 过程中,吸收是指外源化学物经与机体接触部位通过生物膜屏障进入人体循环的过程;再由体循环分散到全身组织细胞中;在组织细胞内经酶类催化发生化学结构与性质变化的过程称为转化或者代谢转化;在代谢过程中可能形成新的衍生物以及分解产物,即代谢产物,外源化学物及其代谢产物排出或离开机体的过程称为排泄。

外源化学物的吸收、分布和排泄的过程称为生物转运(biotransportation),即为外源化学物在体内量变的过程;外源化学物经酶催化后化学结构发生改变的代谢过程称为生物转化(biotransformation),即为外源化学物在体内质变的过程。

外源化学毒物对机体的毒性作用,一般取决于两个因素:一是外源化学物的固有毒性和接触量;二是外源化学物或其活性代谢物到达作用部位的效率。后者与外源化学物质在体内的吸收、分布、代谢和排泄过程有关,因此,研究外源化学物质在体内的生物转运和生物转化过程,可以了解外源化学物在体内的动态变化、生物学效应和毒性作用机制,并为其研究提供可靠的资料。随食品摄入消费者体内的有毒物质是否会产生危害或者危害的程度有多大,不仅取决于其固有的毒性,还取决于它们在机体内存留的数量、分布位置及其在机体内消除的速率等,这主要涉及生物体对毒物的吸收、分布、转化、排泄及蓄积等代谢状况。上述过程都需要通过生物膜(biomembrane),都存在跨膜的运转过程。生物膜保障有机体和外环境中物质的交换(摄入和排出),从而维持有机体的正常生命活动。

3.2.1　生物膜与生物转运

外源化学物的吸收、分布和排泄过程(生物转运过程)都是通过生物膜构成的屏障的过程。

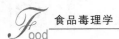

生物膜除可将细胞或细胞器与周围环境隔离,保持细胞或细胞器内部理化性质的稳定外,还可选择性地允许或不允许某些物质透过,以便摄入或排出一些物质,使细胞在进行新陈代谢的同时又能保持细胞内物质的稳定。

3.2.1.1　生物膜的结构和功能

生物膜是细胞和各种细胞器表面所包裹的一层极薄的膜系结构,一般厚度为 7~10 nm,是具有高度选择性的半透性屏障,可将细胞或细胞器与周围环境隔开,包括细胞膜(cell membrane,也称质膜)和细胞器膜(如核膜、线粒体膜、内质网膜、高尔基复合体膜、溶酶体膜等)。在电镜下,各种生物膜结构非常相似。

1.生物膜的流动镶嵌模型

生物膜是在液态或流动的脂质双分子层中镶嵌着一些球形蛋白质分子,是一种可塑的、具有流动性的、脂质与蛋白镶嵌而成的双层结构。生物膜骨架是由两排各种脂质分子组成的磷脂类双分子层,每一脂质分子具有一个"头部"和两个"尾部"。头部是由亲水的磷酸和碱基组成,具亲水(嗜水)性。尾部是由两条脂肪酸链组成,由于脂肪酸是疏水的,故呈疏水性。所有脂质分子的亲水端(头部)都向着膜两侧表面,疏水的尾部则向着膜的中心。由于组成脂质双分子层的脂肪链大部分为不饱和脂肪酸,熔点低于正常体温,所以脂质双分子层呈液态或流动状态,但其脂质分子呈有规则的晶体排列,故称为液晶状态。

蛋白质分子以不同的方式镶嵌其中,可能有下列镶嵌形式:①蛋白质分子穿透整个脂质双分子层,两端暴露在膜外;②半埋藏在脂质双分子层内,一端露在脂质双分子层膜外,另一端埋藏在膜内。此外,还有些蛋白质分子,仅仅吸附在脂质分子层表面,不是真正镶嵌。凡蛋白质分子露在膜外的一端或两端都是亲水的;埋藏于脂质分子层内的部分则呈疏水性。细胞膜的表面还有糖类分子,形成糖脂、糖蛋白;生物膜的内外表面上,脂类和蛋白质的分布不平衡,反映了生物膜两侧功能不同;脂双层具有流动性,其脂类分子可以自由移动,蛋白质分子也可以在脂双层中横向移动。生物膜的结构如图 3-2(又见封二图 3-2)所示。

生物膜这种流动镶嵌结构使其与外源性化学物转运密切相关,其功能主要通过蛋白质来进行:

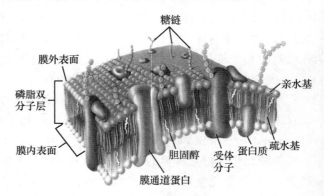

图 3-2　生物膜的结构

(1)膜的脂质成分　生物膜双层结构的主要成分为各种各样的脂质(磷脂、糖脂、胆固醇),其熔点低于正常体温,因而正常情况下生物膜维持在可流动的液态。这种脂质成分对于水溶性化合物具有屏障作用,而允许脂溶性物质溶解并穿透。

(2)镶嵌在脂质中的蛋白成分　在脂质双层结构中还有球状蛋白镶嵌并贯穿其间,可以起到"载体"和特殊通道的作用,而使某些水溶性化合物得以通过生物膜。

(3)生物膜的多孔性　在膜上分布有很多直径为 0.2~0.4 nm(2~4 Å)的微孔,它们是某些水溶性小分子化合物的通道。

2.生物膜的功能

(1)具有隔离功能,为细胞的生命活动提供相对稳定的内环境(即构成机体的细胞所处的环境,也就是细胞外液,主要包括血浆,组织液,淋巴液,各种腔室液等)。

(2)生物膜是内外环境物质交换的屏障,起屏障作用,膜两侧的水溶性物质不能自由通过。

(3)选择性物质运输,生物膜是半透膜,选择性通透膜,进行选择性的物质运输,伴随着能量的传递。

(4)生物功能:激素作用、酶促反应、细胞识别、电子传递等,是发生很多重要生化反应和生命现象的场所。

生物膜与细胞物质、能量和信息的转换息息相关。许多化学物质通过对生物膜的作用而表现其毒性,特别是大多数毒性较强和作用较为专一的毒物更是如此。例如,氰化钾主要作用于线粒体内膜细胞色素 C 氧化酶;有机磷化合物是作用于半埋藏在生物膜外表面的乙酸胆碱酯酶;还有许多有毒化学物质在生物膜上都有专一的受体。膜毒理学就是研究外源性化学物质对生物膜的毒作用及其机制的毒理学分支学科。

3.2.1.2　生物转运方式

外源性化学物质在体内的生物转运的机制就是外源性化学物质透过生物膜的机制,可概括为被动转运(包括简单扩散、易化扩散和滤过)、主动转运和膜动转运 3 大类。

1.被动转运(passive transport)

被动转运包括简单扩散、滤过和易化扩散 3 种。

(1)简单扩散(simple diffusion)　任何溶解的化学物质若浓集于溶液的某一部分,其分子必将逐渐向周围分散,直到分子均匀分布在整个溶液中,此过程即为扩散。在一般的扩散过程中,物质分子由浓度高的部位向浓度低的部位扩散。外源性化学物质在体内的扩散也是由生物膜的分子浓度较高的一侧向浓度较低的一侧扩散,生物膜两侧浓度的差别称为浓度梯度(concentration gradient)。在简单扩散中,不需要消耗能量,外源性化学物质与膜不发生化学反应,生物膜不具有主动性,只相当于物理学过程,称简单扩散。简单扩散是外源性化学物质在体内生物运转的主要机制。在一般情况下,大部分外源性化学物质通过简单扩散进行生物转运。

外源性化学物质经生物膜简单扩散方式扩散的速度基本遵从 Fick 定律:

$$R = K \cdot A(c_1 - c_2)/d$$

式中:R 为扩散速率,K 为扩散常数,A 为膜的面积,$(c_1 - c_2)$ 为外源性化学物质在膜两侧的浓度梯度,d 为膜的厚度。其中浓度梯度是最主要的决定因素。

简单扩散也依赖外源性化学物质在脂质中的溶解度,外源性化学物质的脂溶性可以用脂水分配系数(lipid/water partition coefficient)来表示,即外源性化学物质在脂相中的浓度与在水相中浓度的比值(脂相中的浓度/水相中的浓度)。脂水分配系数越大,越容易透过生物膜而进行扩散。但由于外源性化学物质在生物转运过程中,除通过脂相外,还要通过水相,因为生物膜的结构包括脂相和水相,所以一种外源性化学物质如在水中溶解度过低,即使脂水分配系数很大,也不容易透过生物膜进行扩散;既易溶于脂肪又易溶于水的化学物质,才最容易透过生物膜进行扩散,例如,乙醇为脂溶性,但亦易溶于水,故易于透过生物膜而被吸收。

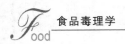

另外,简单扩散受外源性化学物质的电离(ionization)或解离(dissociation)状态的影响也很大。呈离子状态的外源性化学物质不易通过生物膜;反之,非解离状态的外源性化学物质则容易透过。外源性化学物质的解离程度决定于本身的解离常数(pK_a)和所处介质中的酸碱度(pH)。

Henderson Hasselbach 公式表明:

$$有机酸:pK_a - pH = lg(非解离型\ HA/解离型\ A^-)$$

$$有机碱:pK_a - pH = lg(解离型\ BH^+/非解离型\ B)$$

式中 pK_a 是弱酸性或弱碱性外源性化学物质的溶液在 50% 解离时的 pH。根据外源性化学物质的 pK_a 和环境的 pH,可以计算达到动态平衡时非解离型的比值。例如,马钱子碱处于呈碱性的肠液中,主要呈非解离状态,故容易透过小肠膜而被吸收,呈现明显毒性;而在强酸性的胃液中,大部分解离,则不易透过胃黏膜被吸收。因此,外源性化学物质非离子型的比例对扩散具有重要意义。

(2)滤过(filtration) 滤过是外源性化学物质的水溶性的小分子随同水分子透过生物膜上的亲水性孔道的过程。生物膜上具有一些亲水性孔道或间隙,这种孔道可能由嵌入脂质双分子层中的蛋白质结构中亲水性氨基酸构成;也可能是脂质双分子层脂肪酸链在膜的流动中出现间隙而形成的。在渗透压梯度和液体静压作用下,大量的水可以通过这些孔道进入细胞。通过此种亲水性孔道的物质,不仅限于水,水还可作为载体,携带一些其他化学物质的分子通过此种孔道。凡分子大小和电荷与膜上亲水孔道结构相适应的溶质都可随同水分子通过此种亲水性孔道,进行滤过,完成生物转运过程,但其分子直径必须小于亲水性孔道的直径。

在一般情况下,凡相对分子质量小于 100～200 的化学物质都可通过直径 0.4 nm 的亲水孔道;分子质量小于白蛋白分子的化学物质可透过直径 3～4 nm 的亲水孔道。例如,水由肾小球滤过时,除蛋白质分子不能透过外,其余溶于血浆中的溶质都可被携带而透过肾小球的亲水孔道进入肾小管。大部分细胞的膜孔都较小(约 0.4 nm),只能通过相对分子质量小于 100、不带电荷的极性分子,如水、乙醇、尿素、乳酸等水溶性小分子和 O_2、CO_2 等气体分子可以通过滤过跨膜转运,其相对扩散率与该物质在膜两侧的浓度差成正比;但是甘油较难通过,葡萄糖几乎不能通过。

滤过可使外源化学物质的浓度在血浆和细胞外液之间达到平衡,但不能使外源化学物质的浓度在细胞外液和细胞内液之间达到平衡。

(3)易化扩散(facilitated diffusion) 易化扩散是不易溶于脂质的外源性化学物质,利用载体由高浓度处向低浓度处移动的过程,也称为载体扩散。易化扩散基本特点与主动转运相同,但易化扩散是顺浓度梯度移动,所以不消耗代谢能量。其可能的机制是膜上的蛋白载体特异地与外源性化学物质结合,构型变化而形成适合该物质通过的通道。水溶性的葡萄糖由胃肠道进入血液,由血浆进入红细胞并由血液进入神经组织都是通过易化扩散。

2. 主动转运(active transport)

主动转运是外源性化学物质透过生物膜由低浓度处向高浓度处转移的过程。其主要特点如下:

(1)耗能。主动转运可逆浓度梯度而转运,故消耗一定的代谢能量。

(2)转运过程中需要有载体(或称运载系统)参加。载体往往是生物膜上的蛋白质,可与被转运的外源性化学物质形成复合物,然后将化学物质携带入生物膜另一侧并将化学物质释放。结合时载体构型发生改变,但组成成分不变,释放化学物质后,又恢复原有构型,并继续执行第2次转运。

(3)具有饱和性。载体是生物膜的组成成分,具有一定的容量,载体容量饱和时,转运即达到极限。

(4)具有选择性。主动转运系统有一定选择性,即化学物质结构发生改变,即可影响转运过程的进行。

(5)存在竞争性抑制。如果两种化学物质基本相似,在生物转运过程中又需要同一转运系统,则两种化学物质之间可出现竞争性抑制。有少数外源性化学物质由于其化学结构或性质与体内经常存在的某些营养素或内源性化合物相近似,往往会借后者的运载系统进行转运,例如,铅可利用钙的载体,铊利用铁的载体,5-氟尿嘧啶通过嘧啶运载系统进行转运。

主动转运对胃肠道中的吸收,特别是在外源性化学物质吸收后不均匀分布和通过肾脏、肝脏的排出过程具有重要意义。

3. 膜动转运(cytosis)

颗粒物和大分子物质的转运常伴有膜的运动称为膜动转运。膜动转运属于大分子团块的需膜运动,可分为胞吞作用和胞吐作用。膜动转运对机体内外源性化学物质和外来异物的消除转运都具有重要意义,例如,白细胞吞噬微生物、肝脏网状内皮细胞对有毒异物的消除都与此有关。

(1)胞吞作用(endocytosis)　又称入胞作用,是将细胞表面的颗粒物或液滴转运入细胞的过程,见图 3-3(又见封二图 3-3)。

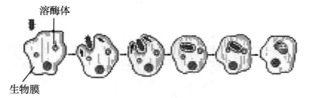

图 3-3　胞吞作用(入胞)

液体或固体外源性化学物质进入细胞是由于其与生物膜接触后,可改变膜的表面张力,引起细胞膜变形、移动或收缩,被伸出的生物膜包围,然后被包围的液滴或较大颗粒并入细胞内,达到转运的目的,前者细胞吞噬液滴称为胞饮(pinocytosis)或吞饮作用,后者细胞吞噬固体颗粒状物质称为吞噬(phagocytosis)作用。

(2)胞吐作用(exocytosis)　是将某些大分子物质或颗粒物通过此种方式从细胞内运出细胞的过程,又称为出胞作用。

尽管它们不是外源性化学物的主要转运方式,但在机体的某些特殊部位,某些种类的外源性化学物确能通过这两种过程进入细胞内。这一特殊的转运体系对于肺泡内颗粒物质以及网状内皮系统对血液中某些外源性化学物的消除具有重要意义。如肺的巨噬细胞及肝脏的网状内皮系统可以通过这种方式将某些外源性化学物从血液中排出。消化道黏膜上皮细胞对于

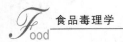

铅、镉、汞等金属亦具有此种作用,且幼儿的作用比成人强;因此,幼儿对此类外源性化学物的吸收比成人多,也较易出现中毒。

3.2.2 吸收

外源化学物从接触部位通过生物膜屏障进入机体血液循环的过程称为吸收。主要的吸收部位是消化道、呼吸道和皮肤。药物治疗还有注射方式,包括皮下注射、肌肉注射和静脉注射等。在毒理学实验中还有腹腔注射等染毒方式。吸收部位的组织可能对外源化学物有不同的屏障作用,也可能是外源化学物直接作用的靶。外源化学物在吸收部位的组织内代谢活化也可能是局部毒效应的机制之一。

3.2.2.1 经消化道吸收

1. 经消化道吸收的特点和影响因素

消化道是外源化学物的主要吸收部位,从口腔到直肠的各个部位都可吸收外源化学物。小肠是消化道中最长的部分(人类 2～3 m),小肠黏膜的皱襞很多,在皱襞有指状突起的绒毛结构,在显微镜下绒毛上还有许多微绒毛。这些结构使小肠黏膜总面积比小肠作为单纯管道的内面积增加了约 600 倍,这也是经消化道吸收主要在小肠内进行的原因。

进入消化道内的脂溶性的非解离型的有机化学物分子以简单扩散方式通过消化道黏膜上皮层到达黏膜的血液中。简单扩散被认为是最基本最重要的吸收方式。简单扩散主要取决于胃肠道腔内 pH、外源化学物的 pK_a 和脂溶性。外源化学物经膜孔(直径为 0.4 nm)滤过主要是较小(相对分子质量小于 200)的水溶性分子。某些金属类可以经特异的转运载体机制吸收,如铬和锰可以通过铁转运机制吸收,铅可以利用钙转运机制吸收等。甲基汞在肠道主要和半胱氨酸形成结合体通过氨基酸的转运载体吸收。此外,一些颗粒物质如偶氮染料和聚苯乙烯乳胶可通过吞噬或胞饮作用进入小肠上皮细胞。

2. 首次通过效应

由于消化道血液循环的特点,除口腔和直肠外,从胃和肠吸收到局部血管的物质都要汇入肝门静脉到达肝脏之后再进入体循环;由于肝脏具有代谢外源化学物的功能,未被代谢的原型和代谢产物离开肝脏随体循环分布到全身;这种未到体循环就被肝脏代谢和排泄的现象称为首次通过效应(first pass effect)。首次通过效应阶段的存在就好像第一道关口,一般会使进入体循环中的化学物原型的量低于入肝之前,但增加了部分代谢产物,另一部分代谢产物不进入体循环而排入胆汁。如果肝脏是非靶器官,并且经首次通过效应的化学物活性下降,则首次通过效应具有积极的保护作用。其他接触部位(如肺、口腔和皮肤)的吸收,由于解剖学的原因就不经过肝的首次通过效应而进入体循环。肝脏的首次通过效应和肠道吸收处发生的外源化学物代谢现象都是进入体循环前的代谢和排泄。现在把凡是在吸收部位发生代谢后再进入体循环的现象都理解为首次通过效应。

3. 肠内菌丛的影响

肠内菌丛具有相当强的代谢酶活性。例如,菌丛代谢酶可使芳香族硝基化学物转化成致癌性芳香胺、使苏铁苷分解转化成致癌物甲基氧化偶氮甲醇。肠内微生物还影响着外源化学物的再吸收。例如,从胆汁排入小肠内的葡萄糖醛酸结合型外源化学物代谢产物,由于脂/水分配系数低,在小肠上段基本不被吸收,被微生物解离后可以被再吸收入血液。

影响胃肠道吸收的因素主要有两点：

(1)外源化学物的性质　一般说来,固体物质且在胃肠中溶解度较低者,吸收差;脂溶性物质较水溶性物质易被吸收;同一种固体物质,分散度越大,与胃肠道上皮细胞接触面积越大,吸收越容易;解离状态的物质不能借助简单扩散透过胃肠黏膜而被吸收或吸收速度极慢。

(2)机体方面的影响　胃肠蠕动情况(滞留时间)、胃肠道充盈程度(胃肠道内食物的质和量)、胃肠道酸碱度、胃肠道同时存在的食物和外源化学物、某些特殊生理状况、肠内菌丛的影响等。

3.2.2.2　经呼吸道吸收

存在于空气中的外源化学物经呼吸道吸收是重要的途径。从呼吸道上端到下端的管径不断缩小,起到过滤作用而防止大颗粒气溶胶到呼吸道最末端的肺泡。气态物质水溶性影响其吸收部位,易溶于水的气体如二氧化硫、氯气等在上呼吸道吸收,水溶性较差的气体如二氧化氮、光气等则可深入肺泡,并主要通过肺泡吸收。气态物质到达肺泡后,主要经简单扩散透过呼吸膜而进入血液,其吸收速度受多种因素影响,主要是肺泡和血液中物质的浓度(分压)差和血/气分配系数。血/气分配系数是气体在呼吸膜两侧的分压达到动态平衡时,在血液内的浓度与在肺泡空气中的浓度之比。此系数越大,气体越易被吸收入血液。例如,乙醇的血/气分配系数为 1 300,乙醚为 15,二硫化碳为 5,乙烯为 0.4,说明乙醇远比乙醚、二硫化碳和乙烯易被吸收。肺通气量和肺血流量大小也是影响吸收的因素。结晶二氧化硅和石棉等气溶胶颗粒物,由于呼吸道过滤作用的阻挡,一般只有直径<2 μm 才能到达肺泡。阻留在呼吸道表面黏液上的颗粒物,经纤毛运动使其逆向移动,最后由痰咳出或咽入胃肠道。呼吸纤毛运动的速度,随不同部位而异,一般达 0.1～1 cm/min,在 1 h 内可清除黏膜上的沉积物达 90% 以上。肺泡内的巨噬细胞可吞噬颗粒物,一部分随黏液排出,一部分随巨噬细胞进入淋巴系统。

3.2.2.3　经皮肤吸收

皮肤是对外源化学物的天然屏障,吸收比较困难,但对于诸如四氯化碳和一些杀虫剂等高脂溶性物质可以吸收,而且吸收的剂量可以引起全身中毒。此外,一些多环芳烃和重金属也可经皮肤吸收。外源化学物要经过皮肤的多层上皮细胞和结缔组织才能到达体液循环系统。一般说来,外源化学物经皮肤的吸收量与其脂溶性成正比,与相对分子质量成反比。皮肤的构造和通透性随体表部位有所不同,人体不同部位皮肤对毒物的通透性不同,如阴囊>腹部>额部>手掌>足底。不同物种动物皮肤通透性不同,大鼠及兔的皮肤比猫的皮肤更易通透,而豚鼠、猪和猴子的皮肤通透性则与人相似。

在角质层受损时通透性就会提高。影响经皮肤吸收的因素还有接触面积和皮肤的血流量。在高温高湿的气象条件下,皮肤的血流量增加会提高吸收速率;酸、碱和皮肤刺激物对皮肤产生损伤后通透性也会明显提高。

3.2.2.4　注射

作为特殊吸收途径,皮下注射、肌肉注射和静脉注射等是临床常用的给药方式。静脉注射使药物直接进入体循环,分布到全身。皮下注射和肌肉注射相对吸收较慢,要经过局部的吸收过程,但可直接进入人体循环。在毒理学实验中对啮齿类动物还有腹腔内注射染毒,因腹腔具有丰富的血流供应和相对广大的表面积,使外源化学物质的吸收非常迅速;经腹腔染毒的化合物主要通过门脉循环吸收,因此在其到达其他器官前必先经过肝脏。在自然环境中和注射方

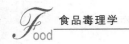食品毒理学

式类似的情况有毒蛇咬伤、毒蛇毒素经伤口吸收等。

外源化学物的吸收途径具有一定的毒理意义。不同的吸收途径会影响化学物进入血中的速度和浓度以及毒效应。由于肺泡呼吸膜比皮肤和消化道黏膜薄,所以吸收效率最高。消化道黏膜的吸收效率大于皮肤。在日本和欧洲等地曾发生的 SMON(亚急性脊髓视神经病)事件,就是由于服药途径变动而引起的一起大范围碘氯羟喹药物中毒事件。碘氯羟喹是在 1900年人工合成的一种抗菌药,最初只是用来防治皮肤伤口化脓。1929 年后使用范围扩大到口服治疗阿米巴痢疾。在 1955 年开始又作为治疗非细菌性腹泻的药物广泛口服使用。在 1954 年左右开始,在使用的国家陆续发现服用碘氯羟喹的病人出现腹部症状、四肢麻木、感觉迟钝、无力和视觉障碍的特异性神经症状。1965 年医学界将其命名为亚急性脊髓视神经炎。1970 年确认了口服碘氯羟喹是引起此病的原因,同年 9 月此药在日本停止出售。到 1976 年为止,在日本确诊的碘氯羟喹中毒患者总计有 11 127 人。

3.2.3　分布

分布指外源化学物吸收进入血液或淋巴液后,随体循环分散到全身组织器官的过程。外源性化学物进入血液后,迅速向全身分布,分布情况受组织局部的血流量、游离型化学物的浓度梯度、从毛细血管向实质细胞的转运速度、外源化学物与组织的结合点和亲和程度等的影响。各个器官的分布率与该器官的血液供应、与外源性化学物透过局部毛细血管壁和生物膜的难易程度,以及与组织器官的亲和力有关。研究外源性化学物在体内的分布规律及归宿,有利于了解外源性化学物的亲和组织和靶器官,在毒理学研究中具有重要意义。

3.2.3.1　外源性化学物在体内的运输

经任何途径进入机体的外源化学物,吸收后均到达血液、淋巴液和其他体液。血液是大多数外源性化学物在吸收后或排泄前最为重要的运输系统。外源性化学物在血液中以下述几种形式存在和运输。

(1)溶解状态　即外源性化学物溶解于血液中,以游离形式存在。根据外源性化学物的溶解特点,可分为两类:一类为水溶性化学物,主要溶解于血浆的水性介质中,另一类为脂溶性化学物,可溶解在血液中的乳糜滴或中性脂肪酸中。

(2)与血红蛋白结合　有些外源性化学物,诸如砷化氢、一氧化碳、氰化物等与含铁的血红蛋白有较强的亲和力,因此吸收进入血液后,常常与血红蛋白结合,随血循环运送至全身各处。

(3)吸附于红细胞表面或与红细胞膜上某些成分结合　如有机磷化合物吸附于红细胞表面并与膜上胆碱酯酶结合。

(4)与血浆蛋白结合　外源性化学物与血浆蛋白结合是一种常见的形式。各种血浆蛋白与外源性化学物结合的特异性和亲和力不同。在血浆蛋白中,白蛋白是极为重要的运输系统,其分子比较大,可与多种类型的物质结合,而且白蛋白的含量占血浆蛋白的 50% 以上,因此,它是与外源性化学物结合的重要蛋白成分。外源性化学物与血浆蛋白的结合一般是非共价结合,常常以氢键连接。球蛋白(α 和 β)能与各种小分子物质、某些金属离子(铜、锌、铁),以及所有胶体物质结合。纤维蛋白原仅对极小的分子有亲和性。血浆脂蛋白也能运输脂溶性物质。在许多情况下,血浆蛋白和红细胞对各种物质有竞争作用。

外源性化学物游离形式及其蛋白结合形式之间在血浆中维持动态平衡。由于只有游离形式才能经被动扩散通过毛细血管壁,因此,如果外源性化学物在血液中主要以与蛋白结合的形

46

式存在(＞90%)，那么就会大大影响其在器官中的分布。然而与血浆蛋白结合并不会影响主动转运过程。例如，对氨基马尿酸在血液中90%以上与血浆蛋白结合，但并不影响其经血液向肾脏的转运和排泄。外源性化学物从血液中清除，取决于其对血液成分结合的亲和性。

外源性化学物除与血浆蛋白结合外，尚可与血浆的有机酸(乳酸、谷氨酸、柠檬酸)形成复合物。这类外源性化学物中，以阳离子形式存在于血浆中的碱土金属、稀有元素和某些重金属，容易与有机酸形成复合物。这些复合物经常扩散，而且容易从组织和器官转移。天然的络合剂可与有机酸竞争阳离子，形成稳定的络合物。有些金属离子(铁、铜)与某些特异性蛋白(转铁蛋白和血浆铜蓝蛋白)络合后被运输。二价和三价离子容易被络合剂的有机配体络合。有时，红细胞或血浆成分能使外源性化学物在体内贮存很长时间。

3.2.3.2　外源性化学物的器官分布及其毒理学意义

外源性化学物吸收进入体内，随血液运送到全身各器官，但它们在机体各部位的分布并不均衡。根据外源性化学物与器官的亲和力大小和组织血流量的差异，它们可选择性地分布到某些器官或系统。

1. 外源性化学物的器官分布及再分布

大部分有机化学物都是非电解质，而这些非电解质在血液和器官组织中分配的基本原则很简单。由于吸收的外源性化学物要靠血液运送到所有器官和组织，器官或组织内外源性化学物的分布主要取决于器官组织的血液供应量。血液供应越丰富的器官，外源性化学物分布越多。但随着时间的延长，外源性化学物在器官中的分布则越容易受组织本身的"吸收"特性所影响。即按照外源性化学物与器官的亲和力大小，选择性地分布在某些器官，即再分布过程。

经过再分布后，外源性化学物浓度较高，在毒理学上比较有意义的部位包括代谢转化部位、靶部位、排泄部位及贮存库。

2. 机体的特殊屏障及外源性化学物的穿透和分布

造成外源性化学物在各器官中分布不均衡的另一因素是机体的很多部位对于外源性化学物的透过具有明显的屏障作用，因此不受或较少受到这些外源性化学物的危害。

最早，在药理学研究中，有人发现很多药物尽管在血液内可以维持很高的浓度，并随血循环运送到大部分器官，但脑内几乎没有或浓度甚低。于是，提出了在血液和脑之间存在一种"血脑屏障"的概念。血脑屏障(blood-brain barrier，BBB)的重要性在于保障血液和脑之间正常的物质交换，阻挡非脑营养物质进入脑组织。BBB由毛细血管内皮细胞和星状胶质细胞组成。BBB的内皮细胞与别处的不同，无孔而且细胞接合非常牢固。由此，外源性化学物仅能通过内皮细胞本身才能透过毛细血管。脑组织细胞间液中蛋白浓度极低，因此，在外源性化学物从血液转运入脑的过程中，蛋白结合这一转运机制并不发挥作用。此外，内皮细胞胞质中的单胺氧化酶等代谢酶活性较高，也担负着酶屏障的机能。在BBB上存在的载体P-糖蛋白能将一些外源化学物主动转运出大脑，也成为BBB的功能性组成部分。外源化学物经BBB的转运主要是以简单扩散的方式，所以外源化学物的脂溶性和带电性以及分子量是影响转运的主要因素。小分子物质容易通过BBB。甲基汞(methylmercury，MeHg)以CysMM(cysteine-methylmercury complex)通过BBB的氨基酸转送载体进入脑内，是造成中枢神经系统中毒的重要原因。在新生儿阶段BBB还没有完全形成，所以新生儿的脑组织容易受到外源化学物的

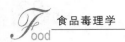

影响。其主要的毒作用是中枢神经系统毒性。相反,非脂溶性的无机汞化合物不易进入脑,因而其主要毒作用不是发生在脑而是在肾脏。又由于进入脑内的甲基汞逐渐代谢转化为汞离子而不能反向穿过血脑屏障,因而会造成汞在脑内大量滞留引起中枢神经系统的损伤。

随着毒理学的不断深入发展,科学家又发现很多其他部位也有类似的屏障作用。例如,血-胎盘屏障,在各类动物中,其解剖结构上有差别。某些动物种属的胎儿与母体血液之间有6层细胞,而有些仅有1层细胞;且细胞层数可随妊娠进展而变化。实验表明血-胎盘屏障确实能阻止一些外源性化学物向胎儿移行,在一定程度上起着保护作用,对于防止外源性化学物的胚胎毒性和致畸作用具有重要意义。但是,这种保护作用十分有限。有很多外源性化学物可以选择性透过,如甲基汞、二硫化碳等即可透过胎盘作用于胎儿。一方面由于胎儿的血脑屏障作用较弱,甲基汞在胎儿一些器官如脑中的浓度可能较高;另一方面,如食品色素苋菜红,在胎儿体内的浓度仅为母体浓度的 $0.03\%\sim0.06\%$。

其他的血-器官屏障还有血眼屏障、血睾丸屏障等。对机体而言,可以保护这些重要器官和胎儿免受外源性化学物的影响。但也观察到某些金属离子和抗生素不仅能够通过血睾丸屏障,而且能在睾丸中不断浓集,以至于超过血浆中的浓度。此外,红细胞在某些外源性化学物的分布中起了重要的作用。例如,红细胞膜可作为阻止无机汞化学物渗入的屏障,但不能阻止甲基汞渗入。再者,红细胞浆对甲基汞化学物有亲和力,因此,红细胞内无机汞的浓度仅为血浆的一半,而甲基汞的浓度却比血浆高 10 倍。

3.2.3.3　影响外源性化学物分布的因素

影响外源性化学物分布的因素很多,其中最主要的有扩散率和器官灌流率。

(1)扩散率(diffusion rate)　若外源性化学物通过膜扩散,如电解质或其他类型的水溶性化学物,则它们进入组织中的速度主要受扩散率的制约和影响,与器官血液供应多少关系不大。外源性化学物通过膜的扩散率主要取决于物质的脂溶性大小和膜两侧的 pH。由于机体内各器官都处于相同的恒定的生理 pH 范围,膜两侧没有差别,因此,pH 对外源性化学物通过膜的扩散率影响不大。此时的主要影响因素即为外源性化学物本身脂溶性大小。

(2)器官灌流率(perfusion rate)　若外源性化学物通过膜的扩散迅速且完全,那么外源性化学物进入组织中的速度就主要受器官血液灌流率的影响和制约,血液越丰富,灌流率越大的器官,外源性化学物分布得越多。一般而言,扩散率影响和限制水溶性化学物的分布,器官灌流率则控制脂溶性物质的分布。

经过一定时间,外源性化学物在各器官内浓度的高低,除受上述因素影响外,还和外源性化学物与该器官组织的亲和力大小及其代谢快慢有关。

3.2.3.4　外源性化学物的结合与贮存

进入机体内的外源化学物常出现在特定器官蓄积的现象。靶器官常有蓄积现象,但靶器官以外的蓄积现象也不少见。目前把外源性化学物质在靶器官及其以外的蓄积现象统称为贮存库(depot)。外源化学物在贮存库和血液的游离型之间存在着平衡,当体内的一部分被排除后,就会从贮存库再游离出来进入血液循环,使生物学半衰期延长。贮存库是作为某些毒物长期贮存而又不引起明显毒性作用的场所,例如,有机氯农药 DDT 就可以在体脂中长期储留数月至数年而没有明显的毒理学效应。

贮存库有脂肪组织、骨、血浆蛋白、肝脏和肾脏等。从毒理学的角度看,贮存库对于机体具有双重意义。一方面它能降低靶器官损伤的可能性。一种外源性化学物进入机体后能否引起靶器官的损伤主要取决于外源性化学物能否在靶器官达到临界浓度。在一定的染毒剂量范围内,贮存库是调节外源性化学物在靶器官浓度的重要因素,在一定程度上起到降低靶器官损伤可能性的作用。另一方面,贮存库又可能成为机体的一种隐患,当机体受到某些外界因素的作用和影响时,原来蓄积在贮存库的外源性化学物又会大量释放入血,而造成毒性损害。例如,有些铅作业工人,虽然有过量的铅吸收,但大部分蓄积贮存在骨骼中而不表现明显的中毒症状和体征,但当过度劳累、紧张或饮酒后,骨骼中的铅可大量释放入血,随之出现明显的铅中毒征象。

外源性化学物与这些组织、器官的结合可以导致该处较高的浓度,结合类型主要有两种。第一种为不可逆的共价结合,常与主要的毒作用有关。第二种为非共价结合,此类结合占摄入剂量的大部分,是可逆的,因此这种类型的结合在各个器官和组织的分布中起重要作用。

(1)血浆蛋白　血浆蛋白可与体内正常成分或一些外源性化学物结合。绝大多数外源性化学物与血浆白蛋白结合,因此并不是立即分布到血管外。但由于此种结合是可逆的,结合的化学物可从蛋白质上解离,从而使非结合状态的化学物浓度增加,后者可透过毛细血管内皮细胞。如给使用抗糖尿病药物的患者服用磺胺药可诱发昏迷。由于抗糖尿病药物可与血浆蛋白结合,但又可被亲和力更大的磺胺药取代,于是抗糖尿病药物便释放出来,加速诱发低血糖昏迷。此现象充分说明此种结合方式的毒理学意义。

(2)肝、肾　肝和肾具有较高的与外源性化学物结合的能力。虽然肝脏和肾脏可消除外源化学物,但也有一定的蓄积作用。如肝脏存在配体蛋白类物质谷胱甘肽-S-转移酶、与有机化学物亲和性较高的 Y 蛋白,还有可与重金属结合的金属硫蛋白等。肾脏中也含有较高浓度的金属硫蛋白。镉与金属硫蛋白结合,在肝脏或肾脏中的含量较高,体内的生物半衰期可达十几年以上。

有学者曾用 18 种金属分别给大鼠静脉注射,很多金属在肝和肾中分布为最高,如锡、铜、铅、银、硒、铁、锰、铬、铯、锌、汞在肝中的分布以及汞、铋、铬、钴等在肾中的分布均各占全部器官总量的 10% 以上。其中最高量为锡,在肝中占 72.8%,汞在肾中占 31.2%。这一特征可能与其排泄和代谢功能有关。目前已经确定了一些在这些器官中有特异结合功能的蛋白质,如金属硫蛋白是肝肾组织中结合钙的主要基团,并将钙从肝转移至肾。外源性化学物的结合可使其在器官中的浓度迅速增加。例如一次性给予铅,30 min 后肝脏的铅浓度比血浆中浓度高50 倍。

(3)脂肪组织　脂肪组织是脂溶性物质如有机氯农药滴滴涕 DDT、狄氏剂和多氯联苯(PCB)等的重要贮存场所。这些物质不易被机体代谢,进入体内后很容易贮存于脂肪组织中。由于普通人的脂肪约占体重的 20%,胖人可高达 50%,所以对脂溶性外源化学物是非常大的贮存库。当机体大量接触这些化学物时会引起急性的中枢神经系统损伤,此时对脂肪组织的蓄积有一定的缓和作用。但是,这些化学物从脂肪组织向血液中释放的再分布情况不容忽视。它的潜在危害是当饥饿时,脂肪迅速转移导致贮存的外源性化学物进入血浆而使毒物在血浆的浓度急剧上升。脂肪酸和某些外源性化学物如 DDT 的结合,可能是这些外源性化学物滞留于含脂肪组织和细胞中的另一机理。

(4)骨　骨是一些外源性化学物如氟、铅和锶的主要贮存场所。贮存是通过组织间液中的外源性化学物与骨中矿物质的结晶磷酸盐的置换吸收而进行的。根据大小和带电荷的相似

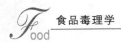

性,F¯易置换 OH¯,而钙可被铅和锶所置换。贮存在骨中的物质可通过离子交换和溶骨作用使骨内结晶溶解而释放。

（5）其他　具有特殊重要性的器官如大脑、内分泌器官和生殖器官在反复接触外源化学物后,有时也会发生化学物原型或代谢产物在这些器官的蓄积现象。

3.2.4　排泄

排泄是外源化学物及其代谢产物由机体向外转运的过程,是机体物质代谢过程中最后一个重要环节。排泄的主要途径是经肾脏,随尿排出;其次是经肝、胆通过消化道,随粪便排出;再次,随各种分泌液排出,如汗液、乳汁、唾液等;挥发性化学物还可经呼吸道,随呼出气排出。

1. 肾脏排泄

肾脏消除毒物的机理与其清除正常代谢终产物的机理相同,即肾小球滤过,肾小管重吸收,肾小管分泌。

（1）肾小球滤过　肾小球膜与一般细胞膜不同,肾小球毛细血管上的微孔,直径为 7～10 nm,而且处于正流体静力学条件,因此,所有相对分子质量小于 60 000 的分子均能通过肾小球滤过。而蛋白质以及结合在蛋白上的化学物则仍然存留在血液内。

（2）肾小管重吸收　由于肾小球滤液含有很多重要的机体成分,因此,对这些物质存在一些主动摄取或重吸收过程。很多脂溶性化学物尽管不是这种转运过程的底物,但是也能通过被动扩散方式从肾小管重吸收回血液中,特别是由于水的重吸收,尿液浓缩时更是如此。一般尿液的 pH 都比血浆低,因此对弱酸类物质倾向于增加重吸收。尿液的 pH 可以很容易地通过给予氯化铵和碳酸氢钠而降低或升高,与此同时血浆 pH 变化不大,因此可通过此种方式来增加或降低外源性化学物在尿中的排泄率。在进行毒理学实验时,应维持外源性化学物溶液的 pH 在一定范围内,以便不影响吸收部位和排出部位的 pH 以及吸收和排出率。

（3）肾小管分泌　通过阴阳离子的载体过程,外源性化学物可以逆浓度梯度而主动分泌到肾小管中。这种过程是可饱和的而且其特异性极低。很多弱酸性或弱碱性化学物及其代谢产物（特别是 I 相代谢产物）通过这种方式被清除。

外源性化学物可通过以下两种方式增加经肾脏的排泄:增加尿量（加强利尿）或改变肾小球滤液的 pH,使所有外源性化学物获得较高的电离作用,因而导致低的重吸收（如苯巴比妥）。这两种方法用于处理外源性化学物的急性中毒。

2. 肝胆排泄

肝胆系统也是外源性化学物自体内排出的重要途径之一。通常小分子物质经肾脏排泄,大分子物质经胆道排泄。因此,肝胆系统就成了很多外源性化学物结合产物的主要排泄途径,并可视作肾脏的补偿性排泄途径。能够明显经胆道排出的外源性化学物的相对分子质量大小,在不同物种间存在一定的差异。据估计,大鼠为 325±50,豚鼠为 440±50,兔为 475±54。在大鼠,相对分子质量小于 350 的外源性化学物不能通过胆道排泄,大于 450 的不能通过肾脏排泄。而相对分子质量 350～450 的外源性化学物则可经两种途径排泄。有些外源性化学物几乎完全通过胆道分泌而排出体外,因此如果胆道分泌功能发生障碍,那么这些化学物的毒性会大大增强。

经胆道分泌至肠道的外源性化学物及其代谢产物,既可随粪便排出体外,又可导致肠道的重吸收。引起这种重吸收的常见机理是外源性化学物及其代谢产物的结合产物(如葡萄糖醛酸结合物)经肠道菌丛水解或代谢,使外源性化学物重新以游离形式存在而被重新吸收进入门静脉。其后果必将导致外源性化学物及其代谢产物经胆道-门脉-肝脏的不断循环,即肝肠循环,导致重吸收。肝肠循环在毒理学中具有一定意义。

3. 呼吸道排泄

原则上,在体内未分解的气态毒物及挥发性液态外源性化学物均可经呼吸道排出。排出的方式为通过细胞膜被动扩散,其速度取决于肺泡壁两侧外源性化学物的分压差。血/气分配系数较小的外源性化学物排出较快,血/气分配系数大的排出较慢。氯仿、三氟溴氯乙烷("氟烷")等溶解度高的液体,因为通气量有限,而且易在脂肪组织蓄积,所以排出很慢;而乙醚为可溶性的挥发性溶剂,增加肺通气量可迅速由呼吸道排出。不溶解的颗粒状外源性化学物进入呼吸道后,可在气管与支气管所分泌的液体、肺泡壁细胞所分泌的脂蛋白层以及肺内的巨噬细胞等的作用下,通过气管表面的纤毛向上摆动排出。一般在吸入 1 h 后,可将绝大部分肺内的颗粒运送至咽部随痰咳出或咽下而进入消化道。

4. 其他途径排泄

消化道不是外源性化学物排泄的主要途径,但由于人的胃肠道每日可分泌约 3 L 液体,因而某些外源性化学物可随同这些液体排泄。这种排泄主要靠扩散,因此排泄率取决于外源性化学物的解离常数和胃肠道的 pH。

有些外源性化学物如农药、有机溶剂、铅等可通过被动扩散方式经乳腺随乳汁排出。这虽不是主要的排出途径,但是因乳汁中的外源性化学物可由母亲传递给乳儿或从动物乳汁传递给人,却有明显的毒理学意义。由于乳汁偏酸性,碱性物质可在乳汁中达到高于血浆的水平,而酸性物质正好相反。由于乳汁中脂肪成分高,因此亲脂性化学物如 DDT 和多氯联苯可达较高水平。

唾液是外源性化学物排泄较次要的途径,其量甚微,意义不大。排泄亦通过被动扩散,因而仅限于非解离的脂溶性化学物。随唾液排出的外源性化学物诸如铅、铜、汞、砷等通常被咽下,再经消化道重吸收,一部分随粪便排出。有学者提出或尝试以唾液作为接触外源性化学物的生物检测材料之一。

排出汗液是皮肤排泄的最主要途径。

某些重金属诸如铅、汞、锰等在毛发与指甲中蓄积,可用毛发中外源性化学物浓度作为吸收或接触指标。

综上所述,外源性化学物的排泄是一种解毒方式。但毒物经过各种排泄途径,有时可对排泄部位产生毒作用。例如,肾排出铅、汞等可致肾近曲小管损伤,砷自皮肤排出可引起皮炎,汞自唾液腺排出可致口腔炎等。

3.3　生物转化

在机体对外源化学物质的处置过程中,外源化学物质在体内的浓度随时间变化的规律,可用数学方程或动力学参数来描述。毒物动力学可以研究机体对外源化学物质的 ADME 过程和靶器官中外源化学物质或其活性代谢物的量。而毒物效应动力学的研究对象是涉及在靶器

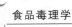

官内外源化学毒物或其活性代谢物与大分子的作用，引起的局部或整体的毒性效应。其中，在毒动学研究中，ADME 过程中外源化学物经酶催化后化学结构发生改变的代谢过程称为生物转化（biotransformation），即为外源化学物在体内质的改变过程。

3.3.1　生物转化的意义

外源性化学物是从各种不同途径以各种不同的形式进入体内并分布到作用部位的。细胞膜的构造决定了其在吸收大多数水溶性或极性物质时具有较强的选择性。这种吸收的选择性表现在其只允许一些水溶性营养成分通过，而对绝大多数有毒水溶性物质有明显阻滞作用。但是，细胞膜对脂溶性物质的吸收几乎无任何选择性。因此，虽然大多数活的有机体可以有效阻止水溶性有毒物质透过，但它们不能阻止其对绝大多数脂溶性有毒物质的吸收。

生物膜的这种特性对脂溶性物质和水溶性物质的潜在毒性具有十分深远的影响。一种存在于环境中的水溶性毒素无论含量多高，其最终还是均匀分布于环境中的水相成分中。但是如果是一种脂溶性的毒素，即使其处在像海洋这样大的水相环境中，也最终将通过生物膜的无选择性吸收而富集在活的生物体中，从而造成毒害。

生物转化是将亲脂的外源性化学物转变为极性较强的亲水性物质，以降低其通过细胞膜的能力，从而加速其排出，否则易于在体内积累，对机体产生不良影响。但是，外源性化学物经机体生物转化，其转归可有很大差别，可向有利的方向——失活（使外源性化学物毒性降低或成无毒产物）转化，也可能向有害的方向——活化（使外源性化学物变成有毒或毒性更大的产物）转化。但不论是失活或活化，都是经过分子结构的改变，即活性基团的增减或改变，整个分子的缩合或降解，或与某些化学物质结合等，可见在整个过程中，机体与外源性化学物的相互作用均是在分子水平上进行的。而一种外源性化学物在体内能否发挥其毒作用及其毒作用的程度，很大程度上是取决于机体的代谢能力，而代谢产物的量则取决于外源性化学物与机体相互作用的相对速率。因此，研究外源性化学物的生物转化是毒理学基础理论研究的重要组成部分，它有助于阐明毒作用机理，解释毒物的联合作用，判断或评价环境中外源性物质对机体的危害程度以及指导毒理学实验，而且对于很多实际工作均具有十分重要的意义。

3.3.2　生物转化的类型

高等生物在进化过程中可能是对脂溶性物质易于透过细胞膜这一现象的适应，进化发展出一种有效的代谢机制——将外源物质转化为水溶性较强的代谢物，并排出体外。亲脂性外源化学物不转化成水溶性代谢产物，就不容易从体内排出，而在体内蓄积很容易达到引起毒效应的浓度，如多氯联苯类化学物就是典型的例子。因此，生物转化的意义在于使外源化学物的水溶性增加，不易通过生物膜进入细胞，而更容易排泄到尿和胆汁中。这也是将生物转化视为外源化学物消除过程之一的理由。这种代谢机制按照反应顺序先后分为Ⅰ相反应和Ⅱ相反应。

外源性化学物进入组织，特别是进入肝细胞后经Ⅰ相反应，一般能使非极性的化学物产生极性基团，同时也改变了化学物原有的基团，或增加新的功能基团（如—OH，—SH，—NH$_2$ 与—COOH 等），使其易于Ⅱ相反应。总的来说是指对脂溶性物质的氧化、还原和水解反应，包括羟基化、环氧化、脱氨基和脱硫基反应等，使脂溶性物质成为易于反应的活性代谢物，水溶性提高，易于通过肝和胆汁等途径排泄出体外。Ⅰ相反应产生的活性代谢物也可以和富电子的 DNA 碱基、磷脂等基团发生反应，导致 DNA 的氧化、环化和缺失等一系列突变性损伤，其结果不仅导致癌变的发生,也导致人体衰老和其他一些疾病的发生。

　　Ⅱ相结合反应是具有一定极性的外源性化学物或经Ⅰ相反应的代谢产物与体内某些内源性化学物或基团相结合,从而掩盖了外源性化学物的某些功能基团,使它们的生物活性、分子大小、溶解度等发生改变,一般说这些结合产物是有利于从肝、肾和小肠黏膜分泌或转运的。近年来,对内源性结合基团在生物转化中的作用在认识上是有所发展的,即增加其结合能力以促进外源性化学物的排出。因此,Ⅱ相反应即结合反应虽属耗能反应,但它在保护机体不受外源性化学物的影响方面起着重要作用。上述过程将明显增加外源性物质或毒素的水溶解性,使其更易于排出体外。

　　在生物转化过程中,酶具有极重要的作用。外源化学物的生物转化主要由外源化学物代谢酶系进行催化,这些酶位于细胞器如内质网膜上(微粒体)或胞液中,许多是参与正常机体物质合成和代谢的,可能是随着生物的进化而逐渐分化为催化外源化学物代谢的酶。这些代谢酶具有多态性,同工酶种类繁多。生物体内几乎所有的器官、组织上都存在代谢酶类。由于肝的特殊生理生化功能,催化生物转化的酶和酶系主要定位于肝,其生物转化的作用和地位极为重要,转化的能力亦最强。肝外各组织包括肺、肾、胃肠道、神经、皮肤、胎盘等,几乎均具有生物转化外源性化学物的能力,不过其转化范围很窄,处理能力亦有限,占总的机体转化能力比例很小,属于肝外代谢。

　　经过生物转化之后,大部分外源化学物的代谢产物,毒性降低,易于排出体外,为解毒反应,称为代谢解毒。但是有的外源化学物会生成反应活性高于原型的代谢物,这样的代谢物与细胞内的 DNA、RNA、蛋白质和脂质反应,就会造成细胞毒性、致癌、致突变和致畸等作用。经生物转化毒性增强的现象称为代谢活化。生物转化反应的结局具有代谢灭活和代谢活化的正(有利)负(有害)两面性,掌握其正负两面性,特别是负面作用对了解中毒机制是十分重要的。

3.3.2.1　Ⅰ相反应(phaseⅠbiotransformation)

　　Ⅰ相反应指经过氧化、还原和水解等反应使外源化学物产生极性基团,如—OH、—NH$_2$、—SH、—COOH 等,水溶性增高并成为适合于Ⅱ相反应的底物。Ⅰ相反应的主要代谢酶及催化反应类型见表 3-1。

表 3-1　Ⅰ相反应主要反应类型

反应类型	简式举例
一、氧化作用	
1.P450 催化氧化	
(1)脂肪族和芳香族羟化	$RCH_3 \rightarrow RCH_2OH$;
(2)双键的环氧化	$R_1—CH=CH—R_2 \rightarrow R_1—CH—CH—R_2$
(3)杂原子(S—,N—,I—)氧化和 N-羟化	$R_1—S—R_2 \rightarrow R_1—S—R_2 \rightarrow R_1—S—R_2$

续表 3-1

反应类型	简式举例
（4）杂原子（O—,S—,N—）脱烷基	$R-N{\begin{smallmatrix}CH_3\\CH_3\end{smallmatrix}} \rightarrow R-N{\begin{smallmatrix}H\\CH_3\end{smallmatrix}} + HCHO$
（5）氧化基团转移（氧化脱氨、脱硫、脱卤素）	$R-CH(CH_3)-NH_2 \rightarrow R-C(CH_3)=O + NH_3$
（6）酯裂解（羧酸酯、磷酸酯）	$R_1COOCH_2R_2 \rightarrow R_1COOH + R_2CHO$
（7）脱氢	⌬—NH—CO—CH$_3$ → O=⌬=N—CO—CH$_3$
2.微粒体含黄素加单氧酶（氧化亲核性 N—,S—,P—）	$CH_3-CO-NH-NH_2 \rightarrow CH_3-CO-NH-NHOH$
3.醇、醛、酮氧化和胺类氧化	$R-CH_2OH \rightarrow R-CHO \rightarrow R-COOH$ $R-CH_2-NH_2 \xrightarrow{MAO} R-CH=NH \xrightarrow{MAO} RCHO + NH_3$
4.过氧化物酶依赖性共氧化	花生四烯酸 $\rightarrow$ PGG$_2$ $\;R\;\rightarrow\;ROH\;$ PGH$_2$
二、还原作用	
1.硝基和偶氮还原	$R-NO_2 \rightarrow R-NO \rightarrow R-NHOH \rightarrow R-NH_2$
2.羰基还原	$R-CHO \rightarrow RCH_2OH$
3.含硫基团还原	$XSSX + 2GSH \rightarrow 2XSH + GSSG$
4.醌还原	
5.脱卤反应	$CCl_4 \xrightarrow{P450} Cl_3C \cdot HCl$
三、水解作用	
1.酯酶	$R_1-COO-R_2 \rightarrow R_1-COOH + R_2OH$
2.酰胺酶	$R_1-CO-NH-R_2 \rightarrow R_1-COOH + R_2NH_2$
3.环氧化物水化酶	$R_1-\underset{H}{\overset{O}{C}}-\underset{H}{C}-R_2 \rightarrow R_1-\underset{H}{\overset{OH}{C}}-\underset{H}{\overset{OH}{C}}-R_2$

1. 氧化反应

氧化反应分为微粒体混合功能氧化酶催化和非微粒体混合功能氧化酶催化的氧化反应。

（1）微粒体混合功能氧化酶反应体系（microsomal mixed function oxidase system，MFO）

微粒体（microsome）是内质网在细胞匀浆过程中形成的碎片，并非独立的细胞器。MFO 是细胞内质网膜上的一个酶系，也是氧化酶系中最重要的酶系，又称为细胞色素 P450 系（cytochrome P450 system），或微粒体单加氧酶系（microsomal monooxygenase system）。MFO 系是按其功能和催化机制而得名的，在反应过程中需要一个氧分子，其中一个氧原子被还原为 H_2O，另一个则掺入底物，与其结合，即在被氧化的化合物分子上增加一个氧原子，故又称为单加氧酶，在这一过程中还需要 NADPH 提供电子，使细胞色素 P450 还原，并与底物形成复合物，才能完成这一反应过程。

微粒体混合功能氧化酶系由 3 部分组成：①血红素蛋白类（hemoproteins），主要是细胞色素 P450 和细胞色素 b，这两种酶蛋白都含有铁卟啉环（Fe porphyrin）结构，均具有电子转移功能；②黄素蛋白类（flavoproteins），包括还原型辅酶Ⅱ-细胞色素 P450 还原酶（NADPH-cytochrome P450 reductase）、还原型辅酶Ⅰ-细胞色素 b_5 还原酶（NADH-cytochrome b_5 reductase），二者主要是电子供给体；③磷脂类（phospholipid），在细胞色素进行电子传递时起异化作用。

在 MFO 的组成成分中，以细胞色素 P450（cytochrome P450）最为重要。目前已确定，P450 是一个蛋白质超家族，相对分子质量在 5 000 左右，是含铁卟啉环的血红素蛋白，其对底物专一性每一种都有特征性谱，简称 P450（也简称为 CYP）。P450 和其他血红素蛋白结构之间的差别是在第 5 个配位上为酶蛋白氨基酸链上的半胱氨酸的巯基（—SH）。它的名字来源于与 CO 结合后在 450 nm 处有吸收峰。P450 在动物界的分布非常广泛，种类非常多。很多 P450 的 cDNA 和基因结构已经阐明。这些蛋白质根据结构的相似性组成家族和亚族。P450 酶氨基酸序列相似性超过 40% 属于同一家族，如超过 59% 则属于同一亚族。P450 的命名使用斜体词根 CYP 代表除小鼠之外所有物种的细胞色素 P450 的基因和 cDNA（小鼠用 Cyp），词根后的阿拉伯数字代表基因族，大写英文字母代表基因亚族，字母后的阿拉伯数字代表基因亚族中的一个基因。如 CYP2C8 表示 P450 的 2 基因族 C 亚族第 8 基因。所有物种 P450 的 mRNA 和酶都用大写字母表示。人肝脏主要含 14 种以上不同的生物转化外源性化学物和/或内源性底物的 P450（CYP1A2，2A6，2B6，2C8，2C9，2C18，2C19，2D6，2E1，3A4，3A5，3A7，4A9 和 4A11）。

P450 作为Ⅰ相反应中的主角在完成催化功能时，本身也需要活化，需要其他辅助因子。由于其结构中铁卟啉环中的铁可进行 Fe^{2+} 和 Fe^{3+} 间的可逆性转变，使其具有电子转移功能。它可以接受 NADPH-细胞色素 P450 还原酶和细胞色素 b_5 向其各提供的一个电子，合计两个电子，并将其电子传递到本身携带的底物、氧三重络合物中的氧原子上，造成激活状态的氧来完成底物氧化反应。

P450 催化的氧化反应特点是利用 NADPH 将氧分子还原活化后，使底物（RH）氧化。此反应的化学方程简式为：RH（底物）＋ NADPH ＋ O_2 ＋ H^+ → R-OH（产物）＋ $NADP^+$ ＋ H_2O。反应的过程见图 3-4。

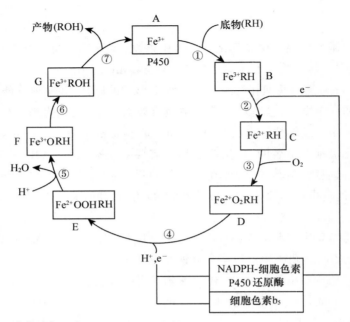

其他反应:

电子还原 $C(Fe^{2+}RH) \longrightarrow A(Fe^{2+}) + RH^{-}$

产生超氧阴离子 $D(Fe^{2+}O_2RH) \longrightarrow B(Fe^{3+}RH) + O_2^{-}$

产生过氧化氢 $E(F^{2+}OOHRH) + H^{+} \longrightarrow B(Fe^{3+}RH) + H_2O_2$

过氧化物旁路 $B(Fe^{3+}RH) + ROOH \longrightarrow F(Fe^{3+}ORH) + ROH$

图 3-4 细胞色素 P450 催化的反应循环(王心如,2012)

根据图 3-4,MFO 催化反应过程大致可分为 7 步:①处于氧化态的细胞色素 P450 与底物结合形成复合物;②血红素中的 Fe^{3+} 接受 NADPH 细胞色素 P450 还原酶从 NADPH 转运来的 1 个电子,还原为 Fe^{2+};③1 个氧分子与还原型细胞色素 P450 结合,加上底物形成三元复合物;④该复合物接受第 2 个电子(由 NADPH-细胞色素 P450 还原酶或细胞色素 b_5 转运而来)和 1 个 H^{+},成为 $Fe^{2+}OOH$ 复合物;⑤第 2 个 H^{+} 的加入使该复合物裂解为水和 $(FeO)^{3+}$ 复合物;⑥$(FeO)^{3+}$ 复合物将氧原子转移到底物,形成氧化的 ROH 产物;⑦底物和活性氧结合生成羟化的产物 ROH,细胞色素 P450 返回静止状态,又可与底物结合,开始新一轮的循环。

在此一连串的反应中 P450 进行了一次循环。但在关键的步骤中如 O—O 键如何开裂等还没有完全阐明。

在此催化过程中,主要是依靠产生活性氧而氧化底物(毒物),但是如果活性氧氧化了正常细胞成分或组织结构,则会引起机体的损伤。所以 P450 的氧化过程尚需同体内活性氧解毒的酶系偶联作用,方可使活性氧转化为水,以免除对机体的损害作用。这些活性氧灭活的酶包括超氧化物歧化酶、过氧化氢酶、谷胱甘肽还原酶等。如果外界因素打破了这种偶联平衡,催化循环在不同的步骤中断(解偶联),则可分别产生一电子还原、生成超氧阴离子、生成过氧化氢和过氧化物,会引起复杂的毒性损伤作用。

细胞色素 P450 的诱导和抑制现象是影响外源化学物毒性表现的重要因素,也是多种外源化学物相互作用的机制之一。其催化反应的主要类型见表 3-2。

表 3-2　微粒体混合功能氧化酶催化的氧化反应类型

反应类型	反应过程
1.芳香族羟化	$R-\bigcirc \rightarrow R-\bigcirc-OH$
2.脂肪族羟化	$R-CH_2-CH_2-CH_3 \rightarrow R-CH_2-CHOH-CH_3$
3.N、O 或 S 脱烷基反应	$R-(NH,O,S)-CH_3 \rightarrow R-(NH,OH,SH)+HCHO$
4.环氧化	$R-CH=CH-R' \rightarrow R-CH\overset{O}{\overline{\quad}}CH-R'$
5.脱硫反应	$R_1R_2\overset{S}{\overset{\parallel}{P}}-X \rightarrow R_1R_2\overset{O}{\overset{\parallel}{P}}-X+S$
6.硫氧化反应	$R-S-R' \rightarrow R-\overset{}{\underset{O}{S}}-R$
7.N-羟化反应	$R-NH-\overset{O}{\overset{\parallel}{C}}-CH_3 \rightarrow R-NOH-\overset{O}{\overset{\parallel}{C}}-CH_3$

①芳香族羟化:大多数芳香族化合物被羟化为酚。苯(benzene)和苯胺(aniline)的氧化反应都属于此类反应。

苯　　苯酚　　苯胺　　对氨基酚　邻氨基酚

②脂肪族羟化:脂肪族在体内的羟化往往是末端倒数第一个或第二个碳原子被氧化成羟基。有机磷农药八甲基焦磷酰胺即八甲磷(octa methylpyropho sphoramide,OMPA)末位甲基羟化生成 N-羟基八甲磷,后者在体内毒性增高,抑制胆碱酯酶能力比母体八甲磷强 10 倍。以上这两种氧化反应主要在碳原子上进行,又可称为 C-羟化反应。

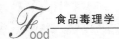

③氮、氧或硫脱烷基反应:氮、氧和硫原子上带有甲基的化合物,在生物转化过程中可以发生脱甲基反应。首先烷基氧化为羟甲基化合物,后者又分解产生醛或酮。如氨基吡啉(aminopyrin)的 N-脱烷基过程。

$$C_6H_5 \xrightarrow{\text{MFO} \atop [O]} \text{中间产物} \xrightarrow[\text{HCHO} \atop \text{甲醛}]{\text{脱甲基}} \text{4-脱甲基氨基吡啉}$$

氨基吡啉　　　　　　中间产物　　　　　4-脱甲基氨基吡啉
(4-氨基安替吡啉)

在这个反应过程中,可以产生甲醛,后者可以用来比色定量。所以在测定 MFO 活性时,常以氨基吡啉为底物,测定甲醛的生成量来比较衡量 MFO 的活性。

二甲基亚硝胺(dimethyl nitrosamine)通过混合功能氧化酶的催化作用,进行 N-脱烷基反应,进一步产生有生物活性的游离 CH_3^+(自由甲基),可使核酸等大分子发生烷化作用。核酸分子中最容易起烷化的部位是鸟嘌呤的第 7 位氮原子。由于鸟嘌呤甲基化,改变核酸的结构与功能,这可能是二甲基亚硝胺的致癌原因。

$$\underset{\text{二甲基亚硝胺}}{\overset{H_3C}{\underset{H_3C}{>}} N-N=O} \xrightarrow[+[O] \searrow HCHO]{MFO}$$

$$\underset{N}{\overset{H_3C}{>}} N-N=O-(CH_3N^+=N)OH \xrightarrow{H^+} CH_3+N_2+H_2O$$

④环氧化(epoxidation):芳香族和烯烃类化合物氧化时,常常形成环氧化中间产物,但由于这些环氧化物可在水溶液中自行水解成酚类,不易测出。但如果苯环上有卤素取代,或是多环芳烃进行氧化时,则能形成较稳定的环氧化物,环氧化物能与细胞大分子物质进行共价结合,而发挥毒效应,或者通过环氧化物水化酶(epoxide hydroxylase)水解以及与谷胱甘肽(glutathione)结合而解毒。黄曲霉毒素 B_1(aflatoxin B_1)和氯乙烯(vinyl chloride)的代谢过程即为此原理。

与蛋白质共价结合

$$CH_2=CHCl \xrightarrow[MFO]{[O]} CH_2-CHCl \rightarrow ClCH_2CHO \quad \text{氯乙醛}$$

$$\downarrow GSH \qquad \downarrow GSH$$

氯乙烯　　　　　　　　　与谷胱甘肽结合

黄曲霉毒素B₁

MFO [O]

GSH结合

与DNA等生物大分子结合癌变

EH

B₁-2,3-环氧化物

B₁-2,3-二氧二醇

⑤ S-氧化作用:化合物分子结构中含有硫醚键(—C—S—C—)的有机磷化合物,可在 MFO 的催化下进行 S-氧化反应,转化成亚砜或砜,这些氧化产物毒性可增高 5～10 倍。例 如,内吸磷在体内通过此反应而毒性增强。

亚砜型内吸磷　　　　　　　砜型内吸磷

⑥脱硫反应(desulfuration):化合物中硫原子被氧化的另一种形式是脱硫作用,即硫被氧 化生成硫酸根,并脱离原化合物。

这种反应的典型例子是有机磷农药对硫磷(parathion)氧化脱硫后形成对氧磷(paraoxon),对 氧磷的大鼠 LD_{50} 值较对硫磷的小 3 倍左右,即毒性大 3 倍左右。

对硫磷　　　　　　　　　　对氧磷

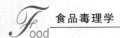
⑦N-羟化作用:芳香胺化合物可在 N 原子上进行羟化生成羟氨基化合物。羟氨基化合物毒性往往比原型化合物高。如苯胺进行 N-羟化生成 N-羟基苯胺,后者可导致血红蛋白氧化成高铁血红蛋白,引起组织缺氧。

而 2-乙酰氨基芴(2-acetylaminofluorene,2-AAF),目前用作标准致癌物,可以在 MFO 作用下进行 N-羟化或 C-羟化,但反应产物的生物学效应却截然不同,其羟化反应途径如下:

（2）非微粒体酶系统的氧化作用　非微粒体酶系统的氧化作用一般为胺氧化、醇醛氧化等。

①胺氧化:在肝、肾、肠、神经等组织或线粒体中存在单胺氧化酶,胞液中有二胺氧化酶。这些酶能使各种胺类氧化脱氨生成醛。

$$RCH_2 \cdot NH_2 + H_2O \xrightarrow[\text{单胺氧化酶}]{O_2} RCHO + NH_3$$

②醇醛氧化:肝细胞液中含有醇脱氢酶、醛脱氢酶及醛氧化酶、黄嘌呤氧化酶等。这些酶能使醇类或醛类化合物氧化。例如,甲醇或乙醇除了被微粒体细胞色素 P450 氧化为甲醛或乙醛外,胞液中的醇脱氢酶及醛脱氢酶以 NAD$^+$ 为辅助因子,也能使其脱氢氧化,最后形成 CO_2。

$$CH_3CH_2OH + NAD^+ \xrightarrow{\text{醇脱氢酶}} CH_3CHO + NADH + H^+$$

$$RCHO + NAD^+ \xrightarrow{\text{醛脱氢酶}} RCOOH + NADH + H^+$$

2. 还原作用(reduction)

体外实验发现,肝细胞微粒还原型细胞色素 P450,在 NADPH 供氢条件下,能使一些硝基化合物或偶氮化合物还原。

$$硝基苯 + NADPH_2 \longrightarrow \left[亚硝基苯 \underset{}{\overset{2H}{\rightleftharpoons}} 羟氨基苯 \right] \longrightarrow NADP + 苯胺$$

$$偶氮苯 \xrightarrow{2H} \underset{H\ H}{苯肼} \xrightarrow{2H} 苯胺(NH_2)$$

但在哺乳动物体内此种还原作用主要通过肠道菌群还原酶进行。在体内组织中供氧充分的条件下,细胞色素 P450 主要以氧化型存在,因此如上反应较难完成。然而,微粒体确实存在 NADPH 细胞色素 P450 还原酶系统。如四氯化碳被催化还原产生三氯甲烷自由基(·CCl₃)。

$$CCl_4 + ANDPH_2 \xrightarrow{\text{NADPH 细胞色素 P450 还原酶}} \cdot CCl_3 + NADP^+ + HCl$$

3. 水解作用(hydrolysis)

脂类、酰胺类和含有酯键的磷酸盐取代物极易在体内被广泛存在的水解酶所水解。血浆、肝、肾、肠黏膜、肌肉和神经组织中均含有水解酶,水解酶中以酯酶最为广泛,另一种为酰胺酶。

(1)酯类化合物被酯酶降解生成醇和酸

$$\underset{酯}{R-CH_2CO-R'} \xrightarrow[\text{酯酶}]{\text{HOH}} \underset{酸}{R-CH_2C-OH} + \underset{醇}{R'OH}$$

(2)酰胺被酰胺酶降解成酸和胺

$$\underset{酰胺}{R-CH_2CN-R'} \xrightarrow[\text{酰胺酶}]{\text{HOH}} R-CH_2C-OH + R'NH$$

3.3.2.2　Ⅱ相反应

Ⅱ相反应(phase Ⅱ biotransformation)是指具有一定极性的外源化学物与内源性辅因子(结合基团)进行化学结合(conjugation)的反应。内源性辅因子需要经生物合成来提供。一般可以将内源性辅因子作为体内的防御性因子。但有些具有极性基团的外源化学物可以不经过Ⅰ相反应而直接参与Ⅱ相反应。

各种有机化合物,无论是否经过氧化、还原或水解,最终大多要与体内某些化合物或基团结合,从而改变化合物的性质(如理化性质、分子量大小等),并且常可增强其水溶性,而有利于排出体外。然而结合作用需要消耗能量,因此结合作用常与肝脏等组织中营养物质的代谢及供能情况有关。

除乙酰基和甲基结合反应外,其他Ⅱ相反应都使外源化学物的水溶性显著增加,促进其排

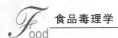

泄。大多数Ⅱ相生物转化酶存在于胞质,但 UDP-葡萄糖醛酸转移酶是微粒体酶。Ⅱ相结合反应的主要类型见表 3-3。

表 3-3 Ⅱ相结合反应的主要类型

结合物	底物类型	结合基团的来源	酶定位
葡萄糖醛酸	酚、醇、羧酸、胺、硫基	尿苷二磷酸葡萄糖醛酸	微粒体
硫酸	酚、醇、芳香胺	磷酸腺苷酸、硫酸	胞液
乙酰基	芳香胺、胺等	乙酰辅酶 A	胞液
甲基	酚、胺	S-腺苷蛋氨酸	胞液
甘氨酸	酰基辅酶 A	甘氨酸	线粒体
谷胱甘肽	环氧化物、卤化物、硝基化合物等	谷胱甘肽	胞液线粒体

1. 葡萄糖醛酸结合

葡萄糖醛酸结合是Ⅱ相反应中最普遍进行的一种结合反应。反应中葡萄糖醛酸供体是来自胞液的尿苷二磷酸葡萄糖醛酸(uridine diphosphate glucuronic acid,UDPGA),分子结构含有醇、酚、胺及羟基等极性基团的物质在葡萄糖醛酸转移酶(glucuronyl transferase)作用下进行结合反应,反应的生成物是醚型或酯型 β-葡萄糖醛酸苷(β-glucuronide)。后者水溶性增高,利于排泄。如带有苯环的物质的代谢。

$$\text{苯} \xrightarrow[\text{[O]}]{\text{MFO}} \text{苯酚} \xrightarrow[\text{(UDPGA)}]{\text{葡萄糖醛酸转移酶}} \text{苯基葡萄糖醛酸苷} + \text{UDP}$$

2. 硫酸结合

硫酸结合的供体是 3′-磷酸腺苷-5′-磷酸硫酸(3′-phosphoadenosine -5′-phosphosulfate,PAPS),在硫酸转移酶(sulfatransferase)作用下,生成硫酸酯。

$$\text{ROH} + \text{PAPS} \xrightarrow{\text{硫酸转移酶}} \underset{\text{醇或酸的硫酸结合物}}{\text{ROSO}_3\text{H} + \text{PAP}}$$

由于体内硫酸来源有限,这种结合不如葡萄糖醛酸结合广泛,但是一旦进行此种结合后,则在尿中有机硫酸酯与无机硫酸盐比值明显增加,可以用作一些毒物的接触指标。

硫酸结合产物也有"增毒"现象,即代谢活化。如 2-乙酰氨基芴,经 N-羟化后,需经与硫酸结合而产生致癌终产物。

3. 乙酰化作用

有些带有氨基的化合物,未能氧化脱氨,则可发生乙酰化作用(acetylation)。如苯胺等芳香胺类与乙酰辅酶 A(acetyl coenzyme A)作用生成乙酰衍生物。

$$\text{RNH}_2 \xrightarrow[\text{乙酰转移酶}]{\text{乙酰辅酶 A}} \text{RNHCOCH}_3 + \text{COASH}$$

4. 氨基酸结合

对于一些不能进一步氧化的羧酸往往与甘氨酸结合。例如,甲苯转化成苯甲酸之后,与甘氨酸结合生成马尿酸。

5. 甲基化作用

甲基化反应少见，不是化合物结合的主要方式。氮原子和不饱和杂环化合物可发生甲基化作用（methylation）。由 S-腺嘌呤蛋氨酸供给甲基。这种结合形成的产物虽然可能比母体化合物水溶性低，但却能使化合物失去生物活性。

6. 谷胱甘肽结合

谷胱甘肽（glutathione，GSH）是体内广泛存在的含巯基（—SH）物质，细胞内的浓度为 0.5～10 mmol/L。由于—SH 基具有亲核性，能与外源化学物的亲电子性中心进行反应，称为谷胱甘肽结合。而在外源性化学物的生物转化过程中，有大量的亲电性（electrophilic）化合物产生，其中一部分可与细胞结构反应，导致细胞死亡或引起肿瘤。谷胱甘肽 S-转移酶（glutathione S-transferase，GST）催化谷胱甘肽与含有亲电子性 C、N、S、O 的外源化学物反应，生成谷胱甘肽结合物。在这类反应中，谷胱甘肽的作用就是同这些亲电性物质结合从而防止它们的损伤作用，如溴苯的环氧化物可引起肝细胞坏死，但与 GSH 结合后，则可排出体外。

谷胱甘肽-S-转移酶催化得到的结合物比原化学物相对分子质量大（相对分子质量约增加307），且具有极性和水溶性，可经胆汁排泄，并可经体循环转运至肾。在肾内谷胱甘肽结合物经一系列酶催化反应转变为硫醚氨酸（mercapturic acid）衍生物，由尿排泄。

谷胱甘肽-S-转移酶的底物的共同点为有一定疏水性，含有亲电子原子，并可与谷胱甘肽发生非酶反应。

与含亲电子性 C、N、S 和 O 原子的外源化学物的结合反应如图 3-5 所示。其中 GST 与亲电子性 C 的反应有 3 种：①取代反应，从饱和碳原子或杂原子取代裂解的基团，如卤素、硫酸酯、磺酸酯、磷酸酯和硝基；②开环反应，如环氧化物和 4 元内酯；③加合至活化的双键。

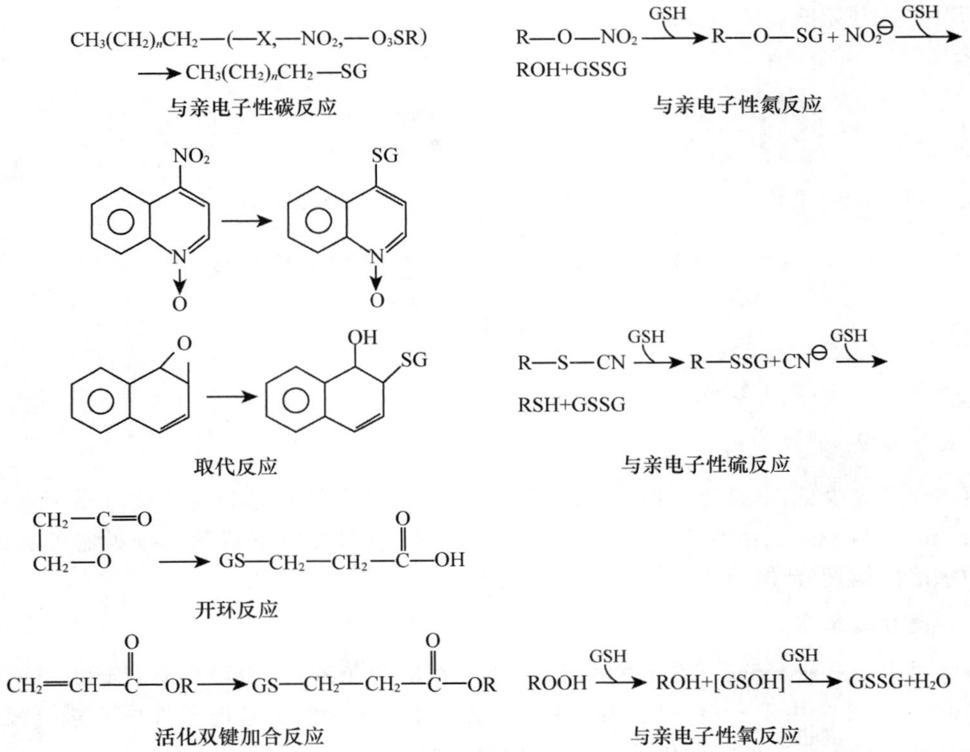

$CH_3(CH_2)_nCH_2$—(—X,—NO_2,—O_3SR)
→$CH_3(CH_2)_nCH_2$—SG
与亲电子性碳反应
R—O—NO_2 →GSH R—O—SG + NO_2^- →GSH ROH+GSSG
与亲电子性氮反应
NO_2
SG
N
O
OH
SG
R—S—CN →GSH R—SSG+CN^- →GSH RSH+GSSG
取代反应
与亲电子性硫反应
CH_2—C=O
CH_2—O
GS—CH_2—CH_2—C—OH
开环反应
CH_2=CH—C—OR →GS—CH_2—CH_2—C—OR
ROOH →GSH ROH+[GSOH] →GSH GSSG+H_2O
活化双键加合反应
与亲电子性氧反应

图 3-5　GST 催化的谷胱甘肽结合反应

虽然经过生物转化的谷胱甘肽结合物具有极性和水溶性，可经胆汁排泄，并可经体循环转运到肾经酶催化反应后由尿排泄，但亲电子剂在体内过量则导致谷胱甘肽 GSH 的耗竭，可导致明显毒性反应，如乙酰氨基苯的共价结合能力同谷胱甘肽的耗竭关系，如图 3-6 所示。

谷胱甘肽
共价结合物
谷胱甘肽含量/%
共价结合物/(mmol/mg 蛋白质)
乙酰氨基苯/(mg/kg)
0
20
40
60
80
100
0
1
2
0
20
40
60
100
200
400
600
1 000

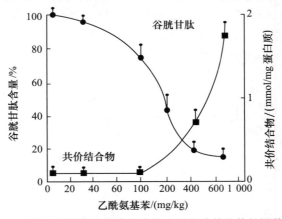

图 3-6　乙酰氨基苯的共价结合能力同谷胱甘肽的耗竭关系

可见，谷胱甘肽在抗共价结合中的作用相当重要。但 GSH 结合作用也有增毒现象，前面列举的谷胱甘肽 GSH 的—SH 基取代溴苯上的 Br 而解毒，但是如果这种取代发生在卤代脂肪烃上，则可引起损伤。另外，卤代烷烃类经与 GSH 结合后，可以产生一种强烷化剂，继续同 GSH 反应，也可以同 DNA 或蛋白结合引起生物学损伤。

在体内的各种生物转化过程中,往往有多种酶参与同一个外源性化学物的转化过程,而且同一酶催化同一个底物可以产生两种以上的不同产物,如苯胺的代谢。大多数的代谢产物较母体化合物毒性降低,发生了代谢解毒,也有一些代谢产物较母体化合物毒性增高,发生了代谢活化,有的甚至产生致畸、致癌等代谢活化效果。

3.3.3　影响生物转化的因素

外源性化学物的生物转化不是孤立的,一成不变的,而是受到各种因素的影响,其影响因素主要包括遗传因素和环境因素。遗传生理因素有动物的物种、性别、年龄等,常常体现在代谢酶的种类、数量和活性的差异上,代谢酶的多态性也是影响毒性反应个体差异的重要因素。各种环境因素主要通过影响代谢酶和辅酶的合成过程以及催化过程来干扰外源化学物的生物转化,如代谢酶的诱导和抑制。另外,其他影响因素还有膳食营养状态、疾病等。了解影响外源性化学物生物转化的各种因素,对建立适当的动物模型,将动物实验结果外推到人等均有很重要的意义。

3.3.3.1　遗传因素

生物转化过程中,体内的代谢酶系存在着各种遗传差异,主要包括动物的种属、性别、年龄等各种遗传因素。外源化学物代谢酶的遗传差异是不同个体间和种属间对外源化学物的毒性和肿瘤易感性差异的原因之一。生物转化的Ⅰ相酶和Ⅱ相酶均存在多态性,即代谢酶多态性,已成为毒理学研究的热点之一。

例如,N-2-乙酰氨基芴可以引起大鼠致癌但对豚鼠不致癌,这是由于豚鼠缺乏 N-羟化酶的缘故;乐果在山羊体内可通过酰胺酶代谢转化为乐果酸,而在豚鼠肝脏中除酰胺酶外,还有磷酸酶,后者可将乐果转化成二甲二硫代磷酸,所以乐果在豚鼠体内可有两条代谢途径。

此外,一般雄性动物较雌性动物对毒物的敏感性高,新生和幼年动物较成年动物敏感性高,而老龄动物则存在代谢转慢的问题。

3.3.3.2　环境因素

环境因素主要包括对代谢酶的诱导和抑制等干扰酶的合成或活性等因素。

1. 外源化学物对代谢酶的诱导

诱导指有些外源化学物可使某些代谢过程催化酶系的酶蛋白的合成量增加,伴有活力增强。能引起酶诱导的物质称为诱导剂。虽然酶诱导是机体应激反应的一个侧面,但其机制还不十分清楚。P450 系的诱导剂有如下 5 类:①巴比妥类,如苯巴比妥(PB);②多环芳烃类,如 3-甲基胆蒽(3-methylcholarene,3MC)、TCDD、二噁英(dioxin)等;③醇/酮,如乙醇、异烟肼;④甾类,如孕烯醇酮 16α-腈、地塞米松;⑤氯贝特(安妥明)类过氧化物酶体诱导剂。

此外,多氯联苯兼有 PB 和 3MC 的诱导作用。

2. 外源化学物对代谢酶的抑制

许多化学物对代谢酶产生抑制作用。抑制作用可以分为以下几种类型:

(1)抑制物与酶的活性中心发生可逆或不可逆性结合。如对氧磷能抑制羧酸酯酶,以致马拉硫磷水解速度减慢,从而加强马拉硫磷的生物学作用,表现为对昆虫杀虫效果增强,对人畜

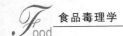

毒性增高。一氧化碳可与 P450 结合,引起变构作用,阻碍其与氧结合。

(2)两种不同的化学物在同一个酶的活性中心发生竞争性抑制。如 1,2-亚乙基二醇和甲醇中毒,此两种化学物经醇脱氢酶催化代谢而导致毒性。因乙醇与此酶有更大的亲和力,故临床上给予乙醇治疗可降低 1,2-亚乙基二醇和甲醇的代谢和毒性。

(3)减少酶的合成。如氯化钴抑制涉及血红素合成的 δ-氨基酮戊酸合成酶,并增加血红素氧化酶活性,故可抑制 P450 系统活性。

(4)破坏酶。如四氯化碳、氯乙烯、肼等的代谢产物可与 P450 共价结合,破坏其结构和功能。

(5)缺乏辅因子。在 Ⅱ 相谷胱甘肽结合反应中,马来酸二乙酯可耗尽谷胱甘肽 GSH,抑制其他化学物经 GSH 结合代谢。

另外,在生物转化中,NADPH 对于维持细胞色素 P450 的还原状态起着十分重要的作用,而对于 3 个主要转移酶则各自依赖于 UDPGA、PAPS 和 GSH。这些辅助因子的产生很大程度上依靠细胞的 ATP 水平和细胞的氧化还原状态。所以,如果耗竭了这些辅助因子或生成这些因子的前体则会严重影响毒物的代谢过程。例如,NADPH 不但在 MFO 系统催化反应中为必需,而且也是维持 GSH/GSSG 比率的必要因素。ATP 是生成 UTP 的决定因素,UTP 则是 UDPGA 的前体,也是 PAPS 的前体物质,GSH 的生物合成也需要 ATP 的存在,而高 ATP/ADP 的比率又可以通过抑制磷酸酶而限制 NADPH 经糖酵解途径大量生成。所以,即使不能直接影响代谢酶的环境因素,也可以通过体内因素的变化来影响代谢酶系的性质或改变毒物代谢途径。如鱼藤酮、抗霉菌素 A 和氰化钾等呼吸链抑制剂,可以降低毒物在肝细胞中的氧化代谢过程,这可能是由于线粒体缺少 ATP 而导致丙酮酸脱羧反应受阻,结果是苹果酸脱羧过程中的 NADPH 生产不能进行所致。但是以苯巴比妥处理大鼠,也可以造成呼吸链解偶联但却能增加 NADPH,这可能是降低了 ATP 对磷酸果糖激酶的抑制作用。这说明体内的生化反应的途径是多而复杂的,它们同环境因素的相互作用也是十分复杂的。因此,对化合物的代谢研究还有大量的工作等待我们去做。

3. 外源性化学物的其他影响因素

外源性化学物的理化性质、给药途径及剂量也影响生物转化。外源性化学物在生物转化部位浓度可以控制生物转化率和/或酶的转化方式,而其浓度大小又取决于外源性化学物质的理化性质及剂量。

外源性化学物的理化性质影响其吸收及分布的有溶解度和蛋白质结合能力,在前面已经阐述,这里不再赘述。

外源性化学物进入机体的途径可以影响外源性化学物生物转化产物的量及转化途径。一般认为,外源性化学物大多要经过肝脏转化,在肝脏中迅速失活的物质,其经皮或经呼吸道吸收较经口吸收的毒性相比更大。而在肝内活化的物质,口服吸收途径毒性比其他途径大,如对硫磷,能在肝内转化为活性更高的对氧磷,后者是强乙酰胆碱酶可逆性抑制剂,而其口服毒性大于其他途径。

另一个因素是外源性化学物进入机体的剂量或暴露浓度,这往往可以影响生物转化途径,如某些酶对外源性化学物亲和力大而生物转化能力低下时,剂量增加,此途径很快就会成为转化的主要途径。

　　4.膳食等因素对生物转化的影响

　　从理论上讲,任何一种营养素的缺乏都可能导致有机体脱毒系统活性的降低。实际上有机体所摄入的膳食营养成分的变化也使毒性发生一些难以预测的变化。例如,维生素 E 和维生素 C 是两种对Ⅰ相反应具有明显直接影响的营养要素。维生素 E 是细胞色素 P450 的基本成分,血红素合成的调节因子。在大鼠试验中发现,维生素 E 缺乏降低了某些Ⅰ相反应的活性,而维生素 C 缺乏降低了细胞色素 P450 和 NADPH/细胞色素 P450 还原酶的活性,从而使肝对许多毒物的代谢活性下降。此外,蛋白质缺乏或者改变某些矿物质的摄入都会明显影响实验动物的代谢情况。因此,膳食也是影响生物转化的因素之一。

(景浩,马良)

■ 本章小结

　　食品可以受到天然物、污染物、添加剂等各种来源化学物质的污染。这些外源性化学物质可能随食品进入人体,在体内呈现一定生物学作用。在达到一定剂量时,可以在特定的条件下对机体产生毒害作用。机体会与接触到的外源化学物之间发生相互作用,经历吸收、分布、生物转化即代谢、排泄等一系列动力学动态过程。其中,外源化学物的吸收、分布和排泄过程都是通过生物膜构成的屏障的过程,属于生物转运过程。在生物转运过程中,外源化学物从接触吸收的部位通过生物膜屏障进入机体及血液循环,主要的吸收部位是消化道、呼吸道和皮肤等。不同的吸收途径会影响化学物进入血中的速度和浓度以及毒效应;外源化学物吸收进入体内血液或淋巴液后,随体循环分布及再分布到全身组织器官;在体内的外源性化学物质经过各种代谢酶的作用,包括Ⅰ相反应和Ⅱ相反应,进行生物转化,将亲脂的外源性化学物转变为极性较强的亲水性物质,以降低其通过生物膜的能力,从而加速其排到尿液、胆汁等排泄途径中,否则易于在体内积累,对机体产生不良影响。经过生物转化之后,大部分外源化学物被代谢解毒,但是部分外源化学物会经生物转化被代谢活化。外源性化学物、机体遗传生理因素、环境、膳食营养状态、疾病等因素都会影响生物转化。掌握生物转运与生物转化的各种过程及影响因素对于研究毒物动力学、毒物效应动力学等具有重要的毒理学意义。

❓ 思考题

　　1.什么是生物转运？生物转运方式有哪些？

　　2.什么是生物转化？生物转化有何意义？

　　3.影响生物转运的因素主要有哪些？影响生物转化的因素主要有哪些？

　　4.外源性化学毒物在体内的吸收、排泄途径主要有哪些？受到哪些因素影响？

　　5.机体内主要的贮存库有哪些？

　　6.生物转化的主要反应类型有哪些？

　　7 简述Ⅰ相反应和Ⅱ相反应的概念及反应类型。

■ 参考文献

[1]刘宁,沈明浩.食品毒理学.北京:中国轻工业出版社,2015.

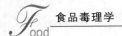

［2］祝寿芬.现代毒理学基础.北京:化学工业出版社,2003.

［3］张桥.卫生毒理学基础.3 版.北京:人民卫生出版社,2003.

［4］李寿祺.毒理学原理与方法.成都:四川大学出版社,2003.

［5］E.霍奇森.现代毒理学.3 版.北京:科学出版社,2011.

［6］单毓娟.食品毒理学.北京:科学出版社,2014.

［7］沈建忠.动物毒理学.2 版.北京:中国农业出版社,2011.

［8］沈明浩,宫智勇,王雅玲.食品毒理学.郑州:郑州大学出版社,2012.

［9］王心如.毒理学基础.6 版.北京:人民卫生出版社,2012.

第 4 章

食品毒理学实验基础

学习目的与要求

掌握食品毒理学实验设计基本原则;掌握实验动物的选择原则和方法;熟悉实验动物的常规处置、染毒方式、采样和处死方法;了解常用实验动物外貌、生活习性、生长发育和解剖生理特征;熟悉食品毒理学试验结果处理和分析方法。

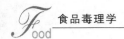

4.1　食品毒理学试验的设计原则

食品毒理学是一门以动物试验为中心的实验科学,它包括体内试验和体外试验两种。体内试验是以实验动物为模型,通过外源化学物对实验动物的毒性反应,向人(原型)外推,以期评估外源化学物对人的危害及危险性;体外试验则主要用于筛选和预测急性毒性和机制研究。实验能否获得预期结果,试验前的试验设计至关重要。

试验设计(experimental design)是指为试验研究制定出一个通盘的、周密的、安排合理的、科学性强的设计方案,将试验对象随机地分配到两个或多个组中,对试验对象施加某种干预或处理因素,观察比较不同处理的效应。试验设计的主要目的:一是保证所测变量的任何差异是由实验处理造成的,而不是其他非对照变量引起;二是通过控制确定的变量在尽可能小的范围内,减少所测反应的变异性,这样对处理效应的评价更准确。总而言之试验设计是执行科研项目的指南,是确保研究结果准确、可靠的前提。一般来说,动物实验的设计包括:研究的目的和(或)需要验证的假说;选择特定动物模型的原因;动物品种、品系、来源和类型;每个独立实验步骤的详细描述,包括研究设计和使用动物数量数据分析及所用的统计学方法。

而在食品毒理学研究中,由于生物个体差异较大,导致试验结果较为分散。为了能有效地控制随机误差,避免或减少非处理因素的干扰,以较少的试验对象取得较多而且可靠的试验数据,探明外源受试物对生物体作用的共同性、必然性,概括出其对生物体作用的普遍规律,达到经济高效的目的,在食品毒理学研究试验设计时必须遵循统计学原则,包括对照性原则、一致性原则、重复性原则、随机性原则和客观性原则。

随机、重复、对照是统计学 3 个基本原则,要求各观察值具有代表性,并且是相互独立的。食品毒理学试验的设计具体涉及剂量水平数目及间隔、每个剂量点的实验单位数、每个实验单位接种及计数的细胞数、对照组的设置等。实验单位的确定对于样品的独立性是很重要的,实验单位(experimental unit)是进行处理时或观察时独立的最大采样单位。以动物和培养物作为实验单位要比以细胞作为实验单位更为可取。此外,如果同时评价几个不同因素的效应,应注意均衡的原则,试验设计应可以区分不同因素的贡献并分别估计。

样本的代表性要求具有同质性,即各处理组和对照组的非实验因素的条件均一致,为此,各实验单位(动物或培养物)的分组及整个试验的全部操作都应遵循随机化原则。在利用形态学指标的食品毒理学试验中,必须采用盲法观察结果,以消除实验者观察结果的偏性。样本应有足够的大小和适当的重复次数,以估计处理之间、实验室内和实验室间的变异性。一般可根据显著性水准、检验把握度、容许误差、总体标准差等来估计样本的大小。

严格执行食品毒理学试验设计的上述要求,才可能得到可靠性和重复性良好的结果,也是进行正确的统计学评价的基础。良好的质量保证和试验设计可以监控系统误差,而统计处理则用来确定随机误差。现代科学研究强调研究设计、实施和资料统计分析三者的连贯与统一。下面将着重介绍食品毒理学研究中体外试验和体内试验设计的基本要点。

4.1.1　体外试验设计

1.溶剂/赋形剂

所用溶剂/赋形剂不应与受试物发生化学反应,并对细胞(细菌)存活率、S9 活性无影响。

如果采用不常用的溶剂/赋形剂,应有资料表明其对细胞(细菌)存活率、S9 活性无影响。推荐采用水作溶剂/赋形剂,若必须使用其他溶媒时,应尽可能使溶媒浓度降低,以免影响细胞(细菌)存活率和增殖率。如用 DMSO 作溶剂,其在培养基中的终浓度应低于 1%,且溶剂浓度在所有受试组的培养基中应保持一致。

2.受试物

首先了解受试物的结构式、相对分子质量、常温常压下的状态、熔点、沸点、密度、闪点、挥发度、蒸气压、水溶性和脂溶性等理化特性,生产批号及纯度,杂质成分与含量等。考虑受试物在试验介质中的溶解性、对细胞(细菌)的毒性和 pH 或渗透压影响。溶解性限度就是出现沉淀的最低浓度。受试物应新鲜制备,除非稳定性资料证实可以储存。

3.受试对象

选用的细胞系(菌株组)应有本底资料证实此试验系统稳定,且对化学致突变物敏感,对处理因素产生的试验效应具有一定的特异性、反应较稳定。每次试验至少设 3～5 个受试物剂量水平,另设空白、溶剂对照及阳性对照。每个剂量水平及对照检验点至少有 2～3 个平行样本,并包括有和无代谢活化系统两种情况。

4.剂量设置

(1)通过预试验,在无代谢活化条件下利用细胞完整性和细胞生长(如融合程度、存活细胞计数或有丝分裂指数)等指标来确定受试物细胞毒性和溶解性。细菌毒性可利用回变菌落数减少、背景菌苔减少或消失,或细菌存活率下降等指标来确定。代谢活化系统可能改变受试物的细菌毒性。

(2)对可溶性受试物,浓度高于 10 mmol/L 时可因高渗透压在哺乳动物细胞引起损伤或人工假象,对细菌则无此影响。由于受试物的相对分子质量并不一定知道(如聚合物或混合物),因此,在大多数情况下,对可溶性无细胞(细菌)毒性的受试物最高剂量推荐:①对哺乳动物细胞试验为 10 mmol/L 或 5 mg/mL(5 μL/mL)。②对细菌试验为 5 mg/皿(5 μL/皿)。当受试物供应困难或非常昂贵(如生物药剂)时,最高剂量低于 10 mmol/L 或 5 mg/mL(5 μL/mL 或 5 mg/皿、5 μL/皿)是可以接受的。

(3)对不溶性受试物最高剂量的推荐有争论,日本学者的资料表明,有的受试物仅在沉淀剂量下在细菌试验和染色体畸变试验中出现遗传毒性。哺乳动物细胞具有吞噬作用,细菌不具有吞噬作用。一般认为无毒性的可溶于适当的溶剂而不溶于试验培养液(介质)中的受试物,最高剂量应是溶解性限度(即产生沉淀的最低浓度),但不应干扰终点的计数。

(4)对于有毒性的受试物,在细菌试验中最高剂量应该是有细菌毒性的剂量;对哺乳动物细胞试验最高剂量应该是有细胞毒性的剂量,基因突变试验细胞应达到 10%～20% 的存活率,而染色体畸变和 UDS 试验细胞应达到 50% 的存活率。

(5)对于没有适当溶剂,完全不溶的受试物,则可以按 5 mg/皿或 10 mmol/L(5 mg/mL)进行试验以检测杂质的致突变性。或者采用溶剂提取物进行试验。

(6)细菌试验受试物至少设 5 个剂量组,组间距可为半对数,研究剂量-反应关系时,可以选较小间距。哺乳动物细胞 UDS 试验受试物至少设 5 个剂量组,浓度范围应覆盖 2 个 10 倍稀释系列;基因突变试验至少设 4 个剂量组,组间距为 2～$\sqrt{10}$ 倍之间;染色体畸变和 SCE 试

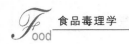

验至少设 3 个剂量组,组间距为 2～10 倍。每个剂量检测点至少有 2～3 个平行样本。

5. 代谢活化

细胞(细菌)应在有或无代谢活化的条件下暴露于受试物。代谢活化系统常用的是由经酶诱导剂[Aroclor 1254(多氯联苯 1254)或苯巴比妥和 β-萘黄酮联合使用]预处理的雄性成年大鼠肝匀浆 9 000 g 离心上清液(S9),及相应的辅因子(NADPH 再生系统)组成。S9 在培养液中终浓度范围为 1%～10%(V/V)。代谢活化系统的选择和条件依赖于受试物的类别。对体外哺乳动物细胞试验,还可利用大鼠肝原代培养细胞等作为代谢活化系统。

6. 对照

(1)每个试验应包括在有和无代谢活化条件下同时进行的阳性对照和阴性(溶剂/赋形剂)对照。在利用代谢活化时,阳性对照应是间接致突变物,即需要代谢活化才呈现致突变反应的化学物。

(2)阳性对照的剂量应选择其剂量-反应曲线的直线部分,并且构成历史性资料(历史性对照),并以其作为试验质量控制的措施之一。

(3)试验应包括相应的阴性(溶剂/赋形剂)对照,阴性对照的处理方法除无受试物外在其他方面处理与剂量组相同。也应包括未处理(空白)对照组,除非本底资料证明,所选用的溶剂/赋形剂无细胞毒性或致突变性。

7. 重复

由质量控制良好的实验得到明确的阴性结果和阳性结果,不强调要求重复。可疑结果则应重复试验,最好改变剂量范围/剂量间隔、改变 S9 浓度或改变试验方法进行重复。

以上即为食品毒理学研究中体外试验设计的要点。

4.1.2 体内试验设计

4.1.2.1 实验动物

1. 实验动物的选择原则

在食品毒理学研究中,实验动物的正确选择是重要环节。不同的实验有不同的目的、要求,而各种动物又有各自的生物学特性和解剖生理特征,因而不能随便选一种动物进行某项实验研究。首选的实验动物应该是其对受试物的代谢过程、生理反应和生化特性基本上与人接近,而且对受试物处理因素较敏感,对处理因素产生的试验效应具有一定的特异性,产生的反应较稳定,如无此项资料,则应选毒性反应最大的实验动物,同时要具有价格便宜、易于获取、易饲养和繁殖的优点。其次要考虑动物属、种、品系、窝别、性别、年龄、体重、健康状况及病理模型的病情轻重等条件。事实上,每项科学实验都有其最合适的实验动物,如果选择恰当,可以节约人力、动物和时间。以最小的代价最大限度地获得可靠的实验结果。否则,不仅会造成不必要的浪费,而且会影响实验结果的判断。

在进行相关研究时,应广泛查阅文献,了解本领域、本项目以往使用的实验动物情况及其研究结果,充分利用前人的研究结果、研究思想,确定深入的研究计划,可以避免重复研究。各个学科、各个研究领域都有自己常用的动物品种和品系。要多查阅实验动物方面的文献,并加强与实验动物科学工作者的沟通，以便有效地充分利用实验动物的研究成果，使实验动物选择及应用更有效、更准确、更好地为工作服务。

另外进行必要的动物预实验：在预实验中可通过自己亲身观察来了解某种动物品系是否适合本课题研究，这是选择动物的可靠方法。预实验可以初步观察动物是否适宜于本项目的研究，熟悉动物的生物学特性及饲养管理，而且可检查与动物实验配套的实验条件、方法是否到位。简而言之，动物预试验的作用在于：①初步观察动物是否适宜于本项目的研究；②熟悉动物的生物学特性及饲养管理；③检查与动物实验配套的实验条件、方法是否初步到位。

同时为了正确选择实验动物，还需遵循如下这些原则：

（1）相似性原则　首先在结构、功能及代谢方面与人类应具有相似性。一般来说，试验动物进化层次越高，其功能、结构越复杂，反应也越接近人类。因此，猴这样的灵长类动物是最接近人的实验动物。但是大型灵长类动物数量少，价格昂贵，不易获得，而且遗传和微生物控制较困难，在生物医学实验中未能普及使用。而有些动物进化程度并不一定高，某些组织器官的结构或疾病特点却与人类很相似。其次在年龄上要具有近似性。不同种属实验动物的寿命长短不一，但大多比人的寿命短。选择实验动物时必须了解有关动物的寿命，并安排与人的某年龄段相对应的动物进行实验研究。慢性实验或观察动物的生长发育应选择幼龄动物；一般实验中选用成年动物。再次在分布方面要具有相似性。以群体为对象的研究课题，要选择群体基因型、表型分布与人类相似的实验动物，要考虑人类与实验动物群体在代谢类型上的差异。通常以封闭群模拟自然群体基因型动物作为实验研究对象。最后在生态或健康状况方面具有近似性。在实验动物的遗传背景、营养及环境背景标准化后，其生态和健康状况对实验的影响至关重要。比如按微生物控制可将动物分为普通级动物、清洁动物、无特定病原体动物和无菌动物。要依据实验研究的不同要求选择适当级别的动物。

（2）差异性原则　各种实验动物在基因型、表型、代谢型、易感性等特点上的差别也是实验可比性内容。当研究过程要求以这种差异为指标或特殊条件时，选用不同种系实验动物的某些特殊反应，更适合于不同研究目的的要求。人们还利用不同种属动物对病原微生物的易感性差异来生产弱毒疫苗。

（3）易化性原则　研究过程中进化程度高，结构功能复杂的动物有时会给实验条件控制或实验结果的分析带来难以预料的困难，在这种情况下就应从易化的角度入手，选择那些既能满足实验要求，结构功能又简单，便于实验分析动物。比如在能反映实验指标的情况下，选用结构功能简单的动物，例如，果蝇具有生活史短（12 d 左右）、饲养简便、染色体数少（只有 4 对）、唾腺染色体制作容易等诸多优点，所以是遗传学研究的绝好材料，而同样方法若以灵长类动物为试验材料，其难度是可以想象的。

（4）相容或相匹配原则　在设计动物实验时，所选用的动物质量等级要与实验设计、实验条件、实验者的技术、方法及试剂性能等相匹配。避免用高精密仪器、先进的技术方法、高纯度的试剂与低质量、非标准化、反应性能低的动物相匹配，或利用低性能的测试手段、非标准化的实验设施与高质量、高反应性能的动物相匹配。如果将经过微生物控制的无特定病原体动物或无菌动物购回后，饲养在普通环境中进行实验，无疑也是对实验动物资源的一种浪费。

（5）可获性原则　许多啮齿类实验动物，因其繁殖周期短，具有多胎性、饲养繁殖容易、遗传和微生物控制方便等特点,在生物医学实验中应用广泛。如实验大鼠、小鼠是在生物医学领域中用量最多、用途最广的实验动物。而灵长类大型实验动物,虽然在许多方面有着不可替代的优越性,但由于繁殖周期长、繁殖率低、饲养管理困难、价格昂贵等因素而影响了易获性,不能得到普及使用。即在不影响实验质量的前提下,选用最易获得、最经济、最易饲养管理的动物是实验研究必须坚持的原则。当前"3 个 R"的原则已经在国际上被接受和推广,3R 是指Reduction(减少)、Replacement(替代)和 Refinement(优化),意思为尽量减少动物实验的次数和使用动物数量;尽可能使用替代物和善待动物,使实验设计尽善尽美。所以能用小动物的则不用大动物,能用低等动物则不用高等动物。

(6)重现性和均一性原则 此原则是实验结果可靠、稳定的重要保证。重现性和均一性为实验结果质量品质所在。若实验结果不能再现或不稳定,则该结果的可靠性便成了问题。如果实验结果不能再现或不稳定,则不能得到公认。生物医学相关实验应选用标准化的实验动物,只有选用标准化的实验动物,才能排除因遗传上的不均质引起的个体反应差异,排除动物所携带微生物、寄生虫和潜在疾病对实验结果的影响,获得可靠的实验结果,并便于在国际上与同类研究进行比较和交流。周围环境与发育环境是影响实验动物表现型的重要因素。营养因素对胚胎影响、不同微生态环境、动物的疾病状况等,都会影响实验反应稳定性,故也是选择实验动物的重要指标。在科学研究中应杜绝使用随意交配而来的杂种动物和未经任何微生物控制的非标准动物。

2. 实验动物的选择方法

动物对外界刺激的反应存在着种属差异和个体差异。为了减少实验误差,在动物选择上还应注意动物年龄、体重、性别、生理状态、健康状况、微生物等级及遗传背景等选择因素。

(1)实验动物物种选择 物种选择的基本原则是选择在代谢、生物化学和毒理学特征上与人最接近,自然寿命不太长,易于饲养和实验操作,经济并易于获得的物种。目前常规选择物种的方式是利用两个物种,一种是啮齿类,另一种是非啮齿类。一般认为,如与人相同的接触方式、大致相同的剂量水平,在两个物种有中毒反应,则人有可能以相同的方式发生毒性反应。如果不同物种的毒性反应有很大差异,必须研究外源化学物在不同物种中的代谢、动力学及毒作用机制,然后才可将实验结果外推到人。

(2)实验动物品系选择 品系是实验动物学的专用名词,指用计划交配的方法,获得起源于共同祖先的一群动物。

实验动物按遗传学控制可分类为:近交系、杂交群和封闭群。

近交系是指全同胞兄妹或亲子之间连续交配 20 代以上而培育的纯品系动物。如津白Ⅰ、津白Ⅱ、615、DBA/1、DBA/2、BALB/c、C3H、C57BL/6J、A 小鼠和 A/He、F344 大鼠等。

杂交群(杂交 1 代,F_1)是指两个不同的近交系之间有目的地进行交配,所产生的第 1 代动物。

封闭群是指一个种群在 5 年以上不从外部引进新血缘,仅由同一品系的动物在固定场所随机交配繁殖的动物群。如昆明种小鼠、NIH 小鼠、LACA 小鼠、ICR 小鼠、Wista 大鼠、SD 大鼠等。

根据实验动物遗传的均一性排序,近交系最高,杂交群次之,封闭群较低。在实验中尽量选用遗传背景明确的品系动物,而不选用随意交配繁殖的杂种动物。采用遗传学控制方法培育出来的近交系动物、突变系动物、杂交系动物存在遗传均质性,反应一致性好,因而实验结果精确可靠,广泛用于各科研领域。封闭群动物在遗传控制方面虽比未经封闭饲养的一般动物严格,具有群体的遗传特征,但是动物之间存在个体差异。因此,其反应的一致性不如近交系动物。

不同品系实验动物对外源化学物毒性反应有差别,所以食品毒理学研究要选择适宜的品系,对某种外源化学物毒理学系列研究中应固定使用同一品系动物,以求研究结果的稳定性。

遗传毒理学一般利用啮齿类动物,主要是小鼠或大鼠。如果有合适的理由,其他物种也可接受。有的文献报告在小鼠骨髓微核试验中 MS/Ae 品系比 ddy,CD-1 或 BDF 品系更敏感。但一般认为还没能证明某一品系对所有的遗传毒性物质比其他品系都敏感。在致癌试验中对实验动物的品系有一定的要求,特别重视有关病理损害的自发发生率。例如,某些大鼠品系垂体肿瘤发生率高,则不适用于靶器官为内分泌系统的毒性研究。又如 B6C3F1 雄小鼠肝肿瘤高发生率可能有碍于肝致癌反应的检测。

(3)实验动物数量选择　动物数量是重复原则的重要体现,个体重复越多越能减少个体差异所引发的误差,是用个体样本的研究结果推断总体参数的统计学保证。为避免把个别情况或偶然、巧合现象当作必然的规律,在试验设计时要考虑个体样本数量大小。动物数量过少,所得指标不够稳定,结论也缺乏充分的根据;数量过多,会增加实际工作中的困难,对条件的严格控制也不易做到,并且造成不必要的浪费。食品毒理学研究中各组动物数取决于很多因素,如实验目的和设计、要求的敏感度,实验动物的寿命、生殖能力,经济的考虑及动物的可利用性等,统计学上有专门的公式进行样本含量计算。各组动物数量的设计应符合统计学要求。常规毒性试验的动物数习惯性规定为:

①小动物(小鼠、大鼠、鱼、蛙等)每组 10～30 只,计量资料每组不少于 10 只,计数资料每组动物数应适当增加;若按剂量分成 3～5 个剂量组时,每组 8 只也可,但每个处理因素的动物总数不少于 30 只。

②中等动物(兔、豚鼠等)每组 8～20 只,计量资料每组不少于 6 只,计数资料每组不少于 15 只。

③大动物(猫、犬、猴等)每组 5～15 只,计量资料每组不少于 5 只,计数资料每组不少于 10 只。

(4)实验动物微生物控制的选择　按微生物控制可将实验动物分为 4 级。对于毒性试验及毒理学研究应适用Ⅱ级(或Ⅱ级以上)的动物,以保证实验结果的可靠性。

Ⅰ级即普通动物,是实验动物中在微生物控制上要求最低的动物。饲养在开放系统的动物室内。空气未净化,饲喂全价颗粒饲料,可饮自来水。房舍要求有防鼠和防止昆虫入内的设施。人员进入要穿工作服、专用鞋帽。动物应没有传染给人的疾病。

Ⅱ级即清洁动物,是饲养在屏障系统中。空气要经过净化,饲养室要保持正压,进入室内的一切物品要经过消毒灭菌,工作人员进入要洗澡和穿灭菌工作服,动物饮灭菌水。动物种系清楚,没有该动物特有的疾病。

Ⅲ级即无特定病原体动物,饲育在屏障或隔离系统中,是通过无菌动物、清洁动物和无特定病原体动物获得的。动物为剖宫产或子宫切除产,按纯系要求繁殖,在隔离器内或层流室内饲养,可有不致病细菌丛,没有致病病原体。笼具、饲料、饮水要经过特殊处理,并遵循严格的检疫、消毒、隔离制度。

Ⅳ级即无菌动物,此种动物在自然界中并不存在,是在隔离器中经人工剖宫产取得的胎鼠,用无菌母体代乳或人工哺乳,经净化培育得到,动物体内不带任何微生物和寄生虫。

各种等级动物的相互关系见图 4-1。

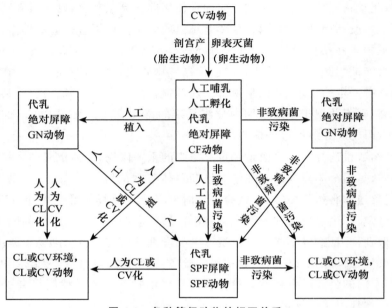

图 4-1 各种等级动物的相互关系

(5)个体选择 实验动物对外来化学物的毒性反应还存在个体差异,应注意实验动物的个体选择。重点是动物的性别、年龄、体重、生理状态和健康状况。

①性别:同一物种、同一品系的实验动物雌雄两性通常对相同外源化学物毒性反应类似,但雌雄两性对化学物的毒性敏感性上存在着差别。

一般来说,对于初次试验的受试物,应该采用两种性别。如实验中发现存在性别差异,则应将不同性别动物的实验结果分别统计分析。如果已知不同性别的动物对受试物敏感性不同,应选择敏感的性别。

例如,大鼠皮下注射 0.1～0.2 mL 的 30%乙醇溶液,雄性动物死亡 84%,而雌性动物死亡 30%。有时雌性动物的敏感性较雄性高,如用戊巴比妥钠麻醉大鼠,雌性动物的敏感性是雄性动物的 2.5～3.8 倍。又如雌雄小鼠对食盐急性毒性与慢性毒性的敏感性不一致,急性毒性雌鼠较雄鼠敏感,而慢性毒性雄鼠较雌鼠敏感。一般来说,实验若对动物性别无特殊要求,则宜选用雌雄各半。

②年龄及体重:实验动物同人类一样,生命全程大体上可区分三个阶段,即幼年期(从出生到性成熟之前)、成年期和老年期。在成年期,各种激素(包括性激素)、代谢酶都处于高峰稳定期,并对外源化学物的毒性反应差异较小,且有代表性。在幼年期和老年期,对外源化学物的生物转运和生物转化、靶器官和受体的敏感性均与成年期不同。

人和各种实验动物的年龄对应见图 4-2。

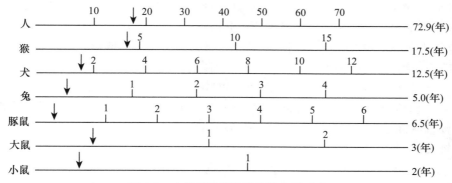

图 4-2　人和各种实验动物的年龄对应

实验动物的寿命各不相同,在发育上,有的以日计龄,有的以月计龄,有的以年计龄。在受到外界因素的作用时,不同年龄的动物可呈现不同的反应和应激状态。毒理学试验选用实验动物的年龄取决于试验的类型。急性试验一般选用成年动物;慢性试验因实验周期长,应选用较年幼的或断乳的动物,以使实验周期能覆盖成年期。实验动物的年龄应由其出生日期来定,但实际工作中常以动物的体重粗略地判断动物的年龄,作为挑选适龄动物的依据。同一试验中,组内个体间体重差异应小于 10%,各组间平均体重差异不应超过 5%。

例如,如果对犬和小鼠均观察一年,所反应的发育过程是不同的,即使同样是狗,不同的年龄阶段所得的实验数据也不尽相同。所以选用实验动物时,应注意到实验动物之间、实验动物与人之间的年龄对应,以便进行分析和比较。同一实验中,动物体重尽可能一致,若相差悬殊,则易增加动物反应的个体差异,影响实验结果的正确性。

③生理状态:在毒理学试验中动物如出现妊娠会影响体重及其他指标的检测结果,并且性激素对外源化学物转化有影响,故应选用未产未孕的雌性动物。如在实验过程中发现动物怀孕,则体重及某些生理生化指标均可受到严重影响,有时应将怀孕动物剔除。雌雄动物应分笼饲养。但在某些试验如显性致死试验、致畸试验及繁殖试验等,则需有计划地合笼交配。另外在动物换毛季节,例如,鸡换羽、兔换毛时,动物的免疫功能低下。

④健康状况:动物的健康状况对毒理学试验结果有很大的影响,因此应选用健康动物。健康的动物从外观看,体形丰满、发育正常,被毛浓密有光泽且紧贴身体,眼睛明亮活泼、行动迅速,反应灵敏、食欲良好。为确保选择健康动物,一般在实验前观察 5～7 d。对于慢性试验用的动物,尤其是大动物,除了上述一般观察外,应对每只动物仔细做全身的健康检查。对于大鼠的亚慢性和慢性试验,可在实验前采血进行血液学和血液生化学检查,异常的动物应剔除。

4.1.2.2　受试物

(1)资料　应首先了解受试物的结构式、相对分子质量、常温常压下的状态、熔点、沸点、密度、闪点、挥发度、蒸气压、水溶性和脂溶性等理化特性,生产批号及纯度,杂质成分与含量,在溶媒、赋形剂或饲料中的稳定性等资料,对预估受试物毒性、选择适当的溶剂、给予方式、受试物的配制和储存有重要意义。

(2)处置　受试物需新鲜配制,如果有资料表明其溶液或混悬液储存稳定,也可不必新鲜配制。应根据受试物的特性选择合适的溶剂或赋形剂(将受试物溶解或悬浮在合适的载体中),首选水,对于脂溶性物质可选玉米油,不溶于水或油类的物质,应选择无毒赋形剂(如淀粉、甲基纤维素、蔗糖酯等)配制混悬液,赋形剂用量尽可能减至最少。使用溶剂或赋形剂时应考虑到:①对受试物化学特征的影响及由此引起的毒性特征的改变;②对受试物的吸收、分布、代谢、潴留或排泄的影响;③对动物进食量或饮水量或营养状态的影响。若将受试物掺入饮水或饲料中喂养动物,混合必须均匀,必要时作含量测定。受试物掺入饲料以不影响动物摄食、营养平衡为原则,掺入量一般小于饲料的 $5\%(W/W)$,必要时可达到 $10\%(W/W)$,若掺入量大于饲料的 5%,应调整对照组饲料营养素水平(如填充甲基纤维素等,掺入量等同高剂量),使其与剂量组饲料营养素水平保持一致。因为动物的营养状况是否合理和稳定,往往对试验结果影响较大。

(3)给予方式　为了观察受试物对器官机能、形态及代谢等方面的影响,必须将受试物通过一定途径给予受试动物。因为食品毒理试验中的研究对象是食品,故给予途径以经口为好。给予方法可以是灌胃、饮水、掺入饲料。灌胃量一般不超过动物体重的 $1\%\sim3\%$,按小鼠 20 g 给 0.4 mL,大鼠 100 g 一般给 1 mL 计算。大鼠饲料进食量通常按体重的 8% 或 10% 折算。

4.1.2.3　对照

1.对照条件

食品毒理学研究中设立对照的目的,是消除和控制非试验因素的影响,减少试验操作的误差,对试验质量进行控制。因此,设立的对照必须具备以下条件,否则对照无效,反而造成假象,导致错误的结论。

(1)对等　为使组间具有"可比性",除处理因素不同外,要求对照组与试验组其他试验条件均相同。

①观察对象:动物的年龄、性别、体重、窝别、品系、种属等要一致。

②实验条件:动物的饲养条件、实验室或动物房的温度、湿度、通风条件等要一致。

③操作或观察:要一致,假如有两人操作或观察结果,不允许一人专门操作或观察对照组,另一人专门操作或观察试验组,应每人操作或观察每组的一半。

(2)同步　在时间方面,为了保证组间一致性,要求对照组与试验组在整个实验研究过程中始终处于同一时间和空间,平行进行。

(3)专门设置　在每一个研究中都应为试验组设立专门的对照组,不得借用以往的结果或其他研究的资料或文献资料作为对照,否则,会由于不同步、不对等、缺乏可比性,失去对照的意义,甚至产生错误的影响。

(4)例数相等　一般情况下,对照组的例数不应少于试验组。统计理论表明,当各组的例数相等时,组间合并误差最小,效应差值的显著性也最高,能更好地发现处理因素的试验效应。

2.对照类型

应该根据研究目的和研究条件,选择适当的对照形式,在一个试验中至少要设立一个对照组。食品毒理学试验常用的对照有 4 种。

(1)未处理(空白)对照组(必要时设)　即对照组不施加任何处理因素,不给受试物也不给予相应的操作。未处理对照组往往用于遗传毒理学试验中,确定指示生物的生物学特征本底值,进行质量控制。

(2)阴性(溶剂/赋形剂)对照组(必须设)　不给处理因素但给予必需的试验因素(溶剂/赋

形剂),以排除此试验因素(溶剂/赋形剂)的影响,阴性对照组作为与受试物剂量组比较的基础。没有阴性对照组就不能说明受试物与有害作用之间的关系。例如,在实验中,受试物各剂量组实验动物出现某些异常甚至死亡,如果阴性对照组没有发现异常,我们可以认为此种异常和死亡是由于受试物的毒作用;如果阴性对照组也出现同样的异常和死亡,则应考虑是由于实验动物患某种传染病或其他非试验因素所致,必须重新进行实验。

(3)阳性(标准或有效)对照组(尽可能设) 用已知的阳性物(如致突变物)检测试验体系的有效性。阳性对照组最好与受试物用相同的溶剂、给予途径及采样时间。遗传毒理学试验、致畸试验和致癌试验必须设立阳性对照组。阳性对照组是用已知的致突变物、致畸物或致癌物染毒,应该得到肯定的阳性结果(即致突变性、致畸性或致癌性)。因为这些试验,特别是遗传毒理学试验的变异较大,为了进行质量控制应设置阳性对照组。当同时进行的阴性(溶剂/赋形剂)对照组不能得到阴性结果,阳性对照组不能得到阳性结果,说明此次试验质量有问题,全部数据无效,必须重新实验。在遗传毒理学试验中,阳性对照与受试物应该用同样的途径和溶剂/赋形剂,但如有困难,则不同的给予途径、不同溶剂/赋形剂也可以接受。

(4)历史性对照 由本实验室过去多次实验的对照组数据组成,上述3种对照都可构成相应的历史对照。历史对照的最好用途是通过同质性检验来检查试验体系的稳定性,即进行实验室质量控制和保证。由于实验毒理学的各种参数至今尚没有公认的参考值,因此历史性对照均值及其范围在评价研究结果时至为重要。

4.1.2.4 剂量分组

在食品毒理学试验中,最重要的就是研究剂量-反应(效应)关系,也就是当受试物剂量增加,实验动物的毒性反应(效应)随之而增强。剂量-反应(效应)关系的存在是确定受试物与有害作用的因果关系的重要依据,也可证明实验结果的可靠性。因此,在食品毒理学试验中,体内试验一般至少要设3个剂量组(即高剂量组、中剂量组、低剂量组),希望能得到满意的剂量-反应(效应)关系。

应根据循序渐进的原则设置剂量,即急性毒性试验为短期毒性试验提供剂量依据,而后者又为亚慢性、慢性试验提供剂量依据等。不宜进行跳跃式设置,如从急性试验后直接进行慢性试验,这样容易导致剂量设置的错误。在设置3个剂量组的试验中,一般要求,高剂量组应出现明确的有害作用,但不会引起动物死亡(急性毒性与致癌试验例外),即使有死亡,也应少于动物数的10%,或者高剂量组剂量已达到可操作的极限剂量(如大鼠或小鼠灌胃的最大容量);低剂量组应不出现任何可观察到的有害作用(即相当于NOAEL),由于整体动物的不敏感,低剂量组剂量应当高于人可能的接触剂量,至少等于人可能的接触剂量;中剂量组的剂量介于高剂量组和低剂量组之间,应出现轻微的毒性效应(即相当于LOAEL)。高、中、低剂量组剂量一般按等比例计算,剂量间距应为2或$\sqrt{10}$,低剂量组剂量一般为高剂量组剂量的$1/20 \sim 1/10$。

以上所述适用于大多数的食品毒理学体内试验。在急性毒性试验测定LD_{50}或LC_{50}时,剂量组数根据选用的设计和统计学方法而定,可以是4组,也可以是5~7组。根据预试验结果,希望所设计的中间剂量组的剂量与最后得到的$LD_{50}(LC_{50})$接近。由于急性毒性试验的观察指标是死亡,并伴有严重的中毒症状,对于有经验的实验者可以不设阴性对照组。当然,如果使用了一种不常用的溶剂或者要测定某种其他的参数如MTD、急性LOAEL和NOAEL,

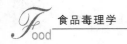

则需要设置阴性对照组。

亚慢性毒性试验的高剂量应该用急性毒性的 LD_{50} 的某个分数或 LD_{01}。在长期或致癌试验中,最高剂量选择为由亚慢性毒性试验确定的最大耐受剂量(MTD),毒动学或代谢资料可能有助于决定剂量,特别是有受试物或其代谢产物的蓄积或有剂量依赖性解毒改变的证据。

4.1.2.5 观察指标

一般是通过适宜的、具体的指标来观察、检测受试物作用于整体动物产生的结果。选定试验指标和测定方法是科研设计中至关重要的问题,通常从以下几个方面进行考虑。

(1)指标的有效性 指选用的指标与研究目的之间有本质联系,能确切地反映出处理因素的效应,这是作为研究指标应具备的首要条件。通常以专业知识为基础,通过查阅文献或理论推导来确定指标的有效性,可靠的办法是通过预试验或用标准阳性对照来验证指标的有效性。

(2)指标的客观性 要尽量选用客观的指标,如体重、病理切片、化验数据等,客观指标不易受主观因素影响,主观指标易受到研究人员的心理状态、启发暗示和感官差异的影响,在科研设计中尽量少用。一些指标看似客观,如细胞形态学检查、动物行为学观察等,实际会因检查人员掌握标准不同而异。为了消除和减少指标观察过程中的偏性,在研究中可采用盲法。

(3)指标的准确度和精密度 准确度是指试验结果与真实值相符合或接近的程度,试验结果越接近真实情况,准确性就越高。精密度是指重复进行多次试验,所获得结果间彼此接近或符合的程度,即观察值与其平均值的接近程度。无论是准确度还是精密度,其水平高低都显示了研究质量的好坏,一般要将其控制在专业规定的容许范围内。既准确又精密的指标最好;准确而不精密者其次;精密而不准确或既不准确又不精密者皆不可取。

(4)指标的灵敏性 灵敏性高的指标,就是能如实地反映研究对象体内出现微量效应变化的指标,提高指标的灵敏性是检出试验效应微量变化的关键环节,有利于揭示研究问题的本质。提高指标灵敏性的主要手段是改进检测方法和实验仪器,如引进分子生物学检测技术等可提高食品毒理学试验的灵敏性。

(5)指标的特异性 特异性表明处理因素与试验效应的明确联系,特异性高的指标易于揭示出事物的本质,且不易受其他因素的干扰。特异指标的重要意义是多个非特异指标代替不了的。如胆碱酯酶活性的检测在有机磷化合物毒理学研究中是其他检测指标所不能代替的。

(6)选择指标的数目 指标数目的多少,要依研究目的而定。指标过多,抓不住主要矛盾;指标过少,又会遗漏重要的研究信息,降低研究的效益。一般要求所选择的指标皆能反映试验效应的本质,可从不同角度来描述试验效应。

(7)指标的标准化 对试验指标的取样部位、取样时机、检测方法和结果判断标准等都应进行标准化,即在研究之前先规定好观察各指标的常规,如观察方法、标准、时间、记录法及记录格式等,其目的是使所获得的资料能准确反映试验效应,保证该研究具有可比性和可推广性,保证科研结论的可靠性,有利于重复验证处理因素与研究结果之间的关系。

4.1.2.6 试验期限

某些试验(如致畸试验和多代繁殖试验)的试验期限是由受试实验动物物种或品系决定的,而其他毒性试验的期限在某种程度上由定义所决定。如急性毒性是1次或1 d内多次给予受试物后观察14 d,亚慢性毒性试验规定为给予受试物持续至实验动物寿命的10%,对大鼠和小鼠为90 d,对犬应为1年。慢性毒性试验/致癌试验一般规定为持续至实验动物寿命的大部分。又可分为两类,即规定试验期限的试验,或直到最敏感组死亡率达到某一水平(通常为 80%)的试验。

4.2　食品毒理学主要实验技术

4.2.1　实验动物的选择

实验动物是指经人工饲育,对其携带的微生物实行控制,遗传背景明确或者来源清楚的,用于科学研究、教学、生产、检验以及其他科学实验的动物。这些动物世代代、终生生活在实验条件下,甚至只生活在狭小的笼具中,完全不同于其他动物。食品毒理学中常用的实验动物有小鼠、大鼠、豚鼠和兔等。

4.2.1.1　小鼠

1. 外貌特征

小鼠是啮齿类实验动物中最小的动物,面部尖突,嘴脸前有 19 根触须,耳耸立呈半圆形,眼睛大而鲜红,尾长约与体长相等,有平衡、散热、自卫等功能。尾部被有短毛和小角质鳞片。有多种毛色,如白色、灰色、黑色、棕色和黄色等。

2. 生长发育特征

小鼠生命周期短,寿命 1～2 年,易于饲养管理,出生时体重 1.5 g 左右,哺乳饲养 1～1.5 个月即可达 18～20 g,可供实验使用。小鼠发育成熟时体长 90～125 mm,体重 20～40 g。小鼠体重增长的快慢,因种系、母鼠健康状况、哺乳仔鼠多少、生产胎次、饲料营养、环境条件、饲养管理的不同而有所差异。

小鼠成熟期早,繁殖力强。雄鼠 45～60 日龄性成熟,雌鼠 45～50 日龄性成熟。雄鼠性成熟后,开始分泌雄性激素,副性腺分泌精液,以推动精子运动,与雌鼠交配后 10～12 h,在雌鼠阴道口处形成明显的白色阴道栓,阴道栓可防止精液倒流,提高受孕率。雌鼠性成熟后,卵巢产生卵细胞和分泌雌性激素,并出现明显的性周期,一般性周期为 4～5 d,每一周期可分为动情前期、动情期、动情后期、动情间期。每个阶段的阴道黏膜均发生典型变化,采用阴道分泌物涂片和组织学检查,可观察阴道上皮细胞的变化,进而推测各个时期卵巢、子宫的状态和激素变化。妊娠期 19～21 d,哺乳期 20～22 d,每胎产仔数 8～15 只,年产仔 6～9 胎,小鼠的性活动可持续 1 年左右。雌鼠产后 24 h 内还可出现一次动情期,并可交配受孕。雌鼠乳腺发达,共有乳头 5 对,胸部 3 对,可延伸至颈背部,腹部 2 对,可延续到会阴部和腹部两侧。

3. 生活习性

小鼠饲料消耗少,一只成鼠进食量 4～8 g/d,饮水量 3～7 mL/d,排粪量 1.4～2.8 g/d,排尿量为 1～3 mL/d。

小鼠对外界环境反应敏感,在饲养条件下,对各种病原体及毒素具有易感性,对致癌物敏感,自发肿瘤多。适应性差,强光或噪声刺激时,有可能导致哺乳母鼠神经紊乱,发生食仔现象。经高温后,繁殖力下降,温度超过 32℃,会造成死亡;温度过低,则影响生殖,且易于发病。喜居光线暗淡的安静环境,喜欢啃咬,习于昼伏夜动,其进食、交配、分娩多发生在夜间。

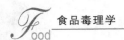

4.解剖生理特征

小鼠脾脏有明显的造血功能,骨髓为红骨髓而无黄骨髓,终生造血。雌鼠为双子宫型,呈"Y"形。卵巢多卵多胎,有卵巢系膜包绕,不与腹腔相通,故无宫外孕。小鼠无汗腺,尾有4条明显的血管,尾的背腹面各有一条静脉和一条动脉。小鼠胃容量小(1~1.5 mL),功能差,不耐饥饿,肠道较短,盲肠不发达,故以谷物性饲料为主。小鼠的淋巴系统发达,外界刺激可使淋巴系统增生,进而可导致淋巴系疾病。

5.小鼠的品系

小鼠是最常用的实验动物。品系多,可供选用的范围广,性周期短,生育力强,产量大,饲养管理方便,一次可以获得数量较多、健康素质一致的动物,价较廉。加上对小鼠的生物学特性比较了解,遗传学工作做得比较深入和广泛,实验积累的资料也较丰富,因而素为科研工作者所乐用。

按照遗传学的要求和饲养繁殖的不同方法,实验动物小鼠可分为近交系(inbredstrain)、封闭群(远交系)(closedcolony,outbredstock)和突变系(mutant)。

(1)近交系 1985年小鼠标准化遗传命名国际委员会第8次公布近交系233个品系,其中有我国TA1,TA2,615三个品系,被列为国际公认的品系(表4-1)。

表4-1　我国培育的近交系小鼠

品系名	培育者及历史起源	毛色(基因型)	主要特性
中国1号(C-1)	1955年中国医学科学院实验医学研究所,将昆明种小鼠,经近亲交配20代以上而育成。	白化	繁殖力中等,2月龄体重17 g。肿瘤自发率低。
津白1号(TA1)	1955年天津医学院将昆明市售白化小鼠,经近亲交配培育而育成。	白化(aabbcc)	繁殖力中等,2月龄体重20～25 g。肿瘤自发率低。
津白2号(TA2)	1963年天津医学院将昆明种小鼠,经近亲交配20代以上而育成。	白化(aaBBcc)	高乳腺癌,繁殖力中等。
615	1961年中国医学科学院输血和血液研究所将普通小白鼠与$C_{57}BL/$杂交所生子代经近亲交配20代以上而育成。	深褐色(aabbCC)	肿瘤发生率为10%～20%(♀乳腺癌,♂肺癌),对津638白血病病毒敏感。
AMMS/1号	1974年军事医学科学院将昆明种小鼠,经近亲交配20代以上而育成。	白化(aabbcc)	对炭疽弱毒株比较敏感。对骨髓多向性造血干细胞测定比较规律。
LIBP/1	兰州生物制品所1979年育成。	aaBBccDD	对流行性出血热和炭疽杆菌敏感。

一个品系或基因型相似的品系,经过连续20代全同胞兄妹或亲代与子代交配培育的品系称为近交系。其近交系数大于98.6%,表示其群体基因达到纯合和基本稳定。近交系中又有下列4种:

①同源突变近交系(coisogenicinbred srtain):近交系当中个别基因位点发生突变而其他遗传基因不变,称同源突变近交系。

②同源导入近交系（congenicinbredstrain）：通过小鼠互交和回交等多种方式，将一个基因导入近交系中，称同源导入近交系。从而育成一个新的近交系。

　　③分离近交系（segragatinginbredstrain）：在近交系群体中出现基因突变，将其连续全同胞兄妹交配，回交或互交 20 代以上，使其突变基因在位点上分离所形成的品系称为分离近交系。

　　④重组近交系（recombinantinbredstrain）：由两个近交系杂交其子代 F1 代，再由 F1 代连续 20 代兄妹交配繁殖的近交系，称为重组近交系，而产生新的品系。

　　近交系小鼠的生物学特性和应用：近交系是经过 20 代的同胞兄妹或亲子代交配育成的品系，因而在遗传上具有其独特的生物学特性。遗传基因上具有典型特殊的位点，基因都是纯合子（homozygosity），并长期保持稳定不变，因而世代相传下去。如 C57BL 品系小鼠 1921 年育成，至今经历了 50 多年其遗传性状仍然不变。

　　由于近交系小鼠遗传上的同基因性、纯合性和长期稳定，其生物学上显示出表现型的同一性，即其个体在遗传上是一致的，血型、组织、生化同工酶和形态上也是一致的。小鼠的遗传个性也通过其免疫反应、行为、对药物和化学制剂的反应、解剖、生理、疾病、繁殖、寿命等特征表达其相似的反应。这些特点使得试验重复性好，细胞、组织乃至同一品系肿瘤移植成功率高，无免疫排斥现象。也为动物品系的遗传监测提供可辨别性，通过生化位点、植皮、下颌骨测量和指纹图谱等遗传监测试验，可以识别出各个品系的特征和遗传概貌，从而做出近交系的判断。

　　近交系动物比远交系动物对环境的影响较为敏感（sensitivity），而近交系各品系之间也有差别。如对药物的作用近交系敏感品系用少数动物便可进行试验，实验结果重复性、一致性都较好。近交系中 C3H，BABL/c 系对鼠痘敏感，而 C57BL/6J 品系则不敏感（图 4-3）。近交系对环境影响敏感，因此其生活环境需要保持稳定，减少影响因素，否则将影响生产繁殖和实验结果。

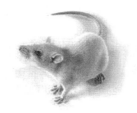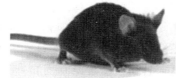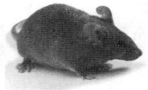

图 4-3　常用实验小鼠
（从左至右依次为 BABL/c，C57BL/6J，C3H）

　　（2）封闭群（远交系）　是以非近亲交配方式进行连续 4 代以上繁殖生产，并在 5 年以上不从外部引种的封闭群体。封闭群保持了一般遗传的杂合性。

　　封闭群小鼠的杂合性，可以避免近交衰退现象。群体的生活能力、繁殖率、抗病能力比近交系强，但从遗传学而言，不是纯合子，携带有隐性基因能产生某些纯合子的突变个性，可以出现基因分离现象。选择性变化快（如群体动物平均体重）或自然选择，健康和疾病上有些对疾病有抵抗力而另一些则为易感性。

　　封闭群小鼠可以大量生产供应，适用于药物筛选、教学使用。封闭群小鼠有 NIH，ICR，

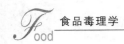

Swiss 等品系。

（3）突变系　突变系是来自自发、放射线照射、化学诱变剂、病毒复制转位或转基因技术育成的小鼠。它不是遗传分离或遗传重组所引起的变化，而是一类基因自我复制过程中碱基对替换或位点突变，从而形成可以传到子代的具有特定遗传特征的品系。

据 Jackson 的实验室突变小鼠基因库（mutantmousegeneticresource，MMR）的报道，经过他们精心培育和鉴定已育成 300 多个突变小鼠，具有 250 个以上的突变基因。这些突变小鼠有生长和激素，神经、神经肌肉和眼、骨骼，免疫和毛发、色素、肾脏，单体性（2N-1），Y 染色体连锁基因异系株和重组近交系突变株等。据美国 NIH 小鼠资源部 Hesen 博士称，他也拥有 200 多个突变小鼠株。

小鼠突变系的出现大大丰富了人类疾病的动物模型，在这个基础上可以进行遗传学、发生学、基因调控、基因生理表达、疾病基因诊断和治疗、疾病发生机制等研究工作。在突变系模型上，又可发展新的过去难以诱发的动物模型。如严重联合免疫缺陷（severecombinedimmunedeficiency，SCID）小鼠可以接种人或其他动物的组织、细胞或肿瘤而不发生免疫排斥，用这些小鼠可以进行感染人的疾病病原进行观察、药物筛选和进行实验治疗等研究。

（4）杂交动物（hybridization）　将两个（或两个以上）的近交系进行有计划的交配培育。第一代动物称 F_1 代（firstfilialgeneration），在杂交前对亲本的性别要选择好，以便将雌或雄的优势导入子代。由于杂交具有亲代的遗传均一性。亲代的隐性有害基因为另一亲代的显性有害基因组合成杂合子，又具有近交系的亲代优点，克服近交衰退现象，而出现杂交优势。因此，F_1 的生活力、抗病能力、繁殖力都较亲代好。对各种实验重复性也好，可用于核医学、移植免疫学、细胞动力学、单克隆抗体的研究。

（5）遗传工程学培育的新品系

①转基因小鼠（transgenic mouse）：通过遗传工程技术，将外源的目的 DNA，经显微注射注入受精卵的核内，再输送到假孕母鼠的输卵管，在子宫内成胚娩出。转基因小鼠的成功率为 10%～30%。或将小鼠囊胚培养成胚干细胞将之注入另一囊胚腔与之嵌合，嵌合到生殖细胞上可将新的基因传给子代。另有用逆转录病毒感染细胞，在细胞内将所形成的原病毒整合到宿主细胞核 DNA，特别整合到生殖细胞，原病毒基因传到子代成为转基因小鼠。

②嵌合体小鼠（chimerical mouse）：在两个近交系受精卵处于 8 个细胞分裂阶段，用蛋白酶或 Ficoll 溶液处理，使之嵌合成双倍体早胚，培养成 128～256 个细胞时再移入假孕母鼠内孕育成胎儿娩出。

③双倍体动物（diploidanimal）：两个近交系交配后取出受精卵去掉雄核，用细胞松弛剂使雌核倍增成双倍体。在体内培养成囊胚再植入母鼠孕育成胎娩出，育成两个染色体和基因一致的个体。可用于培育新品系。

4.2.1.2　大鼠

1. 外貌特征

大鼠外貌特征与小鼠相似，个体较大。一般成年大鼠体长要达 18～20 cm。大鼠尾巴上有短毛和环状鳞片，鳞片的数量比小鼠多。

2. 生长发育特征

大鼠寿命 2～3 年。新生仔鼠无被毛,呈赤红色,耳与头部皮肤粘连,闭目;2 d 后周身呈粉红色;3～4 d 两耳与皮肤分开,并开始长出短短的被毛;8～10 d 生出门齿,并开始爬行;14～17 d 双目睁开;16 d 后被毛长齐;19 d 长出白齿,21 d 长出第 2 白齿,开始独立生活;35 d 生出第 3 白齿。成年大鼠体重,雄性 300～400 g,雌性 250～300 g。大鼠繁殖力强,雄鼠 2 月龄,雌鼠 2.5 月龄性成熟,性周期 4～5 d,妊娠期 21 d,哺乳期 21 d。生殖系统较活跃,如表 4-2 所示。大鼠每胎平均产仔 8 只,为全年多发情动物。

表 4-2　阴道涂片的组织学变化

阶段	经过时间/h		卵巢变化	细胞变化特点
	小鼠	大鼠		
发情前期(P)(proestrus stage)	18	17～21	卵泡加速生长	全部是有核上皮细胞,偶有少量角化细胞。
发情期(E)(Estrus stage)	42	9～15	卵泡成熟、排卵	全部是无核角化细胞或间有少量上皮细胞。
发情后期(M)(Metestrus stage)	12	10～14	黄体生成	白细胞、角化细胞、有核上皮细胞均有。
发情间期(D)(Dioestrus stage)	48～72	60～70	黄体退化	大量白细胞及少量上皮细胞核黏液。

3. 生活习性

大鼠喜欢夜间活动,喜啃咬、吃食多。对营养缺乏非常敏感,特别是维生素 A 和氨基酸供应不足时,可发生典型的缺乏症状,因此适于营养学研究。大鼠性情较凶猛,抗病力强。大鼠门齿较长,常会主动咬工作人员伸入笼内的手。对环境适应性强,成年鼠很少患病。但对饲养环境中的湿度、粉尘、氨气和硫化氢等极为敏感,如果饲养室内空气卫生条件较差,在长期慢性刺激下,可引起大鼠患肺炎或肺组织进行性坏死而死亡。

4. 解剖生理特征

大鼠汗腺极不发达,仅在爪垫上有汗腺,不耐高温,高温可引起中暑死亡。尾巴是重要的散热器官,在高温下分泌大量唾液来调节体温。当湿度低于 40% 时,易患环尾病,进一步发展可导致尾巴一段段地脱落,还会引起哺乳母鼠食仔现象发生。一般饲养室湿度应保持在 50%～60% 之间。大鼠不能呕吐,无胆囊,分泌的胆汁通过总胆管进入十二指肠。肝脏再生能力强,切除 60%～70% 的肝叶仍有再生能力。肠道较短,盲肠较大,但不发达。不耐饥饿,肠内能合成维生素 C。神经系统比较发达,与人类相似,亦包括中枢神经系统和外周神经系统。大鼠为双子宫,有 6 对乳头,胰腺十分分散。眼角膜无血管,视觉、嗅觉较灵敏,做条件反射等实验反应良好,但对许多药物易产生耐药性。大鼠血压和血管对药物反应敏感。垂体-肾上腺系统功能发达,应激反应灵敏。

大鼠的使用量仅次于小鼠,其生物学资料和研究积累资料相当丰富。大鼠体重比小鼠重

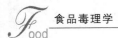
10 倍。大鼠杂食,昼伏夜活动,性温顺,对环境、温度敏感,怕噪声,视距短,嗅觉好,汗腺不发达,无胆囊,无呕吐反应,心电图缺 S-T 段。

大鼠近交系有 101 个品系,远交系 8 个品系,突变系 20 多个品系。

大鼠可用于神经内分泌,营养代谢,药物学,肿瘤,传染病,炎症,行为学,核医学,肝、消化系统及心血管疾病,计划生育,中医中药等领域的研究。

二维码 4-1　大小鼠常用
实验品种介绍

想要详细了解更多关于小鼠与大鼠的知识,扫描二维码 4-1 即可获得。

4.2.1.3　豚鼠

1. 外貌特征

豚鼠头大、体型短粗、耳圆、无尾、四肢较短,上唇分裂,尾巴只有尾的残迹,耳壳较薄,血管鲜红明显。全身被毛,毛色多样,有白色、黑色、沙色、两色、三色等(图 4-4)。

2. 生长发育特征

豚鼠的寿命、生长发育等常因品种、品系、饲养条件的差异而不同。豚鼠寿命一般 4～5 年,最长可达 8 年。豚鼠有明显的性周期,包括发情前期、发情期、发情后期和静止期 4 个阶段。每次发情时间可维持 1～18 h,多在下午 5 时到第 2 天早晨 5 时。排卵发生于动情开始后 10 h(发情结束后),而产后 1.75～3 h 也可

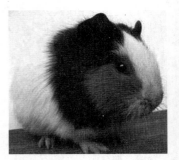

图 4-4　三色豚鼠

以发情排卵。动情期可持续 19 h。卵巢分泌雌激素和孕激素。豚鼠性成熟早,雌鼠 30～45 日龄,雄鼠 70 日龄性成熟,性周期 15～17 d,妊娠期 59～72 d,较其他啮齿类长,每胎产仔 2～5 个,哺乳期 2～3 周,胎间隔 96 d。生长发育快,5 月龄时达体成熟期。雄性成年体重 750 g,雌性 700 g 左右。

3. 生活习性

豚鼠喜活动,喜群居,喜欢干燥洁净的生活环境,需要面积较大的活动场地,单纯笼养易发生足底部溃疡,并影响其生长繁殖。豚鼠为草食性动物,喜食纤维素较多的食物,一般拒绝苦、咸和过甜的饲料,食量大。豚鼠嚼肌发达而胃壁非常薄,盲肠特别膨大,约占腹腔容积的 1/3。粗纤维需要量比家兔多,但不像家兔那样易患腹泻病。豚鼠胆小机警,对刺激反应非常敏感,耳蜗管发达,听觉敏锐。在安静状态下,突然的响声和惊吓会引起豚鼠的混乱与惊慌,甚至导致怀孕雌鼠流产。嗅觉和听觉都很发达,对抗生素及某些有毒物质极为敏感。与大鼠和小鼠相反,豚鼠夜间少食少动。豚鼠会用叫声来表达某种要求,如求偶、向饲养人员索食。豚鼠一般不伤人,不互相打斗,实验操作方便。

4. 解剖生理特征

胃壁极薄,胃容量 20～30 mL,肠道较长,约为体长的 10 倍,盲肠发达,约占腹腔的 1/3。豚鼠自动调节体温的能力较差,对环境温度变化敏感,饲养时最适温度为 18～20℃。抗缺氧能力强,是大鼠的 2 倍,小鼠的 4 倍。豚鼠体内(肝脏和肠)不能合成维生素 C,所需维生素 C 必须来源于饲料中。因此饲养豚鼠时,需在饲料或水中加维生素 C 或给新鲜蔬菜。当维生素

C 缺乏时,出现坏血症,其症状包括后肢出现半瘫痪、行动困难、体质衰弱等。豚鼠对麻醉药物敏感,麻醉死亡率高,应特别注意。

豚鼠具有与上述其他品系的鼠类很不同的系列生物学特性,怀孕时间长达 65 d,子代数量少,怕风吹,怕惊吓。

豚鼠近交系有 13 个品系,远交群有 3 个。循环系统中红细胞指数低,淋巴细胞占优势。外周血、骨髓与人相似。有独特的福库二代细胞。对类固醇有抵抗力,可做组织相容性免疫应答遗传控制模型。老龄雌豚鼠血清有溶血性补体,可做抗原诱导速发型呼吸过敏反应模型。听觉灵敏,其耳蜗和血管伸至中耳腔内。免疫学上与人相似:如补体系统,对巨噬细胞抑制,抗原与巨噬细胞互相作用,皮肤出现迟发性过敏反应等。因此,豚鼠可用于免疫学、生物化学、毒理学、生理学、药理学的研究。

4.2.1.4　兔

1. 外貌特征

兔呈球形,密被绒毛,蹲位,尾短,耳大,眼大,上唇中裂,后肢比前肢长。毛色有白色、棕色、灰色、黑色、麻色等。

2. 生长发育特征

仔兔初生无毛,闭眼,出生后发育很快,第 4 天开始长毛,10 d 左右开眼,3 周龄时出巢,开始自己采食。1 周内体重可增加 1 倍,4 周龄时为成年体重的 12%,8 周龄时达成年体重的 40%。不同品系的兔,性成熟的年龄有差异,一般雌性为 5~6 个月,雄性为 7~8 个月。兔无明显的发情周期,一年四季均可交配繁殖,是反射性排卵的动物,一般在交配后 10~13 h 排卵。妊娠期为 30~33 d,超过 35 d 一般为死胎,平均胎产仔数 4~10 只,哺乳期 40~45 d。兔的生育年龄 5~6 年,平均寿命 8 年。

3. 生活习性

兔具有夜行性和嗜眠性,家兔夜间十分活跃,而白天表现十分安静,除喂食时间外常闭目睡眠。当使其仰卧,顺毛抚摸其胸腹部并按摩其太阳穴可使其进入睡眠状态,在不进行麻醉的情况下可进行短时间的实验操作。兔是草食性动物,兔有食粪性,喜欢直接从肛门口吃自己排出的粪,但不吃落地或其他兔排泄的粪。哺乳期仔兔也有食雌兔粪便的习性。食粪可使其中所含的蛋白质、灰分和 B 族维生素等营养物质被重吸收。兔听觉和嗅觉都十分灵敏,胆小怕惊。散养的家兔喜欢穴居,有在泥土地上打洞的习性。兔对环境影响也很敏感,喜爱幽静和空气新鲜的环境,并具有不耐热、耐干燥不耐潮湿和拉粪撒尿固定一角等特性。气温超过 30℃或环境过度潮湿,可引起减食、废食,对雌兔还可引起流产、泌乳量减少、不肯哺乳带仔等现象,并诱发各种疾病的流行。兔在被捕捉时易到处乱窜,爪锋利,易伤人,突然的噪声可引起兔后肢瘫痪,甚至导致雌孕兔流产。兔性情温顺但群居性较差,如果群养同性别成兔,彼此经常发生斗殴、咬伤。兔还具有啮齿类行为,喜欢磨牙且具有啃木习惯,木制笼具和巢箱常被啃咬损坏。因此,在设计兔舍和饲养笼具时,要充分考虑这个问题,在饲料中应加入一定比例的粗纤维。

4. 解剖生理特征

兔耳郭大且耳血管清晰,便于实验操作,虹膜有色素细胞。胃为单室,胃底特别大,呕吐反

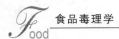

应不敏感。胰腺组织分散,有胆囊,胆总管易辨认。双子宫(两个子宫角,两个子宫颈),雌性
3～6 对乳头(图 4-5)。

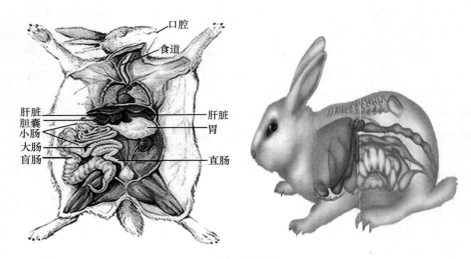

口腔
食道
肝脏
胆囊
小肠
大肠
盲肠
肝脏
胃
直肠

图 4-5 兔生理特征图

兔与啮齿动物的区别为上有第二对切齿。两眼明亮,视角广,听觉和嗅觉好。兔为食草动
物,有切齿,产胆汁多,肠容量大,特别盲肠巨大,有食粪癖,特别爱食早晨排出软粪粒,重新消
化。软便中含有 2 倍蛋白质和 1/2 硬便纤维。白天活动,夜间休息。

雄兔在配种时睾丸降下,雌兔配种时才排卵,孕期短。

兔用于心外科、高血压、动脉粥样硬化、传染病、病毒学、胚胎发生学、毒理学、消化及生殖
生理、突变畸形、血清遗传学、计划生育等研究。

4.2.2 实验动物的操作

4.2.2.1 实验动物处理

1. 健康检疫

实验动物在购进之后将雌雄分开饲养,一般进行 5～7 d 检疫,在此期间应多次观察动物,
及时剔除不健康的动物。结束观察后将动物分配到各剂量组。健康检查包括如下项目:

(1)眼睛 瞳孔是否清晰,眼睛有无分泌物,眼睑有无发炎。

(2)耳 耳有无分泌物溢出,耳壳内是否有脓疮。

(3)鼻 有无喷嚏以及浆性黏液分泌物流出。

(4)皮肤 有无创伤、脓疡、疥癣、湿疹,毛发色泽是否光亮及毛发是否浓密。

(5)头部 姿势是否端正,若有歪斜,常证明有内耳或神经系统疾患。

(6)胃肠道 有无呕吐、腹泻、便秘,肛门口被毛是否洁净。

(7)神经系统 是否有震颤、麻痹、功能不全等。

(8)生理状况 动物的体温、心跳、心率、呼吸、血象、肝肾功能等是否在正常范围。

人与实验动物临床观察指标见表 4-3。

表 4-3　人与实验动物临床观察指标

动物种类	血压/kPa		呼吸频率/(次/min)	心率/(次/min)	体温/℃
	收缩压	舒张压			
人	16.7	10.7	17.5	75	36.8
猴	21.10	13.35	40	150	38.5
犬	15.99	7.99	18.0	120	38.5
兔	14.66	10.66	51.0	205	39.0
豚鼠	11.60	7.53	90.0	280	38.2
大鼠	13.07	10.13	85.5	328	38.2
小鼠	14.79	10.80	128	600	38.0

2. 实验动物的抓取和固定方法

正确地抓取和固定动物,是为了不伤害动物,不影响观察指标,并防止被动物咬伤,保证实验顺利进行。抓取固定动物的方法依实验内容和动物种类而定。抓取固定动物前,必须对各种动物的一般习性有所了解,操作时既要大胆敏捷,又要小心仔细,不能粗暴。

(1)小鼠的抓取固定方法　小鼠的性情比较温顺,一般不会主动咬人。在小鼠较安静时打开盒盖,用右手拇指和食指的指腹抓住尾部中央提起来,如果只想移动动物,就用双手把它捧起来或用右手拇指和食指抓住尾部将小鼠倒提起来。用手固定时把提起来的小鼠放在笼子盖上,轻轻地向后拉鼠尾,当其向前爬行时,用左手拇指和食指捏住小鼠颈部两耳间的皮肤,捏住的皮肤要适量,太多太紧小鼠会窒息,太少太松小鼠能回头咬伤实验者。捏住后翻转左手,掌心向上,将鼠体置于左手掌心中,右手拉住小鼠尾部,用左手无名指或小指压紧尾根,使小鼠身体成一条直线。此方法适用于肌肉注射、腹腔内注射、灌胃等(图 4-6)。

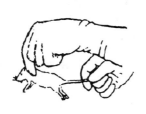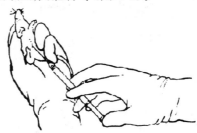

图 4-6　小鼠的抓取、固定及腹腔内注射

扫描二维码 4-2 学习抓取小鼠的方法。

如进行解剖、手术、心脏及尾部采血和尾静脉注射时,需将小鼠固定。取一块边长 15～20 cm 的木板,在板的前方边缘扎一根针头或钉入一颗钉子,左右边缘各钉入 2 个钉子,消毒后使用。将小鼠麻醉后,再用线绳将鼠头及四肢依次固定在木板上。尾静脉取血或尾静脉注射时,可用小鼠尾静脉注射架固定;也可采用一种简易的办法,即倒放一个烧杯或其他容器,把小鼠放在里面,只露出尾巴,然后用乙醇擦拭,或者尾部用 45～50℃ 的温水浸润几分钟,以便暴露血管,进行注射和采血。容器或烧杯的大小、重量要适中,既

二维码 4-2　小鼠抓取实验操作

能够压住鼠尾不让其活动，又能起到压迫血管的作用。或把小鼠放在一小黑布口袋内，小鼠趋黑，当其向前爬动时，在局部将小布口袋缩口、固定后，可进行尾部静脉注射或尾静脉采血等操作(图4-7)。

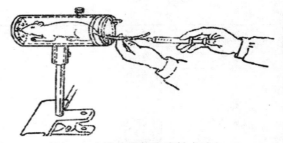

图4-7　小鼠的尾静脉注射或采血

　　(2)大鼠的抓取固定方法　由于大鼠比小鼠牙尖性猛，不易用袭击方式抓取，以防大鼠在惊恐或激怒时咬伤手指，捉拿时最好戴上防护手套。用手从笼内取出4～5周龄以内的大鼠时，方法同小鼠。周龄较大的大鼠需抓住大鼠尾根部，不能抓尾尖，也不能让大鼠悬在空中的时间过长，否则易导致尾部皮肤脱落，并易使实验者被咬伤。如要腹腔注射、肌内注射或灌胃，可用右手提住鼠尾，将鼠放在鼠爪能抓牢的物体表面，如铁丝笼子，稍向后拉鼠尾，鼠身被拉长，用左手贴在鼠背，捏紧头颈部和背部皮肤，即可将大鼠固定在左手中，进行其他操作；如需尾静脉取血或注射，可将大鼠放入固定盒内或小黑布口袋，使其只露尾部；如需长时间固定操作，可将大鼠四肢固定在木板上，用一根棉绳拉住两只门齿固定其头部。

　　(3)豚鼠的抓取固定方法　豚鼠较为胆小易惊，不宜强烈刺激和惊吓，所以在抓取时必须稳、准和迅速。抓取幼小豚鼠时，用两手捧起来，成熟动物则用右手手掌迅速扣住鼠背，抓取其肩胛上方，以拇指和食指环握颈部，另一只手托住臀部(图4-8)。

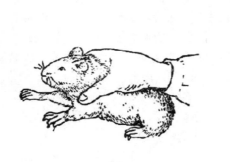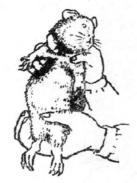

图4-8　豚鼠的常用抓取固定方法

　　如果在实验过程中豚鼠挣扎频繁，避免使用此法，因为该法容易引起豚鼠窒息。也可2人配合操作。先由助手用左手的食指和中指卡住豚鼠颈背部两侧，拇指和无名指卡住肋部，分别用手指夹住左右前肢，抓起来。然后翻转左手，用右手的拇指和食指夹住右后肢，用中指和无名指夹住左后肢，使鼠身体成一条直线。也可以坐下来，用大腿夹住豚鼠的后肢，右手进行实验操作。也可用固定器固定豚鼠，将豚鼠四肢用线绳固定在木板或泡沫上，方法和小鼠、大鼠基本一样。

　　(4)家兔的抓取固定方法　家兔比较驯服不常咬人，但脚爪较尖，挣扎时极易抓伤操作人员。因此，必须防备其四肢的活动。在抓取时，应轻轻打开兔笼门，不要让兔受惊，然后右手伸入笼内，从兔头前部把两耳轻轻压于掌内，兔便卧伏不动，此时将颈部被毛和皮肤一起抓住提起，并用左手托住臀部，使兔的体重大部分落在这只手上，拿到兔笼外。不能单提两耳，易造成疼痛而引起挣扎。单提两耳、捉拿四肢，仅抓背部或腰部会造成耳、肾、腰椎的损伤或皮下出血(图4-9)。

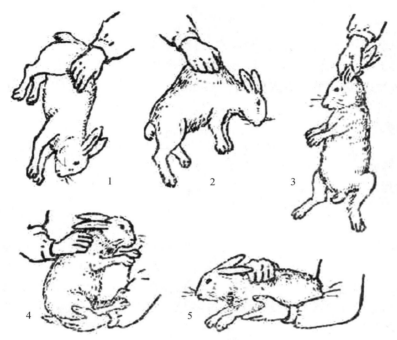

图 4-9　兔的抓取

1、2、3 均为不正确的抓取方法（1 可损伤两肾，2 可造成皮下出血，3 可伤两耳），4、5 为正确的抓取方法。
颈后部的皮厚可以抓，并用手托兔体。

一般将兔的固定分为盒式、台式和马蹄形三种（图 4-10）。盒式固定，适用于兔耳采血、耳血管注射等情况；若做血压测量、呼吸等实验和手术时，则需将兔固定在兔台上，四肢用粗棉绳活结绑住，拉直四肢，将绳绑在兔台四周的固定木块上，头以固定夹固定或用一根粗棉绳挑过兔门齿绑在兔台铁柱上；马蹄形固定多用于腰背部，尤其是颅脑部位的实验，固定时先剪去两侧眼眶下部的毛皮，暴露颧骨突起，调节固定器两端钉形金属棒。使其正好嵌在突起下方的凹处，然后在适当的高度固定金属棒。用马蹄形固定器可使兔取用背卧位和腹卧位，所以是研究中常采用的固定方法。

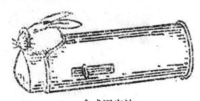

盒式固定法

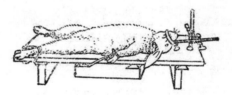

台式固定法

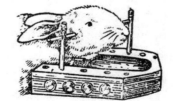

马蹄形固定法

图 4-10　兔的固定

3. 性别鉴定

为满足不同试验对动物性别的不同要求,需要掌握鉴别动物性别的方法。

(1)小鼠和大鼠性别鉴定　按照小鼠和大鼠抓取与固定操作程序抓取动物。反转被抓取的动物,根据外生殖器(阴蒂或阴茎)与肛门之间的距离来判断这些动物新生仔的性别,一般间隔短的是雄性,外生殖器阴茎与阴蒂大,但是对此判别要有一定经验,成熟期雌性有阴道口,雄性有膨起的阴囊和阴茎(图 4-11)。

(2)豚鼠性别判定　按照豚鼠的抓取与固定操作程序抓取动物。反转被抓取的豚鼠,观察其外生殖器。雌性外生殖器阴蒂凸起比较小,用拇指按住这个凸起,同时拨开大阴唇的皱襞,可见阴道口的为雌性。应当注意的是豚鼠的阴道口除发情期以外有闭锁膜关闭着。雄性外生殖器处有包皮覆盖的阴茎的小隆起,用拇指轻轻按住包皮小凸起的基部,有龟头突出的为雄性。

(3)兔的性别判定　按照兔子的抓取与固定操作程序抓取动物。反转被抓取的兔子,观察其外生殖器。新生仔兔的性别判定比大鼠困难,是根据肛门和尿道开口部之间的距离以及尿道开口部的形态来判别性别。肛门和尿道开口部之间的距离,雄性是雌性的 1.5～2 倍。指压靠近尿道开口处的下腹部,肛门和尿道开口部之间的距离雌性不明显伸长,尿道开口依然指向肛门方向。雄性则距离明显伸长,尿道开口与肛门方向相反。尿道开口部的形状,雌性是裂缝、细长形,雄性是圆筒形。成年兔根据雌性阴道口的存在及雄性阴囊部膨胀和阴茎的存在相区别(图 4-12)。

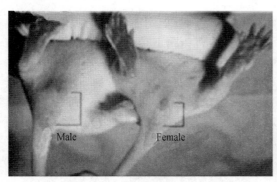

图 4-11　大、小鼠的性别鉴定

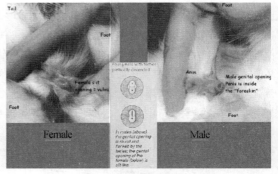

图 4-12　兔的性别鉴定

4. 实验动物的编号和标记方法

动物在实验前常常需要做适当的分组,不同的体重或相同的体重放在同一个笼时,为了观察每个动物的变化情况,必须为实验动物进行编号、标记以示区别,根据动物的种类、数量和观察时间长短等因素来选择合适的标记方法。较大的实验动物在实验中用量少,可通过外表特征记录进行编号,而小鼠、大鼠等小动物用量较多,外表又不易区别,因此要采用特殊的标记方法。良好的标记方法要满足标号清晰、耐久、简便、易认和适用、无明显损伤、无毒等要求。标记的方法有染色法、打耳孔法、标牌法、烙印法及剪毛法等以下几种:

(1)染色法　染色法在实验室中最常使用,也很方便,用化学品在动物明显体位皮毛上进行涂染,并可用不同颜色区别各组动物。标记时用棉签或卷着纱布的玻璃棒蘸取溶液,在动物体的相应部位逆毛流方向涂上有色斑点。常用涂染化学药品有红色的 0.5% 中性红或品红溶液;黄色的 3％～5％苦味酸溶液或 80％～90％苦味酸酒精饱和液;咖啡色的 2％硝酸银溶液;黑色的煤焦油的酒精溶液。其中最常使用的是 3％～5％苦味酸溶液,可识别 2～3 个月。标记的方法是用毛笔或棉签蘸取上述溶液,在动物的不同部位涂上斑点(色)以示不同号码。染色方法主要适用于被毛白色的实验动物,如大白鼠、小白鼠等。有单色涂染法和双色涂染法之分(图 4-13)。单色涂染法是用单一颜色的染色剂涂染实验动物不同部位的方法。编号的原则是先左后右,从前到后。一般左前肢为 1 号,左腹部为 2 号,左后肢为 3

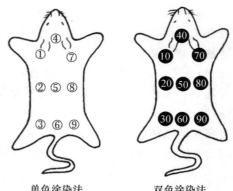

单色涂染法　　双色涂染法

图 4-13　大、小鼠的单色涂染法和双色涂染法

号,头部为 4 号,背部为 5 号,尾根部为 6 号,右前肢为 7 号,右腹部为 8 号,右后肢为 9 号。这种方法简单、易认,在每组实验动物不超过 10 只的情况下适用。

双色涂染法是采用两种颜色同时进行染色标记的方法。例如,用苦味酸(黄色)染色标记作为个位数,用品红(红色)染色标记作为十位数。个位数的染色标记方法同单色涂染法;十位数的染色标记方法参照单色涂染法,也就是左前肢为 10 号,左腹部为 20 号,左后肢为 30 号,头部为 40 号,背部为 50 号,尾根部为 60 号,右前肢为 70 号,右腹部为 80 号,右后肢为 90 号,第 100 号不作染色标记。比如标记第 12 号实验动物,在其左前肢涂染品红(红色),在其左侧腹部涂上苦味酸(黄色)即可。双色法染色可标记 100 位以内的号码。

染色法虽然简单方便,不会给实验动物造成损伤和痛苦,但是长时间实验会使涂染剂自行褪色,或由于实验动物互相嬉闹、舔毛、摩擦、换毛、粪尿和饮水浸湿被毛等原因,易造成染色标记模糊不清,因而染色法对慢性实验不适用。如果所做慢性实验只能采用这种染色方法,则应注意不断地补充和加深染色。

(2)打耳孔法　是用打孔机直接在实验动物的耳朵上打孔编号,根据打在动物耳朵上的部位和孔的多少,来区分实验动物的方法。用打孔机在耳朵打孔后,必须用消毒过的滑石粉抹在打孔局部,以免伤口愈合过程中将耳孔闭合。耳孔法可标记 3 位数之内的号码,另一种耳孔法是用剪刀在实验动物的耳廓上剪缺口的方法,作为区分实验动物的标记。

(3)标牌法　用金属制作的标牌固定在实验动物的颈部、耳朵或脚上。将分组编号写在卡片上,挂在动物饲养笼外。这种方法简单、易识别、数量不限。

(4)烙印法　是直接把标记编号烙印在实验动物身体上的一种方法,犹如盖章一样。烙印方法有两种,对大动物,可将标记号码烙印在其皮肤上(如耳、面、鼻、四肢等部位),对家兔、豚鼠等动物,可用数字号码钳在其耳朵上刺上号码;烙印完成后,伤口涂抹酒精黑墨等颜料,即可清楚读出号码。烙印法对实验动物会造成轻微损伤,操作时要轻巧、敏捷,必要时要进行麻醉,以减少痛苦。

5.实验动物被毛的去除方法

(1)剪毛法　剪毛法是急性试验中最常用的方法。动物固定后,剪毛部位用水湿润,用手术弯头剪紧贴动物皮肤,按序将被毛剪去。注意千万不能用手提起被毛剪,以免剪破皮肤。为避免剪下的被毛到处乱飞,应将剪下的被毛放入盛水的烧杯内。

（2）拔毛法　拔毛法适用于各种动物做后肢皮下静脉注射或取血,家兔耳缘静脉注射或采血时最常用。将动物固定后,用拇指和食指将所需部位的被毛拔去。如果涂上一层凡士林油,可更清楚地显示血管。

（3）剃毛法　大动物慢性手术时采用。先用刷子沾湿肥皂水将需去毛的被毛充分浸润透,然后用剃毛刀顺被毛进行剃毛。如果用电动剃刀,则逆被毛方向剃毛。

（4）脱毛法　采用化学脱毛剂将动物的被毛脱去。此方法常用于大动物做无菌手术,观察动物局部血液循环或其他各种病理变化。

将动物需脱毛部位的被毛先用剪刀尽量剪短,用棉球蘸脱毛剂在脱毛部位涂成薄层,经2～3 min后,用温水洗去脱毛部位脱下的毛,再用干纱布将水擦干,涂上一层油脂。对家兔、大鼠、小鼠等小动物脱毛效果佳。脱一块 15 cm×12 cm 的被毛,只需涂 5～7 mL 脱毛剂,2～3 min 即可用温水洗去脱去的被毛。

6. 实验动物的麻醉

实验动物的麻醉,是实验中的一项重要问题,特别是一些精细的或可能引起疼痛的实验和手术实验。为了减少动物的挣扎和使其保持安静,避免疼痛或动物骚动等因素对实验结果的干扰,使实验便于操作和顺利进行,常对实验动物采取必需的麻醉。动物麻醉的关键在于正确选择麻醉剂和麻醉方法。主要根据实验目的、动物的种类、体重和实验时间长短来进行选择。在麻醉过程中,必须对动物仔细观测。所用技术设备应可对多个系统进行检查,如循环系统（心率、脉搏、血压、心电图、外周灌流量、体温）或呼吸系统（呼吸频率）。在麻醉过程中确定麻醉深度是一个非常重要的步骤,进行手术的最佳麻醉状态是意识丧失,痛觉丧失和松弛。在麻醉时和麻醉后必须检查动物的体温,当体温降低时,要使用加热灯、加热垫。

（1）常用麻醉药品及麻醉方法　动物的麻醉方法分全身麻醉和局部麻醉。

①全身麻醉又分为吸入性麻醉和注射性麻醉。吸入麻醉常用药物有乙醚、氯仿和氟烷类等挥发性麻醉药。非吸入麻醉法（注射麻醉）常用药物有戊巴比妥钠、硫喷妥钠、乌拉坦、氯醛糖等麻醉药（表4-4）。

表 4-4　常用麻醉剂

麻醉剂	动物	给药方法	剂量/(mg/kg)	常用浓度	维持时间
戊巴比妥钠	狗、兔	静脉	30	3%	2～4 h 中途加 1/5 量,
	大、小鼠、豚鼠	腹腔	40～50	3%	可维持 1 h 以上,麻醉
			40～50	2%	力强,易抑制呼吸。
硫喷妥钠	犬、猫、兔	静脉	15～20	2%	15～30 min,麻醉力强,
	大、小鼠	腹腔	40	1%	宜缓慢注射。
			15～20	1%	
氯醛糖	兔	静脉	80～100	2%	3～4 h,诱导期不明显。
	大白鼠	腹腔	50	2%	
乌拉坦	兔	静脉	750～1 000	30%	2～4 h,毒性小,主要适
	大、小白鼠	皮下或肌肉	800～1 000	20%	用于小动物的麻醉。
	蛙	淋巴囊注射	0.1 mL/100 g	20%～25%	
	蟾蜍		1 mL/100 g	10%	

乙醚的特点是安全范围大,肌肉能完全松弛,对肝和肾的毒性较小,麻醉的诱导期和苏醒期较长。但它的不良反应是对呼吸道黏膜刺激性强,胃肠道反应率较高。准备一个玻璃缸,该缸应有一个密封性较好的盖,在缸底放入少量脱脂棉。将大鼠、小鼠或家兔放入缸内,将乙醚倒在棉花上,在室温下乙醚逐渐变成气体挥发,将缸内动物麻醉。动物倒下后,立即取出动物。此时,动物肌肉松弛,角膜反射迟钝,皮肤痛觉消失,可以进行实验操作。吸入麻醉过程中应随时观察动物变化,麻醉后及时将动物从麻醉容器中取出,以防麻醉过深死亡。

戊巴比妥钠为白色粉末,用时配成 3% 溶液静脉或腹腔注射,作用发生快,维持时间 3～5 h。静脉注射时前 1/3 剂量可快速注射,以快速度过兴奋期,后 2/3 剂量应缓慢注射,密切观察动物的反应。

优点:用量少,维持时间要比乌拉坦短,药量易掌握。缺点:给药时动物挣扎出现兴奋,动物麻醉后,常因麻醉药的作用以及肌肉松弛血管扩张,致使体温缓慢下降,所以应设法保温。给药后对动物循环和呼吸系统无显著抑制作用。同时配成 1%～3% 生理盐水溶液,通常在常温下放置 1～2 个月药效不变。

戊巴比妥钠给药方法常用的是腹腔注射和静脉注射两种。小动物多用腹腔注射,大动物则常用静脉注射。静脉注射的原则是宁浅勿深,先注射麻醉药总量的 2/3,剩下的 1/3 一面观察动物的反应(如呼吸频率变慢、角膜反射、疼痛消失等),要缓慢地推注直到麻醉好。如果动物还没有完全麻醉,5 min 后可以再补充一些,以达到足够的麻醉深度。腹腔注射比较方便,但是麻醉起效慢,动物兴奋现象明显,麻醉深浅不宜控制,偶尔有误注肠腔或膀胱的可能。使用剂量及方法为,兔静脉注射 30～35 mg/kg,腹腔注射 40～45 mg/kg;鼠类静脉或腹腔注射 35～50 mg/kg。

②常用局部麻醉药物为盐酸普鲁卡因注射液和盐酸可卡因溶液。普鲁卡因(奴佛卡因)是对氨苯甲酸酯。对皮肤和黏膜的穿透力较弱,需注射给药才能产生局麻作用。注射后 1～3 min 内产生麻醉,可维持 30～45 min。它可使血管轻度舒张,容易被吸收入血而失去药效。为延长其作用时间,常在溶液中加少量肾上腺素(每 100 mL 加 0.1% 肾上腺素 0.2～0.5 mL)能使局麻时间延长 1～2 h。常使用 2% 盐酸普鲁卡因,剂量依手术范围和麻醉深度而定。地卡因(丁卡因)的化学结构与普鲁卡因相似,局麻作用比普鲁卡因强 10 倍,吸收后的毒性作用也相应加强,能穿透黏膜,1～3 min 发生作用,持续 60～90 min。

(2)常用急救药　在麻醉动物过程中,有时会遇到呼吸或血循环方面的异常情况,需要进行对症抢救。麻醉过度一旦发生,应尽快抢救。方法是:如呼吸极度减慢或停止,而心跳仍然存在,应尽快实行人工呼吸。对家兔和大白鼠,可用双手抓握动物胸腹部,使其呼气,然后快速放开,使其吸气,频率约每秒一次;也可同时夹捏动物肢体末端部位,促进呼吸恢复。如果呼吸停止是由于给药速度太快造成的,且注入量未达到计算剂量,一般上述方法可很快使动物恢复呼吸。如果给药量已达到或超过计算剂量,应人工呼吸并同时静脉注射尼克刹米(50 mg/kg)以兴奋呼吸中枢。如果动物心跳已停止,在人工呼吸的同时,还应做心脏按摩,心脏按摩的方法(以家兔为例)是用拇指、食指、中指挤压心脏部位,有时可用机械刺激或挤压使心脏复跳。抢救开始的时间距离呼吸、心跳停止时间越近,抢救成功的机会越大,故及时发现是很重要的,而预防是最重要的。另外,下面的药物急救时可选用。

呼吸兴奋药作用于中枢神经系统,对抗因麻醉药过量引起的中枢性呼吸抑制。常用的呼吸兴奋药有戊四氮、尼克刹米和美解眠。戊四氮是延髓中枢的兴奋剂,能兴奋呼吸及血管运动中枢,对抗巴比妥及氯丙嗪等药物过量所致的中枢性呼吸衰竭。每次 0.1 g,静脉或心内注射,可重复使用,但大剂量可导致惊厥。尼克刹米(可拉明)可直接兴奋呼吸中枢,安全范围较大,适用于各种原因引起的中枢性呼吸衰竭。每次 0.25～0.5 g 静脉注射,大剂量可致血压升高、心悸、心律失常、肌颤等。美解眠与戊四氮相似,作用短暂,安全范围比戊四氮宽,过量也可引起肌肉抽搐和惊厥,主要用于巴比妥类和水合氯醛中毒。每次 50 mg,静脉缓慢注射。

常用的心脏急救药物有肾上腺素、阿托品和碳酸氢钠。肾上腺素能提高心肌应激性,增加心肌收缩力,加快心率,增进心脏排血量,用于心搏骤停急救。每次 0.5～1 mg,静脉、心内或气管内注射,但在氟烷麻醉中禁用。阿托品是副交感神经阻滞剂,兴奋窦房结及房室结,使心率增快,也有一定的复跳作用,用于治疗窦缓、室颤等。碳酸氢钠是纠正急性代谢性酸中毒的主要药物,对心搏停止的动物,可于首次注射肾上腺素以后立即静脉给药,因为酸中毒时心肌对儿茶酚胺反应不良。首次给药按 4% 的碳酸氢钠 1～2 mL/kg 注射。

4.2.2.2 实验动物染毒

在毒理学试验中染毒途径的选择应尽可能模拟人接触该受试物的方式。最常用的途径为经口、经呼吸道、经皮肤染毒及注射染毒。染毒的途径和方法根据试验目的、试验动物种类和药物剂型等情况确定。不同途径的吸收率,一般是静脉注射＞吸入＞肌肉注射＞腹腔注射＞皮下注射＞经口＞皮内注射＞其他途径(如经皮等)。

1. 经口(胃肠道)染毒

常用有喂饲、灌胃、经口滴入和吞咽胶囊等方式。

(1)喂饲 将受试物掺入动物饲料或饮水中供实验动物自行摄入。如果受试物是完全无毒的,则在饲料中的最高含量可为 5%,一些有营养价值的食物成分则可更高,但应注意不要造成饲料营养成分失衡而影响实验动物的生长发育。喂饲法符合人类接触受试物的实际情况,但缺点多,如适口性差的受试物,实验动物会拒食;易挥发或易水解的受试物不适用。而且,实验动物应单笼喂饲,以食物消耗量计算其实际染毒剂量。

(2)灌胃 在动物试验中,经口给药多用灌胃法,此法剂量准确,可反复给药,溶液或混悬液均可灌服,操作也简便。将受试物配制成溶液或混悬液,以注射器经导管注入胃内。一般灌胃深度从口至剑突下。最好是利用等容量灌胃法,即受试物配制成不同浓度,实验动物单位体重的灌胃容量相同。外源化学物用溶剂稀释,一般讲浓溶液比稀溶液毒性大,但是也有的外源化学物稀释之后毒性反而增加,即存在所谓"稀释毒性",其原因尚不清楚。因此,在发现有稀释毒性时等浓度灌胃法也可接受。灌胃前应禁食空腹,大鼠隔夜禁食,小鼠可禁食 4 h(因小鼠消化吸收和代谢速度较快),均不停饮水。灌胃后 2～4 h 提供饲料。经口多次染毒,一般不禁食,但应每日定时染毒。灌胃法适用小鼠、大鼠、兔、犬等动物,优点是剂量准确,缺点是工作量大,并有伤及食管或误入气管的可能,尤其适用于小鼠、大鼠、家兔等动物。一般动物灌胃前应禁食 4～8 h,以免胃内容物太多增加注入物质的阻力和影响注入物的吸收速率。

小鼠和大鼠(豚鼠)一般使用 1～5 mL 的注射器和金属钝针头灌胃,针头可用 18～24 号腰穿针或用抽血针磨去针尖。末端焊锡,用砂纸打磨成光滑椭圆形,也可用专用的鼠类灌胃器针头或用烧成圆头的硬质毛玻璃或特制的塑料毛细管作为导管。灌胃时将灌胃针头安置在注射器上,吸入药液,左手抓住鼠背部及颈部皮肤,将动物固定,注意颈部皮肤不宜向后拉得太紧,以免勒住气管。将鼠的背部皮肤和尾巴固定在手腕的大鱼际部位,使小鼠头部和躯干伸直,并呈垂直体位。右手持注射器将针头由口腔插入,避开牙齿(或由嘴角将针头插入),沿咽后壁徐徐插入食管下段,遇有阻力时,可轻轻上下滑动,不可强行插入,待小鼠吞咽时贲门肌肉松弛,一旦感觉阻力突然消失有落空感觉,轻抽注射器管芯,如无气泡抽出,即表明针头已进入胃内,如动物出现强烈挣扎,进针阻力很大或呼吸困难,可能是插入气管内,此时不可硬往里插,须立即退出针头重插。一般灌胃针头插入长度小鼠为 2.5～3.5 cm,大鼠或豚鼠为 3.5～5.5 cm,常用的灌胃量小鼠为 0.2～1 mL,大鼠为 1～4 mL,豚鼠为 1～5 mL。

兔一般采用开口器和小儿导管或导尿管。开口器是以 2 cm×2 cm×10 cm 的木片或竹片,呈纺锤形,于正中垂直开一个 6～8 mm 直径的圆孔制成。灌胃时,将动物固定于竖立体位,将开口器放于动物的上、下颌齿之间,两端露出口角处,用绳将它固定或用手固定。右手持导管由开口器的小圆孔,沿咽后壁慢慢进入食管插入胃中,为防止插入气管内,将导管外端插入盛水的小烧杯中,如随动物呼吸而有气泡冒出,表明送入气管应立即拔出插管,为了避免将药液误灌入气管和肺中,除经上述检查外,还应在灌胃时先向后抽动灌胃器,看是否有气泡出现,并适当活动导尿管后再重复上述试验,准确插入胃中后再灌胃。

(3)经口滴入　将动物保持相应的体位,用金属或硬塑料管接上注射器,也可用吸管、移液管等,将药物液体或混悬液滴入动物口腔,注意应送至咽部,让其自行吞咽,为了使滴入的药液不流出口外,可将药物配成淀粉糊剂,在滴入口腔之后,可给予动物较喜爱吃的食料,使滴入的药物全部进入胃内。

(4)咽胶囊　将一定剂量的受试物装入胶囊中,放至动物的舌后部,迫使动物咽下,此法剂量准确,适用于易挥发、易水解和有异味的受试物。

2. 经呼吸道染毒

经呼吸道染毒可分为吸入染毒和气管内注入等方法。

(1)静式吸入染毒　静式吸入染毒是将一定数量的啮齿类动物放在密闭的染毒柜中,加入易挥发的液态受试物或气态受试物使其成一定浓度。静式吸入染毒简易,但缺点较多,主要是随试验进行氧分压降低(因此,实验动物数量有限制),柜内受试物浓度也逐渐下降(由于动物吸入消耗、为被毛及染毒柜壁吸附所致),而且实验动物有经皮吸收的可能。染毒时间一般为 2～4 h。要求受试物在 10 min 内蒸发完毕。静式吸入染毒时应根据染毒容积估算,也可按实验动物总体重(kg)×100×染毒时间(h)来估算,相当于动物每千克体重每小时所需空气体积为 100 L(表 4-5)。

吸入染毒受试物浓度以 mg/m^3 表示,折算为 ppm。单位 mg/m^3 与 ppm 的换算公式为 $mg/m^3 = (MW \cdot ppm)/22.4$(式中 MW 为受试物的相对分子质量)。

实验步骤:

①将动物放入染毒柜(亦可与动物笼一起放入染毒柜)。

②将染毒柜密闭好。

③从投药孔将所需受试物加到药物蒸发器上,随即塞好投药孔并开始计算染毒时间。

④观察实验动物的症状、死亡时间,并仔细记录。

⑤染毒结束后,关闭电源,打开门(盖),驱出柜内残存有毒空气,取出动物,存活者归笼继续观察。

⑥冲洗染毒柜,将动物排泄物冲干净,擦干染毒柜备用。

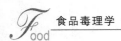

表 4-5　实验动物的最低需气量及不同染毒柜容积应放置的动物数（染毒 2 h）

实验动物	呼吸通气量 /(L/h)	最低需气量 /(L/h)	静式染毒 2 h 可放动物数				
			25 L	50 L	100 L	300 L	1 000 L
小鼠	1.45	4.50	3～5	6～10	12～15	36～40	120～150
大鼠	10.18	30.54	0	1	1～2	5～6	16～18
豚鼠	10.18	30.54	0	1	1～2	3～4	16～18
猫	19.30	57.90	0	0	0	3～4	9～10
家兔	41.5	126.80	0	0	0	1	4～5
猴	51.60	154.80	0	0	0	1	3～4
犬	321.60	97.80	0	0	0	0	1

（2）动式吸入染毒　动式吸入染毒设备由染毒柜、机械通风系统和配气系统 3 部分构成。对设备的要求较高,优点是在染毒过程中染毒柜内氧分压及受试物浓度较稳定,缺点是消耗受试物的量大,并容易污染环境。动式吸入染毒又分为整体接触和口鼻接触两种。设计为维持每小时 12～15 次的换气,保证氧气浓度为 19% 及受试物的均匀分布。染毒柜应维持成轻微的负压以免受试物从染毒柜溢出。要保证染毒柜中气流的稳定性,实验动物的总体积不能超过染毒柜容积的 5%。如采用鼻-口或头部暴露吸入染毒法,可避免经口和皮肤同时接触受试物。应使用适当的浓度控制系统。应调整空气流速,以保证整个设备的条件一致。在染毒柜中受试物浓度达平衡后,每天的染毒时间应为 6 h。在必要时,也可采用其他的暴露时间。从实际考虑,每周染毒 5 d 是可接受的。进行试验时温度应维持在(22±2)℃,相对湿度最好保持在 40%～60% 之间(但不适用于气溶胶试验)。染毒过程中,停止供食和供水。在进行下述的测量或监测时,应尽可能地使以下条件维持恒定:①气流速度,每次暴露应监测≥3 次。②受试物的实际浓度和气溶胶浓度粒度分析,每次暴露测 2～4 次。③连续监测温度,每 30 min 记录一次。

（3）气管内注入　此法用于建立急性中毒模型及尘肺研究。以大鼠为例,用乙醚轻度麻醉大鼠,将受试物注入气管使之分布至两肺。如麻醉大鼠(侧卧即可),将麻醉的大鼠用线套住其门齿,挂在染尘架上,鼠背向操作者。用无齿镊夹住并拉出舌头,用小块纱布包裹舌头,用左手拉住。右手取耳镜放入大鼠口腔,暴露气管开口。使光线照射于耳镜,可见随呼吸时张时闭的"V"形白环(声带)。术者左手松开大鼠舌头并固定耳镜,右手接过助手传递的钝头穿刺针,待"V"形口张开时把针头插入气管 1～1.5 cm,此时针头已达气管的上中段。助手将吸好注射液的注射器接在穿刺针上,回抽如有气泡,证明位于气管内,即可将受试液注入气管内。术前所有用具和受试液均应消毒,必要时可在受试液中加青霉素 2 000 IU/mL。

3. 经皮肤染毒

经皮肤染毒的目的有两种。一种是经皮染毒毒性试验,如经皮急性毒性测定常用大鼠,皮肤致癌试验常用小鼠。另一种是皮肤刺激和致敏试验,皮肤刺激试验常用兔和豚鼠,皮肤致敏试验用豚鼠。

试验前用机械法(剪剃毛)或化学法(硫化钠或硫化钡)脱毛,要求是不应损伤脱毛区的表皮,脱毛区面积不大于动物体表面积的 10%。于脱毛后 24 h 涂抹一定量受试物,盖上 2～4 层纱布和一层玻璃纸或塑料薄膜,再用无刺激性的胶布固定,接触规定的时间。如要求重复接触受试化学物,一般间隔 1 周再剪剃毛 1 次。

　　4.注射染毒

　　注射染毒,应调整受试物的 pH 及渗透压,pH 应为 5～8,最好是等渗溶液,动物对高渗的耐受力比低渗强。静脉注射应控制速度,大鼠尾静脉注射最好控制在 10 s 以上。腹腔注射在遗传毒理学实验中有时也用,但在致畸试验、肝 UDS 研究不应该用腹腔注射,以避免可能的损伤和局部高浓度对靶器官的影响。此外,在注射前应注意局部消毒。注射染毒有皮内注射、皮下注射、腹腔注射、肌内注射和静脉注射等方法。

　　(1)皮内注射　皮内注射是将药液注入皮肤的表皮与真皮之间。此法可用于观察皮肤血管的通透性变化,或观察皮内反应,多用于接种、过敏实验等。操作时,先将动物注射部位及周围的被毛剪净,然后用酒精棉球消毒。用左手将皮肤捏成皱襞,右手持带 4 号细针头的卡介苗注射器,将针头与皮肤呈 30°角,让针头的横断面朝上,沿皮肤表浅层刺入皮肤内,进针一定要浅,避免进入皮下。慢慢注入药液,会感到有很大阻力。当溶液注入皮内时,可见注射器部位皮肤马上会鼓起一个丘疹状隆起的小泡,同时因注射部位局部缺血,皮肤上的毛孔极为明显。如小泡不很快消失,则说明注射正确。注射完后不要马上拔针,需过 5 min 后再拔,以免药液从针孔漏出。

　　(2)皮下注射　皮下注射较好掌握,一般取颈背、侧腹或后腿皮下。小鼠皮下注射,常在颈背部皮肤处。先用酒精棉球消毒注射部位的皮肤,再将皮肤提起,针头取一钝角角度穿刺入皮下。活动针尖(如果刺入皮下容易活动)确认刺入皮下,才能注射。完毕后拔出针头,稍微用手指按压一下部位。一般豚鼠在后臀部内侧,大鼠可在左侧下腹部。

　　(3)腹腔注射　给小鼠腹腔注射时,左手抓取固定好动物,将腹部朝上,头部略低于尾部,右手持注射器将针头在下腹部腹白线稍向左的位置,从下腹部朝头方向几乎平行地刺入皮肤,针头到达皮下后,再向前进针 3～5 mm,针尖能自由活动则说明刺到皮下。再把针竖起,使注射针与皮肤呈 45°角斜刺入腹肌,进入腹腔内。针尖穿过腹肌进入腹腔后抵抗感消失。固定针头,回抽针栓,如无回血或尿液,则可以一定的速度慢慢注入药液。其他动物可参照此法进行。

　　(4)肌内注射　动物肌内注射时,应选择肌肉发达、血管丰富的部位。注射时,先将动物固定,右手持注射器,一次刺入肌肉中。大、小鼠及豚鼠可注射入股部外侧肌肉。注射时使用 5～6 号针头注射。

　　(5)静脉注射　因为是通过血液内给药,所以只限于液体。大、小鼠尾静脉注射一般用 4号针头注射。在操作台上用专用固定器固定动物,使其尾部露在容器外,转动尾部使其侧面朝上,用玻璃容器压住尾部;尾部侧面的静脉由于玻璃容器的重压而扩张。给药时固定动物尾部;注射前用酒精棉球反复擦拭尾部以达到消毒和使血管扩张的目的;玻璃容器固定时,容器的重量可使血管充分扩张,如果不行,可用台灯照射尾部。选择靠近尾端扩张部位,角度为30°,对准血管中央,针尖抬起与血管平行刺入。不要拔注射器和注射针,确认有无回血。确认刺入血管后,慢慢注入药液。如果针头没完全刺入血管内,不仅注射有抵抗感,局部也会隆起。注射完后立即拔出注射针,用脱脂棉用力压注射部位,达到止血的目的。有的实验需连日反复尾静脉注射给药时,应尽可能从尾端开始,按次序向尾根部移动更换血管位置注射。

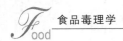

5.各种染毒途径的最大容积

以受试的试验动物物种或制剂来确定。一般推荐染毒最大容积为,经口 20 mL/kg(对空腹动物);经皮 2 mL/kg(根据体表面积计算,限于染毒的准确性);静脉 1 mL/kg(5 min 以上);肌内注射 0.5 mL/kg(一个部位);吸入 2 mg/L。

4.2.2.3 实验动物处置

1.生物标本采集

在实验过程中常需对生物样品如血液、尿液、胆汁、粪便等进行检测或检查,所以必须掌握实验动物生物样品的采集、分离和保存的操作技术。

而血液常被比喻为观察内环境的窗口,在需要检测内环境变化的机能实验中常需要采取血液样本。急性动物实验中,可通过血管插管取血;慢性动物实验中,既要取血又要保持动物功能时,应根据实验动物大小、解剖和体型差异,以及采取血样的不同,采取不同的取血方法。

(1)常用采血部位及方法

①大鼠和小鼠采血方法有割尾采血、刺尾采血、眼眶后静脉丛取血、腹主动脉采血、心脏采血和摘眼球采血等。

割尾采血:适于需血量较少的采血方法。先将动物固定或麻醉,露出鼠尾,将鼠尾浸在 45℃左右温水中数分钟或用乙醇涂擦鼠尾,使鼠尾血管充盈,然后擦干鼠尾,用锐器(刀或剪刀)割去尾尖,小鼠 1～2 mm,大鼠 3～5 mm,让血液顺管壁流入试管或用血红蛋白吸管吸取,为采取较多的血,可由手自尾根部向尾尖按摩。采血结束时,伤口消毒,并压迫止血,也可用火烧灼(电器烧灼)止血或 6％火棉胶涂敷止血。也可在尾部做一横切口,割破尾动脉或静脉,收集血液及止血方法同前。这种采血方法每只鼠一般可采血 10 次以上,小鼠每次可取血 0.1 mL 左右,大鼠可取血 0.3～0.5 mL。如果方法合适,室温较高,小鼠也可取血 0.5 mL 以上,大鼠可取血 3 mL 以上。

刺尾采血:适用于大鼠取血量很少的情况。比如只做白细胞计数或血红蛋白检查,可采用本法。先将鼠尾用温水擦拭,再用乙醇消毒和擦拭,使鼠尾充血,用 7 号或 8 号针头,刺入鼠尾静脉,拔出针头时即有血滴出,一次可采集 10～50 mm³,如长期反复取血,应先靠近鼠尾端穿刺,以后逐渐向近心端穿刺。

眼眶后静脉丛取血:用左手抓鼠,固定好头部并轻轻向下压迫颈部两侧,引起头部静脉血液回流困难,使眼球充分外突,框后静脉丛充血。右手持长为 7～10 cm 的玻璃制采血管(毛细管内径 1～1.5 mm,毛细管段长约 1 cm,另一端膨大成喇叭形)或连接 7 号针头的 1 mL 注射器,使采血器与鼠面成 45°的夹角,将针头刺入下眼睑与眼球之间,轻轻向眼底部方向移动,在此处旋转采血管以切开静脉丛。把采血管保持水平位置,稍加吸引,即可取出血液。当得到所需的血量后,即除去加于颈部的压力,同时将采血器拔出,以防止术后穿刺孔出血。小鼠、大鼠、豚鼠和兔都可以从眼眶后静脉丛取血,根据实验需要,可在数分钟后在同一穿刺孔重复取血,一般两眼轮换取血,小鼠每次可采血 0.2～0.3 mL,大鼠每次可采血 0.5～1.0 mL。

腹主动脉采血:将动物麻醉后仰卧固定,沿腹线皮肤切开腹腔,使腹主动脉暴露,用注射器吸出血液,也可用无齿镊子剥离结缔组织,夹住动脉近心端,用尖头手术剪刀剪断动脉,使血液喷入盛血器皿中。

心脏采血:适用于大鼠、豚鼠和兔。大鼠取血时将其仰卧固定好,将心前区部位毛剪去,并用碘酒、乙醇消毒此处皮肤,在左侧第 3~4 肋间,用左手食指触摸心搏动处,右手取连接有 4~5 号针头的注射器,选择心搏最强处穿刺。当针刺入心脏时,血液自动进入注射器。也可由左手抓住大鼠,右手选择心搏最强处后直接将针刺入心腔。心脏取血时最好一次刺中心脏,否则反复刺心脏,会引起动物死亡。也可开胸采血,先将动物麻醉,打开胸腔,暴露心脏,用针头刺入右心室,吸取血液,小鼠可取 0.5~0.6 mL,大鼠可取 0.8~1.2 mL。

摘眼球采血:先将动物用左手固定,头部稍向下倾斜,压迫颈(背)部,使眼球突出并充血,用弯头眼科止血钳(或镊子)迅速摘除眼球,并用镊子捅破眼球后胞膜。眼眶内很快流出血液,将血滴入预先加有抗凝剂的试管中,直至要求的血量。一般可取动物体重的 4‰~5‰ 血液量。如取血时眼部血液凝固,可再摘取对侧眼球,并挤压胸腔,促使血液流出。该取血方法为 1 次性取血,取血后动物大多死亡。

颈静脉或颈动脉采血:将麻醉的小鼠或大鼠仰卧位固定于鼠板上,作颈动脉或颈静脉分离手术,即将动物麻醉后背部固定,剪去一侧颈部外侧毛,解剖颈背,并分离暴露颈静脉或颈动脉,血管下各穿一根丝线,提起血管,用注射针沿颈静脉或颈动脉平行方向刺入,抽取所需血量,此种方法小鼠 20 g 体重可取血 0.6 mL 左右,大鼠 300 g 体重可取血 8 mL 左右。也可把颈静脉或颈动脉剪断,以注射器(不带针头)吸取流出来的血液,或用试管取血。

股静脉或股动脉采血:将动物麻醉后腹面朝上固定,切开左或右腹股沟的皮肤,分离股静脉或股动脉,血管下方分别穿一根丝线,左手提起血管,将注射针平行于血管刺入静脉或动脉内,徐徐抽动针栓,即可采血。也可不麻醉,先由另外一人固定动物,采血者左手拉直动物下肢,使静脉充盈,右手用注射器刺入血管采血。一般小鼠可采血 0.2~0.8 mL,大鼠 0.4~ 1.6 mL。连续多次股静脉采血时,则取血部位要尽量选择离心端。

断头采血:左手拇指和食指从背部较紧地握住鼠颈部皮肤,并将动物头部朝下,右手用剪刀猛剪鼠颈,剪断 1/2~4/5 的颈部,让血流入容器,小鼠可采血 0.8~1.2 mL,大鼠 5~ 10 mL。采血时应注意防止动物毛等杂物流入容器引起溶血。

②豚鼠的采血方法有耳缘剪口采血、心脏采血、背中足静脉采血和股动脉采血。

耳缘剪口采血:将耳消毒后,用锐器(刀或刀片)割破耳缘,在切口边缘涂抹 20% 柠檬酸钠溶液或 1% 肝素溶液,阻止血凝,则血可自切口自动流出,进入容器。此法采血 0.5 mL 左右。采血后用纱布压迫止血 5~10 s。

心脏采血:豚鼠背位固定,先用左手触摸心脏搏动处,在心脏跳动最明显处穿刺,一般在胸骨左缘第 4~6 肋间隙。若注射针正确地刺入心脏,血液随心脏跳动进入注射器。心脏采血要快,以免血液在注射器内凝固。豚鼠也可以不固定,由另外一人握住前后肢进行采血。豚鼠采血时,一般应在麻醉下开胸直接从心脏采血。部分采血可取 5~7 mL,采全血 15~20 mL。注意如果认为针已进入心脏,但抽不出血时,把针慢慢稍退出一点即可。如抽血失败要拔出针再扎。在胸腔内针尖不能左右摆动,以防损伤心、肺而引起死亡。

背中足静脉采血:一人固定豚鼠,另一人以酒精消毒一侧后肢膝关节脚背面,找出背中足静脉后,左手拉住豚鼠趾端,右手持注射器刺入静脉,拔针后有血液流出即可取血。采血完毕,用纱布或脱脂棉压迫止血。反复采血时,两后肢应交替使用。

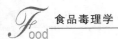

股动脉采血:将动物仰卧位固定于手术台上,剪去腹股沟区的毛,麻醉后,局部用碘酒消毒。切开长 2～3 cm 的皮肤,使股动脉充分暴露并分离。然后用镊子提起股动脉,远心端结扎,近心端用止血钳夹住,在动脉中央剪一个小孔,用无菌玻璃小导管或聚乙烯、聚四氯乙烯管插入,松开止血钳,血液即由导管口流出,1 次可采血 10～20 mL。此外还可用眼眶静脉丛采血,颈静脉采血等,方法参照大、小鼠采血法。

③家兔的采血方法有心脏采血、耳缘静脉采血、耳中央动脉采血和后肢胫部皮下静脉采血。

心脏采血:家兔仰卧固定,用左手触摸心脏搏动处,选择心跳动最明显处做穿刺。穿刺部位是第 3 肋间隙,胸骨右缘 3 mm 处,每次取血不超过 20～25 mL,应用此方法可进行心腔内注射和取血,一般经 6～7 d,可以重复进行心脏穿刺术。

耳缘静脉采血:将动物固定后,露出两耳,选静脉清晰的耳朵去毛,常规消毒,压迫耳根部,使静脉怒张或白炽灯稍烤片刻,然后用左手食指和中指夹住静脉近心端,大拇指和小指夹住耳边缘部分,以左手无名指、小指放在耳下作垫,右手持注射器尽量从静脉末端刺入,并顺血管平行方向刺入 1 cm。回一下血,放松对耳根处血管的压迫,推入药物。拔去针头,用棉球压住针眼,数分钟后即可用针头穿刺静脉采血。1 次采血 5 mL 左右。如果取少量血液做一般常规检查时,可待耳缘静脉充血后,在靠近耳中央部血管,用 5 号半针头刺破血管,即从刺破口流出血液。

耳中央动脉采血:将兔置于兔固定盒内,在兔耳的中央有一条较粗、颜色较鲜红的中央动脉,用左手固定兔耳,右手取注射器,在中央动脉的末端,沿着动脉平行地向心方向刺入动脉,即可见动脉血进入针筒,取血后用药棉压迫止血。此法 1 次抽血可达 15 mL。取血用的针头一般用 6 号针头,不宜太细,针刺部位应从中央动脉末端开始,不要在近耳部取血,因耳根部软组织厚,血管位置略深,易刺透血管导致皮下出血。兔耳中央动脉易发生痉挛性收缩,因此在抽血前必须让兔耳充分充血,在动脉扩张,未发生痉挛收缩前,立即进行抽血。

后肢胫部皮下静脉采血:将兔仰卧固定后(或由 1 人将兔固定好),拔去胫部被毛,在胫部上端股部扎以橡皮管后,在胫部外侧表皮下可清楚见到皮下静脉。用左手两指固定好静脉,右手取带有 5 号半针头的注射器由皮下静脉平行方向刺入血管,抽动针栓如血进入注射器,即可取血。1 次可取 2～5 mL。取血后用棉球压迫取血部位止血,时间一般 0.5～1 min。如止血不妥,可造成皮下血肿,影响连续多次取血。

股静脉、颈静脉采血:操作方法与大鼠取血方法相同。此种方法可多次反复取血。

(2)尿液采集　常用的尿液收集方法有代谢笼法、导尿管法等,为了便于尿液采集,一般在实验前一定时间给动物灌服一定量的水或使动物有一定水负荷。

代谢笼法:适用于大鼠和小鼠,将动物放在特制的笼内,动物排出的大小便,可通过笼子底部的大小便分离漏斗将尿液与粪便分开,达到收集尿液的目的。由于大、小鼠尿量较少,各鼠膀胱排空不一致,一般需收集 2～5 h 或更长时间内的尿排出量,为避免实验中尿液的蒸发和损失而导致较大的实验误差,尿液收集管和收集瓶最好连接后密封,实验室温度以 20℃左右为好,为了收集到较多尿液或减少误差,多在实验前给大、小鼠灌服一定量的水(生理盐水)或腹腔注射一定量的生理盐水。一般大鼠 5 mL/100 g 灌服,或 2 mL/100 g 腹腔注射,小鼠灌服 0.3～0.5 mL/10 g。

导尿管法:常用于雄性兔。一般用于 2 kg 以上雄兔,按 30～60 mL/kg 给兔灌水,1 h 后用 25% 乌拉坦溶液 4 mL/kg 耳静脉麻醉,将兔固定于兔耳台上,由耳静脉以恒速(用小儿头皮静脉针以恒速静脉灌输装置,恒速为 2 mL/min)注入 5% 葡萄糖生理盐水,由尿道插入导尿管(顶端应先用液状石蜡涂抹),并压迫下腹部排空膀胱。然后收集正常尿,给药后再收集尿。在收集尿液期间应经常转动导尿管。

有些动物实验,为了某种实验目的,要求间隔一定的时间,收集一次尿液,以观察药物的排泄情况。压迫膀胱法适用于这种情况。动物轻度麻醉后,实验人员用手在动物下腹部加压,手要轻柔而有力。当加的压力足以使动物膀胱括约肌松弛时,尿液就会自动由尿道排出。此法适用于家兔这样较大的实验动物。

(3)胆汁采集 在毒物动力学研究中,可直接插管至胆总管,其尖端应接近肝门区的分叉点。大鼠胆汁一般达 0.5～1.0 mL/h。在插管后应立即给予受试化学物,因为胆盐不能再循环时,胆汁的成分就会改变。对有胆囊的实验动物(如豚鼠和兔),应在胆囊及底部结扎胆囊,以防止胆囊延缓胆汁消除。

(4)粪便采集 大鼠和小鼠可用代谢笼,下部有粪尿分离器,分析前剔去表层,取内层粪分析。

2. 安死术及其操作方法

动物的处死原则是处死时间短,尽量减少实验动物死亡过程中的挣扎和人为损伤,避免处死方法不当而人为造成脏器及细胞形态改变。处死动物的方法依实验目的和动物不同而定。而安乐死术是指用公众认可的、以人道主义的方法处死动物的过程,即达到没有惊恐或焦虑而安静地、无痛苦地死亡。

安乐死方法最重要的标准是应具有保证动物中枢神经系统立即达到失去痛觉的早期抑制作用。选择哪种安乐死术必须根据待处死动物的感觉能力而不是根据实验观察者或操作者的主观感觉,尽管后者是不容忽视的。因此断头术或放血致昏不失为人道主义的安死术。安乐死方法对动物的物种和年龄应是可靠、可重复和不可逆的。尽量不要将处死的动物和其他动物放在同一个房间里,特别是当用比较残忍的方法时,如断头法。安乐死后确认动物死亡非常关键。死亡症状有心跳、呼吸停止、反射缺失。可通过放血或取出心脏,毁损大脑,断头,切除内脏,出现尸僵等来确保动物死亡。

(1)脊椎脱臼法 适用于处死小鼠等小动物。用右手抓住尾巴将动物放在鼠笼盖或粗糙的表面上向后拉,用左手拇指和食指用力向下按住鼠头,使颈椎脱臼(脊髓与脑髓拉断),动物立即死亡。

(2)断头法 适用于鼠类小动物。用剪刀在颈部将鼠头剪断,并使颈部对准容器,以免血液四溅。由于脑脊髓离断且大量出血,动物立即死亡。

(3)击打法 适用于大鼠、家兔等。抓住动物尾部,提起,用力摔击头部,或用木锤用力捶其后脑部,动物痉挛后即处死。

(4)急性失血法 适用于狗、兔、豚鼠等。先使动物麻醉,暴露股三角区或腹腔,再切断股动脉或腹主动脉,迅速放血致死。如果正在做手术性或解剖性实验,可剪断颈动脉、腹主动脉或剪破心脏放血。可采用摘眼球法,右手取一眼科弯镊,在鼠右或左侧眼球根部将眼球摘去,并将鼠倒置,头向下,大量失血而致死。

(5)注射麻醉法 适用于啮齿类动物、兔、犬、猫、非人灵长类动物、猪、牛、马、两栖动物、爬行动物、家禽,范围较广。注射戊巴比妥钠麻醉处死。豚鼠可用其麻醉剂量 3 倍以上的量腹腔

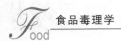

内注射。猫可用此药麻醉剂量的 2～3 倍量静脉或腹腔内注射。兔可用该药 1.5～2 mL/kg（50 mg/mL）的剂量急速注入耳缘静脉内。

（6）吸入麻醉法　适用于家禽和猪。使用过量吸入乙醚麻醉的方法处死。小鼠和大鼠在 20～30 s 进入麻醉状态，3～5 min 死亡。应用此法处死豚鼠时，其肺和脑可有小出血点，在病理解剖时应注意。猫亦可用此法处死。

（7）大量放血法　鼠可采用眼眶动、静脉大量放血致死。家兔、猫、狗等动物可在麻醉状态下，暴露其颈动脉，用动脉夹夹住动脉，插好动脉插管后，放开动脉夹，轻轻压迫胸部，即可因大量放血致死。

（8）二氧化碳吸入法　适用于雏鸡及啮齿类动物。将待处死动物笼盒放进大塑料袋内，挤出袋中的空气后，将连接在二氧化碳钢瓶上的软管的另一端放入袋内，握紧袋口。送入二氧化碳气体，当袋半鼓起时停止送气体，密封袋口，动物吸入二氧化碳后，于 30 s 至 30 min 内死亡。

（9）空气栓塞法　适用于较大动物的处死。向动物静脉内注射一定量的空气使之发生空气栓塞，形成严重的血液循环障碍而死。兔用此法处死需注入 20～40 mL 空气。一般注入后动物能很快死亡。

（10）破坏延脑法　适用于家兔。用木锤用力捶其后脑部，损坏延脑，动物痉挛后死亡。

（11）化学药物致死法　适用于兔、犬类动物。有两种注射方法。一种是静脉注射，用 10％氯化钾溶液使动物心肌松弛，失去收缩能力，心脏发生急性扩张导致心跳停止而死亡。成年兔由兔耳缘静脉注入 10％氯化钾溶液 5～10 mL/只。另一种是皮下注射士的宁致死。豚鼠的用量为 3.0～4.4 mg/kg，家兔为 0.5～1.0 mg/kg。

3. 病理解剖和标本留取

实验结束后，除有些实验根据需要取出有关脏器组织作组织学分析或解剖学观察外，一般应将动物及时处死。以实验室为单位，统一放入塑料袋内，由专人负责集中到指定的处理动物地点进行处理。处理的方式有：① 集中焚烧；② 实验中应用剧毒药品或有害物质的动物应做特殊处理，如深埋等。动物处死后，及时将动物笼用消毒液进行消毒，防止有其他病毒或传染疾病带入实验室。

毒性病理学检查是毒理学试验重要的组成部分，病理学研究有助于确定有害作用和靶器官。毒性病理学检查包括大体解剖和组织病理学检查两部分。急性毒性试验中在试验期间死亡或试验结束处死的动物都应进行尸体解剖，必要时对组织器官进行病理学检查，以确定可能的毒作用靶器官。在亚慢性、慢性和致癌试验中，病理学是一个重要的终点。

（1）大体解剖　在实验动物处死后 0.5 h 内进行，解剖方法采用胸腔、腹腔脏器联合取出法。应观察有关脏器的外形和表面情况、颜色、边界和大小、质地、切面。对指定的脏器称重，并计算脏器系数（图 4-14）。

（2）组织病理学检查　对指定的器官或组织用锋利的刀剪取材，应统一取材部位。组织块一般在 10 倍体积的 10％福尔马林液中固定，此后常规制片（组织石蜡包埋、切片、H. E. 染色）。应详细记录显微镜下观察到的病变，并做出病理诊断。必要时，请其他的病理学家对有疑问的或有争论的发现进行复查。可利用特殊染色、组织化学及电子显微镜技术进行毒作用

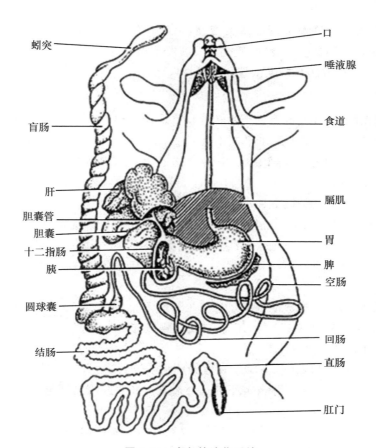

图 4-14　家兔的消化系统

机制的研究。

4.2.3　其他试验技术

在食品毒理学中,动物试验是其重要组成部分,但仍然有许多体外试验被广泛应用于食品毒理学评价中,如 Ames 试验、细胞毒性试验等。下面简要介绍一下 Ames 试验。

Ames 试验全称污染物致突变性检测。

污染物对人体的潜在危害,引起人们的普遍关注。世界上已发展了百余种短期快速测试法,检测污染物的遗传毒性效应。B. N. Ames 等经十余年努力,于 1975 年建立并不断发展完善的沙门氏菌回复突变试验(亦称 Ames 试验)已被世界各国广为采用。该法比较快速、简便、敏感、经济,且适用于测试混合物,反映多种污染物的综合效应。众多学者有的用 Ames 试验检测食品添加剂、化妆品等的致突变性,由此推测其致癌性;有的用 Ames 试验检测水源水和饮用水的致突变性,探索较现行方法更加卫生安全的消毒措施;或检测城市污水和工业废水的致突变性,结合化学分析,追踪污染源,为研究防治对策提供依据;有的检测土壤、污泥、工业废渣堆肥、废物灰烬的致突变性,以防止维系生命的土壤受致突变物污染后,通过农作物危害人类;检测气态污染物的致突变性,防止污染物经由大气,通过呼吸对人体产生潜在危害;用 Ames 试验研究化合物结构与致变性的关系,为合成对环境无潜在危害的新化合物提供理论

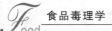

依据；检测农药在微生物降解前后的致突变性，了解农药在施用后代谢过程中对人类有无隐患；还有用 Ames 试验筛选抗突变物，研究开发新的抗癌药等。

Ames 试验的常规方法有斑点试验和平板掺入试验。

1. 菌株鉴定

用于测试的菌株，需经基因型和生物学性状鉴定，符合要求才能投入使用。

目前推荐使用的一套菌株是 TA97、TA98、TA100 和 TA102。鉴定前先进行增菌培养。为使鉴定结果可靠，需同时培养野生型 Tv 菌株，作为测试菌基因型与之对照。增菌培养用牛肉膏蛋白胨液体培养基，接种后于 37℃，100 r/min 振荡培养 12 h 左右，细菌生长相为对数期末，含菌数应为 $(1\sim2)\times10^9$ 个/mL。鉴定项目如下：

(1) 脂多糖屏障丢失(rfa)　用接种环或一端绕起的接种针以无菌操作术取各菌株的增菌培养液，在营养琼脂平板上分别划平行线，然后用灭菌尖头镊夹取灭菌滤纸条，浸湿结晶紫溶液，贴放在平板上与各接种平行线垂直相交。盖好皿盖后倒置于 37℃ 温箱，培养 24 h 后观察结果。

(2) R 因子划线接种　贴放滤纸条及培养等均同上，唯滤纸条浸湿的药液不同，为氨苄青霉素钠溶液。TA102 除 pKM101 外，还有 pAQ1，载有抗四环素的基因，故另用滤纸条浸湿四环素溶液后贴放于划线接种的平板上。

(3) 紫外线损伤修复缺陷(△uvrB)　在营养琼脂平板上按上述方法划线接种后，一半接种线用黑玻璃遮盖，另一半暴露于紫外光下 8 s，然后盖好皿盖并用黑纸包裹平皿，防止可见光修复作用。培养同上。

(4) 自发回变　预先制备底平板，向灭菌并在 45℃ 水浴内保温的上层软琼脂中注入 0.1 mL 菌液，混匀后倾于底平板上并铺平。平皿倒置于 37℃ 温箱培养 48 h。

(5) 回变特性——诊断性试验　上层软琼脂中除菌液外，还注入已知阳性物质溶液，需活化系统者并加入 S9 mix，其余同上。

组氨酸营养缺陷型由自发回变即可知。

2. 斑点试验

吸取测试菌增菌培养后的菌液 0.1 mL，注入融化并保温于 45℃ 左右的上层软琼脂中，需 S9 活化的再加 0.3~0.4 mL S9 mix，立即混匀，倾于底平板上，铺平冷凝。用灭菌尖头镊夹灭菌圆滤纸片边缘，纸片浸湿受试物溶液，或直接取固态受试物，贴放于上层培养基的表面。同时做溶剂对照和阳性对照，分别贴放于平板上相应位置。平皿倒置于 37℃ 温箱培养 48 h。在纸片外围长出密集菌落圈，为阳性；菌落散布，密度与自发回变相似，为阴性。

3. 平板掺入试验

将一定量样液和 0.1 mL 测试菌液均加入上层软琼脂中，需代谢活化的再加 0.3~0.4 mL S9 mix，混匀后迅速倾于底平板上铺平冷凝。同时做阴性和阳性对照，每处理做 3 个平行。试样通常设 4~5 个剂量。选择剂量范围开始应大些，有阳性或可疑阳性结果时，再在较窄的剂量范围内确定剂量反应关系。培养同上。同一剂量各皿回变菌落均数与各阴性对照皿自发回变菌落均数之比，为致变比(MR)。MR 值≥2，且有剂量-反应关系，背景正常，则判为致突变阳性。

4.3　食品毒理学试验结果处理和分析

统计学的设计和分析的目标是消除潜在的偏倚来源和减少偶然性,通过对实验数据进行归纳整理和统计分析,从有限的实验数据,概括出受试物对生物体作用的普遍规律,取得有价值的研究结论。

统计学观点及方法在食品毒理学试验的设计和结果评价中至关重要,在食品毒理学试验的试验设计和实施时,动物物种的选择、剂量水平、动物的数量、试验期、检测的准确度、分层、随机化、适当的对照组、动物的放置、数据记录等方面应遵循统计学原则;进行统计学分析时,试验和观察的单位,反应变量的类型,组间比较的形式,分层、年龄的校正,每只动物的多次观察,假设检验和概率值以及多因素比较等应引起重视。

食品毒理学研究中的数据统计是建立在合理设计、客观观察、资料完整、记录准确的基础上,是分析样本、推论总体的过程。在此过程中,统计分析的主要任务是进行显著性检验,即分析无效假设成立的概率(P),因此,经统计分析所得出的结论不是绝对的肯定和否定,而是概率性的。这就要求研究人员掌握统计学的基本概念,正确分析数据性质,从而选择恰当的统计方法进行统计分析,得出正确的结论。统计学分析软件,也无法代替研究人员对数据性质的判断和统计学分析方法的正确选择。如何正确地选择统计分析方法以及正确理解统计学结论,将直接影响到对毒理学研究结果的评价。下面将介绍一些选择正确分析方法和解释结果的基本观点,并推荐一些常用的统计学分析方法。

4.3.1　食品毒理学试验的数据处理和统计方法

4.3.1.1　食品毒理学研究的数据类型

(1)计量资料(measurement data)　在毒理学研究中,通过对观察单位用定量的办法测量某项指标数量大小所得到的资料,称为计量资料。如动物身长(cm)、体重(kg)、血红蛋白量(g/L)、胆固醇含量(mmol/L)、进食量(g)等。对这一类资料常用的描述性指标有平均数、标准差。推断性分析有 t 检验、u 检验、方差分析、相关与回归分析等。

(2)分类资料(categories data)　将观察单位按某物种性别或类别分组,然后清点各组的观察单位数目所得到的资料,如实验动物的性别分雌、雄,实验结果分阳性、阴性等,这一类资料常用的描述性指标有构成比及率和相对比及率的标准误等;推断性分析主要有 u 检验、χ^2 检验、Poisson 分布等。

(3)等级资料(ranked data)　将观察单位按某种属性的不同程度分组,统计各组的观察单位数目所得到的资料,如效果判定为显效、有效、无效;程度分轻、中、重;实验室检测结果分一、±、+、++、+++、++++ 等,它们之间只有等级、程度上的差异,这一类资料常用的描述性指标是几何均数、对数标准差;推断性分析有 Ridit 分析、秩和检验等。

(4)数据类型转换　数据类型的相互转化,如血红蛋白属计量资料,若将血红蛋白按正常与异常分组,资料便转换为计数资料,若按轻、中、重分组,资料便转换为等级资料;在多因素分析中有时需要将定性指标数量化,如将多项效果按程度不同转化为评分,分别用 0,1,2,3,…,表示,则可按计量资料处理。

(5)数据转换　数据转换的目的是稳定方差、直线化、使分布正态化或接近正态,因为有许

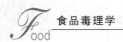

多检验广泛适用于正态分布，而且这些检验方法相对较为简单。数据转换推荐的方法见表4-6、表4-7。

表 4-6　不同类型的频数分布变为正态分布的转换

数据类型：推测分布	建议的转换方法
比例（包括百分数）：二项分布	$\sqrt{x}$ 的反正弦（也称为角转化）
计数：泊松分布	$\sqrt{x}$ 或 $\sqrt{(x+1/2)}$（如果存在 0 值）
计量值：负向偏斜	x^2，x^3，antilog x（以数值升高为序）
计量值：正向偏斜	$\sqrt{x}$，$\log x$，$1/x$，$1/x^2$（以数值升高为序）

表 4-7　毒理学中常用的正态化数据转换

转换类型	计算方法	例子
算术	$x'=x/y$ 或 $x'+c$	器官重/体重
倒数	$x'=1/x$	线性化数据，特别是率
反正弦（角转化）	$x'=\arcsin\sqrt{x}$	显性致死和突变率数据正态化
对数	$x'=\log x$	pH
概率（概率单位）	$x'=\text{probability } x$	反应百分率
平方根	$x'=\sqrt{x}$	由动物体重计算体表面积
Box cox	$x'=(x^v-1)v$，对于 $v\neq0$ $x'=\ln x$，对于 $v=0$	在进行转换没有前期知识时，所用的一组转换
等级	取决于样品的性质	连接参数统计学和非参数统计学之间的桥梁

x 和 y 是最初的变量，x' 转换值，c 常数。双倒数作图（即 $1/x$ 对 $1/y$）将会使几乎任何数据线性化，因此对一组变量 log 转换作图。

4.3.1.2　假设检验的一般考虑

1．实验和观察的单位

动物既是实验单位又是观察单位，每个实验单位只提供一项数据进行分析，因为所有方法都是假设每一项数据在统计学上是独立的，如果对每个实验单位进行多次观察，则应将这些观察结果恰当地综合，形成一个总的观察结果，然后再进行分析。如观察动物肾重，应将动物双侧肾称重，进行组间双肾重量均值的比较，单个肾重不是独立的观察值。

2．处理组间进行比较的形式

在有 N 个（$N>2$）处理组的试验中，重要的统计分析是检验其非均一性和剂量相关的趋势。

非均一性检验是从总体上确定是否有明显的证据表明与"各组在反应上无差别"（无效）的假设不同。这类检验通常是可行的。但并非十分有帮助，因为它并不考虑反应类型。

剂量相关的趋势的检验只适用于各组接受相同的受试物，但剂量不同。它用于确定反应增强的趋势是否与受试物的剂量有关。如用图表示，则这种检验可以观察剂量（X 轴）和反应（Y）的关系，作为一条斜线来处理是否比一条水平线更恰当。尽管在真正的无阈值的线性关系时，这是一个很好的检验，但在统计学上显示有明显的正比趋势时，并不意味着在整个剂量范围内,反应都会随着剂量的加大而增强。在各个处理组与对照组分别比较,不能得到显著性时,趋势检验常常可以发现统计学上具有显著性的作用。有时也会出现趋势不显著的情况,如各组间存在着明显的差别,但没有明显趋势的证据。这可能是由于竞争性作用而在较低剂量时反应加强,但在高剂量时反应却减弱。这种情况下最好只采用对照组和几个低剂量组的资料来检验变化趋势。

3. 假设检验和概率值

(1)"生物学显著性"与"统计学显著性"的含义不同。有时一种相关很可能不是由于偶然性导致的,因而具有统计学显著性,但却无生物学意义,即动物的健康并未受到影响;反之,一个结果可能具有生物学意义,但在统计学上却无显著性。全面评价试验资料必须同时考虑生物学意义和统计学意义。

(2)"$P=0.05$"并非是指不出现试验条件作用的概率是 0.05,真正的意思是假设试验处理并不引起任何作用(即所谓无效假设),而观察到真正有显著性差别的概率是 0.05。

(3)概率值(P)有两种类型,一是单侧 P 值,是指试验作用中朝一个方向(只能增加或减少)的作用等于或大于所观察的作用的概率。另一个是双侧 P 值,是指试验作用在正反两方面(既可增加,也可减少)的作用等于或大于所观察的作用的概率。在引用时,都需要说明所采用的 P 值为哪种类型。通常采用"双侧 P 值"是较适宜的。但如果有前提原因,预期只有一个方向的试验作用,则一般采用"单侧 P 值",当使用"单侧 P 值"时,应忽略与假设方向相反的改变。

(4)当 P 值等于或小于 0.001 时,其本身就可令人信服地证明真正存在着试验作用,而较小的 P 值(如 $P=0.05$)可提示可能存在试验作用,还要用其他资料补充或加强。与非预期的作用或在其他剂量水平未出现的作用相比,如果出现的差别与以往试验报告的相似,或根据生化方面的考虑预期出现某种作用,则较大的 P 值(如 $0.05 \leqslant P < 0.1$)也已足够。在表达统计分析结果时,较好的办法是采用+号来表示正差别,+++表示 $P < 0.001$,++表示 $0.001 \leqslant P < 0.01$,+表示 $0.01 \leqslant P < 0.05$,±表示 $0.05 \leqslant P < 0.1$。在表达多个变量结果时,这就使研究结果更易于理解。

4.3.1.3　数据处理和统计方法

毒理学试验的数据通常是由剂量水平和相应观察值组成的二维关系型数据。毒理学试验处理组与阴性对照组观察值均数的比较,根据试验结果(指标)的变量类型是数值变量(计量资料)还是分类变量(计数资料),选用不同的统计分析方法。如果资料可拟合某种分布,则适用于参数检验,其敏感度和效率高于非参数检验;如资料不能拟合某些已知的分布,则应进行数据转换,以满足正态性和方差性。如果任何变换都不能改善数据的分布,可能存在个别可疑值,应予以识别和剔除。另外,可使用不依赖总体分布模型的非参数统计分析。毒理学试验数据统计分析流程图见图 4-15。

一种毒理学试验资料可以有若干种正确的统计学分析方法,但可能不存在唯一正确的方法。其原因主要是表面上不同的统计学分析方法常以相同的统计学概念和模型为基础。另外,利用不同的统计学方法来评价毒理学试验资料缺乏比较研究。

1. 处理组与阴性对照组比较

各处理组与阴性对照组两两比较和多个处理组与阴性对照组比较常用的统计学方法见表 4-8。

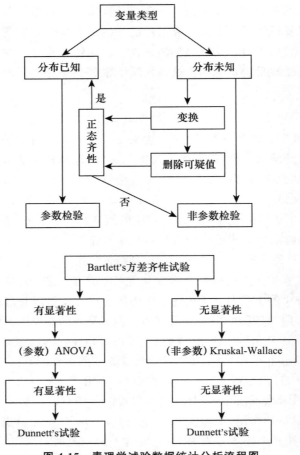

图 4-15 毒理学试验数据统计分析流程图

表 4-8 处理组与阴性对照组比较常用统计学方法

类型	连续性数据,正态分布		离散性数据		分布未知
	方差齐	方差不齐	二项分布	泊松分布	
处理组与阴性对照组两两比较	t 检验	t' 检验	卡方检验,Fisher 确切概率法,u 检验	u 检验	非参数法,如 Mann Whitney u 检验、Wilcoxon 秩和检验
多个处理组与阴性对照组比较	Dunnett 检验 (1955)	改进的 Dunnett 检验(1980)	平方根反正弦转换,再用 Dunnett 检验,或者 Simes 法(1986)	Suissa 和 Salmi 法(1989)	非参数法,如多重比较秩和检验 Kruskal-Wallis、Friedman

2. 剂量-效应关系和剂量-反应关系

剂量-效应关系和剂量-反应关系是毒理学研究的重要内容。在急性毒性(LD_{50})研究中,就是典型的剂量-反应关系研究中,LD_{50} 是统计学的点值估计和区间估计。剂量-效应关系和剂量-反应的判定可以分为定性和定量统计学两大类。剂量-效应关系和剂量-反应关系的统计学定性分析即为趋势检验,而统计学定量分析则为模型拟合。趋势检验是检验对自变量 X 规定的水平,反应的观察值增高或降低的趋势的显著性。当自变量 X 为定量数据时,则可进行模型拟合,即剂量-反应关系的定量研究。

在毒理学数据的统计学方法中最主要的发展是剂量-反应关系的统计学方法、超离差(overdispersion)计数资料的统计学方法及广义线性模型(generalized linear model)。这些方法,可以利用统计程序包如 SAS、SPSS、Genstat 等来实现。对趋势检验和模型拟合等统计学方法可参阅有关统计学专著。

3. IPCS 推荐的统计学分析方法

IPCS 推荐的统计学分析方法见表 4-9。

表 4-9　IPCS 推荐的统计学分析方法

一、"有或无"分类数据		
1. 动物间的比较	个别组的比较	Fisher 精确分布检验(不分层的数据)
		2×2 校正的卡方检验(分层或不分层的数据)
	非均匀性	2×K 卡方检验(分层或不分层的数据)
	与剂量相关的趋势	Armitage 检验(分层或不分层的数据)
有关分层检验和各层相关的恒定性检验的详细内容参见 Breslow N E,et al. (1980)Statistical meth-ods in cancer research. I. The analysis of case-control studies. IARC No. 32		
有关年龄校正的检验参见 Peto R,et al. (1980)Long-term and Short-term Screening assays for carcino-gens:a critical appraisal. IARCsuppl. 2pp 311-426		
2. 动物内部比较	个别组的比较	McNemar 检验或符号检验
	非均匀性	Cochran 检验
	变量间的相关性	Fisher 精确分布检验,2×2 校正的卡方检验
二、分级数据		
1. 动物间的比较	个别组的比较	Mann-Whitney u 检验
	非均匀性	Kruskal-Wallis 单侧方差检验
	与剂量相关的趋势	参见 Marascuilo L A,et al. (1967)Psychol Bull,67:401-412
2. 动物内部比较	个别组的比较	Wilcoxon 配对符号秩和检验
	非均匀性	Friedman 双向方差分析
	与剂量相关的趋势	Page 检验
	变量间的相关性	Spearman's 等级相关系数
三、连续数据		
假设各组方差呈正态和非均匀分布的方法。在采用这类方法之前:		
离均值的检验,见 Barnett V,et al. (1978)Outliers in statistical data,John Wiley and Sons		
方差非均匀性的检验:Barnett 检验		
如果未转换的数据呈现方差非均匀分布,则可考虑用对数和(或)平方根转换的数据		
如果方差在转换后仍呈非均匀分布,则采用分级数据的方法		

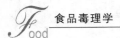

续表 4-9

三、连续数据		
1.动物间的比较	个别组的比较	t 检验
	非均匀性	单侧方差分析
	与剂量相关的趋势	线性回归分析
2.动物内部比较	个别组的比较	配对 t 检验
	非均匀性	双向方差分析
	与剂量相关的趋势	线性回归分析
3.变量间的相关性	各组变量间关联性的变化	Pearson 相关系数协方差的分析
	变量随时间而变化	用方差分析评估第 2 个时间点与第 1 个时间点的差别

4.常规毒理学试验资料推荐的统计学方法

(1)体重和器官重 体重及器官重(或器官相对重量)通常是综合反映动物健康状况的敏感指标。实验动物体重增长的抑制或体重减轻受到多种毒效应的影响,包括食欲、消化功能、代谢和能量消耗变化等。器官重量通常指实质性脏器重量,器官相对重量指实质性脏器的湿重量与体重的比值。体重不论是绝对重量还是重量变化率(从试验前基线测量值算起),几乎在任何情况下均可运用方差分析法做出最好的分析。

如果每组样品量足够大(10 或 10 个以上),可用下述方法:

①器官重量计算为体重的百分比。

②按体重或体重改变分析。如在试验开始,动物随机化分组(各组体重均数差别无显著性,各组所有的动物体重在总平均体重的 2 个 SD 之内),利用体重改变分析比较好。

③对各组资料利用 Bartlett 方差齐性试验,检测方差齐性。根据方差齐性或不齐,决定进一步的统计学检验。如果样本量较小,可利用 Kruskal-Wallis 非参数检测。

(2)临床化学 过去一般用 t 检验或 ANOVA,但并非是最适当的方法。因为这些生化参数很少是彼此独立的。通常,所研究的并不是单独某一个参数,而是与靶器官毒作用有关的一组参数,如 CPK,HBDH 和 LDH 同时增高强烈指示心肌损害。这时我们并不只是注意其中一个参数的增高,而是全部 3 个参数。而血清电解质(如钠、钾、钙)常相互影响,一种降低常伴另一种增加。而且资料的性质,由于这些参数的生物学性质或测定的方法,常不服从正态分布(为偏态分布)或为非连续的,如肌酐、钠、钾、氯、钙和血尿素氮。临床化学资料适用的统计学方法:

①ANOVA、Bartlett 检验和(或)F 检验、t 检验,适用于钙、葡萄糖、BUN、肌酐、胆碱酯酶、总蛋白、白蛋白、HBDH、ALP、CPK、LDH、ALT、AST 及血红蛋白。

②Kruskal-Wallis 非参数 ANOVA,适用于总胆红素、GGT。

(3)血液学 不同物种、品系的实验动物血液学检查的数据,所服从的分布也可能是不同的。这些参数的大部分是相互有关的,并依赖于所用的测定方法。

①RBC 数、血小板数和 MCV 可用仪器测定,数据适用于参数检验。

②红细胞压积(HCT)是由 RBC 和 MCV 得到的计算值,故依赖于此两个参数;但如直接

测定,也可用参数检验。

③血红蛋白是直接测定的并且是独立的连续数据。但如同时存在血红蛋白的多种形态(氧血红蛋白、脱氧血红蛋白、高铁血红蛋白等),则可能不是典型的正态分布,而呈多模型分布。此时可用 Wilcoxon 检验或多重秩和检验。

④WBC 总数服从正态分布,并适用于参数检验。而 WBC 的分类或报告为百分比或乘以 WBC 总数的"绝对"分类 WBC 数。这些资料,特别是嗜酸性粒细胞不符合正态分布,应该用非参数统计。

应注意,单个参数的变化很少有生物学意义,因为这些参数是相互有关的,应注意发现并分析预期的参数变化谱。

(4)组织病理学损害发生率　在亚慢性和慢性毒性试验中,强调了组织病理学检查。统计学分析是评价处理组动物组织病理学损害发生率是否高于对照组动物。除了癌发生率外,也应注重发现其他病理损害。处理组和对照组动物病理损害发生率比较常用卡方检验或 Fisher 精确检验。利用双侧检验还是单侧检验取决于研究者的要求。对于多重比较可用 Bonferroni 法,而且可利用趋势检验来评价剂量-反应关系。损害程度上的差异,如无效应<轻微损害<中等损害<严重损害等,这一类资料常用的描述性指标是几何均数、对数标准差;推断性分析有 Ridit 分析、秩和检验等。

(5)生殖毒性　对生殖毒性的统计学分析,是以窝(或妊娠雌性动物)为实验单位,而不是幼体。生殖毒性试验一般可得 4 个变量:生育力指数(FI)、受孕指数(GI)、存活力指数(VI)和哺育指数(LI)。对这些变量,如样本数为 10 或 10 个以上可利用 Wilcoxon-Mann-Whitney u 检验或 Kruskal-Wallis 非参数 ANOVA。如样本数小于 10,则可用 Wilcoxon 秩和检验(用于 2 组比较)或 Kruskal-Wallis 非参数 ANOVA(用于 3 组或 3 组以上的比较)。

(6)致畸试验　每组应有 20 只妊娠动物。并且,实验单位为窝,而不是胎体。如样本数为 10 或 10 以上,可近似为正态,利用参数检验(如卡方检验、t 检验或 ANOVA)来评价结果。当样本数小于 10,可用非参数检验(Wilcoxon 秩和检验或 Kruskal-Wallis 非参数 ANOVA)。此外,Wilcoxon-Mann-Whitney u 检验也广泛用于致畸试验。

(7)致突变性试验　绝大多数遗传毒理学短期试验(STT)的观察值为计数资料(如突变体数、畸变数、SCE 数)或是相对数(如存活细胞的突变频率),因此,STT 结果的统计学主要是对离散性资料的统计学推断。

①Ames 试验的统计学评价:Ames 试验的结果每平板回变菌落数的分布不完全服从泊松分析,有超离差现象;并且,其剂量反应曲线呈先上升后下降的伞形。目前已发展了几种常用的统计学方法用于 Ames 试验的假设检验和剂量反应研究。如 Kim 和 Margolin 等(1999)利用基于生物学的机制模型,发展了 SALM 程序,用于 Ames 试验结果的判断。目前已报道的 Ames 实验数据的统计分析方法有二倍法则、t 检验、线性回归的斜率比较、方差分析与多重比较、最小二乘法(含毒性剂量的回变数据)、适应法线性回归、广义线性模型、非线性模型等,众多的模型都是在 Haynes 和 Eckardt 的突变诱导动力学模型的基础上发展起来的(王晓萌等,2013)。

②遗传毒理学体内试验:包括微核试验、染色体畸变试验和显性致死试验的统计学评价,Adler 等(1998)提出了 3 步法。遗传毒理学体内试验统计学评价的程序见图 4-16。

(8)行为毒理学　行为毒理学试验一般得到 4 种类型的资料:①观察的记分值,来自开阔场试验等;②反应率,来自舔液,总活动或压杆;③错误率,来自学习-记忆试验;④到达终点的

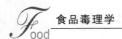

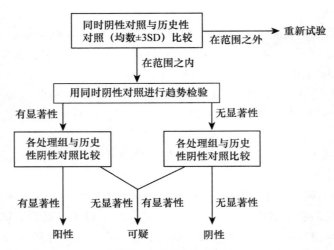

图 4-16　遗传毒理学体内试验统计学评价的程序

时间。对这些数据常用的和推荐的统计学方法见表 4-10。行为发育毒性和生殖毒性研究的统计学方法也见表 4-10,在断乳前应以窝为实验单位进行统计。

表 4-10　行为毒理学的统计学方法(Gad 等,1994)

观察类型	常用的方法	推荐的方法
观察记分值	t 检验或单侧 ANOVA	Kruskal-Wallis 非参数 ANOVA 或 Wilcoxon 秩和检验
反应率	t 检验或单侧 ANOVA	Kruskal-Wallis ANOVA 或一侧 ANOVA
错误率	ANOVA 检验,再进行 Post hoc 检验	Fisher 精确检验或 $R \times C$ 卡方,或 Mann-Whitney u 检验
到达终点时间	t 检验或一侧 ANOVA	ANOVA 检验再进行 Post hoc 检验或 Kruskal-Wallis ANOVA
行为发育或生殖试验	ANOVA 检验,再进行 Post hoc 检验	Fisher 精确检验或 Kruskal-Wallis 非参数 ANOVA 或 Mann-Whitney u 检验

4.3.2　统计学意义和生物学意义

毒理学试验结果评价步骤,首先考虑是否具有统计学意义,然后考虑有无生物学意义,即是否是真实的效应,最后考虑是否具有毒理学意义,即是否是有害效应。应根据统计学分析的结果、生物学知识和经验,综合考虑生物学意义和统计学意义后,对毒理学实验结果做出科学的判断和解释。统计检验的假设是关于总体特征的假设,检验方法是以统计量的抽样分布为根据的,得到的结论是概率性的,不是绝对的肯定或否定,不等同于有或无生物学/毒理学意义。

一般来说,具有统计学意义是具有生物学意义的必要条件之一。正确地利用统计学假设检验的结果有助于确定实验结果的生物学关联。

更多关于毒理学试验的实例分析,扫描二维码 4-3。

二维码 4-3　毒理学试验
统计学意义

(车会莲)

■ 本章小结

　　本章阐述了食品毒理学试验设计的基本原则,主要包含了食品毒理学体内、体外试验设计要点;介绍了食品毒理学主要实验技术,主要包含实验动物的选择与操作,重点介绍了常用实验动物小鼠、大鼠、豚鼠和兔的特征,实验动物的常规处置方法以及染毒方法、样本采集方法和处死方法;同时对毒理学常见数据的处理和统计分析、结果评价方法做了详细介绍。

❓ 思考题

　　1.动物试验设计主要包括哪些内容?

　　2.体内毒理学试验对照应具备什么条件? 常用的对照有哪些? 各有什么特点?

　　3.简单列举实验动物的选择原则。

　　4.动物试验设计必须遵循的基本原则是什么?

　　5.实验动物按遗传学控制可分为几类?

　　6.受试物处置及给予的原则是什么?

　　7.在设立实验对照时需遵循哪些条件?

　　8.经口染毒的途径有哪些? 各有什么优缺点?

　　9.简述毒理学数据常用的统计学分析方法。

　　10.简述毒理学结果评价方法。如何判定试验结果具有生物学意义?

■ 参考文献

[1] 李宝龙. 实验动物. 北京:中国轻工业出版社,2015.

[2] 马德星. 动物病理解剖学实验. 北京:中国农业大学出版社,2015.

[3] 邵义祥. 医学实验动物学教程. 南京:东南大学出版社,2016.

[4] 李恩中. 动物解剖学与组织胚胎学. 北京:中国轻工业出版社,2017.

[5] 魏琳琳,孙建云. 卫生毒理学动物实验基本操作指南. 兰州:甘肃科学技术出版社,2017.

[6] 高惠璇.实验统计方法与 SAS 系统.北京:北京大学出版社,2016.

[7] 张文彤,董伟. SPSS 统计分析高级教程.3 版. 北京:高等教育出版社,2018.

[8] 王心如. 毒理学. 北京:中国协和医科大学出版社,2019.

[9] 丁赛丹. 实验动物模型制备手册. 上海:上海交通大学出版社,2019.

[10] 孙志伟. 毒理学实验方法与技术.4 版. 北京:人民卫生出版社,2019.

[11] 陈洪岩,夏长友,韩凌霞. 实验动物学概论. 长春:吉林人民出版社,2016.

[12] 庄志雄,曹佳,张文昌. 现代毒理学. 北京:人民卫生出版社,2018.

[13] 杨斐. 实验动物学基础与技术.2 版. 上海:复旦大学出版社,2019.

第 5 章

食品中化学物质的一般毒性作用及评价

学习目的与要求

掌握一般毒性作用的概念、不同试验目的;熟悉一般毒性不同试验方法要点及结果评价;了解急性毒性的分级标准。

一般毒性作用(general toxicity effect)是指外源化学物在一定的接触剂量、接触时间、接触方式下对实验动物产生的综合毒效应,也称基础毒性作用(basic toxicity effect)。根据接触外源化学物的时间长短可将产生的毒性作用分为急性毒性作用、短期毒性作用(亚急性或重复剂量毒性)、亚慢性毒性作用和慢性毒性作用。相应的,按实验动物接触受试物的时间长短所安排进行的毒性作用观察和评价毒效应的试验分为急性毒性试验、短期毒性作用试验(28 d重复剂量毒性试验)、亚慢性毒性试验和慢性毒性试验。一般毒性试验是认识和评价化合物毒理学基本特性的基础和进一步全面评价化合物毒性的必经阶段,是毒理学最基本的工作内容,对化合物毒理学安全性评价、风险评估、制定安全限量标准以及管理毒理学的决策等方面,都具有十分重要的意义。

5.1　急性毒性作用及其评价

5.1.1　概述

急性毒性试验(acute toxicity test)是研究和认识化学物毒性的第一步工作,是毒理学研究中最基础的内容,通过急性毒性试验可了解动物机体一次较大剂量接触受试化学物所产生的毒性特征和毒性强度,获得受试物最基本的毒理学参数,为进一步的毒性试验和毒理学研究奠定基础。急性毒性试验是我们了解外源化学物对机体产生的急性毒性的根本依据。化学物的急性毒性资料对于安全性评价及化学物管理方面非常重要。急性毒性试验应用很广,是食品、药品、农药、化妆品及工业毒物等毒理学安全性评价的必做和首做的试验,其结果对评价急性毒性和是否继续进行其他毒性试验起确定性的作用。

急性毒性(acute toxicity)是指机体(人或试验动物)一次接触或24 h内多次接触一定剂量的受试物后在短期内所产生的毒性效应。

急性毒性试验观察内容一般包括行为、外观改变、大体形态变化以及死亡效应,最主要的观察指标是LD_{50}。对于上述定义中的"1 次"接触受试物的含义,因实验动物接触化学物的方式或途径不同而有所不同。凡经口和注射接触,"1 次"是指在瞬间将受试化学物输入实验动物体内;凡经呼吸道吸入与经皮肤接触,"1 次"是指在一个特定的期间内实验动物持续地接触受试化学物的过程。所以,"1 次"含有时间因素。而"多次"的概念是指当外源化学物毒性很低时,即使1 次给予实验动物最大染毒容量还观察不到毒性作用,同时该容量还未达到规定的限制剂量时,便需要在24 h内多次染毒,从而达到规定的限制剂量,一般规定24 h内不超过3 次。

化学物使实验动物发生中毒效应的快慢和剧烈的程度,可因所接触的化学物的质与量不同而异。有的化学物在实验动物接触致死剂量的几分钟之内,就可发生中毒症状,甚至死亡;而有的化学物则在几天后才显现中毒症状和死亡,即迟发死亡。因此,所谓短期内一般指染毒后连续观察14 d。

5.1.2　急性毒性试验的目的和方法

5.1.2.1　试验目的

(1)测试和求出受试物对一种或几种试验动物的半数致死剂量(LD_{50})以及其他的急性毒

性参数,了解急性毒作用强度,并根据 LD_{50} 值进行急性毒性分级。其他毒性参数还有绝对致死剂量(LD_{100})、最小致死剂量(LD_{01})、最大非致死剂量(LD_0)等。

(2)通过观察动物中毒表现、毒作用强度和死亡的情况,了解急性毒作用性质、可能的靶器官和致死原因、剂量-反应(效应)关系,提供化学毒物的急性中毒资料,初步评价对人体产生损害的危险性。

(3)为亚慢性及慢性毒性试验以及其他毒理学研究的染毒剂量设计和观察指标选择提供依据。

(4)为毒作用机理研究提供初步线索。

5.1.2.2 试验方法

1927 年 Trevan 引入了半数致死剂量(LD_{50})的概念来评价急性毒性,此后,该指标得到广泛应用,并成为急性毒性的主要指标。外源化学物的毒性作用是通过生物体表现出来的,所以生物体对外源化学物的吸收、排泄及代谢转化过程和生物体本身的种属品系、年龄、营养及健康等机体状态也是影响毒性作用的重要因素。因此,讨论一种化学物的毒性时必须考虑到它进入机体的剂量、方式(经口、经呼吸道、经皮肤)和时间分布(1 次给予或反复多次)等,其中最基本的因素是剂量。所以,急性毒性试验设计包括选择动物种类、受试物剂量、观察指标及 LD_{50} 计算方法等。下面主要对经典急性毒性试验的一般原则和方法进行介绍。

1.实验动物的选择和要求

(1)物种和品系选择 一般而言,动物和人对外界环境因素作用的反应不尽相同,因为动物发展进化程度越高,其机体结构越复杂,对外界环境因素的反应越具有多样性。尽管如此,动物和人在发病学的基本环节上仍然存在一定的共性,故基础毒性试验仍以实验动物的整体试验为主,然后将试验结果外推到人。但是,不同物种动物对外源化学物的反应可能存在很大差异,同物种动物的不同品系,由于其遗传学的差异,对某些外源化学物的反应也不尽一致。食品毒理学实验用动物,尽可能选择对化学物的反应和代谢特点与人类相同或相近似的动物。传统的急性毒性试验实验动物选择原则是以哺乳动物为主,国内外一般主张用两种或两种以上的动物,其中一种为啮齿类动物,另一种为非啮齿类动物。啮齿类多选用大鼠和小鼠,皮肤毒性试验也可用豚鼠或家兔,非啮齿类可选用狗或猴。在实际工作中,大鼠和小鼠是急性毒性试验应用最多的实验动物,大鼠的应用几乎占全世界所报道的研究化学物急性毒性所用实验动物的一半;其次是小鼠。随着毒性测试技术的发展和进步,近年来,研究者们逐渐筛选出一些操作简单、成本低廉、测试周期较短的生物指示物和模式生物如斑马鱼、线虫、蚯蚓等作为测试体系,进行化学物的毒性评价。

不同品系的同种动物,可对同一被检物发生不同反应,即存在品系差异。为了在同种动物中减少这种遗传特性所决定的品系差异,最好采用纯品系动物。最常用的大鼠品系为 SD(sprague-dawley)和 Wistar 大鼠;小鼠则以昆明种、NIH 和 ICR 最为常用。

(2)性别和年龄选择 急性毒性试验的主要内容是测算 LD_{50},除特殊要求外,一般急性毒性试验对动物性别要求为雌、雄各半。如果在预试验时发现雌、雄动物对受试物的敏感性有明显差异,则应单独分别测算出雌性与雄性动物各自的 LD_{50}。如果试验是为致畸试验做准备,也可仅做雌性动物的 LD_{50} 测试。

急性毒性实验动物年龄不宜过大或过小,通常选择刚成年动物,大鼠体重 $180\sim220$ g、小鼠 $18\sim22$ g、家兔 $2\sim2.5$ kg、豚鼠 $200\sim250$ g、犬 $10\sim12$ kg(一般为 1 岁左右)、猫 $1.5\sim2$ kg。一般来说,同一批实验动物体重变异范围不应超过该批动物平均体重的 20%。

(3)实验动物数量和分组　急性毒性试验一般要求设 $5\sim7$ 组,每组的实验动物数量依实验动物种类而定。一般大、小鼠每组不少于 10 只,家兔每组不少于 8 只,犬等大动物每组不少于 6 只。

由于实验动物对外源化学物的毒效应存在个体敏感性差异,这种差异即使在同窝动物中也可能存在,因此,实验动物分组应对能控制的因素最大限度地均衡化,难以控制的因素应严格随机化,尽可能减少非处理因素对试验结果的干扰,以避免不均衡分组给试验结果带来人为的误差。

(4)禁食　经消化道染毒时,为避免胃内容物干扰化学物的吸收和毒性,染毒前必须禁食,但饮水不限。大动物一般在每日上午喂食前给予受试化学物。一般大鼠需过夜禁食(16 h 左右),小鼠需禁食 $4\sim6$ h,自由饮水。给予受试物后大鼠需要继续禁食 $3\sim4$ h,小鼠需继续禁食 $1\sim2$ h。若采用分批多次给予受试物,可根据染毒间隔时间的长短给予动物一定量的饲料。

(5)其他　生理状况、健康及营养状况对毒性试验结果亦有重要影响,因此,用于急性毒性试验的雌性动物,要求是未交配和未受孕的动物。试验前应进行 $1\sim2$ 周的检疫观察和适应期,剔除临床异常者,还应制定合理的饲料配方,以保证实验动物正常生长发育和维持健康。

2.实验动物的饲养环境

一般要求实验动物饲养室的室温控制在 $20\sim26$ ℃,相对湿度 40%～70%。饲养密度适当,每笼动物数以不干扰动物个体活动及不影响试验观察为度,必要时单笼饲养。还要求无对流风,人工昼夜(12/12 h 或 10/14 h)环境,饮水、饲料清洁,保持室内卫生。

3.实验动物的染毒方法

选择染毒方法的原则是:尽量使受试物与人在生活和生产环境中实际接触受试物的途径相一致。最常用的染毒途径为经口、经呼吸道、经皮肤和注射等途径。不同的染毒途径对受试物吸收率和吸收量差异很大,因而对急性毒性大小影响就很大。而对食品中化学物来说则主要是经口给予,并多采用灌胃法。

(1)经口(胃肠道)染毒　经口染毒(oral exposure)是化学物毒性试验均应采取的方式,通常化学物急性毒性大小就是以经口 LD_{50} 值来比较的。在食品毒理学中,经口染毒是最主要和最常用的染毒途径。经口接触染毒又因实验动物不同、化学物理性质不同,可分为以下几种具体方式。

①灌胃法:将受试化学物配制成一定浓度的溶液或混悬液,借助灌胃器或导管人工直接定量灌入胃内。其突出的优点是能准确控制剂量,因而成为经常使用的染毒方法,特别在急性毒性研究中最为常用。但灌胃工作量大,而且有可能因操作不慎,误伤食道或误入气管造成动物死亡。各受试物组的灌胃体积应相同,灌胃量依所选用的实验动物而定,一次灌胃液体量为:小鼠 $0.1\sim0.4$ mL/10 g,每只不超过 1 mL;大鼠 $0.5\sim1$ mL/100 g,每只不超过 4 mL;家兔在 5 mL/kg 之内;犬不超过 50 mL/10 kg。

②饲喂法:是将受试物拌入饲料或溶于饮水中,让动物自行摄入,按动物每日采食量或饮水量计算动物实际摄入化学物的剂量。本法的优点是简便,接触方式符合人类接触外源化合物的实际情况。其缺点主要有,动物特别是啮齿类动物摄食中浪费严重,饲料损失较多,计算的剂量往往不够准确;如果化学物不稳定,在饲料和饮水中分解或与饲料成分发生化学反应,不仅影响剂量的准确性,而且可能改变化学物的毒性;如果化学物具有挥发性,可因挥发使含量降低,并可能经呼吸道吸入,造成交叉接触;如果化学物有异味,动物往往会拒食而影响动物的摄食量;动物需单笼饲养,才能计算每只动物摄入受试化学物的剂量。因此,一般不用于测定 LD_{50} 的试验。

③吞咽胶囊:将受试化学物按所需剂量装入药用胶囊内,试验时将胶囊放在动物的咽部,强迫动物吞咽。此法的优点是染毒剂量准确;特别适用于有异味、有挥发性或易水解的受试化学物。其不足之处是仅适用于较大动物,如兔、猫、犬、猪、猴等的染毒。

(2)经呼吸道染毒　气态和易挥发的液态化学物及气溶胶,均有可能经呼吸道吸入。经呼吸道染毒(inhalation exposure)常用于研究气体、蒸汽、粉尘、烟、雾等有毒有害物质的毒性,这些外源化学物可由人工染毒,也可由动物自行吸入。前者是将受试物向气管内注入,后者有静式吸入和动式吸入两种染毒方法。

气管注入是将液态或固态外源化学物注入麻醉实验动物的气管内,使之分布于肺脏。这种染毒途径不用于一般毒性研究,仅适用于制备化学物对肺脏的中毒模型。

静式吸入染毒是在密闭的容器或染毒柜中,或直接输入一定容积的气态化学物,或定量加入易挥发液体,使其在容器中自然挥发成一定浓度的空气。容器中的空气与外界隔离,无气体交换,将动物置于染毒柜中,与外源化学物接触,故称之为静式染毒。受试物浓度以 mg/m^3 表示。按实验动物的最低需气量,小鼠为 3.45 L/h,大鼠为 30.5 L/h 计算,一般 50 L 染毒柜可放入小鼠 6~10 只,或大鼠 1 只,染毒 2 h。染毒柜体积、放置动物种类和数量及放置时间相互关系见表 4-5。

静式吸入染毒的优点是设备简单,操作方便,消耗受试化学物少,对大鼠、小鼠等小动物具有实用价值。其缺点是动物在接触受试物期间,由于呼吸会使染毒柜内氧分压下降,二氧化碳浓度增高,受试物浓度降低等。再者,由于将动物整体置于染毒柜中,有些化学物能经皮肤吸收,可造成交叉接触而影响试验结果。

动式吸入染毒是将实验动物整体或大动物头部置于空气流动的染毒柜中接触受试化学物。动式染毒柜装置由两部分组成,一是补充新鲜空气和排出污染空气的动力系统,二是随时补充浓度较稳定的受试化学物的配气系统,以保证动物吸入染毒过程中,受试物的浓度、染毒柜内氧和二氧化碳分压、温度、湿度等均维持相对恒定。动式吸入过程中,应通过定时采气,定量测定柜内受试化学物的实际浓度,如果没有灵敏、可靠、快速的分析方法,可通过公式计算化学物的浓度。动式吸入染毒对设备要求很高,受试物消耗量大,操作复杂,目前还很少用。

(3)经皮肤染毒　经皮肤染毒(dermal exposure)用于评价经皮肤吸收的外源化学物,如化妆品、农药、外用药物、环境污染物及职业接触的一些工业毒物。研究外源化学物经皮肤吸收应当尽量选择皮肤解剖、生理与人类较近似的动物为对象,目前多选用家兔和豚鼠。但由于研究化学物经皮肤吸收的毒性(求经皮 LD_{50})所需的实验动物较多,使用家兔、豚鼠不够经济,也常用大鼠代替。

经皮肤染毒是指将化学物涂布于动物体表，以观察化学物的经皮吸收毒性和刺激性。染毒前，首先要除去染毒部位的被毛。脱毛方法有多种，主要有机械法和化学法。为保证脱毛部位表皮不受损伤，可在脱毛后观察 24 h，确认没有损伤后，再行染毒。脱毛区面积不可过大，一般要求不超过体表面积的 10%～15%。动物体表面积（S，cm²）与体重（W，g）有关，常用经验公式(5-1)计算体表面积，确定脱毛区范围大小。

$$S = K \times W^{2/3} \tag{5-1}$$

式中：K 是常数，大鼠 $K=9.13$，家兔 $K=10$，豚鼠 $K=9.26$。

经皮肤染毒时，还应选择适当的溶剂或赋形剂，溶剂或赋形剂要对皮肤无刺激、无损伤，且易均匀涂布。涂布时应保持化学物与皮肤密切接触，并用大于脱毛面积的多孔纱布敷料覆盖和用棉纱带固定，防止被动物舔食造成交叉接触而影响试验结果。对有挥发性的化学物，可用塑料薄膜盖住涂布区，以防止化学物挥发。染毒时按单位体重确定给予所需受试物的容量，故要求配置成相应浓度的受试物。接触时间应与人实际接触该物质的时间相仿。但在做功能性食品和药物的毒理学评价实验时，一般要求受试物接触时间适当延长，保证对人体不受危害。

（4）经注射途径染毒　在外源化学物的急性毒性试验中，有时采用注射途径染毒，如溶于水的化学物要求测定静脉注射的 LD_{50}。常用的注射方法有静脉注射、肌肉注射、皮下注射和腹腔注射等，注射方法主要用于绝对毒性研究、比较毒性研究、毒物静脉注射代谢动力学研究和中毒的急救药物筛选，常根据试验要求选择。实验动物不同注射途径的染毒量见表 5-1。

表 5-1　几种实验动物不同注射途径注射量范围　　　　　mL/只

注射途径	小鼠	大鼠	豚鼠	兔	犬
静脉	0.2～0.5	1.0～2.0	1.0～5.0	3.0～10.0	35.0～50.0
肌肉	0.1～0.2	0.2～0.5	0.2～0.5	0.5～1.0	2.0～5.0
皮下	0.1～0.5	0.5～1.0	0.5～1.0	1.0～3.0	3.0～10.0
腹腔	0.2～1.0	1.0～3.0	2.0～5.0	5.0～10.0	5.0～15.0

①每只动物体重以小鼠 20 g、大鼠和豚鼠 200 g、兔 2.5 kg、犬 10 kg 计；②剂量范围：前者为常用量，后者为最大用量。

4. 剂量选择及分组

（1）剂量选择　剂量设计是否合理是 LD_{50} 测定是否准确的关键。探求外源化学物的急性毒性，测定其 LD_{50} 时，应首先了解受试物的结构式、相对分子质量、溶解度、挥发度和脂溶性等理化性质，生产批号、纯度及杂质成分和含量等。然后根据该受试物有关的测试规范要求和所选择的测算 LD_{50} 不同的计算方法设计剂量和分组。在正式试验前一般需先进行预试验，求出大致的致死范围，以提高正式试验的效率。LD_{50} 的计算方法主要有改良寇氏法、霍恩氏法、Bliss 法、回归法、加权回归法等，各种计算方法均有一定的适用范围，可根据具体情况加以选择，其中改良寇氏法经常使用。改良寇氏法试验设计的原则是，各组剂量按等比级数；各组动物数相等；大致有一半组数的动物死亡率在 10%～50% 之间，另一半在 50%～100% 之间，最好出现 0 和 100% 的剂量组。下面以改良寇氏法为例介绍剂量设计方法。

在预试验之前，应先查阅有关文献资料，找出与受试化学物质结构与理化性质近似的化学物质的毒性资料,并以文献资料中相同的动物种系和相同接触途径所得的 LD$_{50}$ 值作为受试化学物质的预期毒性中值。设定以此预期值作为待测化学物质的中间剂量,并在该剂量的上下各设 1～2 个剂量组作为预试验剂量。如果没有相同染毒途径或没有相同种属动物的毒性资料,也可参考其他染毒途径或相近种属动物的毒性资料。每个剂量组间的组距可大些,以便于找出受试物的致死剂量范围。初起组距可用剂量间的 4 倍差,即以 lg 4 来划分各组剂量。如某种受试物的近似已知毒性的化学物大鼠经口 LD$_{50}$ 为 40 mg/kg 体重,以此为受试物的中间剂量,组距取对数值(lg 4＝0.6),上下各推两个剂量组,则受试物大鼠经口预试验的剂量设计见表 5-2。

表 5-2　某化合物的急性毒性大鼠经口预试验剂量设计

组别	剂量/(mg/kg)	对数值
1	2.5	1.6－0.6×2
2	10.0	1.6－0.6
3	40.0	1.6
4	160.0	1.6＋0.6
5	640.0	1.6＋0.6×2

如估计受试物的致死剂量范围较窄,也可将组距缩小为对数值 0.2,即剂量组间比值为 1.6,此时表 5-2 中最低剂量组至最高剂量组的剂量范围就缩小为 15.9～100.5 mg/kg。

有一些化学物质是新合成的,没有任何资料可供查阅,也可以 1 mg/kg 为最低剂量组,因为 lg 1＝0,以 4 倍为剂量组距(lg 4＝0.6),所以其他剂量组对数值为 0.6、1.2、1.8 和 2.4,真实值为 4 mg/kg、16 mg/kg、64 mg/kg 和 256 mg/kg。若预试验表明待测化学物质的致死剂量范围较窄,组距可缩小。当经预试验表明待测化学物质毒性很大或很小时,最低剂量组可以下调或上调,再依以上原则进行再次预试验。

经预试验找出受试物对某种系实验动物、某种接触途径的大致致死剂量范围,即死亡率 0～100% 或 10%～90% 的剂量范围,再根据以下公式求出正式试验的剂量组距(i)值。

$$i=(\lg \mathrm{LD}_{90}-\lg \mathrm{LD}_{10})/(n-1) \quad 或 \quad i=(\lg \mathrm{LD}_{100}-\lg \mathrm{LD}_{0})/(n-1)$$

式中:i 为组距,表示相邻两个剂量组剂量对数之差或相邻两组剂量比值的对数值。n 为设计的剂量组数。求得 i 值,以最低剂量组(LD$_{10}$ 或 LD$_{0}$)剂量对数加上一个 i 值,即是第 2 个剂量组的剂量对数,依此类推直至最高剂量组,查各自的反对数即得出各组剂量的真实值。

(2)剂量分组　组数恰当与否也是确保试验结果准确的条件之一。因为组数过多,不仅需要消耗较多的动物,还可能出现较大剂量组动物死亡率低于较小剂量组;而组数过少,不能较精确求出 LD$_{50}$。究竟设计多少组数为宜,取决于致死剂量范围以及最高致死剂量与最低致死剂量(或最大耐受量)比值的大小。一般最高最低两剂量组间差别较大者,则组数及每组动物数应较多。最高最低致死剂量如相差 2～4 倍,至少应设 3～4 组;相差 4～9 倍者,至少应设 4～5 组;相差 10 倍以上者,至少应设 6 个组。一般说来,最高最低致死剂量多在 10 倍以内,通常设置 5～7 个剂量组,既符合统计计算要求又可节省人力、财力。

5.试验周期

急性毒性试验除计算受试物的 LD$_{50}$ 外,还需要通过观察实验动物的中毒症状判断受试物的毒作用性质,推断中毒的靶器官等。所以,试验周期以 14 d 为宜。

外源化学物与实验动物接触后,由于受试物的化学结构、理化特性、染毒剂量以及动物种属和品系的差异,动物出现中毒效应的时间和程度可能存在差异。有的中毒症状发展迅速,在染毒后几分钟内出现中毒症状甚至死亡,呈速发性;有的在染毒几天后才出现中毒症状和死亡,呈迟发性。有的即使给予致死剂量,在初期并无明显中毒症状,但以后渐渐死亡;有的在早期中毒症状轻微,并且很快恢复,但在几十个小时后,出现严重中毒症状,如某些有机磷酸酯类化合物的迟发性神经毒性。有的动物个体对化学物的反应存在较大差异,如过氧化二碳酸二环己酯用相同剂量给小鼠腹腔注射,最早死亡时间是 7 h,最迟可达 150 h。因此,急性毒性试验在求 LD_{50} 时,目前国内外一般要求计算实验动物接触外源化学物后 14 d 内的总死亡数。对于速发性死亡的化学物也可只计算 24 h 的死亡数,如久效磷 24 h 与 14 d 的 LD_{50} 没有差别。也可仅根据 24 h 的死亡数求 LD_{50},但须在试验结果中加以注明,以便于在进行毒性比较时有共同的基础。

6. 毒性观察

单用 LD_{50} 表示急性毒性存在很多不足,难以对其毒作用特征加以描述。为补充 LD_{50} 的不足,在试验中还应仔细观察中毒症状,了解动物体重变化及病理改变等。

(1)中毒症状和发生过程观察　试验中观察实验动物接触外源化学物后的中毒症状,对于了解受试化学物的急性毒性特征及该化学物毒性作用的靶器官非常重要,临床中毒反应和死亡时间还可为探讨中毒机制提供线索,如染毒后立即出现惊厥、共济失调,甚至死亡,提示该化学物有神经毒性;迟发性死亡提示可能有肝、肾毒性作用;腹泻、竖毛等症状可能是植物神经兴奋的症状。因此,试验中应观察记录发生各种中毒症状的时间、症状表现程度、发展过程、死亡前特征和死亡时间等。

实验动物接触外源化学物后,往往出现兴奋或抑制,兴奋表现为活动增加、骚动、窜跑、跳跃、呼吸加深加快等。抑制表现为动物活动减少、呆立、静卧、步态不稳、呼吸困难等。有的表现刺激症状,搔鼻、尖叫、出汗、流涎,有的在眼、耳、鼻、生殖道有血性分泌物。但接触不同的化学物有不同的具体表现,如丙烯腈和氢氰酸同为氰化物,大鼠或小鼠接触丙烯腈后很快出现兴奋的系列症状,之后才出现呼吸困难,耳和尾呈现青紫色;而接触氢氰酸后呈一过性兴奋,呼吸加深加快,再出现呼吸困难,耳和尾呈桃红色。由此可见,尽管二者均含有 CN^-,但中毒机理则有所不同。啮齿类动物的临床观察见表 5-3。

表 5-3　啮齿类动物急性中毒常见表现的观察内容

系统和器官	观察项目	中毒后常见表现
中枢神经系统与神经肌肉系统	行为	体位异常、叫声异常、活动异常、多动或呆卧
	运动状态	少动、震颤、痉挛、抽搐、强直、麻痹、运动失调
	对刺激反应性	易兴奋,感觉迟钝或过敏,反应低下或过高
	脑、脊髓反射	减弱或消失
	肌肉张力	松弛或紧张
自主神经系统	瞳孔	散大或缩小
	腺体分泌	流涎、流泪、出汗

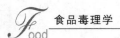

续表 5-3

系统和器官	观察项目	中毒后常见表现
呼吸系统	鼻	鼻孔溢液,鼻翼扇动
	呼吸表现	呼吸深缓、过速、困难、衰竭
心血管系统	心区触诊、听诊	震颤、心动过速或过缓、心律不齐等
胃肠系统	排便	腹泻、便秘
	腹部外形	膨隆、凹陷
	粪便硬度与颜色	不成形、黄色、灰白色
泌尿生殖系统	阴道口、乳腺、阴茎	肿胀、分泌物增多、会阴部污秽;脱出、遗精
皮肤和被毛	颜色、张力	皮肤松弛、皱褶、发红、皮疹、溃疡,被毛蓬松
黏膜	结膜、口腔	分泌物增多、充血、水肿、苍白、紫绀、黄疸
眼睛	眼睑	上睑下垂
	眼球	眼球突出、震颤、充血
	角膜	角膜混浊、血性分泌物
其他	直肠温和脚爪、皮肤温	升高或降低
	一般情况	姿势异常、消瘦等

(2)死亡与死亡时间　重点观察和记录每只动物死亡的时间,特别是最早出现死亡的时间以及各个剂量组动物的死亡数。分析中毒死亡时间的规律具有一定意义,可为深入研究化学物的毒作用机制提供参考。在同系化学物中,有些化学物在致死剂量下表现出动物先兴奋后抑制,死亡时发生抽搐;而有的化学物只引起抑制症状,表现精神萎靡、反应迟钝,在抑制下慢慢死亡,表明同系物之间的毒作用有差别。

(3)体重　试验动物急性中毒后体重的变化是一个非常重要的指标。体重变化可以反映染毒后动物的整体变化,观察期内需多次测量动物体重;有人主张间隔 3~5 d 测一次体重,也有人主张应隔日测量。通过对存活动物尤其是低于 LD_{50} 剂量组存活动物体重变化的观察可以了解受试物引起毒效应的持续时间,尽管引起动物体重下降或增长率减慢的原因较为复杂,如受试物影响食欲或消化系统功能的吸收利用也能导致体重下降,另外,影响水的摄取或肾功能急性损伤也能在体重上有反映。因此,对实验动物体重的变化要仔细观察分析。

(4)病理检查　急性毒性试验中,应及时剖检死亡动物,肉眼观察主要脏器的大小、外观、色泽,有无充血、出血、水肿或其他改变,对有病理变化的组织及脏器应做组织病理学检查。试验结束时,对各剂量组存活动物与对照组动物也应进行病理学检查。

7. LD_{50} 的计算方法

在急性毒性试验中,根据动物死亡数目计算 LD_{50} 的方法很多,常用的有寇氏(Karber)法、改良寇氏法、概率单位法、霍恩氏法等。

(1)改良寇氏法　当急性毒性试验的最大剂量死亡率为 100%,最小剂量的死亡率为 0;各组动物数相等;各剂量组的组距等比或剂量对数等差时,用公式(5-2)计算 LD_{50}:

$$LD_{50} = \lg^{-1}\left[X_m - i\left(\sum p - 0.5\right)\right] \qquad (5-2)$$

当不含 0 和 100% 死亡率时，用公式 (5-3) 计算 LD_{50}：

$$LD_{50} = \lg^{-1}\left[X_m - i\left(\sum p - \frac{3 - p_m - p_n}{4}\right)\right] \qquad (5\text{-}3)$$

$$S_{\lg LD_{50}} = i\sqrt{\sum \frac{pq}{n}} \qquad (5\text{-}4)$$

LD_{50} 的 95% 可信限 $= \lg^{-1}(\lg LD_{50} \pm 1.96 \times S_{\lg LD_{50}}) \qquad (5\text{-}5)$

以上各式中：i 为组距，即相邻两组剂量对数剂量之差；X_m 为最大剂量对数；p 为各剂量组死亡率（死亡率均用小数表示）；p_m 为最高死亡率；q 为各组剂量存活率，$q = 1 - p$；p_n 为最低死亡率；$\sum p$ 为各剂量组死亡率之和；n 为各组动物数；$S_{\lg LD_{50}}$ 为 $\lg LD_{50}$ 的标准误。

如某受试物对小鼠经口染毒急性毒性试验结果如表 5-4 所示。计算 LD_{50}。

表 5-4　某受试物在小鼠的经口急性毒性试验各组剂量及试验结果

组别	动物数 n	剂量 g/kg	剂量 对数	死亡数 n	死亡率 p	存活率 q	$p \cdot q$
1	10	2.07	0.316 0	0	0.0	1.0	0.00
2	10	2.69	0.429 8	2	0.2	0.8	0.16
3	10	3.50	0.544 1	3	0.3	0.7	0.21
4	10	4.55	0.658 0	5	0.5	0.5	0.25
5	10	5.92	0.772 3	8	0.8	0.2	0.16
6	10	7.69	0.885 9	10	1.0	0.0	0.00

$$i = 0.11 \qquad \sum p = 2.8$$

将上表的结果代入公式 (5-2) 得 $LD_{50} = \lg^{-1}[0.885\ 9 - 0.11 \times (2.8 - 0.5)]$

$$= \lg^{-1} 0.632\ 9$$

$$= 4.29 (\text{g/kg})$$

$$S_{\lg LD_{50}} = 0.030\ 7$$

LD_{50} 的 95% 可信限 $= \lg^{-1}[(0.632\ 9 \pm 1.96) \times 0.030\ 7] = 3.74 \sim 4.93 (\text{g/kg})$

因此，该受试物小鼠的经口 LD_{50} 为 4.29 g/kg，其 95% 可信范围为 3.74～4.93 g/kg。

（2）概率单位法　概率单位法是将反应率（死亡率）转换成概率单位（查表 5-5）与剂量的对数作图，则剂量-反应关系曲线就转化成一直线，在直线上找出概率单位等于 5.0 的点（即 50% 死亡率），其对应横坐标的剂量的对数就是 $\lg LD_{50}$ 值，查反对数即得 LD_{50}。

此方法中，各染毒剂量组动物数不要求相等，染毒剂量组间距也不要求成等比级数。

表 5-5　反应率-概率单位转换表

反应率	0.00	0.01	0.02	0.03	0.04	0.05	0.06	0.07	0.08	0.09
0.00	—	2.67	2.95	3.12	3.25	3.36	3.45	3.52	3.59	3.66
0.10	3.72	3.77	3.82	3.87	3.92	3.96	4.01	4.05	4.08	4.12
0.20	4.16	4.19	4.23	4.26	4.29	4.33	4.36	4.39	4.42	4.45

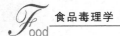

续表 5-5

反应率	0.00	0.01	0.02	0.03	0.04	0.05	0.06	0.07	0.08	0.09
0.30	4.48	4.50	4.53	4.56	4.59	4.61	4.64	4.67	4.69	4.72
0.40	4.75	4.77	4.80	4.82	4.85	4.87	4.90	4.92	4.95	4.97
0.50	5.00	5.03	5.05	5.08	5.10	5.13	5.15	5.18	5.20	5.23
0.60	5.25	5.28	5.31	5.33	5.36	5.39	5.41	5.44	5.47	5.50
0.70	5.52	5.55	5.58	5.61	5.64	5.67	5.71	5.74	5.77	5.81
0.80	5.84	5.88	5.92	5.95	5.99	6.04	6.08	6.13	6.18	6.23
0.90	6.28	6.34	6.41	6.48	6.55	6.64	6.75	6.88	7.05	7.33

①描点、绘图。以各组剂量的对数值与概率单位作图。要求作图时,在使直线通过概率单位 5.0 的原则下,力求使所绘直线通过各点中间(即使各点尽可能靠近直线)。

关于反应率 0 和 100%的校正:由于剂量对数与反应率之间存在正态分布曲线关系,而正态分布曲线是一个渐近线,因此,死亡率 0 与 100%在理论上是不存在的,所以,需要对 0 及 100%的试验结果进行校正。

$$0\%可校正为:\frac{0.25 \times 100}{N}\%;\quad 100\%可校正为:\frac{(N-0.25) \times 100}{N}\%$$

式中:N 为该组动物数。

或者,本法要求试验设计尽可能不出现 0 及 100%死亡率,对于出现的 0 及 100%死亡率的值,可不列入计算及绘图。

②求 LD_{50}。从直线上查得 $\lg LD_{50}$,查反对数即得 LD_{50},见图 5-1。

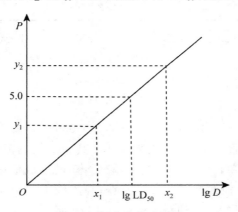

图 5-1 概率单位法图解

③求标准误(SE)。

$$SE = \frac{2S}{\sqrt{2N}}$$

式中:$2S$ 为 LD_{84} 与 LD_{16} 之差,即 $2S = LD_{84} - LD_{16}$;N 为概率单位在 3.5~6.5(或死亡率在 6.7%~93.7%)范围内各组动物总数。

④求 LD_{50} 95％可信限。

$$LD_{50}\ 95\%可信限=lg^{-1}(lg\ LD_{50}\pm1.96\times SE)$$

⑤建立剂量-反应关系回归方程。选两个距离较近的概率单位点 y_1 和 y_2，从直线上查得横坐标上相应的 x_1 及 x_2 值(图5-1)，求回归系数 b。图中纵坐标为概率单位(P)，横坐标为剂量对数($lg\ D$)。

$$b=\frac{y_2-y_1}{x_2-x_1}$$

代入回归方程

$$\hat{y}=\bar{y}+b(x-\bar{x})$$

式中：$\hat{y}$ 为任一反应率的对应概率单位；$\bar{y}$ 为概率单位5.0；b 为直线斜率；x 为概率单位 $\hat{y}$ 的剂量对数值；$\bar{x}$ 为概率单位5.0的剂量对数值。

建立回归方程的意义在于可以从回归方程计算出任一死亡率所对应的致死剂量，如可计算 $LD_1,LD_{10},LD_{16},LD_{84},LD_{90},\cdots$

例如，对某化合物急性毒性试验结果按概率单位法作图，从图中查得纵坐标概率单位5.0对应的横坐标上的值，即 $lg\ LD_{50}=2.79$，查反对数即得 LD_{50}。

按本方法步骤，任取 y 值上相邻两点 y_1、y_2，一般取5.0的相邻两点 $y_1=4.0$，$y_2=6.0$，查得与 y_1、y_2 相对应的 x_1、x_2 值。

假设本例中查得的 $x_1=2.43$、$x_2=3.15$，

则 $b=\dfrac{6.0-4.0}{3.15-2.43}=2.78$

代入方程 $\hat{y}=5.0+2.78(x-2.79)=2.78x-2.76$

建立回归方程后，可计算出任一反应率所对应的剂量值。

例如，求本例中该化合物的 LD_{95} 值

先查得 LD_{95} 的概率单位为6.64，代入方程

$$6.64=2.78x-2.76$$

求得 $$x=3.381\ 2$$

所以 $$LD_{95}=lg^{-1}\ 3.381\ 2=2\ 405.5(mg/kg)$$

同样，可以求得 $LD_{10},LD_{84},\cdots$

(3)霍恩氏法　霍恩氏法(Horn)较为简便，使用动物少，但是 LD_{50} 95％可信限范围较大。此法推荐使用4个染毒剂量组，每组动物数相等(4只或5只)。霍恩氏法提出两个剂量系列，分别为：

①2.15($\sqrt[3]{10}$)倍组距剂量系列：$\cdots 1\times10^t,2.15\times10^t,4.64\times10^t\cdots$

②3.16($\sqrt{10}$)倍组距剂量系列：$\cdots 1\times10^t,3.16\times10^t,10.0\times10^t\cdots$

式中 t 可等于 $0,\pm1,\pm2,\cdots$

LD_{50} 计算根据所采取的剂量系列、每组动物数及各组动物死亡数，查 Horn 氏表(表5-6至表5-9)，即得该化合物的 LD_{50} 及 LD_{50} 95％可信限。

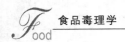

表 5-6　霍恩氏法 LD_{50} 计算用表 1(每组 4 只动物、组距 2.15 倍)

| 各剂量组动物死亡数/只 | | | | 剂量 $1=0.464 \times 10^t$
剂量 $2=1.00 \times 10^t$
剂量 $3=2.15 \times 10^t$
剂量 $4=4.64 \times 10^t$ | | 剂量 $1=1.00 \times 10^t$
剂量 $2=2.15 \times 10^t$
剂量 $3=4.64 \times 10^t$
剂量 $4=10.0 \times 10^t$ | | 剂量 $1=2.15 \times 10^t$
剂量 $2=4.64 \times 10^t$
剂量 $3=10.0 \times 10^t$
剂量 $4=21.5 \times 10^t$ | |
1	2	3	4	LD_{50}	95%可信限	LD_{50}	95%可信限	LD_{50}	95%可信限
0	0	2	4	2.15	1.38~3.36	4.64	2.98~7.23	10.0	6.42~15.6
0	0	3	4	1.78	1.21~2.61	3.83	2.61~5.62	8.25	5.62~12.1
0	0	4	4	1.47	—	3.16	—	6.81	—
0	1	1	4	2.15	1.25~3.71	4.64	2.70~7.99	10.0	5.81~17.2
0	1	2	4	1.78	0.989~3.20	3.83	2.13~6.89	8.25	4.59~14.8
0	1	3	4	1.47	0.853~2.53	3.16	1.84~5.44	6.81	3.96~11.7
0	1	4	4	1.21	0.825~1.78	2.61	1.78~3.83	5.62	3.83~8.25
0	2	2	4	1.47	0.784~2.75	3.16	1.69~5.92	6.81	3.64~12.7
0	2	3	4	1.21	0.674~2.18	2.61	1.45~4.69	5.62	3.13~10.1
0	2	4	4	1.00	0.642~1.56	2.15	1.38~3.36	4.64	2.98~7.23
0	3	3	4	1.00	0.581~1.72	2.15	1.25~3.71	4.64	2.70~7.99
1	0	2	4	2.15	1.19~3.89	4.64	2.57~8.38	10.0	5.54~18.1
1	0	3	4	1.67	0.973~2.86	3.59	2.10~6.16	7.74	4.51~13.3
1	0	4	4	1.29	0.918~1.82	2.78	1.98~3.91	5.99	4.26~8.43
1	1	1	4	2.15	1.04~4.44	4.64	2.25~9.57	10.0	4.85~20.6
1	1	2	4	1.67	0.750~3.71	3.59	1.61~8.00	7.74	3.48~17.2
1	1	3	4	1.29	0.580~2.87	2.78	1.25~6.19	5.99	2.69~13.3
1	1	4	4	1.00	0.485~2.60	2.15	1.04~4.44	4.64	2.25~9.57
1	2	2	4	1.29	0.524~3.18	2.78	1.13~6.86	5.99	2.43~14.8
1	3	3	4	1.00	0.393~2.55	2.15	0.846~5.48	4.64	1.82~11.8
2	0	2	4	2.15	0.888~5.23	4.64	1.91~11.3	10.0	4.12~24.3
2	0	3	4	1.47	0.605~3.56	3.16	1.30~7.67	6.81	2.81~16.5
2	0	4	4	1.00	0.412~2.43	2.15	0.888~5.23	4.64	1.91~11.3
2	1	1	4	2.15	0.728~6.38	4.64	1.57~13.7	10.0	3.38~29.6
2	1	2	4	1.47	0.419~5.14	3.16	0.903~11.1	6.81	1.95~23.9
2	1	3	4	1.00	0.246~4.06	2.15	0.531~8.75	4.64	1.41~18.6
2	2	2	4	1.00	0.215~4.64	2.15	0.464~10.0	4.64	1.00~21.5
3	0	2	4	2.15	0.366~12.7	4.64	0.789~27.3	10.0	1.70~58.9
3	0	3	4	1.00	0.114~8.77	2.15	0.246~18.9	4.64	0.529~40.7
3	1	1	4	2.15	0.246~18.9	4.64	0.529~40.7	10.0	1.14~87.7

续表 5-6

1	2	3	4	LD_{50}	95%可信限	LD_{50}	95%可信限	LD_{50}	95%可信限
各剂量组动物死亡数/只				剂量1=0.464×10^{t} 剂量2=1.00×10^{t} 剂量3=2.15×10^{t} 剂量4=4.64×10^{t}		剂量1=1.00×10^{t} 剂量2=2.15×10^{t} 剂量3=4.64×10^{t} 剂量4=10.0×10^{t}		剂量1=2.15×10^{t} 剂量2=4.64×10^{t} 剂量3=10.0×10^{t} 剂量4=21.5×10^{t}	
3	1	2	4	1.00	0.060 7~16.5	2.15	0.131~35.5	4.64	0.282~76.5
0	0	3	3	2.15	1.04~4.44	4.64	2.25~9.57	10.0	4.85~20.6
0	0	4	3	1.67	1.19~2.35	3.59	2.56~5.05	7.74	5.50~10.9
0	1	2	3	2.15	0.846~5.48	4.64	1.82~11.8	10.0	3.93~25.5
0	1	3	3	1.67	0.750~3.71	3.59	1.61~8.00	7.74	3.48~17.2
0	1	4	3	1.29	0.753~2.2	2.78	1.62~4.77	5.99	3.50~10.3
0	2	2	3	1.67	0.676~4.11	3.59	1.46~8.86	7.74	3.14~19.1
0	2	3	3	1.29	0.580~2.87	2.78	1.25~6.19	5.99	2.69~13.3
0	2	4	3	1.00	0.554~1.81	2.15	1.19~3.89	4.64	2.57~8.38
0	3	3	3	1.00	0.485~2.06	2.15	1.04~4.44	4.64	2.25~9.57
1	0	3	3	2.15	0.728~6.38	4.64	1.57~13.7	10.0	3.38~29.6
1	0	4	3	1.47	0.853~2.53	3.16	1.84~5.44	6.81	3.96~11.7
1	1	2	3	2.15	0.531~8.75	4.64	1.14~18.8	10.0	2.46~40.6
1	1	3	3	1.47	0.436~4.94	3.16	0.940~10.6	6.81	2.02~22.9
1	1	4	3	1.00	0.338~2.96	2.15	0.728~6.38	4.64	1.57~13.7
1	2	2	3	1.47	0.375~5.75	3.16	0.807~12.4	6.81	1.74~26.7
1	2	3	3	1.00	0.246~4.06	2.15	0.531~8.75	4.64	1.14~18.8
2	0	3	3	2.15	0.246~18.9	4.64	0.529~40.7	10.0	1.14~87.7
2	0	4	3	1.00	0.170~5.89	2.15	0.366~12.7	4.64	0.789~27.3
2	1	2	3	2.15	0.131~35.5	4.64	0.282~76.5	10.0	0.607~165
2	1	3	3	1.00	0.060 7~16.5	2.15	0.131~35.5	4.64	0.282~76.5
2	2	2	3	1.00	0.046 4~21.5	2.15	0.100~46.4	4.64	0.215~100
0	0	4	2	2.15	0.888~5.23	4.64	1.91~11.3	10.0	4.12~24.3
0	1	3	2	2.15	0.531~8.75	4.64	1.14~18.8	10.0	2.46~40.6
0	1	4	2	1.47	0.605~3.56	3.16	1.30~7.76	6.81	2.81~16.5
0	2	2	2	2.15	0.464~10.0	4.64	1.00~21.5	10.0	2.15~46.4
0	2	3	2	1.47	0.419~5.14	3.16	0.903~11.1	6.81	1.95~23.9
0	2	4	2	1.00	0.412~2.43	2.15	0.888~5.23	4.64	1.91~11.3
0	3	3	2	1.00	0.338~2.96	2.15	0.728~6.38	4.64	1.57~13.7
1	0	4	2	2.15	0.366~12.7	4.64	0.789~27.3	10.0	1.70~58.9

续表 5-6

各剂量组动物死亡数/只				剂量1=0.464×10^t 剂量2=1.00×10^t 剂量3=2.15×10^t 剂量4=4.64×10^t		剂量1=1.00×10^t 剂量2=2.15×10^t 剂量3=4.64×10^t 剂量4=10.0×10^t		剂量1=2.15×10^t 剂量2=4.64×10^t 剂量3=10.0×10^t 剂量4=21.5×10^t	
1	2	3	4	LD_{50}	95%可信限	LD_{50}	95%可信限	LD_{50}	95%可信限
1	1	3	2	2.15	0.131~35.5	4.64	0.282~76.5	10.0	0.607~165
1	1	4	2	1.00	0.114~8.77	2.15	0.246~18.9	4.64	0.529~40.7
1	2	2	2	2.15	0.100~46.4	4.64	0.215~100	10.0	0.464~215
1	2	3	2	1.00	0.060 7~16.5	2.15	0.131~35.5	4.64	0.282~76.5
0	2	3	1	2.15	0.131~35.5	4.64	0.282~76.5	10.0	0.607~165
0	2	4	1	1.00	0.170~5.89	2.15	0.366~12.7	4.64	0.789~27.3
0	3	3	1	1.00	0.114~8.77	2.15	0.246~18.9	4.64	0.529~40.7
0	1	4	1	2.15	0.246~18.9	4.64	0.529~40.7	10.0	1.14~87.7

表 5-7　霍恩氏法 LD_{50} 计算用表 2(每组 5 只动物、组距 2.15 倍)

各剂量组动物死亡数/只				剂量1=0.464×10^t 剂量2=1.00×10^t 剂量3=2.15×10^t 剂量4=4.64×10^t		剂量1=1.00×10^t 剂量2=2.15×10^t 剂量3=4.64×10^t 剂量4=10.0×10^t		剂量1=2.15×10^t 剂量2=4.64×10^t 剂量3=10.0×10^t 剂量4=21.5×10^t	
1	2	3	4	LD_{50}	95%可信限	LD_{50}	95%可信限	LD_{50}	95%可信限
0	0	3	5	2.00	1.34~2.91	4.30	2.95~6.26	9.26	6.36~13.5
0	0	4	5	1.71	1.26~2.33	3.69	2.71~5.01	7.94	5.84~10.8
0	0	5	5	1.47	—	3.16	—	6.81	—
0	1	2	5	2.00	1.23~3.24	4.30	2.65~6.98	9.26	5.70~15.0
0	1	3	5	1.71	1.05~2.78	3.69	2.27~5.99	7.94	4.89~12.9
0	1	4	5	1.47	0.951~2.27	3.16	2.05~4.88	6.81	4.41~10.5
0	1	5	5	1.26	0.926~1.71	3.17	2.00~3.69	5.84	4.30~7.94
0	2	2	5	1.71	1.01~2.91	3.69	2.17~6.28	7.94	4.67~13.5
0	2	3	5	1.47	0.826~2.50	3.16	1.86~5.38	6.81	4.00~11.6
0	2	4	5	1.26	0.775~2.05	2.71	1.67~4.41	5.84	3.60~9.50
0	2	5	5	1.08	0.741~1.57	2.33	1.60~3.39	5.01	3.44~7.30
0	3	3	5	1.26	0.740~2.14	2.71	1.59~4.62	5.84	3.43~9.95
0	3	4	5	1.08	0.665~1.75	2.33	1.43~3.78	5.01	3.08~8.14
1	0	3	5	1.96	1.22~3.14	4.22	2.63~6.76	9.09	5.66~14.6
1	0	4	5	1.62	1.07~2.43	3.48	2.31~5.24	7.50	4.98~11.3
1	0	5	5	1.33	1.05~1.70	2.87	2.26~3.65	6.19	4.87~7.87

续表 5-7

各剂量组动物 死亡数/只				剂量 1＝0.464×10^t 剂量 2＝1.00×10^t 剂量 3＝2.15×10^t 剂量 4＝4.64×10^t		剂量 1＝1.00×10^t 剂量 2＝2.15×10^t 剂量 3＝4.64×10^t 剂量 4＝10.0×10^t		剂量 1＝2.15×10^t 剂量 2＝4.64×10^t 剂量 3＝10.0×10^t 剂量 4＝21.5×10^t	
1	2	3	4	LD_{50}	95％可信限	LD_{50}	95％可信限	LD_{50}	95％可信限
1	1	2	5	1.96	1.06～3.60	4.22	2.29～7.75	9.09	4.94～16.7
1	1	3	5	1.62	0.866～3.01	3.48	1.87～6.49	7.50	4.02～14.0
1	1	4	5	1.33	0.737～2.41	2.87	1.59～5.20	6.19	3.42～11.2
1	1	5	5	1.10	0.661～1.83	2.37	1.42～3.95	5.11	3.07～8.51
1	2	2	5	1.62	0.818～3.19	3.48	1.76～6.87	7.50	3.80～14.8
1	2	3	5	1.33	0.658～2.70	2.87	1.42～5.82	6.19	3.05～12.5
1	2	4	5	1.10	0.550～2.20	2.37	1.19～4.74	5.11	2.55～10.2
1	3	3	5	1.10	0.523～2.32	2.37	1.13～4.99	5.11	2.43～10.8
2	0	3	5	1.90	1.00～3.58	4.08	2.16～7.71	8.80	4.66～16.6
2	0	4	5	1.47	0.806～2.67	3.16	1.74～5.76	6.81	3.74～12.4
2	0	5	5	1.14	0.674～1.92	2.45	1.45～4.13	5.28	3.13～8.89
2	1	2	5	1.90	0.839～4.29	4.08	1.81～9.23	8.80	3.89～19.9
2	1	3	5	1.47	0.616～3.50	3.16	1.33～7.53	6.81	2.86～16.2
2	1	4	5	1.14	0.466～2.77	2.45	1.00～5.98	5.28	2.16～12.9
2	2	2	5	1.47	0.573～3.67	3.16	1.24～8.10	6.81	2.66～17.4
2	2	3	5	1.14	0.406～3.18	2.45	0.875～6.85	5.28	1.89～14.8
0	0	4	4	1.96	1.18～3.26	4.22	2.53～7.02	9.09	5.46～15.1
0	0	5	4	1.62	1.27～2.05	3.48	2.74～4.42	7.50	5.90～9.53
0	1	3	4	1.96	0.978～3.92	4.22	2.11～8.44	9.09	4.54～18.2
0	1	4	4	1.62	0.893～2.92	3.48	1.92～6.30	7.50	4.14～13.6
0	1	5	4	1.33	0.885～2.01	2.87	1.91～4.33	6.19	4.11～9.33
0	2	2	4	1.96	0.930～4.12	4.22	2.00～8.88	9.09	4.31～19.1
0	2	3	4	1.62	0.797～3.28	3.48	1.72～7.06	7.50	7.50～15.2
0	2	4	4	1.33	0.715～2.49	2.87	1.54～5.36	6.19	3.32～11.5
0	2	5	4	1.10	0.686～1.77	2.37	1.48～3.80	5.11	3.19～8.19
0	3	3	4	1.33	0.676～2.63	2.87	1.46～5.67	6.19	3.14～12.2
0	3	4	4	1.10	0.599～2.02	2.37	1.29～4.36	5.11	2.78～9.39
1	0	4	4	1.90	0.969～3.71	4.08	2.09～7.99	8.80	4.50～17.2
1	0	5	4	1.47	1.02～2.11	3.16	2.20～4.54	6.81	4.74～9.78
1	1	3	4	1.90	0.757～2.75	4.08	1.63～10.2	8.80	3.51～22.0

续表 5-7

各剂量组动物死亡数/只				剂量 1＝0.464×10^t 剂量 2＝1.00×10^t 剂量 3＝2.15×10^t 剂量 4＝4.64×10^t		剂量 1＝1.00×10^t 剂量 2＝2.15×10^t 剂量 3＝4.64×10^t 剂量 4＝10.0×10^t		剂量 1＝2.15×10^t 剂量 2＝4.64×10^t 剂量 3＝10.0×10^t 剂量 4＝21.5×10^t	
1	2	3	4	LD$_{50}$	95% 可信限	LD$_{50}$	95% 可信限	LD$_{50}$	95% 可信限
1	1	4	4	1.47	0.654～3.30	3.46	1.41～7.10	6.81	3.03～15.3
1	1	5	4	1.14	0.581～2.22	2.45	1.25～4.79	5.28	2.70～10.3
1	2	2	4	1.90	0.706～5.09	4.08	1.52～11.0	8.80	3.28～23.6
1	2	3	4	1.47	0.564～3.82	3.16	1.21～8.24	6.81	2.62～17.7
1	2	4	4	1.14	0.454～2.85	2.45	0.977～6.13	5.28	2.11～13.2
1	3	3	4	1.14	0.423～3.05	2.45	0.912～6.57	5.28	1.97～14.2
2	0	4	4	1.78	0.662～4.78	3.83	1.43～10.3	8.25	3.07～22.2
2	0	5	4	1.21	0.583～2.52	2.61	1.26～5.42	5.62	2.71～11.7
2	1	3	4	1.78	0.455～6.95	3.83	0.980～15.0	8.25	2.11～32.3
2	1	4	4	1.21	0.327～4.48	2.61	0.705～9.66	5.62	1.52～20.8
2	2	2	4	1.78	0.410～7.72	3.83	0.883～16.6	8.25	1.90～35.8
2	2	3	4	1.21	0.266～5.52	2.61	0.573～11.9	5.62	1.23～25.6
0	0	5	3	1.90	1.12～3.20	4.08	2.42～6.89	8.80	5.22～14.8
0	1	4	3	1.90	0.777～4.63	4.08	1.67～9.97	8.80	3.60～21.5
0	1	5	3	1.47	0.806～2.67	3.16	1.74～5.76	6.81	3.74～12.4
0	2	3	3	1.90	0.678～5.30	4.08	1.46～11.4	8.80	3.15～24.6
0	2	4	3	1.47	0.616～3.50	3.16	1.33～7.53	6.81	2.86～16.2
0	2	5	3	1.14	0.602～2.15	2.45	1.30～4.62	5.28	2.79～9.96
0	3	3	3	1.47	0.573～3.76	3.16	1.24～8.10	6.81	2.66～17.4
0	3	4	3	1.14	0.503～2.57	2.45	1.08～5.54	5.28	2.33～11.9
1	0	5	3	1.78	0.856～3.69	3.83	1.85～7.96	8.25	3.98～17.1
1	1	4	3	1.78	0.481～6.58	3.83	1.04～14.2	8.25	2.23～30.5
1	1	5	3	1.21	0.451～3.25	2.61	0.972～7.01	5.62	2.09～15.1
1	2	3	3	1.78	0.390～8.11	3.83	0.840～17.5	8.25	1.81～37.6
1	2	4	3	1.21	0.310～4.74	2.61	0.668～10.2	5.62	1.44～22.0
1	3	3	3	1.21	0.279～5.26	2.61	0.602～11.2	5.62	1.30～24.4

表 5-8　霍恩氏法 LD_{50} 计算用表3(每组4只动物、组距3.16倍)

各剂量组动物死亡数/只				剂量1=0.316×10^t 剂量2=1.00×10^t 剂量3=3.16×10^t 剂量4=1.00×10^t		剂量1=1.00×10^t 剂量2=3.16×10^t 剂量3=10.0×10^t 剂量4=31.6×10^t	
1	2	3	4	LD_{50}	95%可信限	LD_{50}	95%可信限
0	0	2	4	3.16	1.63~6.15	10.0	5.14~19.4
0	0	3	4	2.37	1.33~4.22	7.50	4.22~13.3
0	0	4	4	1.73	—	5.62	—
0	1	1	4	3.16	1.40~7.14	10.0	4.43~22.6
0	1	2	4	2.37	0.984~5.71	7.50	3.11~18.1
0	1	3	4	1.78	0.788~4.01	5.62	2.49~12.7
0	1	4	4	1.33	0.750~2.37	4.22	2.37~7.50
0	2	2	4	1.78	0.695~4.55	5.62	2.20~14.4
0	2	3	4	1.33	0.554~3.21	4.22	1.75~10.2
0	2	4	4	1.00	0.514~1.94	3.16	1.63~6.15
0	3	3	4	1.00	0.443~2.26	3.16	1.40~7.14
1	0	2	4	3.16	1.30~7.67	10.0	4.12~24.3
1	0	3	4	2.15	0.959~4.84	6.81	3.03~15.3
1	0	4	4	1.47	0.880~2.45	4.64	2.78~7.74
1	1	1	4	3.16	1.07~9.36	10.0	3.38~29.6
1	1	2	4	2.15	0.649~7.15	6.81	2.05~22.6
1	1	3	4	1.47	0.442~4.87	4.64	1.40~15.4
1	1	4	4	1.00	0.338~2.96	3.16	1.07~9.36
1	2	2	4	1.47	0.379~5.68	4.64	1.20~18.0
1	3	3	4	1.00	0.246~4.06	3.16	0.779~12.8
2	0	2	4	3.16	0.837~11.9	10.0	2.65~37.8
2	0	3	4	1.78	0.471~6.72	5.62	1.49~21.2
2	0	4	4	1.00	0.265~3.78	3.16	0.837~11.9
2	1	1	4	3.16	0.621~16.1	10.0	1.96~50.9
2	1	2	4	1.78	0.271~11.7	5.62	0.858~36.9
2	1	3	4	1.00	0.122~8.18	3.16	0.386~25.9
2	2	2	4	1.00	0.100~10.0	3.16	0.316~31.6
3	0	2	4	3.16	0.221~45.2	10.0	0.700~143
3	0	3	4	1.00	0.038 5~26.0	3.16	0.122~82.1
3	1	1	4	3.16	0.122~82.1	10.0	0.385~260.0

续表 5-8

各剂量组动物死亡数/只				剂量1＝0.316×10^f 剂量2＝1.00×10^f 剂量3＝3.16×10^f 剂量4＝1.00×10^f		剂量1＝1.00×10^f 剂量2＝3.16×10^f 剂量3＝10.0×10^f 剂量4＝31.6×10^f	
1	2	3	4	LD_{50}	95％可信限	LD_{50}	95％可信限
3	1	2	4	1.00	0.0149～66.9	3.16	0.0472～212.0
0	0	3	3	3.16	1.07～9.36	10.0	3.38～29.6
0	0	4	3	2.15	1.29～3.59	6.81	4.08～11.4
0	1	2	3	3.16	0.779～12.8	10.0	2.46～40.6
0	1	3	3	2.15	0.649～7.15	6.81	2.05～22.6
0	1	4	3	1.47	0.654～3.30	4.64	2.07～10.4
0	2	2	3	2.15	0.556～8.34	6.81	1.76～26.4
0	2	3	3	1.47	0.442～4.87	4.64	1.40～15.4
0	2	4	3	1.00	0.412～2.43	3.16	1.30～7.67
0	3	3	3	1.00	0.338～2.96	3.16	1.07～9.36
1	0	3	3	3.16	0.621～16.1	10.0	1.96～50.9
1	0	4	3	1.78	0.788～4.01	5.62	2.49～12.7
1	1	2	3	3.16	0.386～25.9	10.0	1.22～81.8
1	1	3	3	1.78	0.288～11.0	5.62	0.911～34.7
1	1	4	3	1.00	0.196～5.09	3.16	0.621～16.1
1	2	2	3	1.78	0.229～13.8	5.62	0.725～43.6
1	2	3	3	1.00	0.122～8.18	3.16	0.386～25.9
2	0	3	3	1.16	0.122～82.1	10.0	0.385～260
2	0	4	3	1.00	0.070～14.3	6.16	0.221～45.2
2	1	2	3	3.16	0.047 2～212	10.0	0.149～669
2	1	3	3	1.00	0.014 9～66.9	3.16	0.047 2～212
2	2	2	3	1.00	0.010 0～100	3.16	0.031 6～316
0	0	4	2	3.16	0.837～11.9	10.0	2.65～37.8
0	1	3	2	3.16	0.386～25.9	10.0	1.22～81.8
0	1	4	2	1.78	0.471～6.72	5.62	1.49～21.2
0	2	2	2	3.16	0.316～31.6	10.0	1.00～100
0	2	3	2	1.78	0.271～11.7	5.62	0.858～36.9
0	2	4	2	1.00	0.265～3.78	3.16	0.837～11.9
0	3	3	2	1.00	0.196～5.09	3.16	0.621～16.1
1	0	4	2	3.16	0.221～45.2	10.0	0.700～143

续表 5-8

各剂量组动物死亡数/只				剂量 1＝0.316×10^t 剂量 2＝1.00×10^t 剂量 3＝3.16×10^t 剂量 4＝1.00×10^t		剂量 1＝1.00×10^t 剂量 2＝3.16×10^t 剂量 3＝10.0×10^t 剂量 4＝31.6×10^t	
1	2	3	4	LD$_{50}$	95％可信限	LD$_{50}$	95％可信限
1	1	3	2	3.16	0.047 2～212	10.0	0.149～669
1	1	4	2	1.00	0.038 5～26.0	3.16	0.122～82.1
1	2	2	2	3.16	0.031 6～316	10.0	0.100～1 000
1	2	3	2	1.00	0.014 9～66.9	3.16	0.0472～212
0	2	3	1	3.16	0.0472～212	10.0	0.149～669
0	2	4	1	1.00	0.070 0～14.3	3.16	0.221～45.2
0	3	3	1	1.00	0.0385～26.0	3.16	0.122～82.1
0	1	4	1	3.16	0.122～82.1	10.0	0.385～260

表 5-9　霍恩氏法 LD$_{50}$ 计算用表 4(每组 5 只动物、组距 3.16 倍)

各剂量组动物死亡数/只				剂量 1＝0.316×10^t 剂量 2＝1.00×10^t 剂量 3＝3.16×10^t 剂量 4＝10.00×10^t		剂量 1＝1.00×10^t 剂量 2＝3.16×10^t 剂量 3＝10.0×10^t 剂量 4＝31.6×10^t	
1	2	3	4	LD$_{50}$	95％可信限	LD$_{50}$	95％可信限
0	0	3	5	2.82	1.60～4.95	8.91	5.07～15.7
0	0	4	5	2.24	1.41～3.55	7.08	4.47～11.2
0	0	5	5	1.78	—	5.62	—
0	1	2	5	2.82	1.36～5.84	8.91	4.30～18.5
0	1	3	5	2.24	1.08～4.64	7.08	3.42～14.7
0	1	4	5	1.78	0.927～3.41	5.62	2.93～10.8
0	1	5	5	1.41	0.891～2.24	4.47	2.82～7.08
0	2	2	5	2.24	1.01～4.97	7.08	3.19～15.7
0	2	3	5	1.78	0.801～3.95	5.62	2.53～12.5
0	2	4	5	1.41	0.682～2.93	4.47	2.16～9.25
0	2	5	5	1.12	0.638～1.97	3.55	2.02～6.24
0	3	3	5	1.41	0.636～3.14	4.47	2.01～9.92
0	3	4	5	1.12	0.542～2.32	3.55	1.71～7.35
1	0	3	5	2.74	1.35～5.56	8.66	4.26～17.6
1	0	4	5	2.02	1.11～3.80	6.49	3.51～12.0
1	0	5	5	1.54	1.07～2.21	4.87	3.40～6.98

续表 5-9

各剂量组动物死亡数/只				剂量1＝0.316×10' 剂量2＝1.00×10' 剂量3＝3.16×10' 剂量4＝10.00×10'		剂量1＝1.00×10' 剂量2＝3.16×10' 剂量3＝10.0×10' 剂量4＝31.6×10'	
1	2	3	4	LD_{50}	95%可信限	LD_{50}	95%可信限
1	1	2	5	2.74	1.10～6.82	8.66	3.48～21.6
1	1	3	5	2.05	0.806～5.23	6.49	2.55～16.5
1	1	4	5	1.54	0.632～3.75	6.87	2.00～11.9
1	1	5	5	1.15	0.537～2.48	3.65	1.70～7.85
1	2	2	5	2.05	0.740～5.70	6.49	2.34～18.0
1	2	3	5	1.54	0.534～4.44	4.87	1.69～14.1
1	2	4	5	1.15	0.408～3.27	3.65	1.29～10.3
1	3	3	5	1.15	0.378～3.53	3.65	1.20～11.2
2	0	3	5	2.61	1.01～6.77	8.25	3.18～21.4
2	0	4	5	1.78	0.723～4.37	5.62	2.29～13.8
2	0	5	5	1.21	0.554～2.65	3.83	1.75～8.69
2	1	2	5	2.61	0.738～8.87	8.25	2.43～28.1
2	1	3	5	1.78	0.484～6.53	5.62	1.53～20.7
2	1	4	5	1.21	0.318～4.62	3.83	1.00～14.6
2	2	2	5	1.78	0.434～7.28	5.62	1.37～23.0
2	2	3	5	1.21	0.259～5.67	3.83	0.819～17.9
0	0	4	4	2.74	1.27～5.88	8.66	4.03～18.6
0	0	5	4	2.05	1.43～2.94	6.49	4.53～9.31
0	1	3	4	2.74	0.968～7.75	8.66	3.06～24.5
0	1	4	4	2.05	0.843～5.00	6.49	2.67～15.8
0	1	5	4	1.54	0.833～2.85	4.87	2.63～9.01
0	2	2	4	2.74	0.896～8.37	8.66	2.83～26.5
0	2	3	4	2.05	0.711～5.93	6.49	2.25～18.7
0	2	4	4	1.54	0.604～3.92	4.87	1.91～12.4
0	2	5	4	1.15	0.568～2.35	3.65	1.80～7.42
0	3	3	4	1.54	0.555～4.27	4.87	1.76～13.5
0	3	4	4	1.15	0.463～2.88	3.65	1.47～9.10
1	0	4	4	2.61	0.953～7.15	8.25	3.01～22.6
1	0	5	4	1.78	1.03～3.06	5.62	3.27～9.68
1	1	3	4	2.61	0.658～10.4	8.25	2.08～32.7

续表 5-9

各剂量组动物死亡数/只				剂量1=0.316×10^t 剂量2=1.00×10^t 剂量3=3.16×10^t 剂量4=10.00×10^t		剂量1=1.00×10^t 剂量2=3.16×10^t 剂量3=10.0×10^t 剂量4=31.6×10^t	
1	2	3	4	LD_{50}	95%可信限	LD_{50}	95%可信限
1	1	4	4	1.78	0.528~5.98	5.62	1.67~18.9
1	1	5	4	1.21	0.442~3.32	3.83	1.40~10.5
1	2	2	4	2.61	0.594~11.5	8.25	1.88~36.3
1	2	3	4	1.78	0.423~7.48	5.62	1.34~23.6
1	2	4	4	1.21	0.305~4.80	3.83	0.966~15.2
1	3	3	4	1.21	0.276~5.33	3.83	0.871~16.8
2	0	4	4	2.37	0.539~10.4	7.50	1.70~33.0
2	0	5	4	1.33	0.446~3.99	4.22	1.41~12.6
2	1	3	4	2.37	0.307~18.3	7.50	0.970~58.0
2	1	4	4	1.33	0.187~9.49	4.22	0.592~30.0
2	2	2	4	2.37	0.262~21.4	7.50	0.830~67.8
2	2	3	4	1.33	0.137~13.0	4.22	0.433~41.0
0	0	5	3	2.61	1.19~5.71	8.25	3.77~18.1
0	1	4	3	2.61	0.684~9.95	8.25	2.16~31.5
0	1	5	3	1.78	0.723~4.37	5.62	2.29~13.8
0	2	3	3	2.61	0.558~12.2	8.25	1.76~38.6
0	2	4	3	1.78	0.484~6.53	5.62	1.53~20.7
0	2	5	3	1.21	0.467~3.14	3.83	1.48~9.94
0	3	3	3	1.78	0.434~7.28	5.62	1.37~23.0
0	3	4	3	1.21	0.356~4.12	3.83	1.13~13.0
1	0	5	3	2.37	0.793~7.10	7.50	2.51~22.4
1	1	4	3	2.37	0.333~16.9	7.50	1.05~53.4
1	1	5	3	1.33	0.303~5.87	4.22	0.958~18.6
1	2	3	3	2.37	0.244~23.1	7.50	0.771~73.0
1	2	4	3	1.33	0.172~10.3	4.22	0.545~32.6
1	3	3	3	1.33	0.148~12.1	4.22	0.467~38.1

5.1.3 急性毒性的评价

为了评价外源化学物急性毒性的强弱及其对人类和动物的危害程度,通过急性毒性试验测定 LD_{50} 值,进行急性毒性分级,判断急性毒性的高低。毒性大小与 LD_{50} 值成反比, LD_{50} 越小,毒性越大,反之,毒性越小。目前,国际上仍普遍采用外源化学物的急性毒性分级标准进行评价,尽管各国际组织和不同国家分级标准未完全统一,但共同之处是均以外源化学物的 LD_{50} 值为基础进行分级。不同化学物分级标准稍有差异,几种常见的急性毒性分级标准见表 5-10 至表 5-12。在依照各标准进行分级时应注意动物种属及染毒途径应与标准中规定的一致。不论何种急性毒性的分级标准都存在不少缺点和不足,依据 LD_{50} 进行化物的急性毒性分级只能作为急性毒性评价的依据之一,不应作为唯一的指标。

表 5-10 GHS(全球化学品统一分类和标签制度)急性经口毒性分级标准

类别	LD_{50} /(mg/kg)	危害说明
1 类	≤5	吞咽致命
2 类	≤50	吞咽致命
3 类	≤300	吞咽会中毒
4 类	≤2 000	吞咽有害
5 类	>2 000	吞咽可能有害

表 5-11 GB 15193.3—2014《食品安全国家标准 急性经口毒性试验》急性毒性(LD_{50})剂量分级标准

级别	大鼠口服 LD_{50} /（mg/kg）	相当于人的致死剂量	
		mg/kg 体重	g/人
极毒	<1	稍尝	0.05
剧毒	1～50	500～4 000	0.5
中等毒	51～500	4 000～30 000	5
低毒	501～5 000	30 000～250 000	50
实际无毒	>5 000	250 000～500 000	500

表 5-12 GB 15670—2017《农药登记毒理学试验方法》的农药急性毒性分级标准

急性毒性分级	大鼠经口 LD_{50} /(mg/kg)	大鼠经皮 LD_{50} /(mg/kg),4 h	大鼠吸入 LC_{50} /(mg/m³),2 h
剧毒	<5	<20	<20
高毒	5～50	20～200	20～200
中等毒	50～500	200～2 000	200～2 000
低毒	>500	>2 000	>2 000

在食品安全性毒理学评价过程中,首先进行急性毒性试验测定经口 LD_{50} 。如果 LD_{50} 小于人的推荐(可能)摄入量的 100 倍,则一般应放弃该受试物用于食品,不再继续进行其他毒理学试验。

LD_{50} 所表达的是 50％动物存活与 50％动物死亡的点剂量,是一个质的现象,而在实际工作中,往往发现有些外源化学物用同一物种、同一品系的实验动物、用相同染毒条件所得到的 LD_{50} 值相同或相似,但其毒作用带或致死剂量范围却有明显的不同,表明化学物的实际毒性存在差异。如图 5-2 中 A、B 两种化学物的 LD_{50} 值相同,但 A 的毒作用带的斜率(致死剂量范围)大于 B,当 A 化学物的剂量稍有增加,死亡率则有明显上升;而 B 化学物的斜率较小,剂量增加,死亡率增加较为缓慢。低于 LD_{50} 的剂量时,同一剂量的 B 化学物引起实验动物的死亡率高于 A 化学物。由此可见,在较低剂量时,斜率小的化学物危险性大;而在较高剂量时,斜率大的化学物毒性大。又如 B、C、D 3 种化学物,其剂量-反应关系曲线(用剂量对数和死亡率的概率单位转换成直线)的斜率相同,但 LD_{50} 值是 B＜C＜D,表明急性毒性大小次序是 B＞C＞D。因此,在评价外源化学物的急性毒性时,除 LD_{50} 值之外,应参考剂量-反应曲线的斜率。

LD_{50} 虽然是评价急性毒性的最重要指标,但仅凭 LD_{50} 进行急性毒性评价是不完善的。因为仅仅 LD_{50} 一个指标只能反映急性毒性的大小,并不能反映毒性的其他特征。因此,在评价和报告化学物急性毒性时,除报告该化学物的 LD_{50} 值和急性毒性级别外,还应报告 LD_{50} 的95％可信限范围、急性毒作用带等指标,并尽可能详尽描述中毒特征、症状表现、出现时间、死亡前兆、毒性作用的发生、发展、恢复经过,以及体重、剖检和病理学变化等,从而较全面地对急性毒性做出评价。

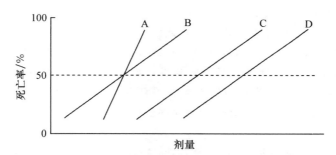

图 5-2　4 种不同外源化学物的 LD_{50} 及剂量-反应死亡关系曲线

附　急性毒性替代试验

经典的急性毒性试验以死亡为其观察终点,如寇氏法、霍恩氏法等。近年来,国外已经发展了许多新的急性毒性试验的替代方法,OECD(经济合作与发展组织)推荐的有固定剂量法、急性毒性分级法、上-下移动法、限量试验等,这些方法符合了动物替代试验的思想,减少了动物使用量,优化了动物试验,顺应了目前医学动物试验的发展趋势。20 世纪 90 年代后期OECD 公布的急性毒性试验程序均采纳经国际性验证后的替代方法。

1. 固定剂量法

固定剂量法(fixeddoseprocedure)是由英国毒理学会(BTS)1984 年提出,OECD 于 1992年采用,2001 年更新。固定剂量法与以往经典急性毒性方法不同点是它不以动物死亡作为观察终点,此方法可以利用预先选定的或固定的一系列剂量染毒,从而观察化学物的毒性反应来对化学物的毒性进行分级。实验选择的剂量范围是 5、50 和 500 mg/kg,最高限量是 2 000 mg/kg。首先用 50 mg/kg 的受试物给予 10 只实验动物(雌雄各半)。如果存活率低于 100％,则再选择一组动物给予 5 mg/kg 的受试物。如果存活率仍低于 100％,则将该受试物判为"高毒",反之判为"有毒"类。如果给予 50 mg/kg 受试物后存活率为 100％，但有毒性表现，则不需进一步试验而将其判为"有害"类。如果给予 50 mg/kg 后存活率为 100％，而且没有毒性表现，继续给另外一组动物 500 mg/kg 的受试物，如果存活率仍为 100％，而且没有毒性表现时，则给予 2 000 mg/kg 受试物进行观察，如果仍然 100％存活，将受试物判为"无严重急性中毒的危险性"类。欧盟（EU）的急性经口毒性分级标准为：高毒（verytoxic，LD_{50}＜25 mg/kg）、有毒（toxic，LD_{50} 为 25～200 mg/kg）、有害（harmful，LD_{50} 为 200～2 000 mg/kg）、不分级（unclassified，LD_{50}＞2 000 mg/kg）4 个等级。

1990 年 OECD 组织了对固定剂量法的国际性验证，11 个国家的 33 个实验室用固定剂量法和 OECD（1981）规定的经典急性毒性试验法进行试验。结果发现两种试验方法毒性反应无明显差异；根据欧盟急性口服毒性的分级标准，比较了 30 个化合物的两种试验法所得结果，一致性为 80.2％；但从使用动物数量来看，测定一个化合物的 LD_{50}，固定剂量法平均用大鼠 14.8 只，经典方法平均用大鼠 24.2 只。

2. 急性毒性分级法

OECD 于 1996 年采用，2001 年更新。急性经口毒性分级法是以死亡为终点的分阶段试验法，每阶段 3 只动物，根据死亡动物数，平均 2～4 阶段即可判定急性毒性。所用动物少，仍可得到可接受的结论，此法基于生物统计学，并经过 OECD 组织的国际性验证研究（Schlede 等，1994）。急性毒性分级法（acutetoxicclassmethod）应用啮齿类，首选大鼠，利用 3 个固定剂量 25、200 和 2 000 mg/kg 体重之一开始进行试验，根据实验结果判断：①不需要进一步试验进行分级；②下一阶段以相同剂量的另一种性别试验；③下一阶段以较高或较低的剂量水平进行（从 200mg/kg 体重开始）。于确认染毒动物存活后，进行下一个性别或下一个剂量的试验。动物观察 14d，在染毒当天观察体征和死亡至少 2 次，之后每日观察 1 次。染毒前和每周测体重，所有动物均进行大体解剖，必要时进行组织病理学检查。

3. 探针剂量法

在探针剂量法（doseprobingprotocol）中（图 5-3）以较大剂距设定 3 个剂量，最高剂量通常是最大给药量，每剂量 1 只动物。剂距最好是固定倍数，如剂量设为 3 000、300 和 30 mg/kg。以探针剂量的反应决定以后的剂量选择。如没有动物死亡，则不进行限量试验，最高剂量再加 2 只动物以证实此限量。

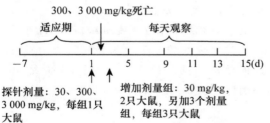

剂量/ (mg/kg)	死亡率
30	0/3
60	1/3
120	2/3
240	2/3

LD_{50}＝115 mg/kg（移动平均法）

图 5-3 探针剂量致死试验设计流程图

如有 1 只或 2 只动物死亡，然后在致死和非致死剂量之间选择 2 个附加剂量，每个剂量 3 只动物。选择的剂量一般为最高剂量分数或是低剂量的倍数。初始致死和非致死剂量组加 2 只动物，2 个新剂量组每组 3 只动物。结果应该是 4 个组，每组 3 只动物，应该能提供充分的数据计算曲线的 LD_{50} 和斜率。在大部分的情形下，此设计产生足够数据，并最多使用 18 只动物。探针剂量法有两个缺点：①迟发死亡可引起判断困难，故所有的动物应该观察至少 7 d；②如果后续剂量产生了矛盾反应，下个决定点就不清楚，可能需要增加动物数。此两个缺点在其他替代性急性毒性试验也存在，如下面的上-下法。

4. 上-下法

该法通常以死亡为终点，但也可用于观察其他毒性的终点，适用于"全或无"的反应。根据受试物的初步资料确定第 1 只动物接受的剂量，观察 48 h，若不死亡，下一只提高一档剂量，若死亡就降一档剂量继续试验，按此序贯进行。但每一只存活动物都需观察 14 d，后期死亡动物在统计结果时也应记为死亡。推荐采用的剂量（mg/kg）序列为 1.75、5.5、17.5、55、175、550、2 000 或 5 000。该法需要选择一个较合适的剂量范围，使大部分动物所接受的染毒剂量都在平均致死剂量左右。上-下法只需要 6～9 只动物。

5. 限量试验

如受试物的毒性很低，可用限量试验（limittest）。一般啮齿类（大鼠或小鼠）20 只，也有用 10 只，雌雄各半。经口灌胃剂量一般至少应为 10 g/kg，如不能达到 10 g/kg，则应给予动物最大剂量（最大可用浓度和最大灌胃体积）。染毒后连续观察 14 d，如动物无死亡，则可认为受试物对该种动物的经口急性毒性耐受剂量大于灌胃剂量，亦即其 LD_{50} 大于此剂量。如果动物出现死亡，则应选择其他方法进一步测试。

5.2　亚慢性和慢性毒性作用及其评价

急性毒性研究的是一次大剂量染毒所引起的毒性效应，这种接触外源性化学物质的方式实际并不常见。人类在生产和生活过程中往往是反复接触较低水平的外源性化学物质而引起慢性中毒。所以除了对具有急性毒性的化学物质要进一步了解其长期毒性（亚慢性和慢性毒性）外，对一些即使急性毒性很低，但长期存在于人类生产和生活环境中，在机体内具有一定的蓄积能力并可产生不良健康效应的化学物质也应进一步研究其长期毒性。研究和评价化学物的亚慢性和慢性毒性作用是评价外来化学物安全性的主要内容之一，可为制定卫生标准提供实验动物的试验依据，对预防人类发生慢性中毒或长期有害影响具有重要意义。

基础毒性研究中，根据染毒时间的不同，可以分为急性毒性试验、短期毒性（28 d 毒性）试验、亚慢性毒性试验和慢性毒性试验，急性毒性试验和慢性毒性试验分别代表了一次染毒和长期反复染毒这两种暴露特征的毒性试验方法。由于慢性毒性试验染毒时间长，需要消耗大量的人力和物力，亚慢性毒性试验可以作为慢性毒性试验的预备试验和筛选试验，以提高慢性毒性试验的效率或决定是否需要进行进一步的慢性毒性试验。目前亚慢性毒性试验已成为比较常用的重复染毒毒性试验方法，而慢性毒性试验常倾向于和致癌试验合并进行。

5.2.1　概述

1. 亚慢性毒性的基本概念

亚慢性毒性（subchronic toxicity）是指实验动物或人连续较长时间（约相当于其生命周期的 1/10，大鼠通常为 90 d）接触外源化学物所产生的毒性效应。

考虑到人类接触大气、水和食品污染物的持续时间一般较久，在食品毒理学和环境毒理学中所要求的连续接触一般为 3～6 个月，在工业毒理学研究中多为 1～3 个月。但有研究报道

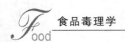

认为动物连续接触外来化学物 3 个月,其毒性效应往往与再延长接触时间所表现的毒性效应基本相同,而不必再延长接触期限,主张经呼吸道接触可进行 30 d 或 90 d 试验,每天 6 h,每周 5 d;经皮肤试验 30 d。OECD《化学品测试方法》、USEPA《健康效应评估指南》和我国 GB 15193.13—2015《食品安全国家标准　90 天经口毒性试验》中啮齿类亚慢性毒性试验均规定染毒期限为 90 d。在染毒过程中,要求每次(日)染毒剂量以及染毒时间相同。亚慢性毒性试验已成为较常用的长期重复染毒毒性试验,可基本确定外源化学物的未观察到有害作用的剂量(NOAEL)和(或)观察到有害作用的最低剂量(LOAEL),在许多情况下可替代慢性毒性试验。

2. 慢性毒性的基本概念

慢性毒性(chronic toxicity)是指实验动物或人长期(甚至终生)接触外源化学物所产生的毒性效应。

许多化学物在环境中的浓度并不具有明显的急性毒性,然而在长期慢性接触的情况下,其潜在的、累积的效应就会变得明显起来,如急性接触二噁英和多氯联苯可引发皮肤氯痤疮,对内脏器官却没有明显的急性毒作用,但当其在体内积累到一定的浓度时,可引起肝脏损害和其他类型的不良作用。同样,短时间接触某一浓度的铅不会引起明显的不良健康效应,但长期接触这一浓度的铅却能引起血液、神经系统、生殖系统的疾病。

慢性毒性试验期很长,对啮齿类动物几乎占去生命期的绝大部分或终生。如小鼠试验期一般为 18 个月,大鼠为 24 个月,相当于终生染毒;其他动物染毒期一般为 2 年,对于犬相当于其生命期的 20%,对于灵长类动物相当于其生命期的 13%。也有学者主张动物终生染毒,这样求得的阈剂量或最大无作用剂量更能全面反映受试物的慢性毒性作用。如果慢性毒性试验与致癌试验结合进行,则实验动物染毒时间最好接近或等于动物的预期寿命,甚至在有些动物上要包括若干代试验。我国 GB 15193.26—2015《食品安全国家标准　慢性毒性试验》中规定大鼠慢性毒性试验试验期限至少 12 个月。

5.2.2　试验目的和方法

5.2.2.1　亚慢性毒性试验的目的

(1)确定受试物亚慢性毒性的效应谱、毒作用特点和靶器官。

(2)研究受试物亚慢性毒性剂量-反应(效应)关系,确定其观察到有害作用的最低剂量(LOAEL)和(或)未观察到有害作用的剂量(NOAEL),初步确定受试物的安全性,为获得暂定的人体健康指导值提供依据。

(3)研究受试物所致亚慢性毒性作用的可逆性。

(4)为慢性毒性试验的剂量设计及观察指标选择提供依据。

(5)为在其他试验中发现的或未发现的毒作用提供新的信息,比较不同动物毒效应的差异,为受试物毒作用机制研究和将研究结果外推到人提供依据。

5.2.2.2　慢性毒性试验的目的

(1)研究受试物的慢性毒性效应谱、毒作用特点,确定慢性毒作用的靶器官。

(2)研究受试物慢性毒性的剂量-反应(效应)关系,确定其观察到有害作用的最低剂量(LOAEL)和(或)未观察到有害作用的剂量(NOAEL),为预测人群接触该受试物的慢性毒性作用和确定健康指导值提供依据。

（3）如果试验期限不是终生染毒，则还应观察受试物所致慢性毒性作用的可逆性。

（4）探索受试物的毒性机制，比较不同动物对受试物的毒效应差异，为确定适当的安全系数，将试验结果外推到人提供依据。

5.2.2.3　亚慢性毒性试验方法

1. 实验动物的选择

亚慢性毒性试验中试验动物的选择，原则上要求对受试物代谢过程基本与人类相似，应当是急性毒性试验已证明的对受试物敏感的种属和品系，同时还应考虑与慢性毒性试验中预计使用的动物种属和品系相同。如无法掌握这一情况，则应有两种实验动物，一种为啮齿类（如大鼠、小鼠），首选大鼠，另一种为非啮齿类动物（如犬或猴），首选犬，以便全面了解受试物的毒性特征。大鼠品系常选用 Wistar 和 SD；犬的品系常选用 Beagle 犬。

亚慢性毒性试验要求雌雄各半，但在一些特殊研究中也可以使用一种性别的动物，如研究性腺毒性或生殖毒性。大鼠周龄一般不超过 6 周，体重 50～100 g，每组动物数不应少于 20只。犬通常选用 4～6 个月（一般不超过 9 个月）的幼犬，每组动物数不少于 8 只。各实验组及对照组动物数应相同，同组动物体重相差不超过平均体重的 20%，如试验要求在试验中期处死部分动物进行病理学检查，则每组动物数要相应增加。

2. 实验动物的饲养管理

实验动物的喂养条件与喂养环境可以影响外源化学物的毒性效应，为此应该给实验动物提供营养合理的饲料以及清洁、充足的饮水，动物室应保持清洁以及适宜的温度和湿度。不同种属的动物应分室饲养，笼具应保证实验动物能自由活动、不拥挤，必要时应单笼饲养，且应有人工昼夜设施。

3. 染毒途径

亚慢性毒性试验接触外源化学物染毒途径的选择，应考虑两点：一应尽量模拟人类在环境中接触该化学物的途径或方式；二应与预期进行慢性毒性试验的接触途径相一致。常用的染毒途径主要有经口、经呼吸道和经皮肤等。

经口染毒一般是将受试物与饲料或饮水混合，由动物自由摄入。食品毒理学试验一般以经口染毒为主，多采用饲喂法，每日染毒，连续给予。试验期间，每日定时定量染毒，称量当日给食量和次日节余量，结算每日摄入量，自由饮水。采用饲喂法时，保证受试物在饲料中混匀，并应有在饲料中稳定性的资料和相应措施。对于有异味、易挥发、易水解、易氧化的受试物，均可采用灌胃或胶囊吞咽法。在灌胃过程中应避免出现由操作造成的动物意外死亡或损伤。

经呼吸道吸入每日吸入的时间依试验要求而定。如测定工业毒物的亚慢性毒性时，通常要求每日吸入 1～4 h。环境污染物一般要求每日吸入 4～6 h。

经皮肤染毒一般每天染毒 6 h，每周应对染毒部位脱毛 1 次。

另外，根据人类接触受试物的实际途径，还可采用经皮下、肌肉、静脉、腹腔注射等其他途径染毒。

4. 剂量选择与分组

为得到明确的剂量-反应关系，亚慢性毒性试验一般设 3 个剂量组和一个阴性（溶剂）对照

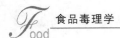

组,必要时增设未处理对照组。若计划试验中期尸检或试验结束后做恢复期的观察,还应增加动物数,或在对照组和高剂量组增加卫星组。试验剂量的设计应参考 LD$_{50}$ 和人体实际摄入量,原则上高剂量应使部分动物出现较为明显的中毒症状或某项观察指标发生明显的改变,但不会引起动物死亡,即使有死亡,也应小于动物数的 10%;中剂量组应为观察到较轻微中毒症状,相当于有害作用的最低剂量(LOAEL);低剂量组无中毒反应或只观察到极轻微的反应,相当于亚慢性的阈剂量或最大无作用剂量(NOAEL),一般应高于人的实际接触水平。

实际工作中,最高剂量的确定可以参考两个数值。一种是以急性非致死性阈剂量为该受试物的最高剂量;另一种是以该受试物 LD$_{50}$ 的 1/20~1/5 为最高剂量。剂量组距以 2~4 倍为宜,如受试物剂量总跨度过大,可增设剂量组。

5.观察指标

亚慢性毒性试验的观察指标较为广泛,其目的是通过一切可能的指标,尽可能从多方面、多角度、系统、全面、深入地研究受试物对实验动物产生的毒性效应。图 5-4 为亚慢性和慢性毒性试验检测各种毒性终点的流程图。选择的指标包括一般性指标、生理生化指标、病理学检查等。

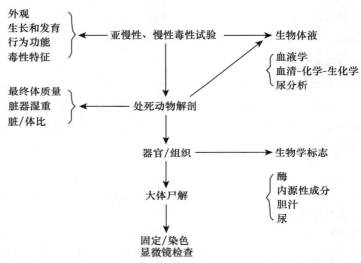

图 5-4　亚慢性和慢性毒性试验检测各种毒性终点的流程图

(1)一般性指标　一般性指标主要包括对动物中毒症状的观察、增重以及摄食量情况等。它们虽然不是各种受试物对机体产生毒性作用的特异性指标,但却往往是综合毒效应的敏感观察指标。

中毒症状:中毒症状可反映受试物对机体全身的作用,也反映受试物对机体器官系统的选择性毒性。在染毒期间应每日观察实验动物出现的行为改变和客观征象的异常,详细记录各症状出现的时间和先后次序,包括食欲、活动、被毛、分泌物、呼吸等,尤其要留意动物被毛的光洁度与色泽、眼分泌物、呼吸、神态、行为等。这些资料有助于判断化学毒物损害机体的部位及程度。

动物体重:动物在生长发育期间体重的增长情况是综合反映动物全身健康状况的最基本指标之一。一般来说,应每周称量一次体重。动物的体重在一天内的不同时间会有一定差异,一般应选在每日上午的同一时间称重。并根据体重的增长调整给药量。表示体重变化的指标有多种,可以用体重直接统计,也可用试验组与对照组同期体重的绝对增长量或体重增长百分率(以染毒开始时的体重为 100%)加以统计学比较。如果各试验组动物体重增长变化与对照组相比有显著差异,且各试验组呈剂量-反应关系,就可以肯定是一种综合毒效应。试验动物体重增加的抑制或减缓是受多种因素的影响,如食欲、食物的消化和吸收、代谢和能量消耗的变化等,应结合其他指标进行综合分析。

食物利用率:食物利用率是指动物每食入 100 g 饲料所增加的体重克数。试验期间必须注意观察并记录动物每日的饮食情况,在此基础上计算食物利用率。比较染毒组与对照组食物利用率,有助于了解受试化学物质的毒性效应。如果受试化学物质干扰了食物的吸收或代谢,则食物利用率降低,动物体重随之降低或增长减缓。此外,如果受试物不适口,影响动物的食欲,此时食物利用率不改变,动物体重也会降低。因此,测定食物利用率有助于鉴别动物体重降低或增长减慢是由于受试物不适口,还是真正的毒性作用。

例如,给大鼠喂饲被溴甲烷熏蒸过的饲料 2 个月,染毒组与对照组食物利用率分别是 25.2% 和 25.6%,平均体重增加分别为 156.6 g 和 180.9 g,说明大鼠体重增加减缓是由于溴甲烷影响了大鼠的食欲,而对食物的吸收和利用没有影响。

(2)生理生化指标　根据生化指标的变化,不仅可发现受试物所选择作用的靶器官和系统,为病理学检查提供线索,也可为阐明受试物毒作用机理提供依据。重点对血、尿等体液进行实验室检查,以发现受试物所致的器官功能紊乱。

血液学检查包括红细胞计数、血红蛋白含量、红细胞压积、白细胞计数及分类、血小板计数、凝血酶原时间等。如受试物对血液系统有影响,则应加测网织红细胞、骨髓涂片细胞学检查等。

血液生化指标应包括电解质平衡、糖、脂和蛋白质代谢、肝功能和肾功能等方面。至少包括血清天门冬氨酸氨基转移酶(AST)、丙氨酸氨基转移酶(ALT)、谷氨酰转肽酶(GGT)、碱性磷酸酶(ALP)、尿素、肌酐、血糖、总蛋白、白蛋白、总胆固醇、低密度脂蛋白胆固醇、高密度脂蛋白胆固醇、甘油三酯、氯、钾、钠等指标。必要时还应检测钙、磷、尿酸、总胆汁酸、胆碱酯酶、山梨醇脱氢酶、高铁血红蛋白、激素等指标。

尿液检查包括外观、pH、密度、尿蛋白、葡萄糖、潜血等。若预期有毒性反应出现,还应增加尿沉渣镜检和细胞分析等指标。

亚慢性毒性试验一般在试验结束时进行实验室检查,必要时可在染毒期间测定 1 次,但须控制动物的采血量及频度。一般不影响动物生理功能的最大采血量为其总血量的 10%,而总血量约为 50 mL/kg,故 0.3 kg 的大鼠约有 15 mL 血液,1 次取血量不应超过 1.5 mL。

(3)病理学检查

大体解剖:凡是在染毒过程中死亡的动物均应及时解剖,试验结束时必须对所有动物进行大体解剖检查。首先肉眼仔细观察,特别注意与试验过程中的中毒表现有关的器官、受试物可能直接接触的器官及代谢和排泄器官,如消化道、肺、肝、肾、淋巴腺、眼、皮肤等的病理变化。记录所有肉眼可见的异常变化,系统尸检应全面、细致,以便为进一步的组织病理学检查提供依据。

脏器系数:脏器系数又称脏/体比值,指某个脏器湿重在每 100 g 体重中所占的质量。如肝/体比即(全肝湿重/体重)×100。一般适用于心、肝、脾、肺、肾、肾上腺、甲状腺、睾丸、子宫、

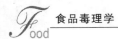

脑、前列腺等实质性脏器。此指标的意义是实验动物在不同年龄期,其各脏器与体重之间重量比值有一定规律,若受试化学物使某个脏器受到损害,则此比值就会发生改变,可以增大或缩小。在排除称重前的失水以及年龄、性别、营养不良等因素的影响后,如果脏器系数增大,一般表明有充血、水肿、增生、肥大等变化;脏器系数减小,表明脏器可能出现萎缩、退行性变化等。脏器系数的测定可依据试验要求有选择进行。

组织病理学检查:组织病理学检查内容应根据受试物的用途和作用特点加以选择,对照组和高剂量组动物以及尸检异常者要详尽检查,其他剂量组仅在高剂量组动物检查出现异常时才进行检查。检查内容包括肾上腺、胰腺、胃、十二指肠、回肠、结肠、垂体、前列腺、脑、脊髓、心脏、脾脏、胸骨(骨和骨髓)、肾脏、肝脏、肺脏、淋巴结、膀胱、子宫、卵巢、甲状腺、胸腺、睾丸(及附睾)以及视神经等。对肉眼可见的病变或可疑病变组织,尤其需要进行仔细的病理学检查。检查结果应出具详细的组织病理学检查报告,病变组织还需提供相关的照片和文字说明。

(4)特异性指标　指能反映受试物对机体毒作用本质的特征性指标,常与毒作用机制有关,有时还可作为效应标志物。特异性指标一方面可以反映受试物的中毒特征,另一方面也有助于取得中毒机制的线索,但是确定这种指标的难度很大,因为只有清楚地了解化学毒物的作用机制,才容易确定出其特异性检测指标。选择特异性指标时,应在仔细分析化学毒物的急性、亚急性毒性试验过程中动物中毒表现的基础上,结合受试物的化学结构及其特殊的化学基团找出线索,然后设计出测试项目和方案。

5.2.2.4　慢性毒性试验方法

1. 实验动物的选择

慢性毒性试验选择实验动物的条件与亚慢性毒性试验相同。但实验动物最好为纯系甚至同窝动物均匀分布于各剂量组。啮齿类首选大鼠,非啮齿类动物选犬。一般小动物≥40只,大动物≥8只,雌雄各半。若计划试验中期剖检或试验结束做恢复期的观察,每组动物数还须相应增多。

2. 实验动物的饲养管理

所用饲料应能满足实验动物营养的需要。严格控制有毒、有害物质对饲料的污染;动物饲养房中不得使用消毒剂、杀虫剂等药物。一间动物饲养房内不得饲养两种实验动物,不能同时进行两种受试物的毒性试验。试验期间,动物最好采用单笼饲养,且要求各组动物饲养条件(笼具、温度、光照、饲料等)严格一致。

3. 染毒方法

染毒方法和途径尽量选择和人类接触途径相似的方式。由于试验期长,一般采用经口染毒,多采用饲喂法。若受试物影响动物适口性,应灌胃给予。

4. 剂量设计与分组

理想的剂量应能反映受试物的剂量-反应关系,NOAEL,最高剂量组能观察到某些毒作用所致的变化。慢性毒性试验一般设3个染毒剂量组和1个对照组,必要时另设1个溶剂对照组。为有利于求出剂量-反应关系,并有助于排除实验动物的个体敏感性差异,染毒剂量组各组间剂量以相差5～10倍为宜,至少不低于2倍。其染毒剂量的选择可参考3类数值,如表5-13所示。

表 5-13　慢性毒性试验剂量设计参考值

参考剂量名称	亚慢性阈剂量	LD_{50}	MTD（EPA 建议）
高剂量	1/5～1/2	1/10	1/2
中剂量	1/50～1/10	1/100	1/4
低剂量	1/100	1/1 000	—

5.观察指标

慢性毒性试验的观察指标和记录方法与亚慢性毒性试验基本相同。观察指标的选择应以亚慢性毒性试验的观察指标为基础,其中包括体重、饲料利用率、临床症状、行为、血象和血液化学、尿的性状及生理生化指标等,应优先采用并重点观察经亚慢性毒性试验筛选出来的敏感指标或特异性指标。此外,凡是在染毒期间死亡或染毒终止时机体出现肿瘤的动物,必须及时取材做病理组织学检查和诊断。选择观察指标时还应注意尽量减少观察项目,如需要采血测定,应尽量减少采血的量及采血次数,以防止试验动物出现贫血以及人为的过分刺激。

由于在慢性毒性试验中,所用化学物的剂量较低,往往一些观察指标变化甚微,为此应注意:试验前应对预计观察指标,尤其是血、尿常规及应重点测定的生化指标进行正常值测定,废弃个体差异过大的动物;对在接触外源化学物期间需要进行动态观察的各项指标,应与对照组同步测定;所采用的各种化验方法应精确、可靠,且应进行质量控制,以保证各批动物观察指标测试结果的可信性。

试验期间可在高剂量组和对照组随机剖杀少量动物,进行病理剖检以及各项指标检测。在最后一次给予受试物后立即剖杀 2/3 的动物检测其各项指标,余下 1/3 的动物继续观察2～4周,然后剖杀检查,以便了解所出现毒性反应的可逆程度以及可能出现的延迟性毒性反应。在此观察期间除不给予受试物外,其他观察内容应与给予受试物期间的相同。

5.2.3　亚慢性毒性和慢性毒性的评价

1.亚慢性毒性的评价

评价指标有亚慢性最大无作用剂量（NOAEL）和观察到损害作用的最低剂量（LOAEL）。这里 NOAEL 和 LOAEL 均是指最敏感指标而言的。最敏感指标是指在较低或最低的染毒剂量组中与对照组相比有显著差异的指标。如果试验是分阶段观察,则敏感指标为最早出现改变的指标。在进行亚慢性毒性评价时,先确定敏感指标,再根据敏感指标确定 NOAEL 和 LOAEL。

如果某物质的 NOAEL 小于人的可能摄入量的 100 倍,表示毒性较强,应予以放弃;大于100 倍而小于 300 倍者,可进行慢性毒性试验,若大于或等于 300 倍者,则不必进行慢性试验,可直接进行毒性评价。

2.慢性毒性的评价

评价指标有慢性毒性 NOAEL 和 LOAEL。另外还可依据 Lim_{ac} 和 Lim_{ch} 计算慢性毒性作用带（Zch）。对易挥发的液态化合物,还应参考慢性吸入中毒可能指数（Ich）进行危险性评价。$Ich = C^{20℃} / Lim_{ch}$（$C^{20℃}$ 表示 20℃时饱和蒸汽浓度）。Ich 越大,表示产生慢性吸入中毒的危险性越大。

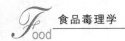

慢性毒性试验所得的最大无作用剂量（以 mg/kg 体重计）小于或等于人群的可能摄入量的 50 倍者，表示毒性较强，应予放弃；在 50～100 倍之间者，需相关专家共同评议是否用于食品；大于或等于 100 倍者，则考虑允许使用于食品，并制定卫生标准。

（朱立贤）

本章小结

本章主要介绍了急性毒性的概念、急性毒性试验的目的和试验方法；亚慢性和慢性毒性的概念、试验目的和方法。观察外源化学物的一般毒性作用是毒理学的日常工作，与人类生活有可能接触的化学物质，特别是新化学品，如食品、农药、工业化学品等，均需对其进行一般毒性作用的观察和安全性评价，这是危险度评定的重要内容。

思考题

1.什么是急性毒性？急性毒性的试验目的是什么？怎样进行急性毒性试验设计？

2.何为亚慢性毒性作用？亚慢性毒性的试验目的是什么？怎样进行亚慢性毒性试验设计？

3.何为慢性毒性作用？其试验目的是什么？怎样进行慢性毒性试验设计？

4.怎样进行急性、亚慢性和慢性毒性作用评价？

参考文献

[1] 孙志伟.毒理学基础.7 版.北京：人民卫生出版社,2017.

[2] 李建科.食品毒理学.北京：中国计量出版社,2007.

[3] 周宗灿.毒理学教程.北京：北京大学医学出版社,2006.

[4] 周志俊.基础毒理学.上海：复旦大学出版社,2008.

[5] 沈建忠.动物毒理学.北京：中国农业出版社,2002.

[6] 祝寿芬,裴秋玲.现代毒理学基础.北京：中国协和医科大学出版社,2003.

[7] GB 15193.3—2014 食品安全国家标准 急性经口毒性试验.

[8] GB 15193.1—2014 食品安全国家标准 食品安全性毒理学评价程序.

[9] GB 15193.13—2015 食品安全国家标准 90 天经口毒性试验

[10] Anna Bulgheroni,Agnieszka Kinsner-Ovaskainen,Sebastian Hoffmann,et al. Estimation of acute oral toxicity using the No Observed Adverse Effect Level(NOAEL) from the 28 day repeated dose toxicity studies in rats. Regulatory Toxicology and Pharmacology,2009,53, 16-19.

第 6 章

食品中化学物质的致突变作用及评价

学习目的与要求

掌握化学物质诱发基因突变和染色体畸变的基本概念和类型;理解各种致突变作用的机制,掌握致突变作用的后果,理解 DNA 修复的重要性;了解国际和国内化学物质遗传毒理学试验标准方法及其更新,理解和掌握主要致突变试验的检测终点和原理,掌握试验方法组合原则,掌握化学物质致突变试验结果评判原则,了解致突变试验新原理和方法的发展。

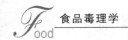

6.1 概述

从一个受精卵开始,到一个人生命的结束,经过累计数十万亿次的分裂,机体分化出 200 多种,数量级达 $10^{14} \sim 10^{15}$ 的细胞,而且除了成熟的红细胞,每个体细胞都拥有与最初的受精卵完全一样的一整套染色体和基因数量。若把一个受精卵的 23 对染色体 DNA 拉直连起来,长度可达 2 m。据称成人机体所有细胞 DNA 累加长度,可以往返地球和太阳 250 次,然而经历如此多次和巨大的复制,DNA 序列几乎与受精卵细胞无丝毫差别。因此人们认为 DNA 具有非常高的稳定性,DNA 的损伤和突变概率极低,认为突变只是属于大种群的事件。然而 DNA 并不像人们想象中的那样稳定,会在紫外线、宇宙射线、电离辐射和 PM2.0 雾霾等物理作用,自由基、烷化剂、碱基类似物、N-亚硝基化合物、多环芳烃、杂环胺、醛类、醌类、丙烯酰胺、有机氯类、有毒金属和放射性同位素等成千上万种化学物质及其衍生物,以及病毒、真菌毒素、植物成分(如烟焦油、生物碱)和激素等生物因素作用下,每日发生成百上千次的 DNA 损伤和复制错误,甚至突变(mutation)。DNA 自身也存在一定的不稳定性。遗传物质之所以保持很高的稳定性,归功于人类以及简单到细菌等生物都进化出的一系列的 DNA 损伤修复、错误纠正和突变恢复的机制;对突变严重细胞的凋亡会终止有害突变,也是对自身机体、对后代和种群的保护;对一些突变细胞,如受病毒感染细胞的免疫识别和清除又是另一层主动的、反击式的保护机制。

总之 DNA 持续受到来自体内外环境突变剂的攻击,但实际上 DNA 的结构和序列完整程度却出人意料,这完全归功于细胞和遗传物质(染色体、DNA 及其监视、稳固、合成和修复系统)存在对 DNA 损伤和错误的修复机制。托马斯·林达尔(Tomas Lindahl)、保罗·莫德里奇(Paul Modrich)以及阿齐兹·桑贾尔(Aziz Sancar)因为最早关注了 DNA 的不稳定性,并描绘和阐释了细胞修复 DNA 的几种基本机制,被授予了 2015 年的诺贝尔化学奖。然而突变不是不发生,当攻击和诱发突变物质或作用的剂量过大、过于频繁,使 DNA 的保护和修复机制过饱和,或突变剂(mutagen,也称诱变剂)不仅直接攻击 DNA,而且破坏或干扰 DNA 的保护和修复系统,或妨碍细胞有丝分裂有关的细胞器功能,就可能大大提高基因突变率。

无论从自然界生物进化的角度来看,还是从人类目前面临的越来越突出的环境污染问题来说,突变都经常发生或正在发生。突变作用是推动生物进化的源泉,突变给生物提供了遗传变异和进化的机遇,但或许更多的是带来癌症、畸形和其他各种遗传疾病、失去生育能力和死亡等风险和压力,以及生物进化中大量的非正向突变旁系的毁灭,自然选择的何尝不是大量突变品系的幸运儿。总而言之,致突变作用对我们人类自身来说几乎只有害处,是必须预防和控制的危害。

遗传毒理学(genetic toxicology)作为毒理学的一个重要分支,研究物理、化学和生物等因素对遗传物质(DNA 和染色质/体,DNA 的稳固、监视、合成和修复系统)的损伤和致突变的机制,研究检验和评价致突变作用的方法,评估人类生存环境致突变剂对人类自身和后代的威胁程度和后果。因此本章属于遗传毒理学的范畴,是食品毒理学(food toxicology)与遗传毒理学的高度融合部分。本章介绍和讨论食品外源化学物质的致突变作用的类型、机制和评价方法。

致突变作用(mutagenesis)是指外来因素,特别是化学物质对细胞遗传物质发生改变的能力和过程。突变(mutation)是致突变作用的后果,是可复制并随细胞分裂遗传给下代细胞和下代个体的基因变异,具体有基因突变(gene mutation)、染色体形态畸变(chromosome aberration)和染色体数畸变(包括整倍体和非整倍体畸变)。根据不同的研究讨论背景,突变可分为自发突变(spontaneous mutation)和诱发突变(induced mutation),体细胞突变(somatic cell mutation)和生殖细胞突变(reproduction/germ cell mutation)。致突变剂(mutagen)也称诱变剂或致突变物,广义指所有致突变作用的因素,如生物和化学物质、物理作用如紫外线,但食品毒理学中主要指致突变的化学和生物物质,致突变剂也称遗传毒物(genotoxic agent)。从致突变的作用方式分类,有直接致突变物(direct-acting mutagen)和间接致突变物(indirect-acting mutagen),前者有很高的化学活性,其原形就可引起生物体突变;后者本身不能引起突变,必须在体内经过代谢活化,才具有致突变性。

遗传毒性(genetic toxicity)通常指突变剂对基因组的损害能力,即染色体形态和数量的畸变,更强调可遗传性。致突变性(mutagenicity)指化学物质引起遗传物质发生损伤而突变的能力,以突变率评价(mutation rate),在一个实验群体中突变率可以定量检测。遗传毒性与致突变性既有联系又有区别,遗传毒性比致突变性有更广的观察终点(突变观察指标),如非程序性 DNA 合成、染色单体交换以及 DNA 链断裂等都是遗传毒性检测,而不是致突变性检测。遗传毒性的效应可能转变(固定)为突变,也可能被修复;而致突变性仅指引起突变的能力。遗传毒性的概念更为广泛,它包括致突变性,但实际上人们常等同使用。

生物的正常性状或表型称为野生型(wild type),若一个生物个体的一种或多种表型与野生型个体有所不同就是变异个体,如果变异确实是基因突变引起的,即称为突变体(mutant)。DNA 上突变位点所存在的基因称为突变基因(mutant gene)。

致突变是致畸(teratogenesis)和致癌(carcinogenesis)的前奏,大多数化学物质的致突变与其致癌和致畸有密切的关联,但可能是由于某些化合物的致突变作用有特异性,因此有时三者并不关联。目前发现的致癌性强的化学物质,70% 都有比较强的致突变性。由于致突变性的检验比致癌性容易,所以常用致突变试验来预估受试物的致癌性。生殖细胞毒物具有扩散到生殖系统的能力或某种选择性,如果不导致生殖细胞功能丧失,则表现为对胎儿和下代的致畸性和其他遗传疾病。

6.2　致突变作用的类型

按照遗传物质受损伤的性质和程度可将致突变作用划分为基因突变、染色体形态畸变和染色体数(基因组)畸变。基因突变和染色体畸变的本质相同,区别在于受损的程度。染色体畸变是指可以在光学显微镜观察得到的基因损伤,光学显微镜的分辨率通常为 $0.2~\mu m$。用光学显微镜观察不到的基因损伤或改变称为基因突变,可依据细胞或个体遗传表型的改变,或直接检查基因序列的改变,如电泳或基因杂交技术等方法来观察或判断。

6.2.1　基因突变

基因突变(gene mutation)是指 DNA 分子中发生碱基对的增添、缺失或改变引起的基因序列的改变。按照 DNA 碱基序列改变的数目可分为单点突变(single-point mutation or point mutation)和多点突变(multiple point mutation or multiple mutation)。单点突变是指只有一

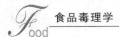

个碱基对发生改变;多点突变是指两个或两个以上的碱基对发生改变。基因突变可以按不同的方法和观察角度分类。

1. 按照遗传信息改变的结果分类

(1)同义突变(synonymous mutation)　是指没有改变基因翻译产物氨基酸序列的突变,是一种中性突变(neutral mutation)。这与密码子的兼并性相关。如 UUU 和 UUC 都为苯丙氨酸编码,而编码缬氨酸的密码子有四种 GUA、GUU、GUC 或 GUG。

(2)错义突变(missense mutation)　是指碱基序列的改变产生了错义密码子而引起翻译产物氨基酸序列的改变。有些错义突变严重影响到蛋白质的活性甚至使其完全失活,从而影响表型。如果该基因是必需基因,则该突变为致死突变(lethal mutation)。也有不少错义突变的产物仍有部分活性,使表型介于完全突变型和野生型之间的某种中间类型,这样的突变称为渗漏突变(leaky mutation)。不显著影响氨基酸序列或蛋白质活性的错义突变也是中性突变,与同义突变常常都被称为沉默突变(silent mutation)。

(3)无义突变(nonsense mutation)　是指某个碱基的改变使编码某个氨基酸的密码子突变为终止密码子(UAA、UAG 或 UGA),从而使肽链合成提前终止,形成一条不完整的肽链。无义突变使肽链过早终止,因此也称链终止突变(chain terminal mutation),其蛋白质产物一般是没有活性的。如果无义突变发生在靠近 3' 末端处,它所产生的多肽链常有一定的活性。也有可能原终止密码子突变成一个氨基酸密码子,从而使基因表达不终止而产生过长肽链的现象,称延长突变(elongation mutation)或终止密码子突变(terminator codon mutation)。

2. 按照基因结构改变的机制或方式分类

(1)碱基置换(base substitution)　也称碱基取代,是指当 DNA 链上某一碱基由于致突变物作用而脱落后被另一碱基所取代,在 DNA 复制过程中该 DNA 互补链上的相应位点进而配上一个错误的碱基,即错误配对(mispairing)。这一错误配对的碱基在下一次正常 DNA 复制及转录时,原来的碱基对被错误碱基对所置换。碱基置换有两种情况,一是同一类碱基的置换,即一个嘌呤被另一个嘌呤所取代,或一个嘧啶被另一个嘧啶所取代,如 A→G 及 C→T,称为转换(transition);而不同类碱基间的置换,即一个嘌呤被另一个嘧啶所取代或一个嘧啶被另一个嘌呤所替代,如 A→T 及 C→G,称为颠换(transversion)。

转换和颠换都只涉及一对碱基,是典型的点突变,其结果可造成一个三联密码子的改变,可能出现错义密码、同义密码和无义密码(链终止密码突变和终止密码子突变)。转换和颠换对生物损害产生的后果取决于其在蛋白质合成过程中的错义密码和无义密码的多少。镰刀型贫血就是一种典型的碱基置换导致的血红蛋白和红细胞异常疾病,这种病患者血红蛋白肽链中有一个氨基酸错误,原因是 DNA 一侧密码子 CTT 错误复制为 CAT,结果错误的密码子经过转录和翻译,血红蛋白中的谷氨酸变成了缬氨酸。

(2)移码突变(frame shift mutation)　是指 DNA 序列中某一点插入或缺失了 1 对、2 对或几对碱基(不是 3 或 3 的倍数,即加减的碱基不相当于 1 个或多个三联码),造成氨基酸三联密码子转录时的移位,从受损点开始碱基序列的完全改变,并转译成不正常的氨基酸。在移码突变中,如果所形成的错误密码中包含有终止密码,则肽链还会缩短,而产生一个无功能的肽链片段。发生移码突变后由于基因所编码的蛋白质活性改变较大,所以较易成为致死性突变。碱基移码突变见图 6-1。

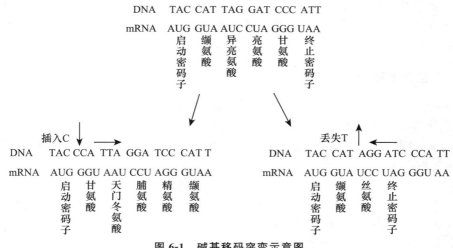

图 6-1　碱基移码突变示意图

（3）密码子插入或缺失（codon insertion or deletion）　如果减少或增加的碱基对刚好是 3 对（或 3 的倍数），如果此部位后的氨基酸序列无改变，其产物常常有活性或有部分活性，则称为密码子的缺失（deletion）或插入（insertion），基因产物的肽链中仅减少或增加一个氨基酸，其后果与碱基置换相似，不属于移码突变的范畴。

（4）三核苷酸重复（trinucleotide repeat，TNRs）　也称三联体重复，是三个碱基为一个单位重复排列而形成的 DNA 序列。通常不编码氨基酸，适当三联体或特定数量的碱基序列重复是生物体内常见的，也称为微卫星序列（microsatellite sequences）。如果特定的三联核苷酸被扩增（如 CTG/CTG/CTG/CTG）重复数目超过正常数目，则引起突变。目前已知有 20 余种神经和肌肉系统退行性遗传疾病与三联体重复有关。如强直性肌营养不良症、亨廷顿（Huntington's）病、脆性 X 综合征等。如 CCG 三联体核苷酸，在正常 *FMR*-1 基因中重复 6～54 次，而在脆性 X 综合征的人体中扩展到 50～1 500 拷贝。这类不稳定的 DNA 序列的基本突变方式是重复序列拷贝数的改变，重复序列的拷贝数越多，其子代发生进一步突变的危险性就越大。这种三核苷酸重复数目的遗传改变除人体外尚未在其他生物中发现。

（5）大段损伤（large fragment damage）　也称 DNA 重排，是指 DNA 序列上有较长的一段序列的重排分布，包括大段（一个甚至数千个碱基）的插入、缺失、取代、放大、复制和倒位所致的突变，因此又称片段突变。这类损伤有时可波及两个基因甚至数个基因，但相对于染色体畸变时更多基因的损伤或缺失，也称"小缺失"（small deletion）。

下面用字母演示了大段损伤的几种类型，一个字母代表一段碱基或一个基因。

正常　　ABCDEFGHIJKL

插入　　ABCD**OPQ**EFGHIJKL

缺失　　ABC▲FGHIJKL

取代　　ABC**OPQ**GHIJKL

重复　　ABCDEFGHIJKL **ABCDEFGHIJKL**

内重复　ABCDEF**DEF**GHIJKL

放大　　ABCDEFGHIJKL ABCDEFGHIJKL **ABCDEFGHIJKL**

倒位　　AB**CDEF**GHIJKL→ AB**FEDC**GHIJKL

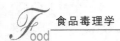

按严格的定义基因突变是一个基因范围的损伤导致的改变。当损伤超过 10^4 bp 以上,就介于基因突变与染色体畸变之间的过渡范围。光学显微镜的分辨能力极限为 $0.2\ \mu m$,大约相当于 DNA 4.7×10^6 bp 片段。

6.2.2　染色体畸变

染色体(chromosome)是 DNA 的最主要载体,含有生物体几乎全部的遗传信息(具体染色体和染色质的结构和组成见二维码 6-1)。在致突变物理和化学因素作用下染色体或染色单体(chromatid)发生断裂和缺失,而其重接或修复中则会出现重排、倒置、倒位、扩增、交换及易位等错误,从而发生染色体形态的畸变(chromosome aberration)。染色体或染色单体断裂

二维码 6-1　染色体和染色质的结构和组成

引发的突变,也称断裂作用(clastogenesis),引起染色体断裂的物质称为断裂剂(clastogen)。断裂剂有物理因素,如紫外线和电离辐射,及某些遗传化学毒物,如环磷酰胺和醋酸铅。

染色体畸变意味着较大的 DNA 结构的损坏或异常,大段 DNA 突变往往导致细胞死亡,或轻者引起突变。研究发现大多数肿瘤细胞都存在染色体异常。而生殖细胞的非致死性染色体异常与多种遗传性疾病有关,如唐氏综合征和猫叫综合征。染色体畸变可以在细胞的有丝分裂期通过光学显微镜观察。当畸变发生在染色体两条染色单体中的一条时,称为染色单体

二维码 6-2　染色体畸变示意图

型畸变(chromatid-type aberration);而两条染色单体都发生畸变称为染色体型畸变(chromosome-type aberration)。染色体畸变时可观察到的结构异常有以下几种(染色体畸变彩色示意图见二维码 6-2)。

(1)断裂和裂隙(break and gap)　断裂是指染色体或染色单体片段完全游离母体。而裂隙是指一条或两条染色单体上出现的无染色质区域。

(2)缺失(deletion)　是指染色体上断裂出一个游离片段。染色体发生一次或多次断裂而未能重接,会出现一个有缺损的有着丝点的异常染色体和一个或多个无着丝点的断片。细胞再次分裂时无着丝点的染色体断片会形成微核或微小体。染色体缺失的结果常导致死亡,但缺失的片段较小、缺失的基因不是生命必须或另一个同源染色体等位基因未缺失,则可生存或遗传突变。发生缺失的配子常败育,花粉尤为如此,而胚囊的耐受性略强,所以缺失多数通过卵细胞遗传。此外缺失的纯合体比杂合体更难存活。缺失小片段染色体有时虽不致死,但也会产生严重的异常,典型病例有人类的猫叫综合征(cri-du-chat syndrome,或 cat cry syndrome)。此外染色体缺失还产生拟显性(pseudo-dominante),即一个显性基因的缺失,致使同源染色体上隐性非致死等位基因得以表达。

(3)插入和重复(insertion and duplication)　一个 DNA 断裂片段移到染色体的一个断裂处并连接而形成插入。当插入后的同源染色体有两段完全相同的片段或基因时形成重复。重复的类型有多种,如顺接重复(tandem duplication)、反接重复(reverse duplication)、同臂重复、异臂重复和异位重复(displaced duplication,重复片段来自其他非同源染色体)。

(4)倒位(inversion)　是指染色体两处断裂间的片段倒转 180°再重接修复。如果颠倒的片段包括着丝点,称为臂间倒位(pericentric inversion);如果不包括着丝点,则称为臂内倒位(paracentric inversion)。

（5）易位（translocation）　是指从某个染色体断下的节段连接到另一个染色体的现象。两个染色体各发生一处断裂，仅一个染色体的节段连接到另一个染色体上称为单方易位（unilateral translocation）。两个染色体各发生一处断裂，其节段相互交换重接形成两个结构重排的染色体称为相互易位（reciprocal translocation）。多个染色体发生断裂，其节段交换重接而形成的具有结构重排的染色体称为复杂易位。据文献，慢性粒细胞白血病就是由于 22 号染色体一条上臂断裂片段接到了 9 号染色体的长臂上引起。

（6）环状染色体（circular/ring chromosome）　染色体两臂断裂后，带着着丝点部分（母体）的两个断臂连接形成环状染色体。这种染色体通常伴有一对无着丝点的断片产生。

（7）微核（micronucleus）　细胞有丝分裂后期染色体因断裂、着丝点破坏或纺锤体损坏，残留在细胞质中的整条染色单体或染色体的无着丝点断片或环，在末期单独形成一个或几个规则的次核，被包含在细胞的胞质内而形成。

一些非致死性染色体畸变是稳定的，如缺失、倒位、重复、相互易位等可通过细胞分裂而传递下去。而染色体断裂形成的无着丝点断片、无着丝点染色体环、双着丝点染色体及其他不平衡易位则是不稳定的，往往会造成细胞死亡。稳定的染色体重排，用常规的中期相染色体分析技术难以检测出，需要依靠染色体分带（chromosomal banding）技术或荧光原位杂交（FISH）等技术来检测。但这些技术比较复杂，所以条件不具备时，可通过不分带的常规染色体技术检测中期相染色体结构的改变。

6.2.3　染色体数目改变（基因组突变）

真核生物的每一个物种或品种具有稳固的染色体数目，即染色体数目有种属特异性。绝大多数真核生物，如人和脊椎动物体细胞内含有两套完整的染色体组（基因组），称为二倍体（diploid），生殖细胞在减数分裂后，染色体数目减半，仅具有一套完整的染色体组，称为单倍体（haploid，monoploid），表 6-1 列举了人及一些动物和植物的染色体数目。植物多倍体能正常生存，而且籽实的生产性能会显著提高，但多数也不能繁殖传种。动物染色体数目异常意味着基因组突变（genomic mutation），即使个体生存也出现染色体异常相关疾病或不能生殖繁育。

表 6-1　不同物种的染色体数目

物种	体细胞（$2n$）	性细胞（n）	物种	体细胞（$2n$）	性细胞（n）
人	46	23	家猪	38	18
大鼠	42	21	绵羊	54	27
猫	38	19	牛	60	30
家兔	44	22	金鱼	100～104	
野兔	48	39	果蝇	8	4
犬	78	20	黑麦	14（$2n$）	
小鼠	40	20	玉米	20（$2n$）	
马	64	32	硬质小麦	28（$4n$）	
驴	62	30	普通小麦	42（$6n$）	

动物体细胞都为二倍体，植物有多倍体在括号内标出。

染色体数目畸变的原因是染色体复制和有丝分裂时发生异常,会出现以下情形:不分离(nondisjunction),细胞分裂中期或后期一对同源染色体或姐妹染色单体不分裂而同时进入一个子细胞;染色体遗失(chromosome loss),与上述情况相反,染色体未进入子细胞;染色体桥(chromosome bridge),有丝分裂时一个染色体上出现双着丝点(附着两条纺锤丝)且不能拉断,这种情况下细胞不能完成二分裂而形成四倍体(tetraploid);核内再复制(endoreduplication),四倍体细胞进入下一个分裂周期,细胞核内出现四条染色单体排列现象。以动物正常染色体数目 $2n$ 为标准,则染色体数目的改变可分为整倍体改变和非整倍体改变。

(1)染色体整倍体畸变 整倍体畸变(chromosome euploids)是指染色体数目的异常是以染色体组为单位的整套染色体的增减,如形成三倍体(triploid,$3n$)、四倍体(tetraploid,$4n$)等。超过二倍体的整倍体改变也统称为多倍体(polyploidy)。人体正常的体细胞为二倍体($2n$),有 46 条染色体。若出现单倍体($1n$,23 条染色体)、三倍体($3n$,69 条染色体)、四倍体($4n$,92 条染色体)就属于整倍体畸变,超过二倍体的叫多倍体畸变(polyploidy mutation)。现在发现除了肿瘤细胞有三倍体细胞,多倍体细胞在人体内无法存活,发生于生殖细胞的整倍体改变,几乎都是致死性的,即使一时成功怀孕也会造成流产。

(2)染色体非整倍体畸变 非整倍体畸变(chromosome aneuploid)指二倍体丢失或增加 1 条或几条染色体。主要有以下类型:单体(monosome),二倍体细胞某号染色体缺失 1 条同源染色体,即 $2n-1$,绝大多数单体生物不能成活。人类典例为特纳氏综合征,患者缺少一条 X 染色体。缺体(nullisome),整个染色体组缺失一对同源染色体,即 $2n-2$ 型,这类畸变不能存活,但癌症细胞可能存活。三体(trisome),某同源染色体多了一条,即 $2n+1$ 型。人类典例有 Down 综合征,21 号染色体三体;Edward 综合征,18 号染色体三体;Patau 综合征,13 号染色体三体。另外还会出现四体(tetrasome),$2n+2$ 型,多一对同源染色体;多体(ploysome),$2n+X$ 型。

染色体在子细胞中不平均分配导致了细胞的非整倍体性,这可能与有丝分裂纺锤体异常、染色单体缺陷、胞质分裂不完全、有丝分裂检查点的缺陷、端粒的异常等有关。在细胞群体中当染色体数目众多接近二倍体时称为近二倍体,比二倍体稍少则称亚二倍体,比二倍体稍多则称超二倍体。

6.3 致突变作用的机制和后果

基因突变是直接和间接因素共同作用的结果。一些化学、物理和生物致突变剂可直接导致 DNA 损伤或染色体畸形,而间接诱发突变是通过干扰 DNA 复制和转录而增加 DNA 合成的错误率或阻碍 DNA 或染色体损伤的修复,或破坏或干扰纺锤体功能等方式导致突变。目前把上述致突变作用归纳为"DNA 损伤-修复-突变模式"。任何 DNA 损伤只要修复无误,突变就不会发生;如果未修复或修复错误,DNA 损伤或改变就固定下来,就会发生突变。研究表明许多诱变剂的致突变作用具有一定的特异性,可能与其攻击的细胞靶部位、靶分子(甚至分子的特定部位)或干扰的功能有关。基因突变和染色体畸变的靶分子主要为 DNA、核蛋白;非整倍体和多倍体诱变剂的靶常为有丝分裂相关的物质,如纺锤丝。此外攻击或干扰 DNA 合成和修复有关的酶系统也可导致突变。常见的化学致突变剂(chemical mutagen)或称化学诱变剂有烷化剂、过氧化物、自由基、核酸碱基类似物及真菌毒素等(二维码 6-3)。

6.3.1　DNA 损伤

DNA 损伤(DNA damage)是直接作用于 DNA 的致突变作用,包括碱基序列的错误和 DNA 二级和三级结构的破坏。目前的研究主要集中于 DNA 序列改变。DNA 损伤有一定的自然发生率且大多细胞能自我修复,人工环境因素和食品化学污染引发的基因突变是目前关注和研究的焦点。根据致突变物的不同以及引起 DNA 结构变化位置的不同,可以将致突变的类型(二维码 6-4)分为以下几个方面。

二维码 6-3　化学致突变剂

二维码 6-4　致突变作用的
机制:DNA 损伤示意图

6.3.1.1　碱基损伤

1.碱基错配

(1)烷基化作用(alkylation)　是常见的碱基错配机制。烷化剂(alkylating agents)是一类化学性质很活泼的化合物。它们含有活泼的烷化基团可提供甲基或乙基等烷基,能与细胞中 DNA 共价结合,从而使 DNA 链断裂,在下一次复制时又可使碱基错配,造成 DNA 甲基化或乙基化而诱发突变。

烷化剂所致碱基损伤可表现为错配,如乙基亚硝基脲上的乙基可与 DNA 共价结合。烷化的碱基可表现出像正常碱基一样的配对特性,也可产生不同的配对特性,这主要取决于烷化的位置。通常在鸟嘌呤 7 位氮(N-7)上的烷化有正常配对特性,而在鸟嘌呤 6 位氧(O-6)上的烷化极易与胸苷错配,由原来的 G-C 转换为 A-T,并常诱发肿瘤。

DNA 碱基的烷基化还可引起 DNA 二级结构改变,例如 N-7 烷基化的鸟嘌呤,虽然不会引起碱基错配,但会造成键合不稳定而导致一个碱基的脱离缺失。缺失碱基的 DNA 留下一个无嘌呤或无嘧啶的位点,称为 AP 位点(apurinic or apyrimidinic site)。如果修复时错误的碱基插入 AP 位点,就引起突变,且大部分是颠换。

(2)碱基的脱氨基作用(deamination)　有些化学诱变剂,如亚硝酸能使腺嘌呤(A)氧化脱氨变成次黄嘌呤(H),使胞嘧啶(C)变成尿嘧啶(U),使鸟嘌呤(G)变成黄嘌呤(X),于是会出现 H 代替 A 与 U 配对,而不是原来的 A 与 T 配对;U 代替 C 而与 A 配对,而不是原来的 C 与 G 配对。虽然细胞 DNA 酶系统对碱基的脱氨和错配有相当的纠错和恢复能力,但外来因素持续的较高的脱氨基作用在 DNA 复制时增加碱基错配概率,由此增加突变风险。

(3)其他机制　碱基的配对错误还有其他机制,如 DNA 聚合酶对 dTTP 和 dUTP 分辨率不高,聚合酶异常;碱基的异构体互变导致错误碱基配对,如氨基(—NH$_2$)与亚氨基(=NH)互变、酮基与烯醇基的互变。自然条件下 DNA 有较低的错配率,加上 DNA 酶系统有纠错和修复能力,碱基配错的自然发生率极低。

2.平面大分子嵌入碱基

有些化合物的致突变作用并非是共价结合、增加或脱去基团所致,如苯并(α)芘、原黄素(proflavin)、吖啶橙(acridine)以及溴化乙锭(Ethidium bromide)等都是化学结构扁平的分子,

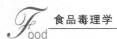

易于在 DNA 复制时插入,这种插入属于非共价结合。插入的结果可使 DNA 链出现歪斜,造成排列不齐,不能实现同源基因的对等交换;也会造成典型的移码突变。另有些化合物既可插入 DNA 链又可与 DNA 发生共价结合,如吖啶芥 ICR-191。这样的化学物要比单一插入剂更具有潜在的致突变性。

3. 碱基类似物取代

碱基类似物(base analogue)是结构与 DNA 碱基非常相似的物质,在细胞周期的 DNA 合成期(S 期),碱基类似物竞争取代正常碱基而造成错误配对。常见的例子有 5-溴脱氧尿嘧啶核苷酸取代胸腺嘧啶,2-氨基嘌呤(2-AP)取代鸟嘌呤。

4. 碱基化学结构的改变

某些致突变物对碱基产生氧化作用,破坏碱基的化学结构,甚至引起 DNA 链断裂。如前文所述含有氨基的腺嘌呤、鸟嘌呤和胞嘧啶都可以在亚硝酸盐的作用下产生氧化脱氨(deamination)反应,使氨基变为酮基,改变碱基配对能力或性质,造成碱基转换突变。一些极性基团对碱基的化学修饰也改变碱基稳定性,如 NH_2OH 对碱基的羟胺化;氧化剂和自由基也可产生类似的作用,如 H_2O_2 对碱基的羟化。

6.3.1.2　DNA 链受损

1. 二聚体的形成

当细胞或机体受到紫外线、电离辐射及自由基刺激时,主要产生相邻碱基的二聚体。常见现象有紫外线照射下 DNA 发生光化学变化,产生环丁烷嘧啶二聚体和(4-6)光产物,阻止 DNA 的复制,引起细胞的死亡。

辐射的致突变机制有以下几个方面:使碱基对之间的氢键断裂;DNA 分子的糖-磷酸键断裂;DNA 一条链上相邻的嘧啶形成二聚体;水的电离产生自由基,也可引起突变。此外辐射可造成 DNA 双链断裂或单链断裂,从而引起缺失、倒位、易位和碱基破坏等多种情况。

2. DNA 加合物和交联物形成

一些化学诱变剂是亲电子剂,化学性质活泼,极易与蛋白质或核酸等大分子物质中亲核基团(如—SH、—OH、—N ═等)发生共价结合,形成加合物(adduct)或交联分子(cross-linkage molecular),很难用一般的化学或生物学方法使其解离。

DNA 加合物和交联性致突变剂有烷化剂、多环芳烃类[如 B(α)P]、砷化物、醛类化合物(如甲醛)、一些重金属(如镍、铬、铂等)、亚硝酸、丝裂霉素 C、氮芥和硫芥等,它们都可使 DNA 分子上一条链的碱基与互补链上的相应碱基形成共价连接,形成 DNA-DNA 交联或 DNA-蛋白质交联。交联使 DNA 在复制中不能解链,使螺旋局部形成,造成 DNA 复制和转录完全停止,细胞死亡。此外,DNA 加合物的形成可活化癌基因,影响调节基因和抑癌基因的表达。

6.3.2　染色体数目畸变

染色体数目畸变是由于细胞有丝分裂过程受到干扰或破坏,染色体分离异常而出现整倍体(多倍体)和非整倍体畸变。具体涉及细胞分裂相关细胞器的合成或分裂过程中的功能异常,如纺锤体和微管蛋白的合成与聚合、微管结合蛋白的合成与功能发挥、纺锤体纤维功能的发挥、着丝点有关蛋白质的作用、极体的复制与分离、同源染色体的配对与分离等。

整倍体与非整倍体畸变的机制是相似的,但程度上不同。例如对纺锤丝形成的干扰,如完全阻止即形成多倍体,如部分阻止则形成非整倍体畸变。有关纺锤体结构或功能的干扰有以下机制:

　　(1)与微管蛋白二聚体结合　微管蛋白二聚体(tubulin dimers)是构成纺锤体的基本成分。如果该蛋白的某一特定位置结合干扰物质,则妨碍微管的正确组装,易发生细胞分裂被抑制。秋水仙碱能与微管特异性结合形成复合物,使染色体不能分离。

　　(2)与微管上的巯基结合　微管蛋白带有巯基,易与某些化学物、药物和金属结合,这种结合具有明显的化学结构特异性,不同化学结构物质与微管蛋白不同部位的巯基结合。如苯基汞易于与着丝粒微管(即染色体纤维)结合,而甲基汞易于与极间微管结合造成非整倍体畸变。

　　(3)损坏已组装好的微管　正常细胞中微管处于游离二聚体的聚合和解聚动态平衡。微管结合蛋白(MAP)可使二聚体聚合,维持微管的结构及功能的发挥。致突变物有多种方式破坏微管,如秋水仙碱、灰黄霉素和长春碱都能与 MAP 结合,虽然结合点和作用方式不同,但都导致已组装好的微管解聚;有些物质则通过蛋白质变性作用破坏微管,如毛地黄皂苷;有些物质能使微管失去定向能力,如异丙基-N-氨基甲酸苯酯和其他氨基甲酸酯类化合物。

　　(4)中心粒移动受阻　秋水仙碱能妨碍有丝分裂早期两对中心粒的分离和向两极的移动,其机制还不明确。N_2O 也可产生与秋水仙碱作用相同的后果,组装好的微管被破坏、中心粒位置不正常等现象,其作用机制也未明确。

　　(5)其他　染色体数目畸变还应有其他未发现或未阐明的机制。

6.3.3　攻击 DNA 修复系统而引起的突变

　　DNA 在自发和诱发因素的作用下具有相当高的突变概率,但实际群体的突变和死亡率却很低,这是因为细胞 DNA 执行高保真复制,对复制时的错误能及时纠正;机体有多种机制对 DNA 损伤在亲代或子代进行纠正和修复;对无法修复的细胞启动凋亡,使突变不能威胁下一代。据称人类一个细胞所有 DNA 分子拉直后累计约 2 m 长,成人所有细胞 DNA 分子累加总长度可往返地球和太阳 250 次! 这么长的 DNA 分子每天都在受紫外线、宇宙射线及其他化学和生物诱变剂的攻击,自身还有一定的自发错误或突变概率。2015 年诺贝尔化学奖获得者Tomas Lindahl 估计我们的基因组每天会发生数千起灾难性的潜在损伤,人类要在地球上延续,这些损伤显然不可能真的发生,因此这一切主要归功于 DNA 的监视和修复蛋白质。Tomas Lindahl 与另外两名分子生物化学家 Paul Modrich 和 Aziz Sancar 因最早描述并解释了几种 DNA 修复机制以及对遗传信息的保护措施,而被授予了 2015 年的诺贝尔化学奖。

　　DNA 合成和修复有关的酶系统受到干扰和破坏可间接引起基因突变和染色体畸变。

1. 对 DNA 合成酶的干扰和破坏作用

　　DNA 的高保真复制需要多种酶类参与,其过程中的任何一个环节受到干扰或损伤都将破坏 DNA 复制的准确性,从而引起突变。如亲电子诱变剂不仅直接与 DNA 分子形成加合物,也可与 DNA 结构支持蛋白、DNA 合成和修复酶蛋白质形成加合物或交联物,从而引发复制错误和 DNA 损伤不能修复;而氨基酸类似物也可使 DNA 合成酶受破坏而诱发突变;烷化剂、碱基类似物、羟化和脱氨等作用均影响 DNA 复制准确率;有些化合物可作用于染色体或染色质组蛋白或非组蛋白成分造成突变。

2. 对 DNA 修复功能的干扰或破坏

诱变剂对 DNA 修复功能的破坏显得更为重要。DNA 损伤是有一定发生率的,但基因突变的概率则很低,这是因为细胞存在 DNA 损伤的发现和修复机制。DNA 的修复主要依赖多种 DNA 纠错和修复酶系统。如 DNA 剪切酶和合成酶,可切除错误或损害的 DNA 链,并重新合成修复,另外还有其他 DNA 保护和稳定机制。因此,一切干扰、抑制或损害这些酶系统的诱变剂都可间接导致基因突变。另外 DNA 保护和修复功能具有饱和性,大量或持续的诱变剂攻击、大量的频繁的 DNA 损伤不能得到完全的修复。

3. DNA 修复机制简介

目前研究阐释的 DNA 修复机制较多,本书以几种逻辑试图理清和归类如下:

(1)无差错修复(error free repair)　为复制前修复,多为 DNA 单链损伤,以另一条链为模板的修复。目前阐明的多数机制属于无差错修复。

直接修复:光修复(photo-repair)/光复活(photo-reactivation)、碱基的直接插入、烷基的转移、单链断裂重接和交联修复等。另有"自杀修复"的提法,指 Ada 蛋白,一种 DNA 保护蛋白,可识别甲基化的 DNA,将甲基转移到自身的半胱氨酸上,但导致自身不可逆的变性。

切除修复(excision repair):也称暗修复,包括碱基的切除修复(base excision repair)和核苷酸切除修复(nucleotide excision repair)。

错配修复(mismatch repair,MMR):DNA 复制时可能产生错误,在下一轮 DNA 再复制过程中 DNA 聚合酶对错误碱基的发现和修复。

(2)易错修复(error prone repair)　通常指 DNA 复制后发生损伤的修复。包括双链断裂修复、重组修复、SOS 修复。

二维码 6-5　2015 年诺贝尔化学获奖得者的贡献:DNA 修复机制的描绘

扫描二维码 6-5 可拓展阅读一部分 DNA 修复的具体机制。

总之,DNA 损伤或突变的修复机制比预防突变更为重要。因为 DNA 自身并非足够稳定,且突变的诱因随时存在,若没有这些修复机制,我们的基因组将会崩溃。其中哪怕只有一个机制失灵,致突变和致癌风险就会增加。例如,核苷酸切除修复如果遭受了先天性损伤,就会导致着色性干皮(xeroderma pigmentosum)病,对紫外线极为敏感,并且在阳光下暴露后会发展为皮肤癌。又如 DNA 错配修复如果有缺陷,会增加患遗传性结肠癌的风险。事实上多类癌症中,就是一到多个修复体系被部分或者全部地关闭了。这是癌细胞的 DNA 变得不稳定,经常突变且能够抵抗化疗的原因之一。同时这些突变细胞又更加依赖还在正常工作的修复体系,没有这些修复体系它们的 DNA 受到的损伤会过于严重,细胞也会死亡。研究者试图利用这种弱点来研发新的抗癌药物,通过抑制某些癌细胞的修复体系,可以减缓或者完全阻止癌细胞的生长。譬如,奥拉帕尼(olaparib)就是一种可以抑制修复体系的抗癌药物。

6.3.4　突变的后果

突变的后果因化学毒物所作用的靶细胞不同而不同。有性繁殖的生物细胞可划分为体细胞和生殖细胞,两类细胞基因突变的后果和对种群的影响力不同。体细胞受外源化学物的作用,其遗传损伤不会遗传给子代,仅在突变细胞本身和突变个体上表现后果。而生殖细胞DNA 或染色体的非致死性突变可遗传给子代。根据生殖细胞突变基因在同源染色体中的可表达特性,又可分为显性突变和隐性突变。显性突变无论是纯合子,还是杂合子均会出现表型异常;而隐性突变若为纯合子,将出现表型异常,若为杂合子,则表现为表型正常的携带者。图6-2 显示了两类细胞发生突变的可能后果。

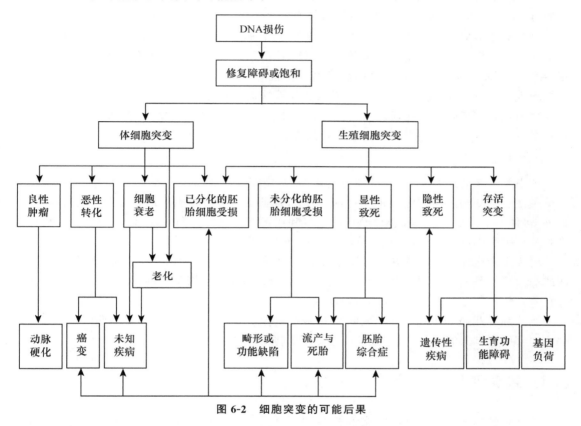

图 6-2　细胞突变的可能后果

1. 生殖细胞突变

生殖细胞的基因突变或染色体畸形可划分为致死性突变和非致死性突变。致死性突变如死精、生殖细胞性不孕不育、流产和死胎;非致死性突变多数符合孟德尔遗传定律,突变可以显性遗传和隐性遗传。突变发生有很大的随机性,自然一些非致死性突变的遗传不符合孟德尔定律,且可能引发新的疾病或变异。

目前发现的遗传病中约有 1.3% 为常染色体显性遗传,常染色体隐性遗传病占 0.25%,性连锁遗传病占 0.05%。目前发现的非致死性突变疾病,近一半的突变是碱基置换,在另一半大多数是小缺失。苯丙酮尿症(phenylketonuria)是一种典型的隐性遗传疾病,当父母双方均有该病突变基因,在子代形成纯合子该病才可表现。

生殖细胞的基因突变除了引发目前已经明确的遗传疾病,隐性突变还会增加下一代基因库(gene pool)的遗传负荷(genetic load)。基因库是指某一物种在能将遗传信息传至下一代生育年龄群体的基因总和。遗传负荷是指某一种物种群体中每一个个体携带的可遗传给下一

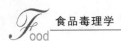

代的有害基因的平均水平。例如,婴儿有 3%～6% 受到先天性畸形的影响;而较晚年龄才会发生的多病因疾病,如心脏病、高血压、糖尿病等受遗传因素影响的比例可高达 60%。

染色体异常是遗传性疾病的一个主要原因,婴儿患染色体畸形相关综合征发生率是千分之四。染色体异常在受检的双亲中估计占 5%,在死亡的婴儿中占 6%,在自然流产和死亡胚胎中占 30%。染色体异常中,非整倍体最常见,多倍体次之,结构异常约占 5%。与基因突变不同,许多染色体异常是由亲代遗传而来,故有 85% 的染色体异常可在新生儿中检出。

胎儿的畸形可能与生殖细胞和体细胞两个方面的基因突变有关,妊娠期间化学致突变剂或辐射对胎儿作用导致的畸形占多数。据报道妊娠三个月流产胎儿中有 60% 存在染色体畸变,在一定程度上是致突变物透过胎盘作用于胚胎体细胞所致。妊娠早期叶酸等重要营养素的缺乏也可引发 DNA 合成异常,进而影响神经管的正常发育。

生殖细胞突变除了引起遗传病外还可造成生殖毒性,表型为胚胎死亡、各类畸胎、胚胎功能不全及生长迟缓。生殖毒性可由亲代生殖细胞突变所致,或由胚胎细胞突变所致。

2. 体细胞突变

体细胞突变后果有衰老、动脉粥样硬化、一些免疫异常、致畸、肿瘤和癌症等,肿瘤和癌症最受关注。突变与肿瘤和癌症的关系有一些间接证据,如化学物的致突变性与致癌性一致。另外,机体对 DNA 损伤和染色体畸形的修复和纠正能力与肿瘤和癌症风险升高有关;机体免疫系统对突变细胞、肿瘤和癌症细胞的识别和扑灭也影响突变的后果。

研究发现机体细胞存在返祖基因和癌基因,同时也存在抑癌基因,抑癌基因的突变、失活或缺失可能是癌症基因启动的原因;也有人认为癌基因的作用是显性的,即使在同一细胞上存在着正常的等位基因,癌基因仍可启动和表达。

胎儿和婴儿畸形多数与妊娠期间胚胎体细胞受诱变剂作用有关,妊娠早期叶酸和 B_{12} 的缺乏也会引起神经管畸形,这与 DNA 合成和复制对叶酸敏感有关。

6.4 致突变作用的检验方法及评价

外源化学物质遗传毒性的观察和检验主要靠致突变试验(mutagenicity testing),也称遗传毒性试验(genetic toxicology testing),目的是检验和评价受试外源化学物质的遗传毒性,对体细胞和生殖细胞的致突变、致畸和致癌性作用。同时筛查和评价受试化学物质的致畸和致癌风险。但对致癌性的评价,致突变试验有一定的局限性,对有些化学物质可能出现假阳性或假阴性。这是由于化学诱变剂对机体的毒性有一定的特异性,因此致突变与致癌评价都应该用多个试验结果综合分析判断。

致突变试验的原理和方法很多,更科学和合理的方法还在逐步建立,旧的方法也在不断更新或者淘汰。目前已有 200 多种基因突变、染色体畸变及其他突变相关作用的检验试验,所用的指示生物遍及病毒、细菌、霉菌、昆虫、植物和动物,也包括人类细胞和组织,既有体外试验也有体内试验。如此众多的方法也说明,没有一种方法能全面评价外源化学物质的遗传毒性,因此需要不同遗传学终点试验的组合,用成套试验来评价受试物的遗传毒性,更科学、更经济、更高效和国际统一的评价体系在逐步发展形成。自 20 世纪 80 年代至 2020 年 6 月,经济合作与开发组织(OECD)推荐的遗传毒理学试验指南约 21 种,截至 2014 年淘汰和合并了 7 种。2020 年 6 月 OECD 更新和推荐的遗传毒理学试验方法共有 13 种。我国最新食品安全毒理学评价程序(GB 15193.1—2014)规定了10种常用和备选遗传毒理学试验方法。

OECD是以发达国家为核心建立的应对全球化经济、科学和社会管理所面临挑战和机遇的组织,也是全球化学品毒理学检验技术标准的领航机构之一。OECD对化学品的理化特性(physical chemical properties)、生物系统的作用(effects on biotic systems)、降解和蓄积(degradation and accumulation)、健康影响/毒理学作用(health effects)及其他方面(如谷类化学残留)的检验和评价推荐了一系列指南性技术标准,旨在达到国际化学品检测评价标准统一和数据结果的兼容和共享。从20世纪80年代至今,OECD建立和推荐的化学品毒理学试验方法指南(test guideline,TG)有93项(OECD guidelines for the testing of chemicals,section 4 health effects),生殖和发育毒理学、致癌性和遗传毒理学试验指南有近30项。遵循科学、统一、经济和高效的原则,以及尊重伦理和动物保护的精神,有一些试验目的、用途和效果重叠、意义不大的方法被废止。

目前OECD合并和废止的遗传毒性的试验指南有:大肠杆菌回复突变试验(TG 472),1997年被并入细菌回复突变试验(TG 471)。2014年废止的指南有,黑腹果蝇伴性隐性致死试验(TG 477),哺乳动物姐妹染色单体基因交换试验(TG 479),啤酒酵母基因突变试验(TG 480),啤酒酵母有丝分裂重组试验(TG 481),体外哺乳动物细胞DNA损伤与修复非程序DNA合成试验(TG 482),小鼠斑点试验(TG 484)。2015年增加哺乳动物细胞体外基因突变:胸苷激酶基因突变试验(TG 490)。OECD推荐的13种遗传毒性试验11项在2016年7月至2020年6月做了修订。

我国食品安全毒理学评价程序(GB 15193.1—2014)规定的试验方法与OECD的推荐不尽相同,规定了10种试验方法:①细菌回复突变试验;②哺乳动物红细胞微核试验;③哺乳动物骨髓细胞染色体畸变试验;④小鼠精原细胞或精母细胞染色体畸变试验;⑤体外哺乳类细胞HGPRT基因突变试验;⑥体外哺乳类细胞TK基因突变试验;⑦体外哺乳类细胞染色体畸变试验;⑧啮齿类动物显性致死试验;⑨体外哺乳类细胞DNA损伤修复(非程序性DNA合成)试验;⑩果蝇伴性隐性致死试验。最后两种方法为OECD不推荐的方法,我国作为备选试验。另外,我国未规定转基因动物体内基因突变试验(OECD指南488)和遗传易位试验(OECD指南485)。如果想了解更多的OECD毒理学试验方法可扫描二维码6-6。

二维码6-6 OECD全部遗传毒理学试验(基因突变、染色体畸变)方法指南

6.4.1 观察项目的选择

1.观察项目的选择/效应终点类型

遗传毒理学试验旨在观察基因突变、染色体形态畸变和染色体数目异常,但在不同的基因突变试验中不一定都能直接检验或观测基因突变或染色体畸变,某个试验反映的可能是致突变过程及突变相关的事件。将试验观察到的现象所反映的各种事件统称为遗传学终点(genetic endpoint)。遗传学终点可归类为:基因突变、染色体畸变(包括数量畸变/染色体组畸变)、DNA损伤及其他遗传损伤的检测。目前没有一种致突变试验能涵盖所有的遗传学终点,因此需要多个试验组合综合评价致突变作用。表6-2列举了四大类遗传学终点的一些试验方法。每一大类中有很多功能相同的方法,因此本着科学、高效和动物保护的原则,一些方法不再被OECD推荐使用,请参考前文OECD淘汰或合并的方法。

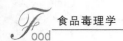

表 6-2　致突变试验主要方法

所检测的遗传学终点	试验或分析系统
Ⅰ. 基因突变	
A. 微生物	
营养缺陷突变的回复突变	沙门菌/哺乳动物微粒体酶回复突变试验(Ames 试验)
	沙门菌特异的碱基对替代试验(Ames-Ⅱ试验)
	大肠杆菌 WP2 色氨酸回复突变试验
	大肠杆菌 LacZ 特异回复突变试验
	构巢曲霉或酵母的营养缺陷突变的回复突变试验
正向突变和小片段缺失	大肠杆菌 Lac 突变试验
	构巢曲霉或酵母腺嘌呤突变子分析
B. 哺乳动物细胞	
正向突变	小鼠淋巴瘤或人类细胞 TK 突变试验
	中国仓鼠或人类细胞 HGPRT 突变试验
	中国仓鼠 AS52 细胞 XPRT 突变试验
C. 果蝇	
生殖细胞基因突变和小片段缺失	伴性隐性致死突变(SLRL)试验
D. 哺乳动物	
生殖细胞基因突变和缺失	小鼠可见标记的特异位点试验
	小鼠生化特异位点试验
	引起小鼠骨骼或晶状体缺陷的显性突变试验
体细胞基因突变	小鼠斑点试验(体细胞特异位点测试)
	啮齿类淋巴细胞 HGPRT 突变检测
转基因小鼠基因突变	小鼠、大鼠中 LacI 突变试验
	小鼠 LacZ 突变试验
	LacI 或 LacZ 转基因小鼠中噬菌体 cⅡ 基因突变试验
E. 植物分析	
花、花粉、种子突变	鸭趾草雄蕊毛颜色、玉米 waxy 位点和不同植物的叶绿体基因突变分析
Ⅱ. 染色体畸变	
A. 哺乳动物细胞	
染色体结构畸变	中国仓鼠或人淋巴细胞中期相分析
人类淋巴细胞染色体断裂	细胞质裂阻断微核试验
异常细胞分裂	着丝粒和染色体分别染色分析有丝分裂器异常
有丝分裂非整倍体	计数染色体检测超倍体
	在具有完整细胞质的细胞中计数染色体的获得与丢失
着丝粒丢失	利用着丝点标记或 FISH 检测着丝粒
B. 果蝇	
染色体结构畸变	可遗传易位试验
性染色体非整倍体	性染色体丢失测试

续表 6-2

所检测的遗传学终点	试验或分析系统
C. 哺乳动物	
体细胞染色体损伤	啮齿类骨髓或淋巴细胞中期相分析
	嗜多染红细胞微核试验
生殖细胞染色体损伤	卵母细胞、精原细胞、精母细胞遗传学分析
生殖细胞染色体损伤（间接）	小鼠或大鼠显性致死试验
	小鼠精细胞微核试验
生殖细胞可遗传的染色体畸变	小鼠遗传易位试验
有丝分裂非整倍体	骨髓细胞超倍体分析
	利用着丝点标记或 FISH 检测小鼠骨髓微核着丝粒
生殖细胞染色体不分离	染色体计数检测超倍体
D. 真菌	
有丝分裂非整倍体	酵母染色体得失的遗传学检测
减数分裂染色体不分离	酵母或构巢曲霉双体子囊孢子分析
E. 植物	
染色体畸变和微核	有丝分裂细胞和减数分裂细胞的细胞遗传学分析
非整倍体	单倍体小麦分析
Ⅲ. DNA 损伤等其他遗传损伤的检测	
A. 微生物	
DNA 损伤修复	枯草芽孢杆菌修复缺陷与野生型差别杀死分析
SOS 诱发	大肠杆菌 DNA 损伤诱发的 SOS 效应
重组事件	酵母有丝分裂交换和基因转换分析
B. 哺乳动物细胞	
DNA 损伤修复	大鼠肝细胞非程序性 DNA 合成（UDS）试验
DNA 链断裂	碱洗脱，单细胞电泳（comet assay），脉冲场电泳
SCE 诱发	人类或中国仓鼠细胞 SCE 试验
DNA 加合物	人类或啮齿类细胞 DNA 加合物检测
C. 果蝇	
重组事件	眼或翅有丝分裂重组诱导试验
生殖细胞 DNA 损伤	根据 DNA 加合物进行的分子剂量分析
D. 哺乳动物	
SCE 诱发	啮齿类骨髓细胞 SCE 试验
DNA 损伤修复	啮齿类肝细胞 UDS 试验
生殖细胞 DNA 损伤	根据 DNA 加合物进行的分子剂量分析
	啮齿类生殖细胞 UDS 试验
	啮齿类睾丸碱洗脱分析 DNA 链断裂
Ⅳ. 检测 DNA 顺序改变的分子生物学技术	PCR——单链构象多态性分析
	变性梯度凝胶电泳
	双链构象多态分析法

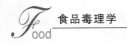

续表 6-2

所检测的遗传学终点	试验或分析系统
	变性——高压液相色谱分析
	特异性等位基因扩增
	化学裂解错配碱基法
	酶错配切割法
	切割酶片段长度多态性分析
	限制性酶切位点突变分析
	连接酶链式反应
	微卫星 DNA 分析
	单核苷酸多态性分析
	DNA 直接测序法
	单细胞凝胶电泳
	DNA 芯片

2.试验项目和成套方法的组合

目前外源化学物质的遗传毒性试验方法很多,因此要根据被检验化学物质的特性及研究资料以及评价的目的,合理组合一组致突变试验。

化学毒物的种类和结构多种多样,其致突变的机制不尽相同,作用的靶细胞也不同。成套试验项目中既要有体细胞试验,又要有生殖细胞的试验,以评价化学物质对体细胞或生殖细胞的选择性;既要从分子水平,还要从细胞水平来检测化学毒物的遗传毒性。

某些化学物质有直接致突变作用,而有些起间接致突变作用,需要在体内代谢活化后,才具有致突变作用,或作用于 DNA 相关的蛋白系统而发挥致突变作用。体内试验具有完整的活化系统,而体外试验则通过加入模拟代谢系统,如 S9(大鼠肝细胞匀浆的微粒体上清液)来弥补缺乏活化系统的不足。这是体内试验与体外试验的主要差别。

化学毒物的致突变性有强弱区别。某些化学物质在某一检测系统中是强致突变物,而在另一系统中可能是弱致突变物。弱致突变物在某些试验中容易漏检,即出现假阴性,因此成组试验中应考虑到这点。

总之成套的试验既要全面,又要经济适用,设计遗传毒理学成套试验有以下原则:

(1)一种可靠的试验系统应包括每一类型的遗传学终点。

(2)通常的试验材料有病毒、细菌、真菌、培养的哺乳动物细胞、植物、昆虫及哺乳动物等。一般认为配套试验应包括多种进化程度不同的物种,如原核细胞、低等和高等真核细胞,这样的观察更具说服力。

(3)体内试验与体外试验配合进行,以便取长补短,综合考虑。体内试验接近实际情况,但由于毒性动力学或其他原因,有时会漏检致突变物,且在时间、经费、人力和物力上均比体外试验花费大。而体外试验的明显不足在于生物转化及解毒等方面与体内不同。

(4)应包括体细胞和生殖细胞。

(5)试验设计要科学、高效,遵循伦理原则和动物福利精神,每一大项目中性质和功能完全相同的试验方法要择优录用组合。

遵循上述原则,我国食品安全毒理学评价程序中推荐了适合国情的 2 种遗传毒性试验组合。

组合一:细菌回复突变试验、哺乳动物红细胞微核试验或哺乳动物骨髓细胞染色体畸变试验、小鼠精原细胞或精母细胞染色体畸变试验或啮齿类动物显性致死试验。

组合二:细菌回复突变试验、哺乳动物红细胞微核试验或哺乳动物骨髓细胞染色体畸变试验、体外哺乳类细胞染色体畸变试验或体外哺乳类细胞 TK 基因突变试验。

其他备选遗传毒性试验:果蝇伴性隐性致死试验、体外哺乳类细胞 DNA 损伤修复(非程序性 DNA 合成)试验、体外哺乳类细胞 HGPRT 基因突变试验。

上述两个组合做到了"原核细胞与真核细胞、体内试验与体外试验相结合"的原则。

6.4.2 经典致突变试验

6.4.2.1 基因突变试验(gene mutation assay)

基因突变检测有正向突变(mutation)和回复突变(reverse mutation)两类方法。正向突变试验检验野生型基因的损伤或改变,通常从观察到表型的改变来判断;回复突变试验是观察已经突变失活的基因,经过受试化学试剂的二次突变作用恢复到突变前的正常状态,从而证明受试化学物质有致突变作用。理论上回复突变试验比正向突变试验的适用范围有限,因为携带突变基因的试验体,可能只被特定的致突变物或突变机制回复突变,而事实上回复突变试验检测出的诱变物比预想的要多得多。回复突变试验可以选择不同的生物,如目前有微生物、动物细胞和人类细胞等可供回复突变试验,可开发和观察的表型也很丰富,因此在遗传毒理学中都被广泛地应用。微生物突变试验容易检测低频率的诱发突变,因此成为简便、快速和经济的筛选方法,在遗传毒理学研究中具有重要的地位。

1. 细菌回复突变试验(bacterial reverse mutation test)

细菌回复突变试验是最常用的微生物突变试验。该试验利用突变体的测试菌株,观察受试物能否回复测试菌株因突变丢失或改变的功能或表型来判断其致突变性。常用的菌株有鼠伤寒沙门氏菌(*Salmonella typhimurium*)和大肠杆菌(*E. coli*)。

鼠伤寒沙门氏菌突变试验是应用最广泛的检测基因突变方法。由 Ames 于 1979 年建立,故称 Ames 试验。该试验指示物是鼠伤寒沙门氏菌组氨酸缺陷型突变株,该突变株在组氨酸操纵子中有一个突变,因此必须依赖外源性组氨酸才能生长,而在无组氨酸的选择性培养基上不能存活,致突变物可使其基因发生回复突变,使它在缺乏组氨酸的培养基上也能生长。如图 6-3 所示。

鼠伤寒沙门氏菌原养型(his$^+$) $\xrightarrow[\text{回复突变}]{\text{正向突变}}$ 组氨酸营养缺陷型突变株(his$^-$)

±代谢活化系统
受试物

图 6-3　Ames 试验原理示意图

试验中可供选用的测试菌株有多种,所携带的突变在不同的基因中,各有不同的特性,有的测定碱基置换,有的测定移码突变,有的两者都可测定。常见的 Ames 试验测试菌株见表 6-3。已知 Ames 试验菌株有鼠伤寒沙门氏杆菌和大肠埃希氏杆菌不同的突变菌株,其检出能力也不一,因此在试验中菌株也要配套。中国普遍采用 1983 年由 Maron 和 Ames 推荐的组合菌株,有 TA100、TA98、TA97 和 TA102。Ames 试验的方法有平板掺入法、点试法及预培养法等。

表 6-3　Ames 试验标准试验菌株的基因型和检测类型

菌种	菌株	Aa 缺陷	检出突变	切除修复	抗氨苄青霉素	脂多糖缺陷
S. typhi	TA1535	His	置换	△uvrB	—	rfa
S. typhi	TA100	His	置换+移码	△uvrB	+	rfa
S. typhi	TA1537	His	移码	△uvrB	—	rfa
S. typhi	TA97	His	移码	△uvrB	+	rfa
S. typhi	TA1538	His	移码	△uvrB	—	rfa
S. typhi	TA98	His	移码	△uvrB	+	rfa
S. typhi	TA102	His	置换+移码	+	+	rfa
S. typhi	TA104	His	置换+移码	△uvrB	+	rfa
E. coli	WP2 uvrA	Try	置换		—	
E. coli	WP2 uvrA(pKM101)	Try	置换		+	

细菌回复突变试验外,还有酵母和曲霉(参阅表 6-2)正向突变和回复突变试验。

2.哺乳动物细胞体外基因突变试验(in vitro mammalian cell gene mutation assay)

哺乳动物细胞基因突变试验是体外培养细胞的基因正向突变试验。国际上普遍选用两个标准试验:体外哺乳动物次黄嘌呤-鸟嘌呤转磷酸核糖酶基因($HGPRT$)和黄嘌呤-鸟嘌呤转磷酸核糖酶基因($GPT/XPRT$)突变试验(OECD TG 476,我国 GB 15193.12—2014 不包括 XPRT 基因突变)和体外哺乳动物细胞胸腺嘧啶核苷激酶基因(TK)突变试验(OECD TG 490,我国 GB 15193.20—2014)。这两个标准试验的基本原理相同,我国遗传毒理学试验标准程序的一个组合试验中推荐了 TK 基因突变。

TK 基因突变属于常染色体基因突变,TK 基因的产物胸苷激酶在体内催化从脱氧胸苷(TdR)生成胸苷酸(TMP)的反应。在正常情况下此反应并非生命所必需,原因是体内的 TMP 主要来自脱氧尿嘧啶核苷酸(dUMP),即由胸苷酸合成酶催化的 dUMP 甲基化反应生成 TMP。但如在细胞培养物中加入胸苷类似物,三氟胸苷(trifluorothymidine,TFT),则 TFT 在胸苷激酶的催化下可生成三氟胸苷酸,进而掺入 DNA,造成致死性突变,故细胞不能存活。若 TK 基因发生突变,导致胸苷酶缺陷,则 TFT 不能磷酸化,亦不能掺入 DNA,故突变细胞在含有 TFT 的培养基中能够生长,即表现出对 TFT 的抗性。根据突变集落形成数计算突变频率(mutant frequency,观察到的突变细胞数与存活细胞数的比值)。

试验选用两种细胞系,小鼠淋巴瘤细胞 L5178Y $TK +/-$ 3.7.2C,人类淋巴母细胞 $TK6$。人类细胞胸苷激酶基因(thymidine kinase gene,TK)定位于 17 号染色体长臂远端,简写为 TK;啮齿类,如小鼠的则定位于 11 号染色体,简写为 Tk。

TK 基因突变试验具有较高的敏感性,可检出包括点突变、大的缺失、重组、异倍体和其他较大范围基因组改变在内的多种遗传改变,长时间处理还可检出某些断裂剂、纺锤体毒物和多倍体诱导剂等。

体外试验不能完全模拟哺乳动物体内代谢条件,因此体外动物细胞试验结果不能直接外推到哺乳动物机体。阳性结果表明受试样品在该试验条件下可引起所用哺乳类细胞基因突变;阴性结果表明在该试验条件下受试样品不引起所用哺乳类细胞基因突变。评价时应综合考虑生物学意义和统计学意义。

3. 转基因动物突变试验(transgenic animal mutagenicity assay)

本试验是体内基因突变试验。体外试验系统不能精确模拟化学物在活体内的生物转运和生物转化过程及其他与突变发生有关的生理过程;此外高等动物体内突变率很低,因此哺乳动物体内致突变试验显得十分必要。

该方法的试验动物是转基因动物突变检测模型,为研究哺乳动物体内基因突变提供了新的技术手段,可以在试验动物体内检验化学物质的致突变、致畸和致癌性,可容易地从动物基因组中重新回收导入的基因,进行进一步的序列分析。

转基因动物是将外源 DNA 序列转入动物基因组并通过生殖细胞传递下去的产物。目前遗传毒理学中重要的转基因动物品系有 Big Blue 小鼠和 Muta Mouse 小鼠。Big Blue 小鼠导入了大肠杆菌的 LacI 基因,Muta Mouse 则导入了大肠杆菌 LacZ 基因。转基因动物经诱变处理后,可以很容易地从动物细胞中重新获得 Lac 基因,并包装到 λ 噬菌体中,进而感染大肠杆菌,裂解后根据噬菌斑的表型及数目可以发现突变子并计算突变频率。

标准方法有 OECD 488 号指南,我国目前未规定采用这个试验。

6.4.2.2 染色体畸变试验(chromosome aberration test)

该试验观察染色体形态结构和数目的改变,又称细胞遗传学检验(cytogenetic assay)。染色体畸变的观察目前有体外试验和体内试验,体细胞和生殖细胞的分析。在细胞分裂中期相,用显微镜直接检查染色体畸变和染色体分离异常。可观察到裂隙、断裂、断片、无着丝粒环、染色体环、双或多着丝粒染色体、射体和染色体粉碎,以及染色体分离的异常,形成微核、非整倍体畸变和多倍体等。缺点是分裂中期相分析耗时并且需要熟练技巧。关于缺失,除染色单体缺失外,需作核型分析或用流式细胞仪作电脑图像分析才能做出判断。关于倒位、插入、重复以及易位(除生殖细胞非同源染色体相互易位外)均需显带技术检查。对于染色体分离异常,需在染毒后经过一次细胞分裂才能发现,但此时一些不稳定的染色体畸变往往消失,因此观察时间应是多次,应注意致突变物可能在细胞周期不同时期所起的作用。例如,小鼠 MI 期精母细胞染色体分析。对雄性小鼠染毒一次或数次,于末次染毒后 1 d 或 12~14 d 采样,相应观察精母细胞突变。

1. 哺乳动物骨髓细胞染色体畸变试验(mammalian bone marrow chromosomal aberration test)

本试验为国际和国内标准染色体畸变观察试验(如 OECD 指南 475,我国 GB 15193.6—2014),可检测受试物能否在体内引起动物骨髓细胞染色体畸变,以评价受试物致突变的可能性。若有证据表明受试物或其代谢产物不能到达骨髓,则不适用于本方法。常用动物为大鼠或小鼠,在试验动物给予受试物后,用中期分裂相阻断剂(如秋水仙素或秋水仙胺)处理,抑制细胞分裂时纺锤体的形成,以便增加中期分裂相细胞的比例,随后取材、制片、染色、分析染色体畸变。

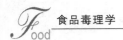

观察指标为:染色体数目的改变,非整倍体(亚二倍体或超二倍体)、多倍体、核内复制;染色体结构的改变,如断裂、微小体、着丝点环、无着丝点环、单体互换(形成三辐体、四辐体或多种形状的图像)、双微小体(成对的染色质小体)、裂隙;非特定性型变化,如粉碎化、着丝点细长化和黏着等。

2.微核试验(micronucleus test,MNT)

微核(micronucleus)是染色体或染色单体的无着丝点断片或因纺锤丝受损伤而分裂时丢失的整个染色体,在细胞分裂后期遗留在细胞质中,形成一个或几个规则的次核,包含在子细胞的胞质内,比主核小,故称微核。微核的出现是由于两方面原因:一是诱变剂使染色体断裂,无着丝粒的染色体断片在细胞分裂后期不能定向移动而遗留在细胞质中;二是毒物的作用妨碍了有丝分裂过程,如破坏和干扰纺锤体功能,使个别染色体滞留在细胞质中。

微核试验的观察终点是受试物能否使细胞产生微核。本试验可检出 DNA 断裂剂和非整倍体诱变剂。微核试验的灵敏度与细胞遗传学试验基本相同,但它观察技术简易而省时,故发展迅速。

微核试验有体内和体外试验,哺乳动物红细胞(骨髓多染红细胞)微核试验是经典的体内微核试验(OECD 474,我国 GB 15193.5)。微核可出现于多种细胞,但在有核细胞中难与正常核分叶及核突出物区分,骨髓多染红细胞(bone polychromatic erythrocyte,PCE)变成成熟的红细胞前,进行最后一次有丝分裂,数小时后排除细胞核,分裂时如诱变剂作用下形成微核,则仍保留在细胞质中。该试验多用小鼠 PCE。PCE 骨髓细胞微核试验的不足是有些化学物质在骨髓难以达到有效浓度;骨髓中 PCE 是动态平衡,PCE 可不断成熟为红细胞,红细胞又衰老死亡;化学毒物主要在肝脏活化,其活化中间产物有可能在到达骨髓之前消失(图 6-4);仅观察体细胞其结果外推其他组织应慎重。

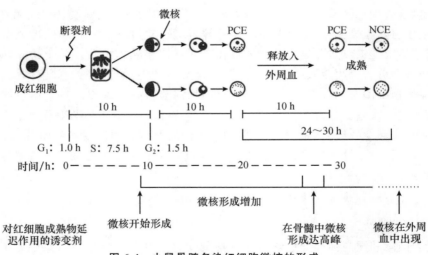

图 6-4　小鼠骨髓多染红细胞微核的形成

目前微核试验已有较大的改进:体外微核试验,常用细胞有中国仓鼠肺细胞(CHL),中国仓鼠卵巢细胞(CHO)及中国仓鼠成纤维细胞(V79)等,体外试验比体内试验易于操作和控制受试物浓度;周围血微核试验,使其有可能成为在人群中观察化学毒物遗传毒性的一种手段;双核细胞法,以提高微核的灵敏度;免疫荧光染色法和荧光原位杂交法,不仅可提高其灵敏度,还可判断微核是来源于断片还是染色体。

对比其他遗传毒性试验,微核观察技术简单、成本低,因此发展迅速,目前可用于微核检测的细胞很多,现已建立了植物细胞(如紫露草花粉母细胞、蚕豆根尖等)、哺乳类动物细胞(如骨髓细胞、肝细胞、脾细胞、肺细胞、淋巴细胞、红细胞、精子、鼻及胃黏膜上皮细胞、皮肤细胞等)、非哺乳类动物细胞(如鱼红细胞、蟾蜍红细胞等)的微核试验方法。

3. 啮齿类动物显性致死试验(rodent dominant lethal test,DLT)

显性致死试验观察发育中的精子或卵子细胞发生的染色体诱变损伤,此种损伤不影响受精,但导致受精卵或发育中的胚胎死亡,即观察终点为显性致死突变。这个试验也是生殖毒性试验方法。一般认为显性致死主要是由于染色体损伤(包括结构及数目改变)的结果。显性致死试验是一种体内试验,可提供基于诱发哺乳动物生殖细胞遗传损伤的数据。国际和国内规定的标准试验方法有 OECD 指南 478 和我国 GB 15193.9—2014。

一般以受试物处理雄性啮齿类动物,然后与雌性动物交配,按照顺次的周期对不同发育阶段的生殖细胞进行检测,经过适当时间后,处死雌性动物检查子宫内容物,确定着床数、活胚胎数和死亡胚胎数。如果处理组死亡胚胎数增加或活胚胎数减少,与对照组比较有统计学意义,并呈剂量-反应关系或试验结果能够重复者,则可认为该受试物为哺乳动物生殖细胞的致突变物。

由于卵子对诱变物的敏感性相对较低,而且受试物可能作用于母体动物,产生不利于胚胎发育的种种干扰因素,影响实验结果的准确性。因此,一般仅对雄性动物染毒,观察一个精子发育周期的各个阶段中,受孕雌鼠的胚胎早期死亡发生率的变化,进而判断受试物有无对雄性生殖系统的损害,损害发生的敏感阶段,以及是否具有致突变作用。它是评价化学毒物对雄性动物的生殖细胞遗传毒性较好的方法之一,还可进一步确证体外试验或其他试验系统获得的阳性结果。

本试验常用动物为大鼠、小鼠,应选用成年性成熟的动物。不同化学物可于精子发育的不同时期发挥其毒作用。为检测化学物对精子发育全过程的影响,并检出精子受遗传毒物作用时的发育阶段,在试验时,每周更换一批新的雌鼠与染毒雄鼠交配,小鼠持续 6～8 周,大鼠 8～10 周。根据在不同周次交配的雌鼠发生胚胎显性致死情况可判断受试物遗传毒性作用于精子的发育阶段。本试验不需要特殊设备条件,是一种较为实用的方法。其不足之处在于灵敏度差和使用动物数量大,且要求一定的受孕率。

4. 小鼠可遗传易位试验(mouse heritable translocation test,HTT)

本实验是观察动物性细胞基因突变(染色体畸变)的一种体内试验,染色体畸变在子一代观察,即观察受试物雄性小鼠子代生育力的下降。用受试物处理的雄性小鼠与未经处理的雌性小鼠交配产出子 1 代,筛选出子 1 代中半不育雄鼠,即易位携带者,再分析易位携带者的睾丸染色体,以证实易位的存在。如与对照组比较,处理组易位率有统计学意义的增加,并有剂量-反应关系,即可认为该受试物是小鼠性细胞致突变物。

该试验实例有环氧乙烷(一种熏蒸消毒剂)对人类生殖细胞危险度的定量评定。标准方法有 OECD 指南 485,我国有对化妆品的推荐标准 GB/T 21798—2008《化学品　小鼠可遗传易位试验方法》,食品安全毒理学评价程序中未规定此方法。

6.4.2.3　其他 DNA 损伤的检测

这主要是一类对体内或体外受突变剂损伤的细胞 DNA 直接或间接用现代分子生物学技

术检验的方法。这点与前文一些通过基因表型的改变或致死作用来判断基因突变的方法不同。实际上表型和致死性试验可以进一步利用分子生物学检验获得进一步或额外观察证据。

1. DNA 断裂检测

单细胞凝胶电泳（sing-cell gel electrophoresis，SCGE）实验也称彗星试验（DNA comet as-say），是一种将电泳、显微成像和光度分析等多种技术相结合的，在单细胞水平进行 DNA 链断裂损伤检测的方法，具有简便、灵敏、快捷、重复性好及样品用量小等优点。

细胞在体内或体外受到诱变剂处理后，发生 DNA 单链或双链的断裂，及其他损伤。将这些细胞包埋在琼脂中，用裂解试剂溶解细胞膜，然后在中性或碱性凝胶条件和一定的电压下进行电泳，DNA 片段会被拉长、小片段会移动，并在电场中按电极的方向排布。凝胶经过 DNA 特异的荧光染色，即可观察 DNA 电泳斑点。由于正常细胞 DNA 分子大且双螺旋多重折叠包装，在凝胶中很难移动，因此在原点呈现圆形或椭圆形斑点，而损伤断裂的 DNA 形成彗星状拖尾的电泳斑，且 DNA 断裂越多，"彗尾"越明显。

标准试验方法有 OECD 指南 489《哺乳动物体内诱变细胞的彗星试验》，我国对应标准为

二维码 6-7　彗星试验

GB/T 23748—2016《食品安全国家标准　辐照食品鉴定　筛选法》中的第二法 DNA 彗星试验。这种方法有简便和灵敏的特点。DNA 的损伤断裂程度与突变率正相关。扫描二维码 6-7 看彗星试验结果图。

2. DNA 加合物的检测（detection of DNA adducts）

DNA 加合物是外源或内源的亲电子化合物及其代谢产物，极易与亲核性 DNA 大分子发生共价结合而生成加合物，是 DNA 损伤的一类主要形式。DNA 加合物是人类日常生活和食物中常见化学物质，如烷化剂、多环芳烃、醛类、醌类、抗肿瘤药物、黄曲霉毒素、N-亚硝基化合物和杂环胺等。因此，DNA 加合物是一类极为重要的生物标志物，是评价接触剂量及致突变、致畸和致癌风险的重要指标。

生物体内 DNA 加合物的浓度非常低，需要建立非常灵敏的检测手段来分析。

目前 DNA 加合物的检测方法有：^{32}P-标记技术、分子免疫学分析法、液相色谱串联质谱、毛细管电泳串联质谱法等。

3. DNA 损伤与修复[DNA 的非程序合成试验（unscheduled DNA synthesis test）]

本实验通过 DNA 修复的启动判断是否有 DNA 损伤发生。适用于评价受试物的诱变性或致癌。在正常情况下 DNA 合成仅在细胞有丝分裂周期的 S 期进行，称为程序性 DNA 合成，DNA 损伤后在非 S 期发生的修复性合成，称 DNA 的非程序合成。当化学或物理因素诱发 DNA 损伤后，细胞启动非程序性 DNA 合成程序来修复损伤的区域。在非 S 期分离培养的原代哺乳动物细胞或体外培养细胞系中，加入 3H-胸苷（3H-TdR）通过 DNA 放射自显影技术或液体闪烁计数法检测染毒细胞中 3H-TdR 掺入 DNA 的量，可说明受损 DNA 的修复合成的程度。具体操作中，细胞用缺乏半必需氨基酸精氨酸的培养基（ADM）进行细胞周期同步化培养，使 DNA 合成的始动受阻，使细胞同步于 G1 期；并用药物（常用羟基脲）抑制残留的半保留 DNA 复制后，通过 3H-TdR 掺入可显示非程序性 DNA 合成（UDS）。

受试物组的细胞 3H-TdR 掺入数量随剂量增加而增加，且与阴性对照组相比有统计学意义，

或者至少在一个测试点得到可重复并有统计学意义的掺入量增加,均可判定该试验为阳性。

6.4.2.4 DNA 顺序改变的检测

DNA 顺序的改变完全依靠基因学经典和逐步开发的新分析技术,如 Southern bolting、PCR 系列和 PCR 相关方法,以及其他 DNA 芯片和 DNA 微阵列(DNA chip 或 gene chip 或 microarray)等技术。

DNA 芯片将成千上万个靶基因或寡核苷酸探针有序地、高密度地排列在玻璃或硅片等不同载体上,当用不同荧光标记的待测 DNA 单链与这些寡核苷酸链杂交,通过专用共聚焦显微镜对芯片进行扫描,用计算机软件对每一个探针上的荧光信号做出比较和检测,即可得出所需信息。样品与芯片阵列中已知的核酸探针特异性结合的模式反映了样品的结构顺序。样品与标准板中的正常寡核苷酸链不发生互补结合,即意味着碱基顺序的变异或多态性的存在。

6.4.2.5 实验方法的进展

1. 评价方法的择优、更新和淘汰

如本节前文所述,诱变剂遗传毒性的观察方法多达 200 多种,但在组合试验中常用的仅 20 种。OECD 推荐了 13 种,其中 10 种为 2013 年后更新的方法,20 世纪 80~90 年代的仅 3 种,足见更新换代之快。2015 年 5 月实施的食品安全性毒理学评价程序中,规定了 10 种遗传毒性检验方法,全部为 2014 年更新或重新审定的方法。

2. 评价方法的国际化统一

OECD 等国际和地区组织倡导和致力于法规标准的统一和实验数据的可比和共享,这对国际贸易、科技交流、数据共建,以及技术壁垒的消除都有很大的推动作用。我国尽管在毒理学和分子生物学研究和应用技术领域相对落后,但也在尽量逐步采用国际通用方法,这在刚实施的国家食品安全性毒理学评价程序中就有体现。

3. 遗传毒理学新技术的应用现状

遗传毒理学的基本理论和技术,属于现代生物化学和分子生物学的范畴,因此所有该领域的新理论、新方法都有随时在遗传毒理学中应用的可能。譬如转基因动物基因突变试验,2011 年才成为 OECD 推荐方法,2013 年又做了更新,目前已建立了 Big Blue 和 Muta Mouse 两个转基因小鼠模型。

传统试验方法的仪器化和自动化也是一个显著的发展趋势。如细胞计数、微核观察计数,一些复杂的计数和统计,都逐步实现自动化和智能化。大大提高了实验室客观性和效率。高灵敏和精细的染色体分带技术、荧光染色技术对方法的升级和自动化有显著的贡献。

基因/DNA 杂交技术、PCR 技术和基因芯片技术、现代分子免疫学检测技术,以及现代高端色谱、光谱、质谱及其不断创新的联用技术,激光共聚焦等先进成像分析技术,都为遗传毒理学研究注入了无限活力。

6.4.3 致突变试验中应注意的一些原则和问题

遗传毒理学试验方法的组合、受试物的纯度、制备方法、暴露剂量和途径的合理性,试验操作的准确性和严谨都会影响试验结果的可靠性,总之要严谨、细致、技术熟练,考虑要全面,才能保证结果的可靠和准确。

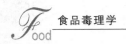

1. 体外试验中受试物的活化

有些致突变物是需要经过生物转化使之活化才能呈现致突变作用,为避免因体外和体内活化能力的差异而出现假阴性结果,体外试验常需加入下列模拟代谢系统:

(1)无细胞系统常用的是大鼠肝 S9、肝微粒体组分、纯化的酶,这些物质是使细胞活化不可缺少的组分,但各有优缺点。

(2)哺乳动物细胞使用完整的细胞,如大鼠肝原代细胞,与测试细胞或细菌一起培养。其优越性是细胞结构完整,各种酶和内源性辅助因子都较完整,由此发生的代谢过程与体内更为相似。缺点是技术难度较大。

体内试验/宿主介导试验受试物和测试细胞或细菌同时输入动物体内,可使生物转化和突变都在体内进行。受试物吸收、分布、代谢、排泄的毒物动力学参数都是体内真实情况。缺点是作为宿主的动物可能作用于测试细胞或细菌,而且技术难度超过上述两类试验系统,灵敏度也差,因此国内尚未见使用。

以上模拟代谢系统和体内试验一样,都存在物种间酶活性的差异,而且除宿主介导试验外,还有一个组织间酶活性和酶种类的差异问题,因为受试物的靶器官不一定是肝脏,而无细胞系统或哺乳动物细胞系统都仅涉及肝脏。

2. 阳性和阴性对照组的设立

科学实验常是通过对比来说明问题。进行任何可行实验都离不开对照,只有做到正确的对比才能做到正确的鉴别。此外,通过对照可消除或减少试验误差。在遗传毒理学试验中,常以生物为实验对象,如大鼠、小鼠、果蝇、仓鼠、细菌及真菌等,它们本身存在变异,使试验难以控制,再者试验条件对结果也有影响。对照是将实验组与非实验组即对照组的非处理因素处于相等状态,使判断结果时可认为是由处理因素所致,从而抵消或减少实验误差。在遗传毒理学试验中均应设立阴性对照和阳性对照。

(1)阴性对照是空白对照,即不加任何处理,或者是溶剂对照。阴性对照除了无处理因素外,与实验组完全相同。其目的是获得实验的基础数据。例如,Ames 试验的阴性对照可了解所用的细菌的自发回复突变率;证实除处理因素外无任何使回复突变率增加或减少的因素。

(2)阳性对照是用某种已知能产生阳性反应的物质作为对照。其目的是通过对阳性物质的试验证明实验方法的可靠;验证实验者在本实验条件下,完成技术和鉴定致突变物的能力;证实经一段时间后,本实验的重复性。例如,Ames 试验中阳性对照未出现阳性结果,应考虑突变菌株可能发生问题,另外一种可能是代谢活化能力不足。所以,当阳性对照结果未呈阳性,其实验组的实验数据可靠性亦大大降低。

3. 致突变试验与致癌试验的关系

致突变作用是致癌机制之一。致突变试验在鉴定潜在致癌物和揭示致癌作用机制上有重要意义:

(1)大多数化学致癌物具有致突变作用,遗传学改变在原癌基因激活和抑癌基因失活上起主要作用,致癌物诱导关键靶基因遗传改变的直接作用等在哺乳动物实验中证实。

(2)发现人类接触致癌物与 DNA 加合物、肿瘤中癌基因和抑癌基因的特异碱基对突变之间具有相关性。

(3)传统的长期致癌试验,花费大,周期长,不能适应化学物质快速增长的需要。此外,致癌试验所用动物数量有限,难以检出弱的致癌物。需要发展多种体内和体外短期试验,用于对化学物质致癌性进行筛检。

化学物质按遗传毒性和致癌性分为遗传毒性致癌物、非遗传毒性致癌物、遗传毒性非致癌物和非遗传毒性非致癌物 4 类。致突变试验仅可检出遗传毒性致癌物,有可能出现假阳性(如遗传毒性非致癌物)和假阴性(如非遗传毒性致癌物),对于致癌物检测方法有 3 大类,即短期试验、哺乳动物诱癌试验和人类流行病学观察。致突变试验是短期致癌物检测试验中的一大类,它需与其他试验结合,互为补充,以获得可靠的结论。

4. 遗传毒性评价试验的结果和结论

各种致突变试验都有其特定的遗传学终点,但实验结束后都面临一个共同的问题,即所取得的数据表示阳性结果或表示阴性结果。在评定阳性或阴性之前,应首先检查实验的质量控制情况。阳性结果应当具有剂量-反应关系,即剂量越高,致突变效果越明显,并在观察值与阴性对照之间有显著差异。

阴性结果的判定条件是:最高剂量应包括受试物溶解度许可或灌胃量许可的最大剂量。如该剂量毒性很大,则体内试验和细菌试验应为最大耐受量,使用哺乳动物细胞进行体外试验,常选 LD_{50} 或 LD_{80} 为最大剂量。溶解度大、毒性低的化学物在细菌试验中往往以 5 000 μg/皿作为最高剂量。各剂量的组间差距不应过大,以防漏检仅在非常狭窄范围内才有突变能力的某些外源化学物。

对化学物是否具有遗传毒性或致突变性,通常在检出任一遗传学终点的生物学试验中呈现阳性反应的物质,即可确定其具有致突变性。如果一种物质经过几个测试系统证明是有致突变性的,除非有令人信服的证据证明对人是非致突变物,否则就应考虑其对人也是致突变物。而要确定某化学物为非致突变物,则需在检测 5 种遗传学终点的一系列试验中,经充分的试验均为阴性。

我国食品安全性毒理学评价程序中,遗传毒性试验结果判读原则:

(1)遗传毒性试验组合中两项或以上试验阳性,则表示该受试物很可能具有遗传毒性和致癌作用,一般应放弃该受试物应用于食品。

(2)遗传毒性试验组合中一项试验为阳性,则再选两项备选试验(至少一项为体内试验),如再选的试验结果均为阴性,则可根据其他毒理学试验结果判定受试物是否可用于食品;如其中有一项试验阳性,则应放弃该受试物应用于食品。

(3)三项试验均为阴性,则可判断遗传学毒性风险极低,而且受试物其他毒理学评价,如急性毒性、慢性毒性、生殖发育毒性和致癌性等,均为安全,则可以应用于食品。

对食品污染物,加工、烹调和贮藏中产生的遗传毒物则需要进一步评价其暴露程度和风险级别,制定残留限量,提出控制方案。当然这还涉及环境及食物污染度的评价,以及流行病学研究。

(郭军)

■ 本章小结

本章介绍和讨论了外源化学物致突变作用的类型、机理、后果及评价方法。致突变作用是指外来因素引起的细胞遗传物质可遗传的损害和变异,其后果是导致各种突变疾病、死亡、畸

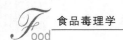

形和癌症。致突变作用通常是致癌的前提,不过有些化学物质的致突变作用和致癌无显著关联,但致突变性试验仍然是预测筛选化学物质致癌性的简便方法。

致突变作用按照作用后果或遗传物质损伤的性质等可将致突变类型分为:基因突变、染色体畸变和染色体数的变异。目前比较公认的致突变机制是 DNA 损伤-修复-突变模式,DNA 损伤的修复机制显得更为重要,因为 DNA 的诱变因素在我们生存环境和食物中普遍存在,DNA 自身也存在一定的突变率。任何 DNA 损伤,只要修复无误,突变就不会发生,如果修复错误或未经修复,损伤就固定下来,就会发生突变。

基因突变和染色体畸变的靶分子为 DNA,以及与 DNA 保护、合成和修复有关的结构蛋白系统,非整倍体和多倍体的靶部位常为有丝分裂和减数分裂的成分,如纺锤丝和纺锤体。

致突变试验用于评定外源化学物质对生殖细胞及体细胞的致突变性,对遗传危害做出评价,还可用于环境遗传毒物污染的监测及评价。外源化学物质遗传毒性的评价方法很多,但常用于组合试验的方法有 10 余种,近年国际和国内标准方法都有较大的更新和升级。

对一种受试物进行遗传毒性评价,要遵循原核细胞与真核细胞、体内试验与体外试验、体细胞与生殖细胞相结合的原则,组合一套合理的评价试验。而且还要注意遗传学观察终点组合的合理性。

❓ 思考题

1. 基因突变有哪几类? 每一类又有几种突变类型? 这些基因突变的机制是什么?
2. 化学诱变剂导致基因损伤,就一定会导致基因突变吗? 化学诱变剂的种类有哪些?
3. 你认为基因修复系统对基因突变有多大的影响?
4. 基因突变能产生哪些可能的后果?
5. 致突变作用与致畸和致癌有何种关系?
6. 为什么遗传毒理学评价要组合一组毒理学试验?
7. 遗传毒理学评价试验组合要遵循哪些原则?
8. 经过一组遗传毒性试验,最终如何判断受试物的致突变作用或风险?
9. 在食品加工过程中,易产生哪些化学致突变剂?

🔲 参考文献

[1] The Royal Swedish Academy of Science. The Nobel prize in Chemistry:DNA repair-providing chemical stability for life.

http://www.nobelprize.org/nobel_prizes/chemistry/laureates/2015/popular-chemistryprize2015.pdf

[2] 李宁,马良.食品毒理学.2 版.北京:中国农业大学出版社,2017.

[3] 孙志伟.毒理学实验方法与技术.4 版.北京:人民卫生出版社,2019.

[4] OECD Guidelines for the Testing of Chemicals,Section 4 Health effects. The recent revise June,29th 2020.

http://www.oecd-ilibrary.org/environment/oecd-guidelines-for-the-testing-of-chemicals-section-4-health-effects_20745788

[5] Philip Wexler. Encyclopedia of Toxicology(3rd edition). Academic Press,2014. ISBN

978-0-12-386455-0. Copyright© 2014 Elsevier Inc. All rights reserved.

［6］GB 15193.1—2014　食品安全国家标准　食品安全性毒理学评价程序

［7］GB 15193.4—2014　食品安全国家标准　细菌回复突变试验

［8］GB 15193.5—2014　食品安全国家标准　哺乳动物红细胞微核试验

［9］GB 15193.6—2014　食品安全国家标准　哺乳动物骨髓细胞染色体畸变试验

［10］GB 15193.8—2014　食品安全国家标准　小鼠精原细胞或精母细胞染色体畸变试验

［11］GB 15193.9—2014　食品安全国家标准　啮齿类动物显性致死试验

［12］GB 15193.10　食品安全国家标准　体外哺乳类细胞 DNA 损伤修复（非程序性 DNA 合成）试验

［13］GB 15193.11—2015　食品安全国家标准　果蝇伴性隐性致死试验

［14］GB 15193.12—2014　食品安全国家标准　体外哺乳类细胞 HGPRT 基因突变试验

［15］GB 15193.20—2014　食品安全国家标准　体外哺乳类细胞 TK 基因突变试验

［16］GB 15193.23—2014　食品安全国家标准　体外哺乳类细胞染色体畸变试验

［17］GB 23748—2016　食品安全国家标准　辐照食品鉴定　筛选法

第 7 章

食品中化学物质的致癌作用及评价

学习目的与要求

　　掌握化学致癌作用的分子机制及其种类,化学致癌过程的启动、促癌、演进阶段及其特征,化学致癌物的种类与分类方法,化学致癌作用的主要评价方法。了解肿瘤相关的基本概念,化学致癌作用评价的具体步骤等。

癌症(cancer)是一种常见病、多发病,也是当今严重威胁人类健康和生命的一类疾病,在很多国家中,癌症死亡率占死因顺位的第二位,甚至第一位,世界卫生组织(WHO)国际癌症研究机构(IARC)最新报告称,全世界罹患癌症的人数在"迅速增长",仅 2018 年一年就新增 1 810 万病例,死亡人数高达 960 万。国际癌症研究中心(IARC)1970 年就指出,80%～90% 人类癌症与环境因素有关,其中主要为化学因素,约占 90% 以上。因此,全世界都日益重视和关注化学致癌的研究。

食品生产、加工、保藏、运输和销售过程中会涉及很多可能诱发癌症的化学因素,如烧烤鱼、肉等蛋白食品中的苯并芘,霉变玉米中的黄曲霉素,油炸食品中的丙烯酰胺,腌制食品中的亚硝酸盐(亚硝胺类)等都具有致癌作用。亚硝胺类与口腔、食管、胰腺等消化道癌密切相关,被黄曲霉菌污染的食品则与肝癌有关。因此,研究化学致癌物及化学致癌机理,并对一些化学物质做出致癌性评价,将有助于阐明癌症的本质,有助于减少或控制食品中的致癌物,对防癌、治癌和降低癌症发病率等方面具有积极意义。

7.1　概述

人类从很早以前就开始对化学致癌因素进行研究,在 1775 年英国外科医生 Percirall Pott 就指出煤烟尘是引起烟囱清扫工人阴囊癌的病因。1895 年德国外科医生 Rehn 又发现 β-苯胺染料生产厂工人膀胱癌发病率较高。从 20 世纪初开始,人们通过动物实验方法对化学物的致癌性进行研究。1915 年,日本人山极胜三郎和市川厚一用煤焦油涂抹兔耳诱发皮肤鳞状细胞癌成功。1938 年,美国人 Huepper 用犬做实验,证明染料工人长期接触 β-萘胺可致职业性膀胱癌。这样才初步认识和验证了化学致癌作用。1922 年英国 Kennaway 分离出焦油沥青中的二甲基苯蒽、苯并芘、二苯并蒽等并证实其为引起实验动物肿瘤的化学物质。

人类对肿瘤的研究是一个漫长而艰难的过程,19 世纪才开始应用显微镜观察各种肿瘤的组织形态,开始对肿瘤进行组织学分类,建立了目前肿瘤学的框架,进入 20 世纪后,由于肿瘤的分类、组织发生学、病因学与发病学的研究不断深入、基础理论研究与新技术的应用,使肿瘤学研究有了长足的进步。

7.1.1　基本概念

生物个体发育过程中,其所有的体细胞都来源于同一受精卵,由于所处环境和功能要求的差异,细胞在结构和功能等方面发生了特殊变化,并保持这一形态和功能上的稳定,这种变化称为细胞分化(cellulardifferentiation)。如从受精卵形成各种特殊功能的表皮、肌肉、神经细胞等。一个细胞一旦分化为一个稳定类型的细胞,它就不能逆转到未分化状态。

增生(hyperplasia)是指组织或器官细胞通过分裂繁殖而数目增多的现象,因细胞数量增多,增生的器官或组织体积可增大。增生通常有生理性和病理性两种。生理性增生是在生理情况下的细胞增多,如妇女妊娠、哺乳期的乳腺增生。病理性增生发生在成熟细胞仍保留分裂能力的细胞,起修补、代偿作用或病理性反应的结果。

肿瘤（tumor）是机体细胞在不同致瘤因素长期作用下，基因发生了改变，失去对其自身生长的正常调控，从而发生过度增生及分化异常而形成的新生物，其外形通常表现为肿块状。肿瘤按其生物学特性及其对机体的危害性的不同，可分为良性肿瘤和恶性肿瘤两大类。良性肿瘤生长缓慢，与周围组织界限清楚，不发生转移，对人体健康危害不大；恶性肿瘤生长迅速，可转移到身体其他部位，还会产生有害物质，破坏正常器官结构，使机体功能失调，威胁生命。恶性肿瘤又包括以下 3 种，起源于上皮组织的恶性肿瘤称为"癌"（cancer），起源于间叶组织（包括结缔组织和肌肉）的恶性肿瘤称为"肉瘤"（sarcoma），原发于淋巴结和其他器官中淋巴组织的恶性肿瘤称为淋巴瘤（malignantlymphomas）。

肿瘤的特征：①瘤细胞来源于正常细胞，然而又是有别于正常细胞的"新生物"，其改变的本质是细胞生物学遗传特性的改变；因此可被免疫活性细胞"识别"而排斥；②肿瘤是以细胞异常增生为基本特征的病变；③肿瘤是一大类疾病，必须是机体对致瘤因子的反应；④肿瘤细胞常形成具有异常结构的肿物，其代谢和生长能力非常旺盛，与周围组织的生长不相协调，它的细胞分化程度较低，是一种不可逆的进行性变化，即使在致癌因素的作用被去除以后，也不会恢复正常。

良性肿瘤与恶性肿瘤之间具有本质的区别，但并不是绝对一成不变，很多良性肿瘤如不及时治疗，可转变为恶性肿瘤（如卵巢肿瘤可恶变为卵巢癌），个别恶性肿瘤也可转变为良性肿瘤（如儿童的神经母细胞瘤可转变为良性的节细胞神经瘤）。

化学致癌（chemicalcarcinogenesis）是指化学物质引起正常细胞发生恶性转化并发展成肿瘤的过程。具有这种作用的化学物质称为化学致癌物（chemicalcarcinogen）。

7.1.2 肿瘤相关基因

肿瘤相关基因包括癌基因（oncogene）、原癌基因（proto-oncogene）、病毒癌基因（viraloncogene）、肿瘤抑制基因（tumorsuppressorgene）、肿瘤转移相关基因（metastasis-relatedgene）和肿瘤耐药基因（tumordrugresistancegene）等，在肿瘤的发生、发展、治疗与预防中发挥着重要作用。

细胞基因组中能够使正常细胞发生恶性转化的基因称为癌基因（表 7-1）。目前已发现的癌基因有 100 多种。人类正常细胞的基因组中，就已存在一种与细胞恶性转化有关的基因，但是，在一般情况下，这类基因处于不表达状态，或其表达水平不足以引起细胞的恶性转化，或其野生型蛋白的表达不具有恶性转化作用。基因激活或异常表达后可使细胞发生恶性转化的基因称为原癌基因。原癌基因在生物进化过程中高度稳定，原癌基因编码的蛋白质多是对正常细胞生长很重要的生长因子和生长因子受体、重要的信号传递蛋白质及核调节蛋白等，因此它们的存在不仅对细胞无害，而且在控制细胞生长和分化中起重要作用。只有在受到环境致癌因素的作用后，发生点突变、DNA 重排、外源或内源启动子顺序插入、基因扩增，原癌基因被激活为活性形式的癌基因时，才引起细胞癌变。这类癌基因的激活表达是许多肿瘤细胞发生发展的重要机制。存在于病毒（大多是逆转录病毒）基因组中，能使靶细胞发生恶性转化的基因称为病毒癌基因。病毒癌基因不编码病毒结构成分，对病毒无复制作用，但是当受到外界的条件激活时可产生诱导肿瘤发生的作用。基本上每一种细胞中的癌基因，都能在相应的病毒基因组中发现其同源基因。

表 7-1　人类肿瘤的常见癌基因及其分类

癌基因	活化机制	人类的肿瘤
生长因子		
sis	过度表达	星形细胞瘤,骨肉瘤,乳腺癌等
hst-1	过度表达	胃癌,胶质母细胞瘤
int-2		膀胱癌,乳腺癌,黑色素瘤
受体蛋白-酪氨酸激酶类		
erbB1	过度表达	肺鳞癌,脑膜瘤,卵巢癌等
erbB2	扩增	乳腺癌,卵巢癌,肺癌,胃癌等
erbB3	过度表达	乳腺癌
fms	点突变表达	白血病
mas1	基因重排	皮肤癌
膜 G 结合蛋白类		
H-ras	点突变	甲状腺癌,膀胱癌等
K-ras	点突变	结肠癌,肺癌,胰腺癌等
N-ras	点突变	白血病,甲状腺癌
非受体酪氨酸激酶		
abl	易位	慢性髓性及急性淋巴细胞性白血病
核转录因子类		
c-myc	易位	Burkitt 淋巴瘤
N-myc	扩增	神经母细胞瘤,肺小细胞癌
L-myc	扩增	肺小细胞癌

　　肿瘤抑制基因(tumorsuppressorgenes)又称为抗癌基因,其作用与癌基因相反,它们在正常细胞中起着抑制细胞增殖、促进细胞分化的作用,一旦发生丢失或功能改变(二倍体细胞中二个等位基因都失活),可导致正常细胞恶性转化。已发现的肿瘤抑制基因有几十种(表7-2),其中研究最多的是 $p53$、RB,它们的产物都是以转录调节因子的方式控制细胞生长的核蛋白。由于点突变或丢失可使这些基因失活,引起蛋白表达的异常,从而导致细胞生长失控、恶变,突变造成抑癌基因的缺失是活化的癌基因发挥转化作用的必要条件。约有 30 种家族性肿瘤综合征与肿瘤抑制基因失活有关。

表 7-2　常见抗癌基因及其分类

基　　因	染色体定位	肿　　瘤
跨膜受体类		
PTCH	9q22.3	基底细胞癌
DCC	18q	结直肠癌
胞质调节因子或结构蛋白		
NF1	17q11	肉瘤、神经胶质瘤
NF2	22q12	神经鞘瘤
APC	5q21	结肠癌

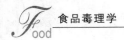

续表 7-2

基 因	染色体定位	肿 瘤
PTEN	10q23.3	成胶质细胞瘤
转录因子和转录调节因子		
MADR2	18q21	结直肠癌
DPC4	18q21.1	胰腺癌
RB1	13q14	肉瘤、成视网膜瘤
WT1	11p13	维尔姆斯瘤
p53	17p13.1	肉瘤、神经胶质瘤、乳腺癌
VHL	3p25	嗜铬细胞瘤、肾癌
细胞周期因子		
p16	9p21	
p15	9p21	成胶质细胞瘤
p21	6p21	前列腺癌
DNA 损伤修复因子		
BRCA1	17q21	乳腺癌、卵巢癌
BRCA2	13q12	乳腺癌、胰腺癌
MSH2	2p22-2p21	遗传性结肠直肠癌、卵巢癌
MLH	3p21.3	遗传性肠癌、2 型贲门癌、白血病
PMS2		结肠癌
ATM	11q22-q23	乳腺癌
其他		
NB1	1p36	成神经细胞瘤
MLM	9p21	黑色素瘤
MEN	11q13	垂体瘤
BCNS	9q31	成神经管细胞瘤、皮肤瘤
RCC	3p14	肾癌
Maspin	18q21.3	乳腺癌

化学致癌物诱导癌基因的激活多涉及 ras、fos、myc、erb 等原癌基因的激活,如乳腺癌中多有 erbB2、myc 和 H-ras 的激活;肝癌中 c-myc、N-ras 和 c-ets2 等基因的激活;肺癌中 erbB1、H-ras 和 myc 等基因的激活;在黑色素瘤中主要是 H-ras 基因的激活。肿瘤的组织类型与激活的癌基因种类有一定关系,如上皮组织肿瘤(皮肤癌、乳腺癌、食管癌)与 H-ras 基因被激活有关,而间叶组织肿瘤(淋巴瘤、纤维肉瘤、肾间质瘤)与 K-ras 或 N-ras 基因被激活有关。但目前尚难以对不同化学致癌物与各种癌基因激活之间的关系做出规律性结论。

7.2 化学致癌机制与过程

癌症是一种基因病,而且病因很复杂,主要是个体遗传因素和环境因素之间相互作用的结果。下面先了解遗传因素对致癌作用的影响。

7.2.1 化学致癌物致癌的分子机制

关于致癌作用的机制目前比较公认的理论是,各种化学因素和遗传致癌因素相互协同作用,使癌基因激活和抑癌基因失活,导致细胞恶性转化而形成肿瘤。

癌基因与原癌基因不仅存在于肿瘤细胞中,而且还广泛存在于正常的细胞之中。但绝大多数的细胞不发生恶性转化的原因是,癌基因、原癌基因和抑癌基因只有在化学致癌物的作用下发生改变时,才会导致细胞恶性转化。这种改变包括发生于癌基因或抑癌基因的基因突变、基因扩增与过表达、基因重排、染色体易位、配体激活(ligandactivation)以及截短形式(truncatedform)多肽的表达等。

1. 基因突变

基因突变(genemutation)是指碱基对的组成或排列顺序发生改变。如癌基因 $erbB2$、c-abl、$gip2$、ras、int-1、mas 的激活和抗癌基因 $p53$、pRB 的失活都主要以这种方式实现。

研究者对原癌基因 $erbB2$ 激活前后的序列进行比较后发现,核苷酸序列一个位点上有点突变现象,从而导致 $erbB2$ 蛋白一级结构中的 Val664 突变为 Glu664,使二聚体形成的能力提高,分子结构中酪氨酸残基位点上发生磷酸化修饰,酪氨酸蛋白激酶活性增高,导致 $erbB2$ 癌基因的激活。

抗癌基因 $p53$ 的失活主要就是基因突变,突变后的 $p53$ 生物学活性(诱导 G1 期活性停滞、诱导发生 DNA 损伤细胞凋亡、抑制肿瘤细胞生长以及保持细胞 DNA 的完整性)降低,造成细胞的恶性转化。

2. 基因扩增与过表达

基因扩增(geneamplification)是指原癌基因在原来染色体上复制出多个拷贝,导致表达产物异常增多,扩增产物的过表达可使肿瘤细胞逃避生长限制,获得无限制生长的能力,如胃癌细胞系 GTL-16 中有一段长达 3 000 kb 的基因扩增现象,c-met 癌基因只是这段扩增基因中的一个片段。此外,在结肠直肠癌、卵巢癌以及肝细胞癌中,也有 c-met 癌基因过表达激活的现象。

3. 基因重排

基因重排(generearrangement)是指以基因的转座、DNA 的断裂错接而使正常基因顺序发生改变。通过基因重排而激活的癌基因包括 mas、FGF-5、cot 等。

以皮肤细胞的 $mas1$ 原癌基因与新霉素抗性基因(不致癌)的重组表达载体,共转染于小鼠的成纤维细胞系(fibroblastcellline)NIH3T3 后,选择 G418 抗性的细胞集落进行裸小鼠体内移植。结果,裸小鼠体内能形成瘤灶。未经转染的 NIH3T3 细胞在裸小鼠体内不具有形成肿瘤的能力,因此推断造成肿瘤的唯一原因只能是 $mas1$ 原癌基因的重排激活。

4. 染色体易位

染色体易位(chromosomaltranslocation)是指染色体片段位置的改变。c-met、c-abl 及 pim-1 等癌基因都是以染色体易位的方式激活的。

慢性粒细胞白血病(chronicmyeloidleukemia,CML)的 *c-abl* 癌基因的激活就是染色体异常易位的结果,在 t(q34:q11)位点的相互易位中,位于第 9 号染色体的 *c-abl* 基因的第 2~11 外显子(exon)区与第 22 号染色体上的断裂位点簇集区(bcr,breakpointclusterregion)发生重组,而形成 *bcr-abl* 融合蛋白编码基因。

5.配体激活

配体激活(ligandactivation)是受体蛋白酪氨酸激酶类癌基因的主要激活方式。如癌基因 *erbB*2 的表达产物是跨膜受体蛋白,其配体(ligand)是神经调节素(neuregulin)多肽。神经调节素多肽与 *erbB*2 受体蛋白结合,能促进这种具有酪氨酸激酶活性的受体与其催化作用底物之间的结合,从而使癌基因激活。

6.截短形式多肽的表达

src、*raf* 以及 *myb* 等癌基因都是截短蛋白表达的形式的激活。如 Raf-1 蛋白由 648 个氨基酸残基组成,将 Raf 蛋白氨基末端的 2~305 之间的氨基酸残基进行缺失突变,或将富含丝氨酸、苏氨酸残基的 225~280 一段进行缺失突变,形成的两种截短形式的 Raf 蛋白,都会变成具有恶性转化作用的激活型癌基因蛋白质。

7.2.2 化学致癌过程

化学致癌剂作用于细胞后,能使其原癌基因激活或过表达、肿瘤抑制基因突变或失活,最终使某些细胞的生物化学代谢特征发生改变,逐渐发展为肿瘤细胞。从正常细胞逐渐演变为肿瘤细胞,是一个连续而且复杂的过程。将此过程分成不同的阶段,即肿瘤的起始(initiation),又称为启动阶段;肿瘤的促进(promotion),又称为促癌阶段;以及肿瘤的进展(progression),又称为肿瘤的演进阶段。在这一过程中,伴有一系列形态学、细胞学以及生物化学方面的改变。有人用动物模型证明了这个过程。

人们在很早以前就利用致癌性多环芳烃与巴豆油联合诱癌模型研究癌症发生的多阶段过程。具体步骤:先用致癌性多环芳烃以亚致癌剂量涂抹小鼠皮肤 1 次(结果为不发生肿瘤或很少发生),20 周后再用通常不致癌的巴豆油涂抹同一部位(每周 2 次,共 20 周),则皮肤乳头瘤发生率会明显提高,此后再次涂抹致癌性多环芳烃,则可出现恶性肿瘤,而且随着接触启动剂时间的延长,作用次数增加,恶性肿瘤数亦将增多,良性肿瘤的恶性转化率增高,见表 7-3。上面实验中第 1 次给予的致癌性多环芳烃称为启动剂(initiator);涂抹的巴豆油称为促癌剂(promotor);第 2 次给予的致癌性多环芳烃称为进展剂(progressor),迄今对进展机制仍不太清楚。

表 7-3　证明肿瘤启动、促癌和演进阶段的试验模型

致瘤因素作用情况	说　　明	发生肿瘤
IIIIIIIII	长期持续使用启动剂	+
I--------	一次单独使用启动剂	—
-PPPPPPP	长期单独使用促长剂	—
IPPPPPPP	启动之后,多次用促长剂	+
IPPP-P--P----P--P--	启动之后,少用或间断使用促长剂	+
I--PPPPPP	启动之后,间隔一段时间用促长剂	+
PPPPPPPI	促长之后,使用启动剂	—
IPPPPPPI	启动和促长之后,再次使用启动剂	++

　I:启动剂;P:促长剂;—:无处理药物。

1. 启动阶段

是指化学物或其代谢产物与细胞 DNA 靶位点作用,导致细胞突变,进入启动细胞的阶段。它是化学致癌作用的第一步骤。

目前认为,癌细胞启动的重要机制是:①致癌物可诱导原癌基因的突变和激活(如 ras),还能使抑癌基因突变和失活(如 pRB 和 $p53$);②致癌物可与受体结合或造成 DNA 的去甲基化,产生可遗传的表达改变。

在肿瘤形成的启动阶段,细胞会出现一些形态学及生物学方面特征性的变化。

(1)获得不可逆的恒定的作为"干细胞"的一种潜能;

(2)启动细胞与正常细胞相比没有显著的形态学方面的改变;

(3)对于异源的生物活性物质及化学因子具有很强的敏感性;

(4)启动细胞能自发性形成,而且可以定量分析;

(5)启动细胞不具有生长自主性,而是具有较正常的分裂增殖能力;

(6)剂量-反应关系无明显的阈值;

(7)肿瘤启动剂(initiator)相对强度的确定,依赖于随后促癌阶段局部损伤的程度的大小。

启动的细胞中染色体的改变很少见,而常见的是一个位点或几个位点上的点突变,这种变化可以自发形成,也可以在致癌剂的诱导下发生,对于一个机体来说这种微小或简单改变的细胞在大多数成熟器官中都是大量存在的。另外,并不是所有的启动细胞最终都能演变为肿瘤,而是部分启动细胞保持在启动阶段,保持静止状态,甚至终生如此。启动的细胞是一种广泛存在的现象,但究竟是否有肿瘤的形成,还决定于这些启动细胞能否进一步发展。

2. 促癌阶段

是启动细胞在促癌剂的作用下增殖成为癌前病变或良性肿瘤的过程。现已发现的促癌剂,如巴豆油及其提纯的有效成分弗波醇酯(phorbolester)、煤焦油中的酚类化合物、BHT 等,其作用范围较广,对皮肤癌、肝癌、膀胱癌、肺癌、甲状腺癌、肾癌等都有相对特异的作用。但每种促癌剂的作用效应可多样,有学者认为促进作用的主要机制是促癌剂与启动细胞膜上相应的受体分子进行结合,从而激活蛋白激酶 C(proteinkinase C),最终达到对于特定基因表达水平的调控。值得注意的是,在肿瘤形成过程中,不一定都有明显的促癌阶段的存在,如果致癌剂的剂量足够,或多种致癌因子共同作用时,促癌阶段很短,或根本不存在,直接进入癌的演进阶段,肿瘤的发展过程也可仅包括启动及癌的演进两个阶段。由于促癌剂有阈剂量且其作用是可逆的,可认为这是肿瘤形成过程中较易受干预的阶段,也是最容易取得预防肿瘤成效的部分。

促癌阶段的细胞具有下列一些形态学和生物学方面的特征:①特定基因的表达异常是可逆性的;②促癌细胞群的存在,依赖于促癌剂的持续作用;(促癌剂的持续给予才能保证促癌细胞群的存在,并维持促癌作用);③对衰老、营养及激素等因素的作用非常敏感;④剂量-反应关系具有明显的阈值,促癌剂的最大作用效果依赖于启动剂的暴露量;⑤可以根据在持续给予一定量的促癌剂时,启动细胞群数目的增加量,分析促癌剂的相对作用强度;⑥单独接触促癌剂无效,必须在启动之后持续给予,才可能发生肿瘤。

促癌阶段,启动的细胞在受到各种形式促癌剂的作用下,启动阶段激活的癌基因得到进一步的表达,并发生一系列的生物化学代谢方面的改变,促进启动细胞向恶性肿瘤细胞的表型进一步的演进。促癌阶段中具有重要意义的癌基因包括 ras、c-jun、c-fos、$erbB2$、gi-2 及 c-myc 等。

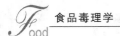

3. 演进阶段

是从促癌阶段的癌前病变或良性肿瘤转变成恶性肿瘤的过程。

细胞发展为演变细胞的主要机制,一是肿瘤细胞中原癌基因的扩增或过表达,使肿瘤细胞获得生长优势,促进了肿瘤细胞的发展,*erbB*、*ras*、*myc*、*sas*、*myb*、*met* 等癌基因的扩增与细胞的演进关系非常密切。二是 *p*53 和 *pRB* 抗癌基因的突变失活。

癌症演进阶段的细胞具有以下特征。第一,细胞演进阶段的变化是不可逆的;第二,细胞的基因组发生显著的改变,可能涉及遗传物质的重大改变,如染色体的结构变异、丢失、易位或嵌入;第三,演进阶段早期的细胞对各种环境因子的作用非常敏感;第四,演进阶段的细胞已具有良性或恶性肿瘤的特征,如生长速度、侵袭性、转移能力及生化、免疫性能改变等;第五,促进细胞发展为演进阶段的细胞时会受到很多肿瘤演进有关因子的调控;第六,演进有时会自发产生。

虽然启动、促癌和演进理论一直用于说明肿瘤发生的多步骤过程,但最近认为:这一癌变的模型仍过于简单化,关于人类肿瘤分子遗传学的大量资料表明,癌是体细胞遗传病,是关键基因发生遗传和表遗传(epigenetic,如 DNA 甲基化状态)改变积累的结果。关键基因参与细胞生长、增殖、凋亡以及基因组稳定性的调控,它们多为癌基因和抑癌基因,这些基因的遗传学改变发生于癌变的全过程,促进了具有生长优势和恶性程度增加细胞的克隆选择。在不同的癌,甚至同一种癌独立起源的癌灶间,所发生遗传学改变的关键基因种类、数目和顺序都是可以不同的。这些都提示可能存在多种基因功能异常的途径或模式导致癌变。

化学致癌物按其作用的阶段或机制又可分为启动剂、促癌剂和进展剂。如果兼具 3 种作用的化学致癌物则称之为完全致癌物(completecarcinogen),否则为不完全致癌物。

7.3 化学致癌物分类

化学致癌物分类方法有很多种,下面介绍几种。

7.3.1 根据动物试验和流行病学调查资料情况分类

目前,世界卫生组织国际癌症研究中心(IARC)对致癌物具体划分情况如下:

1 类 明确的人类致癌物,是指在人类流行病学及动物致癌实验中均有充分证据的致癌物,有 116 种。

2 类 对人类有致癌能力(probably)或致癌能力不确定(possible)的物质。又分为两组,2A 组和 2B 组,357 种。

2A 类:可能对人体致癌。这类物质或混合物对人体致癌的可能性较高,在动物实验中发现充分的致癌性证据。对人体虽有理论上的致癌性,而实验性的证据有限。

2B 类:可能对人体致癌。这类物质或混合物对人体致癌的可能性较低,在动物实验中发现的致癌性证据尚不充分,对人体的致癌性的证据有限。

3 类 对人体致癌性尚未归类的物质或混合物。对人体致癌性的证据不充分,对动物致癌性证据不充分或有限。或者有充分的实验性证据和充分的理论机理表明其对动物有致癌性,但对人体没有同样的致癌性,有 499 种。

4 类 对人体可能没有致癌性的物质。缺乏充足证据支持其具有致癌性的物质,有 1 种。

IARC 已确定的常见的人类致癌物和生产方式及其可能的靶器官见表 7-4 和表 7-5。

表 7-4　对人类有致癌作用的化学物质及其靶器官(IARC)

致癌物	靶器官
黄曲霉毒素(aflatoxins)	肝(肺)
4-氨基联苯(4-amipobipheny)	膀胱
砷及砷化合物(arsenic and arsenic compounds)	肺、皮肤
石棉(asbestos)	肺、胸膜、腹膜、消化道
苯(benzene)	造血系统
联苯胺(benzidine)	膀胱
N,N-双(2-氯乙基)-2-萘胺(N,N-bis(2-chloroethyl)-2-naphthylamine(chlornaphazine)	膀胱
双氯甲醚及氯甲甲醚(工业品)(bis(chloromethyl)erher and chloromethyl methyl ether(technical-grade))	肺
复方口服避孕药(oral contraceptives,combined)	肝
口服避孕药(连续)(oral contraceptives,sequential)	子宫
氡及其衰变产物(radon and its decay products)	肺
塞替派(thiotepa)	造血系统
苏消安(treosulfan)	造血系统
氯乙烯(vinyl chloride)	肝、肺、脑、淋巴和造血系统
酒精饮料(alcoholic beverages)	口腔、咽、喉、食管、肝
含非那西丁的解热镇痛剂(analgesic mixtures containing phenacetin)	膀胱、肾
烟草与槟榔同嚼(betel quid with tobacco)	口腔、咽喉、食管
煤焦油沥青(coal-tar pitches)	皮肤、肺、膀胱(咽、口腔)
煤焦油(coal-tar)	皮肤、肺(膀胱)
矿物油(简单处理或不处理)(mineral oils)	皮肤(肺、膀胱、胃肠道)
页岩油(shale-oils)	皮肤(胃肠道)
无烟烟草制品(tobacco products,smokeless)	口腔、咽、食管
卷烟烟雾(tobacco smoke)	肺、口腔、咽喉、食管、膀胱、胰、肾
二氧化硅,结晶型(silica,crystalline(inhled in the form of quartz or cristobalite from occupational sources)	肺
芥子气(硫芥)(mustard gas)	肺、咽、喉
己烯雌酚(diethylstilboestrol)	宫颈、阴道、乳腺
环磷酰胺(cyclophsphamide)	膀胱、造血系统
铬(六价)化合物(chromium[Ⅵ]compounds)	肺、消化道
镉及其化合物(cadmium and cadmium compounds)	肺
2,3,7,8-四氯二苯-对-二噁英(2,3,7,8-tetrachlorodibenzo-para-dioxin)	多处组织

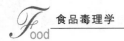

食品毒理学

续表 7-4

致癌物	靶器官
甲环亚硝胺（1-（2-氯乙基）-3-（4-甲环己基）-1-亚硝基脲，semustine 1-（2-chloroethyl）-3-（4-methylcyclohexyl）-1-nitrosourea）	造血系统
苯丁酸氮芥（chlorambucil）	造血系统
环氧乙烷（ethylaneoxide）	淋巴和造血系统
铍及其化合物（beryllium and beryllium compounds）	肺
铅及其化合物（lead and Lead compounds）	泌尿系统

表 7-5　对人类有致癌作用的部分暴露环境及其靶器官（IARC）

生产方式	靶器官
铝制造（aluminium production）	肺、膀胱
金胺制造（auramine manufacture）	膀胱、前列腺
靴鞋制造与修理（boot and shoe manufacture and repair）	鼻、造血系统
焦炭生产（coke production）	皮肤、肺、膀胱
钢铁冶炼（iron and steel founding）	肺、肾、消化道
异丙醇制造（isopropanol manufacture）	鼻部
品红制造（magenta，manufacture of）	膀胱
职业油漆工（professional Painter）	肺（消化系统、泌尿系统）
橡胶工业（rubber industry）	膀胱、造血系统（呼吸、消化、泌尿系统）
开采赤铁矿（接触氡）（haematite mining with radon exposure）	肺
家具和箱柜制造（furniture and cabinet making）	鼻窦

7.3.2　按化学致癌物的作用机制分类

根据化学致癌物对细胞的作用及其致癌机制的不同，可把它分为遗传毒性致癌物和非遗传毒性致癌物。

1. 遗传毒性致癌物

大多数化学致癌物进入细胞后与 DNA 共价结合，引起基因突变或染色体结构和数目的改变，最终导致癌变。由于其作用靶部位是机体的遗传物质，故称为遗传毒性致癌物（geno-toxiccarcinogens）。化学致癌物的绝大多数属于此类。

（1）直接致癌物（directcarcinogens）　这类化学物质进入机体后，不需体内代谢活化即具有亲电子活性，能与电子密度高的亲核分子（包括 DNA）共价结合形成加合物（adduct）。如二甲氨基甲酰氯、β-丙烯内酯、氮芥；烯化环氧化物（如 1,2,3,4-丁二烯环氧化物）等。

（2）间接致癌物（indirect-actingcarcinogen）　这类致癌物进入机体后需经代谢活化成亲电子剂后才能与 DNA 反应，从而发挥其致癌作用，它往往不能在接触的局部致癌，而在其发生代谢活化的组织中致癌，大约 95% 以上的化学致癌物均属于间接致癌物。如黄曲霉毒素

B_1、多环芳烃、2-乙酰氨基芴、联苯胺、亚硝胺类、氯乙烯等还有很多。

未经代谢活化的间接致癌物称为前致癌物（precarcinogen），在体内经过初步代谢转变为化学性质活泼但寿命短暂的间接致癌物称为近致癌物（proximatecarcinogen）。近致癌物进一步代谢活化，转变为能与 DNA 发生反应的带正电荷的亲电子物质，称为终致癌物（ultimatecarcinogen）。

（3）无机致癌物　　无机物致癌机制有两个方面，一方面有些无机物也是亲电子剂，很容易通过共享电子对的方式与 DNA 分子中富含电子的原子反应；另一方面是通过选择性改变 DNA 复制保真性，导致 DNA 的改变，如镍、钛、氡、铬、镉、镭、钴、铍、二氧化硅等。

2.非遗传毒性致癌物

少数化学致癌物没有直接与 DNA 共价结合的能力，而是间接地影响 DNA 的结构和功能，促进基因型改变，它们的致癌作用机制主要是促癌细胞的过度增殖和抑制恶变细胞的凋亡而发挥致癌作用。这类物质并不直接作用于遗传物质，故称为非遗传毒性致癌物（non-genotoxiccarcinogen）。

（1）促癌剂　　本身无致癌作用，在给予亚致癌剂量的遗传毒性致癌物之后再用促癌剂处理可增强致癌物的致癌作用，也可促进"自发性"转化细胞发展成癌。常见促癌剂见表 7-6。

表 7-6　常见的几种促癌剂及其靶组织

促癌剂	靶组织
佛波酯（TPA，12-O-十四烷酰佛波-13-醋酸酯）	皮肤
2，3，7，8-四氯二苯-对二噁英（TCDD）	皮肤、肝
雌激素与雄激素	肝、乳腺
抗氧化剂（BHT，二丁基羟基甲苯；BHA，丁基羟基茴香醚）	肝、肺、胃
苯巴比妥	肝
多肽营养性激素和生长因子（催乳激素，高血糖素）	肝、皮肤、乳腺
石蜡（脂肪族烃）	膀胱
煤焦油（酚类）	皮肤、肺
DDT	肝

（2）内分泌调控剂　　主要改变内分泌系统平衡及细胞正常分化，常起促长剂作用。如己烯雌酚、雌二醇等。

使用人工合成的己烯雌酚给孕妇保胎时，可能使青春期女子阴道透明细胞癌发生率显著增高。发病机理尚不清楚，但很可能与促癌作用有关。

（3）免疫抑制剂　　免疫抑制剂或免疫血清的使用均能使白血病或淋巴瘤的发生率增加，但实体肿瘤的发生率无明显改变。如免疫抑制剂环孢素 A、硫唑嘌呤、6-巯基嘌呤等。

（4）细胞毒剂　　可能引起细胞死亡，导致细胞死亡的物质可引起代偿性增生，以致发生肿瘤。例如，细胞毒剂三氯甲烷及次氨基三乙酸（nitrilotriacetic acid，NTA）等。

次氨基三乙酸可致大鼠和小鼠肾癌和膀胱癌，其作用机理是将血液中的锌带入肾小管超滤液，并被肾小管上皮重吸收。由于锌对这些细胞具有毒性，可造成损伤并导致细胞死亡，结果是引起增生和肾肿瘤形成。

（5）过氧化物酶体（peroxisome）增生剂　过氧化物酶体是由一层单位膜包裹的异质性的细胞器，不是来自内质网和高尔基体，过氧化物酶体普遍存在于真核生物的各类细胞中，但在肝细胞和肾细胞中数量特别多。具有使过氧化物酶体增生的各种物质都可能诱发肝或肾肿瘤。一般认为，肝过氧化物酶体及 H_2O_2 增多，可导致活性氧增多，造成 DNA 损伤。常见的能使过氧化物酶体增生的物质，有哌磺氯苯酸（tibricacid）、苯酸降脂丙酯、安妥明（对氯苯氧异丁酸乙酯）和有机溶剂 1,1,2-三氯乙烯。

（6）固体物质　化学致癌活性较弱的固态物质，其物理性状适宜（如片状光滑物）时会提高癌症发生率。作用机理可能是固态物质可刺激上皮成纤维细胞的过度增殖。例如，塑料、石棉等。

3.暂定不明机制致癌物

还有一些物质的致癌机制尚未十分清楚，它们在致突变试验中表现为阴性或可疑，而且生物转化过程非常复杂，所以暂时不能确定其能否直接作用于 DNA。如卤代烃类的四氯化碳、氯仿、某些多氯烷烃和烯烃；1,4-二氧杂环己烷；硫脲、硫乙酰胺、硫酰胺类等。

遗传毒性致癌物和非遗传毒性致癌物有明显区别（表 7-7），但并不绝对。有些化学物达到一定剂量时，既具有启动剂（遗传毒性）的作用同时也具有促癌剂（非遗传毒性）的活性。如苯并（a）芘和甲基胆蒽，大剂量就兼有启动剂和促癌剂的作用，而小剂量仅有启动剂的作用，因此，必须随后有促癌剂的作用，才可表现出致癌作用。

表 7-7　遗传毒性致癌物和非遗传毒性致癌物的区别

遗传毒性致癌物特征	非遗传毒性致癌物（促癌剂）特征
（1）本身是致癌的（单剂量接触可以启动）	（1）单独不致癌，必须在始发因子处理后给予才起作用
（2）分子结构决定其活性	（2）分子结构决定其活性
（3）没有可察觉的剂量阈值，作用是积累的，不可逆的	（3）每一次暴露的作用是可逆的，不积累，必须重复暴露才能保持其作用
（4）大多数需要代谢活化，并与生物大分子共价结合	（4）有时并不需要代谢活化或与生物大分子结合
（5）大多数是诱变剂	（5）不是诱变剂，但可促进已引起的突变的表达
（6）对增殖组织的作用较强	（6）通常引起靶组织的增生（虽然增生不是一个足够的促进刺激）
（7）迅速地改变细胞的生物学潜能	（7）所引起的变化是进行性的；在呈现恶化以前可见到各个稳定的过渡阶段

7.3.3　按化学致癌物的化学结构分类

1.烷化剂

烷化剂是能将小的烃基转移到其他分子上的非常活泼的化学物质。它在体内能形成正碳离子或其他具有活泼的亲电性基团的化合物，进而与细胞中的生物大分子（DNA，RNA，酶）中含有丰富电子的基团（如氨基、巯基、羟基、羧基、磷酸基等）发生共价结合，改变 DNA 的结构和功能。现在癌症临床上使用的化学治疗（chemotherapy）药物大多数都是属于烷化剂。它们通过破坏肿瘤细胞的 DNA，阻止肿瘤细胞生长。

有致癌作用的烷化剂包括：氮芥、硫芥类、环磷酰胺；乙撑亚胺类、N-亚硝基化合物（二甲基亚硝胺），亚硝基脲类（双氯乙亚硝脲，BCNU）；硫酸酯和亚硫酸酯类（甲基磺酸甲酯），几种常见烷化剂的分子结构式见图 7-1。

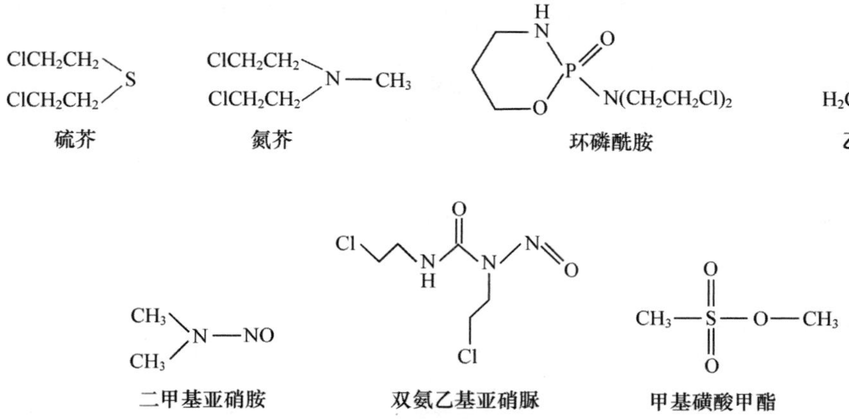

硫芥　　　　　　氮芥　　　　　　　　环磷酰胺　　　　　　乙撑亚胺

二甲基亚硝胺　　　双氨乙基亚硝脲　　甲基磺酸甲酯

图 7-1　常见烷化剂的分子结构式

2. 多环芳烃类化合物

多环芳烃（polycyclic aromatic hydrocarbons，PAHs）又称稠环芳烃，是指由多个苯环缩合而成的化合物及其衍生物。已发现有 200 多种 PAHs，其中有相当部分具有致癌活性。重要的多环芳烃种类见表 7-8。

表 7-8　常见的多环芳烃种类及化学结构

名　称	分子式	分子结构式
萘（naphthalene）	$C_{10}H_8$	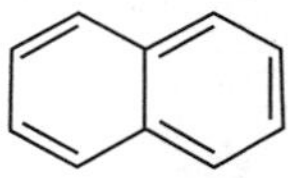
芘（pyrene）	$C_{16}H_{10}$	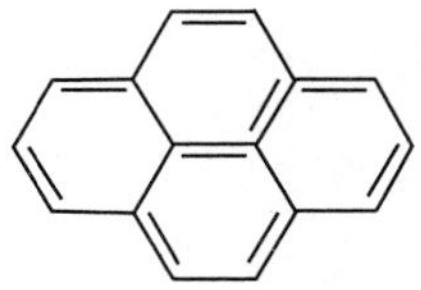
蒽（anthracene）	$C_{14}H_{10}$	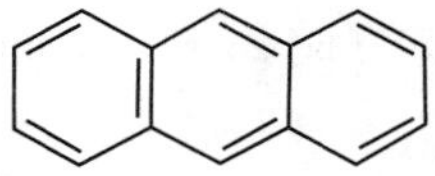
菲（phenanthrene）	$C_{14}H_{10}$	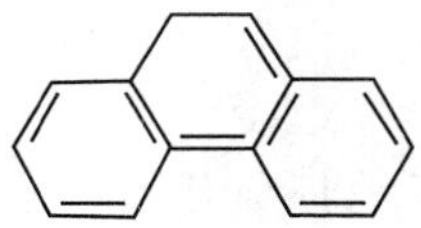

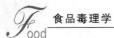

续表 7-8

名　称	分子式	分子结构式
芴（fluorene）	$C_{13}H_{10}$	
蒀（chrysene）	$C_{18}H_{12}$	
苊（acenaphthene）	$C_{12}H_{10}$	
荧蒽（fluoranthene）	$C_{16}H_{10}$	
苊烯（acenaphthylene）	$C_{12}H_8$	
苯并（a）芘［benzo（a）pyrene］	$C_{20}H_{12}$	
苯并（a）蒽［benzo（a）anthracene］	$C_{18}H_{12}$	
苯并（k）荧蒽［benzo（k）fluoranthene］	$C_{20}H_{12}$	
苯并（b）荧蒽［benzo（b）fluoranthene］	$C_{20}H_{12}$	

续表 7-8

名　称	分子式	分子结构式
茚苯(1,2,3-cd)芘[indeno(1,2,3-cd)pyrene]	$C_{22}H_{12}$	
二苯并(a,h)蒽[dibenzo(a,h)anthracene]	$C_{22}H_{14}$	
苯并二萘嵌苯[benzo(ghi)perylene]	$C_{22}H_{12}$	

PAHs 在很小剂量的暴露就能引起局部组织的恶变。它们可能通过形成酚类及二氢二醇类代谢中间物，进而形成具有亲电活性的环氧化物，这些物质能与 DNA 结合，使其损伤而致癌。如苯并芘首先通过芳烃羟化酶的(AHH)作用，生成 7,8-环氧化物，再通过环氧化物水化酶形成二羟基化合物，其后形成具有致癌性与致突变性的最终产物(7,8-二羟基-9,10-环氧 BaP)。

3. 芳香胺类化合物

芳香胺类化合物是非常重要的一类致癌物，它们含有芳香环 C 原子直接相连 N 原子的结构，这类物质主要包括萘胺、氨基芴、苯胺、氨基联苯胺等。主要诱发泌尿系统的肿瘤，尤其是橡胶及染料工业职业性接触的膀胱癌发生率非常高。这类致癌物是通过生物转化酶的作用，代谢激活成终致癌物而起致癌作用。如 2-乙酰氨基芴(2AAF)在细胞色素 P450 酶系催化下，N-氧化生成 N-OH-AAF，再通过乙酰转移酶、S-转移酶的参与，最终生成亲电活性极强的氮烯(nitrene)，造成 DNA 的结合损伤而致癌。

4. 氨基偶氮染料

这类化合物含有偶氮基团(—N＝N—)结构。如家兔皮下注射氨基偶氮染料猩红，能引起表皮增生；将猩红的重要组成部分——邻位氨基偶氮甲苯(OAAT)饲喂大鼠或注射小鼠皮下，能引起肝癌；用奶油黄(4-二甲基氨基偶氮苯，DAB)长期饲喂大鼠，也引起肝癌。氨基偶氮染料致癌物的特点是：需要长期给予大剂量才能引起癌；癌发生于远离给药途径的器官如肝和膀胱等；氨基偶氮染料的致癌活性会受到很多因素的影响。

5. 亚硝胺类化合物

亚硝胺类化合物是一类重要的致癌物，动物试验证明有 90 多种亚硝胺类化合物有致癌性，但其致癌程度差异很大，最强的为二甲基亚硝胺和二乙基亚硝胺，二乙醇亚硝胺等致癌性较弱。

亚硝胺类致癌物特点：①许多亚硝胺类化合物既溶于水又溶于脂肪，说明这些化合物在机

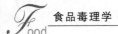

体中活动范围很广；②致癌性强,致癌剂量远小于芳香胺及偶氮染料。一次给药即能够致癌,有的能通过胎盘影响胚胎；③对多种动物的许多器官(包括食管、脑、鼻窦等)有致癌作用；④不同结构的亚硝胺有特异的器官亲和性。

根据人群流行病学调查发现,人类某些癌症,如胃癌、食道癌、肝癌、结肠癌和膀胱癌等可能与亚硝胺类有关。亚硝胺类化合物种类很多,但致癌机制相同。下面以二甲基亚硝胺(DMN)为例了解这类物质的致癌过程。首先 DMN 在细胞色素 P450 酶系参与下,发生 α-碳氧化脱甲基,继而生成羟基重氮甲烷,羟基重氮甲烷是一种很强的烷化剂,最终解离出正碳离子,与 DNA 结合(图 7-2)。这个机制也是肼类、三氮烯(triazenes)类的最终活性方式。NOG 是一类含有不同结构的化合物,它们经代谢活化后都是生成对 DNA 产生甲基化或乙基化的产物。

$$\underset{H_3C}{\overset{H_3C}{>}}N—N=O \xrightarrow[—CH_2]{P450} \underset{H}{\overset{H_3C}{>}}N—N=O \longrightarrow H_3C—N=N—OH \longrightarrow [H_3C^+]+N_2+H_2O$$
羟基重氮甲烷　　　　　正碳离子

图 7-2　二甲基亚硝胺的活化机制

6.黄曲霉毒素

黄曲霉毒素(AFB_1)是一组化学结构相似的化合物,其基本结构为二呋喃香豆素的衍生物,含有一个双呋喃环和一个氧杂萘邻酮(香豆素),前者为基本毒性结构,后者与致癌有关。目前已分离鉴定出 12 种,包括 B_1,B_2,G_1,G_2,M_1,M_2,P_1,Q,H_1,GM,B_2a 和毒醇,其中黄曲霉毒素 B_1 的毒性及致癌性最强,其致癌强度要比奶油黄大 900 倍,较二甲基亚硝胺大 75 倍,并且其化学性质稳定,也是已知化学致癌物中最强的一种。但其本身并无致癌性,需在体内通过肝脏加单氧酶的作用,进一步活化后形成 AFB_1-8,9-环氧化合物与 DNA 分子中的 N_7-鸟嘌呤结合,形成加合物,使 $p53$ 基因发生点突变而失活,才能发挥致癌作用,主要诱发肝细胞癌。此外,乙型肝炎病毒(HBV)感染与黄曲霉毒素 B_1 的协同作用,是我国与南非肝癌高发的主要原因。

7.植物毒素

(1)苏铁素(Cycasin)　是一种剧烈的毒素,它能导致大鼠肝、肾、消化道癌,它存在于旋花苏铁树的果实中。苏铁素经过动物或人肠内正常细菌的作用,可被激活出活性氧原子(含有一个未配对电子),活性氧原子非常活泼,对细胞产生过氧化作用或与细胞大分子结合而致癌。它对大鼠先引起肝脏的中毒病变,进而引起肝癌。如给无菌大鼠饲喂苏铁素,则不能生成致癌的活性氧原子,动物也就不发生肝癌。

(2)蕨类毒素　蕨在世界上分布很广,它含有两类有毒物质：①硫胺素酶能引起维生素 B_1 缺乏症。②莽草酸(shikimicacid,3,4,5-三羟基-1-环己烯-1-羧酸)的致癌成分,可引起大鼠肠腺癌或膀胱癌、小鼠的肺肿瘤。

(3)黄樟素(safrole)　黄樟素存在于樟脑、月桂、生姜(尤其是霉烂的生姜中)、樟叶的油中。大剂量的黄樟素能诱发大鼠肝癌和食管癌。黄樟素代谢转化为活性致癌物机制：黄樟素在小鼠体内首先代谢为苯乙醇,接着被激活为亲电性非常强的乙酸盐或硫酸盐,它们通过与 DNA 发生反应,最终可导致癌的发生。

(4)千里光碱(senecioalkaloids)　南非居民有用千里光属的荻狗舌草(*Seneciojacobaea*)的煎剂治疗多种疾病的习惯,该地区肝癌发病率高,将荻狗舌草所含植物碱喂大鼠可引起肝坏死和肝硬化,也有诱发肝癌的报道。

8. 金属致癌物

(1)镉　动物实验表明,不同途径接触硫酸镉、氯化镉均可诱发恶性肿瘤。通过对近万名接触镉的工人进行流行病学调查,发现他们患前列腺癌和肺癌的危险性明显高于一般人。

(2)镍　镍和不溶性的镍化合物可诱发实验动物恶性肿瘤;镍矿工人和炼镍工人的肺癌和鼻窦癌发病率较高。

(3)砷　流行病学调查表明,无机的三价砷化物能引起人肺癌和皮肤癌。

(4)铬　铬酸钙能诱发大鼠的肺癌。铬酸盐工厂和铬电镀工人肺癌的患病率较高,患者组织中铬含量往往偏高。

9. 其他

有机卤化物中有的为致癌物,如氯甲基醚可致肺癌,氯乙烯塑料单体可致肝血管肉瘤,多氯联苯可诱发动物肝细胞癌等。

7.3.4　根据化学物质对人类的致癌作用分类

1. 肯定对人类有致癌作用的物质

有充分证据确定,其对人类暴露和发生癌症之间有因果关系的物质。如苯、2-萘胺、联苯胺、双氯乙基甲胺(氮芥)、黄曲霉毒素、苯并(a)芘、砷、铬、镍等。

2. 对人类疑有致癌作用的物质

长期动物试验和其他相关信息预示,对人类暴露后很可能导致癌症发生的物质。如二氯联苯胺、碱性品红、邻-二甲基联苯胺、亚硝胺类化合物、4,4′-甲撑二苯胺、钋等。

3. 对人类具有潜在致癌能力的物质

动物试验证据有限,不足以列入第 2 类。如铅、汞、钴、四氯甲烷、2-乙酰氨基芴、联氨、邻氨基偶氮甲苯、硫酸甲酯、β-丙内酯、硫脲、硝基喹啉和五氯硝基苯等。

7.3.5　化学致癌物的主要特性

化学致癌物具有以下几个方面特性:

(1)致癌作用依赖于化学致癌物的剂量。单一致癌物作用时剂量越大肿瘤发生率越高,潜伏期也越短。但多个致癌物同时作用于靶器官时,其相互的联合作用会影响致癌活性。

(2)化学致癌物的致癌潜伏期很长。无论致癌物的剂量和强度如何,在肿瘤发生前,总会经过一个较长时间的发展阶段。

(3)致癌作用所引起的细胞变化可遗传到下一代细胞。大多数化学致癌物是诱变剂,能与DNA 等大分子共价结合。

(4)致癌作用可被非致癌因子调控。一些物质可通过改变化学致癌物的生物转运和代谢转化,或通过提高靶组织的敏感性,增强致癌作用,如促癌剂。

(5)再生能力强的组织细胞易发生恶变。细胞的异常增生是肿瘤的基本特征,而且增生的组织细胞对致癌因子比较敏感。

(6)化学致癌物的致癌活性具有多元性的特点。同一种化学致癌物可诱发具有不同的生物学特性、不同抗原性的肿瘤。

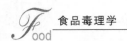

食品毒理学

7.4　化学致癌作用的评价方法

在食品生产、加工、保藏、运输和销售过程中会涉及很多有可能对健康造成危害的化学因素,某些化学物质可诱发动物或人类的肿瘤,但不是所有的化学物质都是致癌的,因此为了更好地利用资源,有必要对可疑的化学物质做出致癌性评价。由于发生肿瘤是一种非常严重的后果,所以化学物质致癌性的评价是一件特别重要而复杂的工作,要谨慎实施。

7.4.1　短期试验

为了节约时间、人力和物力,可以在长期致癌试验和人类流行病学调查之前先进行短期试验,其内容包括致突变试验程序、体外恶性转化试验和短期致癌试验等。尽管这些试验不能替代长期致癌试验和人类流行病学调查所具有的化学物质安全性评价的权威性,但它们预测其危险性,以加大保险系数的方法确定和排除致癌性非常明显的物质。

1.致突变试验程序

具有诱变作用物质很可能会导致肿瘤的发生,所以通过诱变剂的判断可以间接地预测致癌物的存在。诱变剂的评价要依靠全面可靠的致突变试验程序来完成。

已建立的致突变试验有100多种,作为常规使用的重要致突变试验有几种,见表7-9。以受试物的化学结构、理化性质以及不同遗传物质观察终点为根据,并以兼顾体外和体内试验及体细胞和生殖细胞为原则,从常规致突变试验中选择4项试验,对致癌物质进行初步筛选。致突变试验的原理、试验步骤和结果的判定等,请参阅第6章。

表 7-9　常用的致突变试验与一些相关内容

试验名称	试验材料	试验类型	观察终点
鼠伤寒沙门菌回复突变试验(Ames 试验)	细菌	体外	基因突变
骨髓微核试验	啮齿类动物	体内	染色体畸变
骨髓细胞染色体畸变试验	啮齿类动物	体内	染色体畸变
小鼠睾丸染色体畸变试验	啮齿类动物	体内	染色体畸变
显性致死试验	啮齿类动物	体内	染色体畸变
程序外 DNA 合成试验	哺乳动物细胞	体外	原发性 DNA 损伤
果蝇伴性隐性致死试验	昆虫	体内	基因突变
体外哺乳动物细胞(v79/HGPRT)基因突变试验	哺乳动物细胞	体外	基因突变
姐妹染色单体交换试验	哺乳动物细胞	体外	染色体畸变
单细胞凝胶电泳(SCGE)试验	哺乳动物细胞	体外	原发性 DNA 损伤

短期试验在预测致癌性方面所存在的不可克服的缺陷是无法检出非诱变性致癌物。如一些化合物在 Ames 试验或其他诱变试验中呈现阴性,但是它确实对啮齿类动物具有致癌作用。这些物质利用现有的短期试验无法检出。

2.哺乳动物细胞恶性转化试验

哺乳动物细胞恶性转化试验(cell malignant transformation),是利用一些特定离体培养的细胞与受试物进行接触,根据此细胞是否恶变为癌细胞为观察终点,预测其致癌作用的试验。

癌细胞是由正常细胞恶变而成的,与原正常细胞相比有很大的形态差别,单个癌细胞呈现核变大或大小不一致,核畸形,核膜增厚,核染色变深,染色质增多或染色质分布不均,出现巨大核仁,核浆比例失常,细胞分裂相增多等现象;正常细胞群呈均匀的单层排列,而癌细胞则互相交叉重叠、呈不规则排列,极性消失。熟悉和掌握这些形态特征的改变,对于判定试验结果有很大的实际意义。

值得注意的是,恶性转化试验结果中观察到的只是恶性前期状态,它具有双向性特点,很有可能发展为肿瘤,但也有可能保持现状,不会发展。因此,恶性转化试验阳性结果只代表受试物具有致癌可能性,只能是一个辅助性试验。

3. 哺乳动物短期致癌试验

此试验方法与后面长期致癌试验有很大的不同,其特点是试验周期短,需要观察的靶器官指标极少,能节省很大的人力和物力,提高试验效率。也有优于其他短期试验的地方,还能反映受试物与动物直接接触的情况,能验证受试物的致癌性、助癌性和促癌作用等机制。比较重要的常规短期致癌试验包括以下 4 个试验:

(1)小鼠皮肤肿瘤诱发试验 试验一般采用 SENCAR 小鼠,在局部皮肤涂抹或皮下注射受试物,一次或多次均可,试验周期为 20 周,最后根据皮肤乳头瘤和其他肿瘤的发生率判断结果。此试验也可检测受试物的启动活性或促癌活性,如果给予受试物后还必须使用促癌剂才能出现肿瘤,说明受试物只有启动作用而无促癌作用,是不完全致癌物。反之,在亚致癌剂量的致癌物涂抹之后,持续给予单独不应致癌的受试物时,出现阳性结果的,则受试物为促癌物。

(2)小鼠肺肿瘤诱发试验 试验采用对肺肿瘤诱发敏感的 SWR 或 A 系小鼠,合适的染毒途径,试验周期为 30～35 周。主要诱发结果为肺泡源性腺瘤,阳性结果不单表现为发生率增加,而且有多发倾向。此试验也可检测受试物的启动活性和促癌活性。

(3)大鼠肝脏转变灶诱发试验 试验一般采用敏感大鼠,按染毒程序给予受试物,一般可在 8～16 周结束试验,根据观察肝转化灶和肿瘤结节生成来判断实验结果。肝转化灶是癌前病变,此组织中 γ-谷氨酰转肽酶活性升高,葡萄糖-6-磷酸酶(G6Pase)和 ATPase(三磷酸腺苷酶)活性降低,以及铁摄取能力降低等异常改变的特性,可用免疫组织化学或酶组织化学方法鉴定(由于早期转化灶小,用常规病理组织学方法难以确诊),以此为依据判断试验结果。此试验也可检测受试物的启动活性或促癌活性。典型的启动剂为二乙基亚硝胺(DEN),促长剂为苯巴比妥(PB)。

(4)雌性大鼠乳腺癌诱发试验 试验可用 Wistar 大鼠或 SD 大鼠,在 6 个月内即可出结果。该试验最大优点是肿瘤位于体表部位,能较准确判断其结果。阳性对照物一般为多环芳烃。

利用动物试验对化学物质进行短期诱癌评价时,从以上 4 个试验中任选一个即可,试验所得阳性结果具有实际参考价值,应与哺乳动物长期致癌试验一致,但阴性结果并不可靠,因为很多致癌物在试验周期短,观察靶器官少的情况下,表现不出其应有的致癌作用,会出现假阴性的结果。

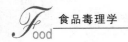

7.4.2 哺乳动物长期致癌试验

长期动物致癌试验是目前鉴定动物致癌物最可靠、应用最多的一种方法。

7.4.2.1 实验动物

1. 动物种类的选择

选用与人体代谢特点相近似的实验动物,如犬、大鼠、小鼠。对活性不明的受试物,则宜用两种性别的啮齿类和非啮齿类动物。在选择动物时应选择较敏感、肿瘤自发率低及生命力强的品系。NCI(美国国立癌症研究所)推荐 Fisher344 大鼠和 B6C3F1 小鼠。

2. 动物的性别和数量

每组至少雌雄各 50 只动物,雌鼠应为非经产鼠、非孕鼠。非啮齿类动物每组每一性别至少 4 只,如计划在试验期间定期剖杀时,动物数要作相应增加。

动物个体体重的变动范围不应超出各性别平均体重的 20%。

7.4.2.2 试验期限

为了使实验动物接触可疑致癌物的时间足够长,通常在实验动物断乳(断乳年龄:大鼠为 4～6 周,小鼠为 3 周和仓鼠 3～4 周)后就开始染毒。但也不能使用新生动物,因为在代谢能力、生理解剖特征、激素水平、免疫能力等方面幼年和成年动物有很大差别,选择年龄过小的动物不能很好地代表群体的整体水平。

一般情况下,致癌试验试验期小鼠定为 18 个月,大鼠为 24 个月;个别生命期较长和自发性肿瘤率较低的动物可适当延长。

当最低剂量组或对照组存活的动物数仅为开始时的 25% 时,可及时中止试验;但因明显的受试物毒性作用造成高剂量组动物过早死亡,则应继续进行试验;如因管理不善所造成的动物死亡大于 10% 及小鼠在试验期为 18 个月或大鼠为 24 个月时,各组存活率均小于 50% 也应终止进行。

7.4.2.3 剂量及分组

除对照组外,一般试验组可分为 3～5 组,高剂量组的设计是根据 90d 喂养试验的结果来确定,高剂量应引起一些毒性表现或损害作用,但不能引起缩短寿命和导致死亡等情况,低剂量组应高于或等于人类实际接触的剂量水平。对照组除了不给予受试物外,其他各方面都应与试验组相同,如果受试物使用了某种毒性不明的介质,则应同时设未处理对照和介质(vehicle)对照。试验组的高、低剂量确定后其余各剂量按等比级数划分。

7.4.2.4 受试物的给予方式

染毒途径尽量选择接近人类接触受试物的方式,经口给予为主,可加入饲料、饮水中或灌胃,其次是经皮肤和呼吸道给予。试验期间应每周称体重 2 次,根据体重计算给予受试物的剂量。

7.4.2.5 受试物的配制及存放

一般用蒸馏水作溶剂,如受试物不溶于水,可用食用植物油、医用淀粉、羧甲基纤维素等配成乳化液或悬浮液。受试物应于灌胃前新鲜配制,除非有资料表明以溶液(或悬浊液、乳浊液等)保存具有稳定性。同时应考虑使用的介质可能对受试物的吸收、分布、代谢或潴留的影响,对理化性质的影响及由此而引起的毒性特征的影响,对摄食量、饮水量和动物营养状况的影响。非营养性受试物加入饲料中的量不能大于饲料量的 5%;营养成分受试物应尽可能采用高剂量。受试物制备或存放时,要求不影响饲料的营养成分含量和性质。

饲料中加入受试物的量很少时,先将受试物加入少量饲料中充分混匀后,再加入一定量饲料再混匀,如此反复 3~4 次。

7.4.2.6　饲养管理

动物致癌试验的周期较长,饲养管理方面因素较多,控制不当会影响试验结果。

(1)饲料　饲料中营养成分应能满足该实验动物的营养需要。饲料的污染物如残余杀虫剂、多环芳烃化合物、雌激素、重金属、亚硝胺类化合物等的含量要控制;不饱和脂肪酸与硒的含量要限制,均应使其不影响受试物的试验结果。

(2)实验动物管理　除参见实验动物管理细则外,还应注意:同一间动物房中不得放置两种实验动物,也不能同时进行两种受试物的毒性试验,不得使用消毒剂和杀虫剂等药物,动物饲料罐中的饲料每周至少要更换 2 次。

7.4.2.7　试验结果评价指标

1. 一般观察

(1)对实验动物的一般健康状况每天至少有 1 次认真的观察和记录。对死亡动物要及时剖检;对已病或濒死的动物需分开放置或处死,并检测各项指标。

(2)动物出现异常,需详细记录肉眼所见、病变性质、时间、部位、大小、外形和发展等情况,对濒死动物要详细描述。

(3)试验期的前 13 周即前 3 个月,每周要对全部动物分别称量体重,3 个月后每 4 周 1 次,每周要检查和记录 1 次每只动物的饲料食用量。3 个月后对于健康状况或体重无异常改变的动物,可以每 3 个月检查 1 次。

2. 病理检查

(1)大体检查　所有试验动物,包括试验过程中死亡或濒死而处死的动物及试验期满处死的动物都应进行全面系统的剖检和肉眼观察,观察到的可疑病变和肿瘤部位均应留样,进一步做组织学检查。还要测定重要脏器的绝对重量和脏体比值,至少包括肝、肾、肾上腺、脾、睾丸、附睾、卵巢、子宫、脑、心等脏器。必要时还应选择其他脏器。

(2)病理组织学检查　生物显微镜检查是致癌试验的主要必检项目,也是最具有诊断(肿瘤)意义的指标,凡在剖检过程中发现的可疑病变和肿瘤部位及试验过程中死亡或处死动物的脏器均应进行组织学检查,有条件和需要时进行电镜检查。对于动物的组织器官应保存以便需要时做进一步检测的有:

消化系统,食管、胃、十二指肠、空肠、回肠、盲肠、结肠、直肠、胰腺、肝。

神经系统,脑、脑垂体、周围神经、脊髓、眼。

腺体,肾上腺、甲状腺、甲状旁腺、胸腺。

呼吸系统,气管、肺、咽、喉、鼻子。

心血管系统及造血系统,主动脉、心、骨髓、淋巴结、脾。

泌尿及生殖系统,肾、膀胱、前列腺、睾丸、附睾、精囊、子宫、卵巢、雌鼠的乳腺。

其他,所有大体观察有损害的组织、肿块、皮肤。

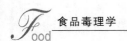

7.4.2.8　结果与分析

统计各种肿瘤的数量(包括良性和恶性肿瘤)、患肿瘤的动物数、每只动物的肿瘤数及肿瘤潜伏期。

肿瘤发生率:是动物致癌试验最重要的指标,指实验结束时患癌的动物占有效动物数的百分比,用%表示。其他相关指标还有各器官或组织肿瘤发生率和恶性肿瘤发生率,以及各种类型肿瘤发生率。

$$肿瘤发生率=\frac{实验结束时患肿瘤动物总数}{有效动物总数}×100\%$$

有效动物总数是将发现第1例肿瘤时存活的动物数确定为有效动物数,各种分析指标都以该动物数作为基数计算。

肿瘤潜伏期即从摄入受试物起到发现肿瘤的时间。致癌物剂量越大潜伏期越短,对于能在体表观察的肿瘤(如皮肤肿瘤或乳腺肿瘤),可以用各组第1个肿瘤出现的时间作为该组的潜伏期。内脏肿瘤则需分批剖杀计算潜伏期。

WHO(1969)提出致癌试验结果有以下几种形式,并有剂量-反应关系时判为阳性结果。

(1)对照组也出现一种或数种肿瘤,但试验组肿瘤发生率会更高。

(2)试验组出现的肿瘤类型比对照组多。

(3)试验组发生肿瘤的时间比对照组早。

(4)试验组动物的平均肿瘤数高于对照组。

对阳性结果的评定应当慎重。分析指标时应注意有无剂量-反应关系,并与对照组之间进行显著性检验。

致癌试验中用两个物种的实验动物时,有一种结果为阳性,即认为该受试物有致癌性。两个物种动物试验结果均为阴性时,方能认为未观察到致癌作用。在结果报告中,应着重报告发现肿瘤的部位、数量、性质、癌前病变,以及其他毒性效应;应报告剂量-反应关系及统计学分析结果。如在动物组织中观察到良性和恶性肿瘤,并有良性肿瘤向恶性化进展的证据,在进行统计学分析之前将良性和恶性肿瘤合并。评价该试验不同剂量良性肿瘤和恶性肿瘤的相对数量可有助于确定该受试动物对受试物的剂量-反应关系。另外,如果仅观察到良性肿瘤,并无恶性化进展的证据,则将此受试物认为致癌物是不适宜的,提示在该试验条件下需要进一步研究。

7.4.3　人群癌症流行病学分析

流行病学调查是评价人类致癌物的重要方法之一,它是通过直接调查人群健康效应,来反映致癌物的危害状况的一种方法,其调查结果往往比动物实验更准确,所以流行病学资料具有决定意义,甚至只根据完整的人类流行病学资料,即可判别某种物质是否为人类致癌物。但完整的、可信的流行病学材料来之不易。例如,中山医科大学肿瘤防治中心历时30多年、病历调查8万多份、耗资1 000多万元,绘制出了广东省鼻咽癌地图,使鼻咽癌高危病人的早期诊断率大为提高。

7.4.3.1　概述

癌症流行病学是以地区、时间、年龄、性别等各种人口学指标与癌症(发病)相关性的统计学描述性资料为基础,进行人类环境中某特异成分及其致癌危险性的推理性分析,再结合临床研究,最终制定防治对策与措施。"描述性资料"能反映癌症发病率和死亡率在不同人群之间和同一人群的不同人口学分组之间以及不同时间的差异性,如果发现差异,就为进一步深入研究提供线索。人群癌症流行病学中最常用的两种指标是发病率和死亡率。

7.4.3.2　癌症流行病学调查方法

1. 准备工作

调查前必须拟订周密详尽的调查方案。

(1)明确调查目的和指标。

(2)确定研究对象。对象的确定通常取决于欲了解的肿瘤的种类、性质、调查目的和所用研究方法。

(3)确定调查项目和编制调查表格。多数调查项目都是以表格的形式描述和分析的,一般分为 3 部分:被调查者基本情况;调查研究的主要项目;调查员记事项目。

(4)准备经费、物质,对调查人员进行调查目的、方法、要求等方面和专业知识的培训。

(5)搜集背景资料。背景资料不是调查的主要内容,但是与所调查问题有关的影响因素。例如,与呼吸道疾病有关的环境空气质量、与生活方式改善有关的健康教育情况、与食物卫生有关的影响因素,包括食品制作工艺、设施、仓储等,也包括与研究相关的社区人口学、人群健康状况、环境卫生监测、经济发展水平、社会治安、保健组织与专业人员配置等情况。

2. 正式调查

调查时把好质量关,保证收集的资料完整、准确、及时。

(1)调查方式　直接观察、采访、填表和通信等方式进行。

(2)研究方法　描述性研究,从疾病登记、死亡登记、家庭健康档案等常规资料中了解或采用抽样现况调查;采用定期健康体检(普查);分析性研究,采用队列研究(cohortstudy)或病例对照调查;采用实验性调查。

3. 总结调查工作

对调查资料进行整理汇总和统计分析,撰写调查报告。

7.4.3.3　人类鼻咽癌的流行病学特点

鼻咽癌是发生在鼻咽腔后方及咽部上方部位的恶性肿瘤。

1. 地区分布

鼻咽癌在全世界五大洲的许多国家和地区均有发现,欧洲、美洲和大洋洲国家发病率较低(1/10 万以下),在亚洲和非洲发病率较高。

鼻咽癌在我国各地则是一种常见的癌症,全国平均死亡率 1.88/10 万(10 万分率),据世界卫生组织统计,世界上 80% 的鼻咽癌发生在中国,广东省的发病率最高,素有"广东癌"之称,可见其地理分布与发病率之间有着密切的关系。侨居各地的中国人(来自广东、广西和福建等地区),鼻咽癌发病率仍然保持在较高的水平。非洲的阿尔及利亚、摩洛哥、苏丹和肯尼亚属鼻咽癌中等发病区域。东南亚一些国家,如马来西亚、新加坡、印度尼西亚和泰国,鼻咽癌发病率高于非洲大多数国家。但是日本和朝鲜,鼻咽癌发病率均低于 1/10 万。

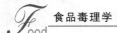

国内鼻咽癌分布也具有明显的地区性差异,以广东中部的佛山、肇庆、广州地区和广西东部的梧州地区互相连成一片,为世界上鼻咽癌最高发的地区,其周围地区发病率逐渐降低。广东省高发区内的居民主要用广州、闽南和客家3种方言,鼻咽癌明显高发于说广州方言的人群(如肇庆、佛山和广州市),而以闽南方言为主的汕头地区和以客家方言为主的梅县地区则明显降低。在湛江、海南、惠阳、韶关等地区是以广州方言与闽南方言或客家方言交叉的地方,其鼻咽癌死亡率则介于上述高低发区之间。

根据我国29个省市的肿瘤死亡调查结果,除福建外,广东、广西、江西等省的鼻咽癌的死亡率男、女性均列于前5位,而其他恶性肿瘤死亡率在全国各省市中都较低,男性列在第23位以后,女性列在第21位以后。

鼻咽癌在全国29个省市各种恶性肿瘤死亡率的男性和女性排位中各占第7位和第9位。构成比例为3.11%和2.34%,均位于白血病之后。

值得提出的是广东四会市,死亡率男性为20.42/10万;女性为8.55/10万。不仅居全国鼻咽癌死亡率之冠,而且在1970—1986年的17年间始终占各种恶性肿瘤死亡率的第1或第2位,其构成比男性为30.04%,女性为19.54%,即平均每3~5个恶性肿瘤死亡中,即有一人死于鼻咽癌,为全世界所罕见。

2.时间趋势

随着全球工业的发展,环境中致癌物质污染日渐加重,尤其是大气污染也更为严重。因此,越是发达的国家癌症发病率越高,如美、德、日和北欧的一些发达国家,其癌症总死亡率已达300/10万。我国70年代肿瘤死亡率还在100/10万以下,而80年代成倍增加,其中肺癌升高最为突出。但是,鼻咽癌不论在西方的低发国家,还是在广东四会、中山和香港,近20年内都没有明显的增加或减少。1970—1986年间对几个鼻咽癌高发地区鼻咽癌发病率调查,发现广州市鼻咽癌发病率,浮动于7.79/10万~9.38/10万之间;广东中山市发病率浮动于13.66/10万~19.07/10万之间;四会市发病率浮动于13.20/10万~23.21/10万之间。这一现象提示:鼻咽癌的致病因素是相对稳定,而且其致癌作用受外界环境的影响很小,见表7-10。

表7-10 1970—1986年几个鼻咽癌高发地区鼻咽癌发病率统计表 1/10万

地区	平均发病率	发病率在几年中的浮动范围	发病率	
			男性	女性
广州市	8.36	7.79~9.38	11.62	4.89
中山市	14.44	13.66~19.07	20.36	8.73
四会市	17.46	13.20~23.21	25.14	11.21

3.人群分布

(1)性别 鼻咽癌发病率有明显的性别差异,男性高于女性大约2倍(表7-10),个别地区高10倍,但在40岁以下的青壮年中男女发病率几乎相等,40岁以上男性发病率明显高于女性,尤其老年人男女差别更大。其原因可能与大量吸烟、饮酒,长期吃咸鱼及腌菜等不良生活习惯有关。

(2)年龄 鼻咽癌可发生于各种年龄段,有报道称最小患者3岁,最大患者90岁。但全国鼻咽癌患病年龄-死亡率曲线显示,发病率与年龄之间有非常紧密的联系,20 岁开始明显上升,50 岁以后持续稳定。如广州市 1972—1981 年资料,30～50 岁组发病率占 76.62%,显示在高发地区的中壮年是发病高危人群。儿童(14 岁以下)发病率较低,即使高发区(广东省)儿童病例也较为少见。如中山医科大学 1964—1978 年的 14 年中共调查鼻咽恶性肿瘤 35 830 例,其中 14 岁以下患者 46 例,仅占 0.13%;中国医科大学 1957—1973 年的 16 年内共调查鼻咽恶性肿瘤 839 例,其中 14 岁以下患者 53 例,占 6.31%。

(3)移民　在移民调查中,也发现鼻咽癌的人群易感性现象比较突出。

国内移民:据中山医科大学卫生系对定居于广州东山区 5 年以上的非广州籍居民(109 919 人年)和定居于上海市虹口区 30～40 年的原广东籍居民(192 239 人年)的调查,发现前者比后者(原广东居民)的鼻咽癌死亡率低。前者为 3.46,后者为 10.90。标准化死亡率比(SMR)为 31%;而后者又比虹口区的上海人的鼻咽癌死亡率为高。

国外移民:移居在国外的中国人的发病率仍远远高于当地的外国人,但低于祖籍居民,移民后的第 2 代及第 3 代的发病率低于其父辈和祖辈,但高于当地人。带有中国血统的混血人的发病率也高于其他血统的人,但低于纯中国血统的人。如在日本的中国男性鼻咽癌不完全统计的发病率为 14.04/10 万,日本男性仅为 0.3/10 万。在美国的加利福尼亚州,1956—1962 年移居去的 15 岁以上的中国人,男性鼻咽癌死亡率为 15.4/10 万,而当地美国白人仅为 0.57/10 万。在美国已观察到第 2 代华人后代鼻咽癌发生的危险性有所下降,但仍明显高于当地居民。

从亚洲迁入北美居住在格陵兰、阿拉斯加和加拿大等地的因纽特人(属蒙古人种)鼻咽癌亦较高发,男性为 13.5/10 万,女性为 3.7/10 万。然而,同属蒙古人种的日本人和朝鲜人鼻咽癌又很少见。

(4)种族　在广东省内进行的多次病例对照调查研究中,结果均发现鼻咽癌病者 8%～10%具有家族癌史,明显高于对照组;而且家族成员中所患的癌又主要是鼻咽癌,发生其他癌的较少。同时,在亲属中的癌患者又主要在父母与亲兄弟姐妹中,占 76.3%,其中 56.3%为鼻咽癌。夫妻同患鼻咽癌的十分罕见。

在多年的观察中,高癌家族时有发现。其中最突出的一个家族是 1973 年该家族两代 49 人中已出现鼻咽癌 9 例,乳腺癌 1 例。随访至今,4 代 109 人中鼻咽癌已增至 15 例,肝癌 3 例,乳腺癌仍为 1 例,而其他种类的癌尚未发现。

调查还发现,我国高发区 3～5 岁儿童 90%感染了 EB 病毒。曾对 1 006 例鼻咽癌病人的血清免疫检测发现病毒抗体阳性率为 90.9%,其他肿瘤病人仅 6.0%,正常人为 0.6%～2.7%。

4.鼻咽癌的流行特征

根据以上流行病学调查,鼻咽癌的流行特征可以归纳为以下几点:

(1)鼻咽癌的发病具有明显的地区聚集性。

(2)广州方言区的居民对鼻咽癌有较高的易感性,尽管他们移居他乡多年,这种现象依然存在。

(3)鼻咽癌发病率会受到患者性别差异的影响。

(4)具有年龄相关性,鼻咽癌发病高峰年龄较其他癌瘤为早,提示可能生命早期即已受致癌因素的作用。

(5)根据鼻咽癌发病和死亡动态的较长期观察,提示其致病因素是比较稳定地长期存在。

(6)肿瘤有家族及种族易感性。

(7)与 EB 病毒感染有相关性。

(包海泉,郭东起)

本章小结

本章的重点主要是对化学致癌、化学致癌过程与机制、化学致癌物种类、化学致癌作用的评价方法等进行介绍,其中需要重点掌握以下内容。

(1)基本概念:肿瘤,癌,癌基因,原癌基因,病毒癌基因,肿瘤抑制基因,化学致癌。

(2)化学致癌物致癌的分子机制:包括基因突变、基因扩增与过表达、基因重排、染色体易位、配体激活以及截短形式多肽的表达等。

(3)化学致癌过程:主要包括启动阶段,促癌阶段和演进阶段。

(4)化学致癌物分类:根据动物试验和流行病学调查资料情况分类,按作用机制分类,按其化学结构分类和根据对人类的致癌作用分类。

(5)化学致癌作用的评价方法:主要包括短期试验,哺乳动物长期致癌试验和人群癌症流行病学分析。

思考题

1.肿瘤、癌、癌基因、肿瘤抑制基因的定义是什么?

2.化学致癌过程的 3 个阶段及其特征是什么?

3.简述化学致癌的分子机制。

4.什么是化学致癌物? 如何分类?

5.如何对化学致癌作用进行评价?

参考文献

[1]朱梅刚.肿瘤病理鉴别诊断手册.北京:军事医学科学出版社,2000.

[2]顾祖维.现代毒理学概论.北京:化学工业出版社,2005.

[3]刘复生.中国肿瘤病理学分类.北京:科学技术文献出版社,2005.

[4]周宗灿.毒理学教程.北京:北京大学医学出版社,2006.

[5]吴逸明,安玉会.基础肿瘤学.郑州:河南医科大学出版社,1998.

[6]沈同,王镜岩.生物化学.3 版.北京:高等教育出版社,2007.

[7]孙靖中,邹雄.肿瘤分子生物学.北京:人民卫生出版社,1998.

[8]胡满根.有机化学.北京:科学出版社,2011.

[9]刘宁,沈明浩.食品毒理学.北京:中国轻工业出版社,2015.

[10]孙素群.食品毒理学.武汉:武汉理工大学出版社,2017.

第 8 章
食品中化学物质的生殖发育毒性和致畸作用及评价

学习目的与要求

　　了解生殖发育毒性的基本概念,生殖发育毒性作用的特点,生殖发育毒性和致畸试验设计的原理;理解和掌握试验步骤以及试验结果的评价方法和评价原则。

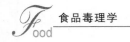

8.1 概述

生殖是使种族延续的各种生理过程的总称,包含生殖细胞发生,即精子发生(spermato-genesis)和卵子发生(oogenesis)、配子的释放、性周期和性行为、卵细胞受精(fertilization)、受精卵的卵裂、胚泡的形成、植入(implantation)或着床(imbed)、胚胎形成、胚胎发育、器官发生(或称器官形成)、胎仔发育、分娩和哺乳过程。生殖发育也可称繁殖过程。

外源化学物对生殖发育的影响以及损害作用有其自身的特点。一方面,生殖发育过程较机体其他系统对外源性化学物更为敏感,一定剂量的外源化学物对机体其他系统或功能尚未造成损害作用时,生殖过程的某些环节就可能已经出现障碍。例如,动物饮水中混入1%二甘醇后,从受孕率、每窝出生幼仔数和幼仔体重方面都可观察到具有损害作用,但未出现其他任何一般毒性症状。另一方面,外源化学物对生殖发育过程影响的范围较为广泛和深远。一般,毒性作用仅对直接接触某种外源化学物的个体造成损害,而外源化学物对生殖发育过程的损害,不仅直接涉及雌雄两个个体,同时还可以在其第2代个体中表现出损害作用,而且此种损害甚至在第2代以后的个体中也表现出来。

随着毒理学和生命科学的深入发展,外源化学物对生殖发育损害的研究逐渐分为对生殖过程的影响即生殖毒性,以及对发育过程的影响即发育毒性两个方面,由此分别形成了生殖毒理学和发育毒理学。

(1)生殖毒理学(reproductive toxicology) 主要研究外源化学物对生殖细胞发生、卵细胞受精、胚胎形成、妊娠、分娩和哺乳过程的损害作用及其评定,评定方法即为生殖毒性试验。

(2)发育毒理学(developmental toxicology) 主要研究外源化学物对胚胎发育、胎仔发育以及出生幼仔发育的影响及其评定,评定方法称为发育毒性试验,其中主要为致畸试验。

目前,人类出生缺陷的原因尚未明确明了,但成因基本可以归为3大类,即遗传因素(染色体畸变和基因突变,占25%),环境因素(物理因素、宫内感染、母体疾病、药物与环境化学物质,占10%)和原因不明的出生缺陷(可能是由于遗传因素与环境因素相互作用,占65%)。因此,面对全世界每年有大量的新化合物(药品、食品、饮料)产生的状况,开展其对人类健康和环境生态平衡潜在影响的评估以及生产过程造成的罹患职业疾病等危险因素的筛选显得日益重要。

反应停(thalidomide)是20世纪60年代前后在欧洲和日本广泛作为安全有效的抗早孕反应药物,在1961—1962年全球出现了大量的短肢畸形儿,多数为四肢缺陷、无眼、腭裂、骨骼发育不全、十二指肠和肛门闭锁,经过研究均确认反应停是上述畸形患儿产生的原因。反应停事件是人类历史上的一个悲剧。由于不断出现类似的外源性化学物导致人类先天缺陷事件的发生,要求加强对化学致畸的研究以及建立相关管理法规的呼声日益升高,并由此极大地促进了生殖发育毒性的研究、评价以及法规和技术的发展。1966年美国食品药品管理局(FDA)提出了3段生殖毒性试验指南,包括对致畸等发育毒性的评价。1986年美国环境保护局(EPA)提出可疑发育毒物危险度评价指南,第1次明确提出了对发育毒性的评价。我国从20世纪70年代起,就已开始了对药品、农药、食品添加剂和环境污染物的致畸研究。尤其改革开放以后,由于贸易的全球化,大量的药品、食品、农药和化学品进入中国市场,我国的有关行政管理部门已把致畸试验、生殖毒性试验列为新药、农药、食品及首次进口化学品的安全性毒理学评价的重要组成部分。通过对生殖、发育毒性作用认识的加深,以及相关化学品危险性评估体系的完善,减少和避免外源性化学物对人类的危害已成为可能。

8.2 发育毒性和致畸性

8.2.1 基本概念

1.发育毒性

发育毒性(developmental toxicity)是指出生前经父体和(或)母体接触外源性理化因素引起的、在子代到达成体之前出现的有害作用,包括结构畸形、生长迟缓、功能障碍及死亡。能造成发育毒性的物质称为发育毒物(developmental toxicant)。发育毒物应是在未诱发母体毒性的剂量下产生发育毒性的物质。

发育毒性作用特点及表现可分为:

(1)生长迟缓(growth retardation) 即胚胎与胎仔的发育过程在外源化学物影响下,较正常的发育过程缓慢。

(2)致畸作用(teratogenic effect) 由于外源化学物干扰,活产胎仔、胎儿出生时某种器官表现出形态结构异常。致畸作用所表现的形态结构异常,在出生后可立即被发现。

(3)功能不全或异常(functional deficiency) 即胎仔的生化、生理、代谢、免疫、神经活动及行为的缺陷或异常。因为正常情况下,有些功能在出生后一定时间才发育完全,因此功能不全或异常往往在出生后一定时间才被发现。

(4)胚胎或胎仔致死作用(death of the developing organism) 某些外源化学物在一定剂量范围内,可在胚胎或胎仔发育期间对胚胎或胎仔具有损害作用,并使其死亡。具体表现为天然流产或死产、死胎率增加。在一般情况下,引起胚胎或胎仔死亡的剂量较致畸作用的剂量高,而造成发育迟缓的剂量往往低于胚胎毒性作用剂量,但高于致畸作用的剂量。

以上 4 种发育毒性的具体表现并非一定在一种外源化学物作用下同时出现,有时只出现其中的一种或一部分。此外,有些外源化学物通过胎盘与发育中的胚胎或胎仔接触,还可以引起子代肿瘤发生率增高。

2.畸形、畸胎和致畸物

在生殖发育毒性的评价中,畸形、畸胎和致畸物是非常重要的概念。畸形(malformation)是指器官形态的异常;畸胎(terate)是指具有畸形的胚胎或胎仔;致畸物或致畸原(teratogen)是指在一定剂量下,凡能通过母体对胚胎或胎儿正常发育过程造成干扰,使子代出生后具有畸形的化合物;致畸性和致畸作用是指妊娠期(出生前)接触外源性理化因素引起后代结构畸形的特性或作用。胚胎毒性作用(embryotoxicity)是指外源化学物引起的胎仔生长发育迟缓和功能缺陷不全的损害作用,其中不包括致畸和胚胎致死作用。母体毒性作用(maternal toxicity)是指外源化学物在一定剂量下,对受孕母体产生的损害作用。具体表现包括体重减轻、出现某些临床症状直至死亡。母体毒性作用可分为轻度和严重母体中毒。轻度母体中毒的表现应限于母体体重下降、正常增长受到抑制,抑制程度不超过不接触受试物对照组动物的 10%,肝重可略有增加,但生殖机能正常。严重母体中毒可出现体重增长大幅度抑制、持久性呕吐、

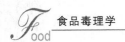

过度安静或活动过度、呼吸困难、生育机能明显受损及其他中毒症状,甚至死亡。如果诱发的畸形是在无明显母体毒性剂量下出现的,那么该物质就是一种真正的或选择性致畸物。致畸试验是评定外源化学物是否具有致畸作用的试验。畸形是胚胎或胎儿的某些细胞在生长发育的最敏感阶段受损的结果。致畸作用是外源化学物毒性作用的一种表现。

大多数先天性畸形不具有遗传性,但确有一部分先天性畸形可遗传给后代。其中,凡由于外源化学物损伤生殖细胞所引起的先天性缺陷或异常,具有遗传性,可由亲代动物遗传给子代,但如果此种损害仅涉及体细胞,与生殖无关,则所引起的先天畸形就不具有遗传性。

8.2.2 致畸作用的毒理学特点

1. 器官发生期的胚胎对致畸物最为敏感

具有发育毒性的外来化合物与发育中的胚胎或胎仔接触,可因胚胎或胎仔所处的发育阶段(表 8-1)不同而呈现不同的敏感性。在致畸作用中,对致畸物最敏感的阶段是器官发生期,一般称为危险期或关键期。在器官发生期间,致畸物与胚胎接触易造成形态结构异常,但如果仅在着床前胚泡形成阶段接触致畸物,则后续往往出现胚胎死亡等情况,畸形发生极少。

表 8-1 实验动物胚泡形成、着床和器官发生日期(自受精日计算)　　　　d

实验动物	胚泡形成	着床	器官形成
大鼠	3～4	5.5～6	9～17
小鼠	3～4	4.5～5	7.5～16
家兔	3～4	7	11～20

2. 剂量与效应关系较为复杂

因为致畸试验主要通过观察活产胎仔出生时是否存在畸形来确定受试物是否具有致畸作用,所以如果试验中出现胚胎或胎仔大量死亡,则会影响对致畸作用的观察,即使受试物有致畸作用,亦将被掩盖,无法被观察到。一般认为,机体接触低于致畸阈剂量的致畸物时,先天畸形、胚胎致死和生长迟缓发生率的自然本底值并不增高,表明这一剂量即为最大无作用剂量。但也有人认为致畸作用中的最大无作用剂量问题并未解决,主要是目前对于低剂量致畸物的作用与畸形自然发生率的本底值尚不能明确区分。

掌握致畸作用中剂量与效应关系的规律,对外源化学物致畸试验中确定适当的试验剂量具有重要意义。剂量过低不足以显示确实存在着致畸作用,可能得出错误的结论;剂量过高可使大量胚胎死亡或对母体毒性作用过强,也可影响结果的正确性。此外,在评估一种致畸物对人体的危害时,应充分考虑人体可能的实际接触剂量。

3. 物种差异在致畸作用中较为明显

发育毒性尤其是致畸作用与遗传类型有关,存在着明显的物种差异。同一种致畸物对不同动物并不一定都具有致畸作用,并且引起畸形的类型也可能并不一致。例如,杀虫剂西维因对豚鼠具有致畸作用,对家兔和仓鼠未见致畸作用;农药二嗪农和除草剂草完隆对豚鼠与家兔致畸,但对仓鼠却未见致畸作用。这种差异的出现,一方面是由于同一致畸物在不同物种和同一物种的不同品系动物体内代谢过程的不同;另一方面也是由于致畸物主要是通过母体胎盘作用于胚胎或胎仔,而不同物种动物胎盘构造也不相同。而产生上述这些差异的根本原因可能是遗传因素,即基因型差异。

8.2.3　致畸作用机理

化学毒物对发育损伤的机制十分复杂,目前多数尚不清楚。Wilsom(1977)提出了畸形发生的 9 种机制,包括突变、染色体断裂、有丝分裂改变、改变核酸完整性或功能、减少前体或底物的补给、减少能源支持、改变膜特性、渗透压不平衡和酶抑制作用。

1. 干扰基因表达

某些基因的表达受到抑制或异常表达可能引起畸形。如有报道,在培养的小鼠胚胎中用反义寡核苷酸探针抑制原癌基因 $Wnt\text{-}1$ 或 $Wnt\text{-}3a$,都可产生中脑和后脑,或中脑、后脑和脊髓的畸形。剔除 $Wnt\text{-}1$ 基因的突变小鼠也可产生中脑和后脑的畸形。

2. 基因突变与染色体畸变

已发现诱变原有一定的潜在致畸性,如电离辐射、烷化剂、亚硝酸盐、多数致癌物都可能致畸。现在大量的研究已证实,自发流产的胚胎中至少 50% 存在染色体畸变(主要是不分离);电离辐射、病毒以及能引起染色体畸变的某些化学毒物都有致畸作用。

3. 损伤细胞和分子水平的翻译

细胞增殖对发育显然是必要的。细胞增殖率在个体发生过程中空间和时间都在变化,在胚胎中细胞增殖、分化和凋亡之间有精致的平衡。DNA 损伤可导致细胞周期混乱和特定的细胞群体中的细胞死亡。如果 DNA 损伤被修复,细胞周期能恢复正常,但如果损伤太广泛,或细胞周期抑制太久,可能引发细胞凋亡。

4. 细胞凋亡

细胞凋亡又称为程序性细胞死亡,指胚胎中在遗传基因的控制下的特定类型的细胞死亡。凋亡对来自原基的结构造型是必需的。有不少致畸物,如细胞生长依赖激素、乙醇、抗癌药物都能促进细胞凋亡。

5. 干扰细胞交互作用

反应停的代谢活化产物引起胚胎细胞的粘连受体(adhesive receptors)下调,阻碍发育过程中细胞与细胞、细胞与基质之间的相互作用,干扰了细胞之间的通信从而导致肢芽结构异常。

6. 通过胎盘毒性引起发育毒性

已知对卵黄囊或绒(毛)膜尿囊胎盘有毒性的毒物有 46 个,包括镉、砷、汞、香烟、乙醇、可卡因、内毒素和水杨酸钠等。如镉在妊娠中晚期通过引起胎盘毒性(坏死,减少血流)和抑制对营养物质的传送而导致发育毒性。

7. 干扰母体稳态

致畸物可通过引起严重的母体贫血并损耗红细胞 ATP 水平,影响母体的叶酸代谢,降低母体的心率,引起胚胎的缺氧,减少子宫的血流以及导致母体缺乏代谢前体或基质等,这些均为致畸机制之一。

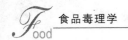

8.内分泌干扰作用

激素具有对内环境稳定的维护和对发育过程的调节作用。内分泌干扰物为干扰激素的制造、释放、传送、代谢、结合、作用或排除的外源性因子。由于激素在许多组织中有指导分化的关键作用,发育中的生物体对有激素或抗激素活性的化学物尤其敏感。内分泌干扰物至少通过4种作用模式干扰内分泌系统而引起发育毒性:

(1)作为类固醇受体的配体起作用。

(2)改变类固醇激素代谢酶。

(3)扰乱下丘脑-垂体激素释放。

(4)通过目前还不清楚的模式作用。

8.2.4 外源化学物发育毒性的评价

致畸作用是发育毒性中最重要的一种表现,所以外源化学物发育毒性的评定主要是通过致畸试验进行的。传统常规致畸试验是评定外源化学物是否具有致畸作用的标准方法,除可观察到出生幼仔畸形外,也可同时发现生长发育迟缓和胚胎致死,多年来很多国家和机构都采用和推荐这一方法,我国《食品安全性毒理学评价程序》(GB 15193.1)也遵循这一基本方法。

8.2.4.1 传统致畸试验

1.动物选择

致畸试验的动物选择除参照毒性试验中选择动物的一般原则,即食性和对受试物的代谢过程与人类接近、体型小、驯服、容易饲养和繁殖及价廉外,还应特别注意妊娠过程较短、每窝产仔数较多和胎盘构造及厚度与人类接近等特点。

致畸试验可选用两种哺乳动物,一般首先考虑大鼠,此外还可采用小鼠或家兔。大鼠受孕率高,每窝产仔 8~10 只,易于得到足够标本数。经验证明,大鼠对大多数外源化学物代谢过程基本与人类近似,故首先考虑选用大鼠。但大鼠对一般外源化学物代谢速度往往高于小鼠和家兔,以致对化学致畸物耐受性强、易感性低,有时出现假阴性。大鼠在器官发生期初期,其胎盘具有卵黄囊,称为卵黄囊胎盘,在器官发生期后期,将转变为绒膜尿囊胎盘。有些外源化学物如锥虫蓝,可以干扰通过卵黄囊胎盘对胚胎的正常营养过程,并因此致畸,出现阳性结果。而人类胎盘不具有卵黄囊胎盘阶段,不存在同样问题,所以有时此种结果对人类为假阳性。

小鼠自然畸形发生率较大鼠高,但低于家兔,对形成腭裂的致畸物更敏感。家兔为草食动物,与人类代谢功能差异较大,妊娠期不够恒定,有时延长至 36 d,自然畸形发生率也较高。

2.剂量分组

由于致畸作用的剂量-效应(反应)关系曲线较为陡峭,斜率较大,最大无作用剂量与引起胚胎大量死亡以及母体中毒死亡的剂量极为接近。因此在确定剂量时,一方面要求找出最大无作用剂量以及致畸阈剂量,另一方面还要保持母体生育能力,不致大批流产和过多胚胎死亡,较多母体死亡也应避免。

一般应先进行预试,预试的目的是找出引起母体中毒的剂量。根据预试结果可以确定正式试验剂量。应最少设 3 个剂量组,另设对照组。原则上最高剂量组应该可以引起母体轻度中毒,即进食量减少、体重减轻、死亡不超过 10%;最低剂量组不应观察到任何中毒症状;中间剂量组可以允许母体出现某些极轻微中毒症状,其剂量与高剂量和低剂量成等比级数关系。

一般最高剂量不超过 LD_{50} 的 1/5～1/3,低剂量可为 LD_{50} 的 1/100～1/30。这一原则在预试中也可试用。如已掌握或能估计人体实际接触量,也可将实际接触量作为低剂量,并以其 10 倍左右为最高剂量。凡急性毒性较强的受试物,所采用剂量应稍低,反之可较高。也有人以亚慢性毒性试验的最大无作用剂量为高剂量,并以其 1/30 为低剂量,可供参考。

每组动物大鼠或小鼠为 12～20 只,家兔 8～12 只,犬等大动物 3～4 只。在一般常规试验中,除设有 3 个剂量组和一个对照组外,如受试物溶于某种溶剂或介质中再给予动物,则另设溶剂对照组。有时为了更好地验证试验结果,可另设阳性对照组,维生素 A、敌枯双、五氯酚钠等常被采用。

3.动物交配处理

将性成熟的雌、雄动物按雌雄 1:1 或 2:1 比例同笼交配,每日将已确定受孕雌鼠随机分入各剂量组和对照组。确定受孕方法是阴栓检查或阴道涂片精子检查,出现阴栓或精子之日即为受孕第 0 天,也有人作为第 1 天。准确确定受孕日对精确掌握动物接触受试物时间、最后处死动物及确定进行检查的日期非常重要。

大鼠和小鼠一般可自受孕后第 5 天开始给予受试物,每天 1 次,持续到第 15 天。接触受试物的方式与途径应与人体实际接触情况一致。经口给予方式多采用灌胃方式,以保证剂量准确,效果较混入饲料喂给为好。在特殊情况下,也可采用腹腔注射法,效果与经口近似。

试验期间每 2～3 d 称取母鼠体重 1 次,一方面可根据体重增长随时调整给予受试物的剂量,另一方面也可观察受孕动物的妊娠情况和胚胎发育情况。受孕动物的体重如持续增长,则表示妊娠过程及胚胎发育正常;如体重停止增长或下降,可能由于受试物的毒性作用或母体的其他原因,引起胚胎死亡或流产。

4.胎仔检查

自然分娩前 1～2 d 将受孕动物处死,剖腹取出子宫及活产胎仔,并另行记录死胎及吸收胎。一般大鼠在受孕后第 19～20 d,小鼠第 18～19 d,家兔在第 29 d 处死、检查。

活产胎仔取出后,先检查性别,逐只称重,并按窝计算平均体重,然后由下列几方面进行畸形检查:①肉眼检查外观畸形,如露脑;②肉眼检查内脏及软组织畸形,如腭裂;③骨骼畸形检查,如颅顶骨缺损,分叉肋等。畸形检查只限活产胎仔。

以上检查只能检出结构与形态异常的畸形,不能检出可能发生的生化功能或神经行为缺陷。因此有人主张将试验雌鼠保留 1/4 左右,待其自然分娩,并将出生幼仔饲养观察,至少到断奶,以便检查可能存在的先天缺陷和生理功能异常。

5.结果评定

在致畸试验结果评定时,主要计算畸胎总数和畸形总数。计算畸胎总数时,每一活产幼仔出现 1 种或 1 种以上畸形均作为 1 个畸胎。计算畸形总数时,在同一幼仔每出现一种畸形,即作为 1 个畸形;如出现 2 种或 2 个畸形,则作为 2 个畸形计,并依此类推。计算时还要对剂量-效应(反应)关系加以分析。更重要的是按下列指标将各剂量组与对照组结果进行比较。

(1)活产幼仔平均畸形出现数　即根据出现的畸形总数,计算每个活产幼仔出现的畸形平均数。对较为重要的畸形还可分别单独进行计数。

（2）畸形出现率　即作为畸胎的幼仔在活产幼仔总数中所占的百分率。

（3）母体畸胎出现率　即出现畸形胎仔的母体在妊娠母体总数中所占的百分率。

根据上述指标，进行初步计算后，确定受试物是否具有致畸作用的最后结论时，尚需注意以下几点：

（1）任何结果必须通过统计计算方法进行剂量组与对照组对比，必须具有统计学意义才能认为是阳性结果。

（2）应该掌握所用实验动物品系的自然畸形发生率，不轻易做出具有致畸作用的结论。

（3）致畸作用中动物物种和品系差异较为显著，因此要求在两种动物进行试验。

（4）由于物种差异对动物不具有致畸作用的外源化学物对人是否致畸的问题，即将动物试验结论推论到人，尚无理想可靠的方法。

6. 致畸物及发育毒物的危险度评定

由于致畸作用的机理尚未充分阐明，所以致畸物危险度评定方法也没有完全统一。国际生命科学院（ILSI）、人用药物注册技术要求国际协调会议（ICH）、经济合作与发展组织（OECD）都有各自的分类和评定方法，本章介绍以下几种方法供参考。

（1）致畸指数判断　致畸指数，母体 LD_{50}/胎体最小致畸剂量。通过致畸指数可以判断致畸带的宽窄和致畸性的强弱。致畸指数小于 10 为一般不致畸，致畸指数 10～100 为致畸，大于 100 为强致畸。

（2）化学物致畸潜力分类和安全系数确定　根据动物试验中发育毒性效应的类型、严重性和发生率将化学物分为 4 类，并规定各类型的不同安全系数范围（表 8-2），用以评定待测化学物发育毒性的危险度。

表 8-2　致畸化学物的分类

基准	A 类	B 类	C 类	D 类
1. 最小母体中毒剂量与最小致畸剂量之比值	远大于 1	大于 1 或两剂量间有很大重叠	小于 1	母体中毒时无致畸
2. 畸胎率	高，与剂量有关	高，与剂量有关	低，但与剂量有关	—
3. 较低剂量时畸形的类型	有特定的器官系统	一般为多发性，也可能有特定的特点	无特异性，广泛多发	—
4. 靶细胞	特定细胞	特定细胞	泛化、非特定细胞	不详
5. 安全系数范围	～400	～300	～250	～100

国际生命科学院（International Life Sciences Institute，ILSI）1989 年提出。

（3）ICH 人类用药危险度分类　研究设计中规定，一旦一种新药被批准，就要根据动物发育毒性的研究结果和从人类使用经验得到的信息（但通常得不到），将该药品在妊娠用药类别中定位（共 5 类），并要求医生在开处方时遵守，以使怀孕妇女按规定使用这些药品。妊娠用药类别见表 8-3。

表 8-3　妊娠期用药类别

人群研究结果	动物实验结果		
	+	—	无可用资料
+	X 或 D	X 或 D	X 或 D
—	B	A	A 或 B
无可用资料	C_1	B	C_2

A、B、C_2 仅在如果必须使用时,在怀孕期间可使用;C_1 仅在证明对胎儿可能的效益大于对胎儿可能的危险时,在怀孕期间可使用;D 如果在怀孕期间使用,应告知病人对胎儿可能的危害;X 在怀孕或可能怀孕的妇女中禁止使用。

（4）OECD 致畸物分级　根据动物试验和人群调查资料对致畸物进行分级（表 8-4）。

表 8-4　致畸物的参考分级标准

级别	分级依据	对人类危险性
1	已确定人类母体接触后可引起子代先天性缺陷	已证实对人致畸
2A	对动物肯定致畸,但对人类致畸作用尚未确定因果关系	对人可能致畸
2B	动物试验结果肯定致畸,但无人类致畸资料	对人可能致畸
3	尚无结论性肯定致畸证据或资料不足	可以认为对人无致畸作用,但应继续研究
4	动物试验阴性,人群调查结果未发现致畸	对人无致畸作用

8.2.4.2　出生前和出生后发育毒性试验（围生期毒性试验）

围生期毒性试验是评价母体自着床至哺乳期终止期间接触化学物,对妊娠/哺乳母体和对孕体及子代发育直至成熟的有害影响作用。在此期间引起的毒性反应会延迟发生,故观察应继续到性成熟。有害影响主要包括增加与未妊娠雌性有关的毒性,子代出生前和出生后死亡,生长与发育的改变,子代中的功能缺陷（包括行为,青春期性成熟）和生殖（F_1 代）。

1. 试验动物

至少一种,首选大鼠。每组性别、每组动物数应足以对数据进行有意义的解释。建议每组 $16 \sim 20$ 窝。

2. 染毒期

雌性从着床至哺乳期终止。

3. 实验程序及终末处死

允许分娩和抚养子代到断乳。子代出生当天被定为出生后第 0 天。在断乳时,每窝可选出部分雄性和雌性子代抚育到成熟并交配。有些实验室将亲代（F_0）动物分组,分别或联合进行行为试验和生殖功能评价。

亲代于 F_1 代断乳时处死。F_1 代动物处死日龄以及窝大小尚未标准化,因实验室而异。有些实验室在 F_1 代出生第 0、第 3 或第 4 天调整窝大小,剔除多余仔鼠（每窝 8 只,尽可能雌雄各半）,并在出生第 21 天或断乳时陆续处死。评价生殖能力的 F_1 代要在雄/雌同笼,子二代（F_2）出生后处死。

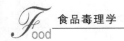

4.观察项目

染毒期间观察亲代体征和死亡(至少 1 次/d)、体重、体重增长(至少 2 次/周)和在以前毒性研究中见到的有评价价值的靶效应、妊娠的长度、分娩。

处死时对所有亲代和 F_1 代成体进行尸解,肉眼检查任何存在的结构异常或病理改变,特别要注意生殖系统的器官,保存发现改变的脏器和进行可能的组织学评价,并保存足够对照组的相应脏器,以供比较。检查着床数,对明显未孕大鼠或小鼠(但不是家兔)可用硫化铵染色以证实胚胎着床前死亡。

子代需检查每窝出生时活仔数、死仔数、畸形数、出生时和断乳前后存活率、体重、身长、身体发育、性成熟和生育力、感觉功能、反射和行为等。身体发育的最好指标是体重。断奶前还包括张耳、开眼、出毛、出牙。断乳后包括表明性成熟开始的雌性阴道张开和雄性龟头包皮分开。建议在达标时记录体重,以辨别与对照组的任何差异是特异的,还是与一般生长有关。功能试验目前未规定专门的试验方法,鼓励对感觉功能、反射、运动能力、学习和记忆的检测方法进行探索。

5.结果评定

综合亲代(F_0)和子代(F_1)各项指标观察的结果,对围生期给药的毒性及影响程度做出综合评价。

8.2.4.3　发育毒性的替代试验

常规整体动物生殖与发育毒性试验费钱、费时,很难满足对大量投放市场的化学品进行生殖与发育毒性评价的需要,多年来许多研究者一直在寻求简单、快速的体内、外试验方法,用于评价化学毒物的发育毒性和(或)探讨其作用机制。目前推荐的几种筛选试验方法如下。

1.发育毒性的体内预筛试验(C.K.试验)

体外筛选方法在发育机制研究方面具有独特的价值,但一方面由于缺乏母体-胎盘-胚胎间物质交换、代谢等相互作用,另一方面一些检测技术和某些检测终点意义尚不完全明确,因此 1982 年由 Chernoff 和 Kavlock 提出了改进的、用于预筛发育毒性的体内试验(C.K.试验),得到了较体外试验更大的接受度和可信度。

C.K.试验基本原理:大多数出生前受到的损害将在出生后表现为存活力(存活率)下降和(或)生长迟缓。因此,对妊娠动物在主要的器官形成期以接近母体毒性的有限数量的剂量水平染毒,待自然分娩后,通过观察出生后 3 d 内的新生仔外观畸形、胚胎致死、生长迟缓等发育毒性表现,对新生子代进行外部畸形、生长和生存能力的评估,而不进行传统常规试验中内脏和骨骼的检查就可达到筛试的目的。该试验方法的优点在于:①可提供常规致畸试验所不能获得的新生动物存活、生长和功能不全的资料;②终点易于观察,不像常规试验需要专门技术。

C.K.试验作为一种筛选方法,目前已被证明对很多化学物是可靠的。美国 EPA 在"可疑发育毒物危险度评价指南"(1985)中指出,在该试验中造成胎仔死亡的毒物应优先考虑进行深入的发育毒性试验,影响胎仔生长的毒物次之;如果该试验结果阴性而且试验设计合理,原则上不作进一步的测试。

2.发育毒性的体外替代实验

(1)体外发育毒性的筛选替代方法　随其复杂性的增加可大致分为 3 种类型,即细胞培养、器官培养和胚胎培养。

①原代细胞的微团培养:根据化学物是否具有抑制集落形成(与细胞分化、转移、迁徙、黏附、通信等有关)从而检测有无致畸作用这一原理,先后建立了小鼠、大鼠肢芽细胞和中脑细胞微团等培养方法。从目前的应用情况看,大鼠肢芽细胞和中脑细胞微团培养可用于潜在的致畸性研究,可作为发育毒性的选择项目之一。

②非哺乳动物胚胎体外培养:目前广泛应用于发育毒性模型、生态毒性监测以及化学毒物潜在致畸性检测,常用的亚哺乳脊椎动物有水螅、鱼、蛙、果蝇、蟋蟀、黏菌等。

③哺乳动物全胚胎培养:已建立了从受精卵到器官形成期,不同阶段的体外哺乳动物全胚胎培养方法,其中小鼠的着床前阶段胚胎培养效果较好。

目前已建立的体外发育毒性替代方法的种类较多,在实验设计的原理、依据和发育毒性筛选的应用方面存在着一定的差异,但其采用的检测材料主要是原代和传代细胞,检测终点也多以抑制细胞分化为多,表 8-5 列举了已建立的 15 种发育毒性体外筛选试验方法及其检测终点。

表 8-5　15 种发育毒物体外试验方法及检测终点

试验方法	检测终点
小鼠卵巢肿瘤细胞贴附抑制试验	细胞间相互作用
V79 细胞代谢协调试验	细胞间通信
人胚上腭间质细胞生长抑制试验	细胞增殖
动物病毒(POX)筛选试验	细胞生长
啮齿类动物全胚胎培养试验	胚胎生长
爪蟾胚胎致畸筛选试验	胚胎生长
果蝇胚胎细胞培养试验	细胞分化
神经胶质瘤细胞分化抑制试验	细胞分化
胚胎神经脊细胞分化抑制试验	细胞分化
胚胎癌细胞分化抑制试验	细胞分化
胚胎干细胞分化抑制试验	细胞分化
大鼠胚胎中脑及肢芽细胞培养试验	细胞分化
鸡胚神经视网膜细胞试验	生长、分化、相互作用
胚胎干细胞细胞毒性试验	A/D 比值
水螅试验	A/D 比值

A/D 比值,成体(adult)和发育体(development)的最低毒作用浓度/剂量比值。

(2)体外全胚胎培养　啮齿类动物全胚胎培养由 20 世纪 30 年代美国 Nicholas 和 Rudnick 等提出并实验,New 等通过不断的改进,于 70 年代成功地建立了着床后体外全胚胎培养方法(whole embryo culture,WEC),并将其逐步地成熟和完善。WEC 目前主要有间歇充气旋转瓶/管道培养法和连续充气旋转管培养法两种。从孕期第 9～10 天大鼠子宫取出胚胎,剥去 Reichert 膜,放入培养液中加入受试物,在含 O_2、CO_2、N_2 环境中旋转培养,观察胚胎发育情况,记录胚胎存活,检测胚芽、卵黄囊直径、体节和体长等,以胚胎的心跳和血液循环是否存在作为胚胎存活的指标,以卵黄囊直径、颅臀长和头长、体节数和胚胎重作为胚胎生长发育的

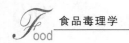

指标,最终根据 Brown 评分标准对受试物可能影响器官形态分化的程度做出评价。

基于 WEC 模型的研究对象是正处于器官形成期的胚胎,而此期的胚胎对外源性的化学物质极为敏感,因此该方法一经推出便备受推崇,并广泛地被引入毒理/药理学、畸胎学和生理学等领域,为体外动态观察胚胎的正常生长发育和探索研究外源性化学物的致畸性、致突变性、胚胎毒性等,提供了一种有效的和特殊的研究手段。

(3)胚胎细胞微团培养   胚胎细胞微团培养是一项介于单细胞培养和器官培养之间的体外实验技术,因其花费少、周期短、操作简单、准确性高等优点而广泛应用于筛检化学物质的致畸性。其原理主要是根据培养细胞集落数目减少程度,定性及定量评价化学物质的致畸作用。

胚胎细胞微团培养是从第 11 天的大鼠胚胎中取得代表中枢神经(central nervous system,CNS)的原代中脑细胞微团、肢芽区或其他区的细胞微团在培养瓶中体外培养,同时分别加入不同浓度的受试物共同培养 5 d,用中性红染色判断细胞存活,用 Alcian 蓝染色判断肢芽软骨细胞分化数量,用苏木素染色判断 CNS 细胞分化数量;最终对上述结果进行分析和处理,求出影响细胞分化的终点,即肢芽细胞的 50% 增殖抑制浓度(the concentration of cell survival or proliferation by 50% of the control,IP_{50}),并将受试物组与对照组数据进行比较,评价受试物可能的发育毒性作用。

目前常用胚胎肢芽细胞培养(the rat limb bud micromass,MM)的实验方法主要有:①将受试物直接加入细胞培养液中,通过观察受试物对细胞分化、增殖的抑制作用可测试母体代谢的影响,排除母体的干扰;②代谢活化系统和受试物同时加入细胞培养液中,观察受试物是否经过活化代谢后对细胞产生毒性作用;③体内/体外结合法,将受试物染毒孕鼠,经过一段时间后再取出肢芽细胞进行培养,观察体内生物转化对受试物致畸作用的影响;④加入人或者动物血清于细胞培养基中,以测试血清中是否存在致畸因子。

胚胎细胞微团培养的最大优点在于简化了环境条件,排除了整体动物实验中复杂的干扰因素;另外通过人为改变培养条件,有利于应用不同的技术手段观察和研究细胞结构和生化功能的变化,便于从细胞水平揭示外源性化学物的致畸作用机理。

(4)胚胎干细胞试验   自从 1981 年 Martin、Evans 等成功地分离培养出未分化小鼠胚胎干细胞(embryonic stem cell,ES)以来,人们纷纷利用 ES 细胞体外特性开展了多方面研究。根据 ES 细胞的特性而发展起来的 ES 实验(embryonic stem cell test,EST)可以从细胞毒性、分化抑制以及分子生物学水平反映受试物的发育毒性作用,目前其作为一种新颖的体外替代发育毒性试验方法越来越为人们所关注。

EST 中采用的 ES 细胞是较成熟的小鼠细胞株 D3 系,特定诱导条件下可分化成各种类型的细胞,包括心肌细胞、内皮细胞、胰岛细胞、神经细胞等。目前 EST 中选择将心肌细胞作为分化发育后的衡量指标,一方面是因为心肌细胞灵敏度较高,可以检测到发育过程中细微的分化;另一方面是心肌细胞的作用与窦房结、心房、心室的完整功能相似,能够反映整个组织的发育特点。

EST 中常用的判别 ES 细胞分化情况的手段主要有 3 种:①依靠显微镜观察细胞形态的变化,由于不同毒性的受试物对细胞形态的影响不同,可以通过细胞形态变化的程度对受试物进行发育毒性分析,但这种方法需要训练有素且有经验的技术人员才能做到相对准确的定量;②提取分化发育过程中细胞的 RNA 进行逆转录聚合酶链反应(reverse transcriptase polymerase chain reaction,RT-PCR)分析,研究在受试物的作用条件下,分化的心肌细胞中所含特异的肌球蛋白重链基因(myosin heavy chain,MHC)表达量的变化情况,从而判断受试物抑制 ES 细胞分化的程度;③通过载体将绿色荧光蛋白基因转染 ES 细胞,受试物引起的 ES 细胞向心肌细胞分化发育的异常可以启动荧光蛋白基因表达,产生特异的绿色荧光蛋白并发出波长 509 nm 的绿色荧光,通过检测荧光强度可以间接判断出分化发育的情况。

EST 用于发育毒性的体外筛选具有比其他方法更优越的一些特点。首先与其他体外方法相比,ES 细胞的获得不用大量怀孕的动物,一旦建系就可以获得源源不断的细胞用于研究;其次就发育毒性而言,ES 细胞对受试物的敏感性高于成体组织,并且在细胞分化程度检测中特异分化基因检测方法的应用和更新,使得研究受试物发育毒性作用变得更简便。

3. 发育毒性体外筛选技术的进展

(1)体外代谢模型的应用　在发育毒性安全性评价过程中,受试物体内吸收、分布、消化和排泄途径的明确,对于最终判断和评价受试物的毒性有着至关重要的作用。目前,体外筛选模型由于缺少体内的生物转化体系,受试物的毒性作用机制与体内存在着较大的差别,因此,建立科学的体外模拟代谢消化模型、提高体外毒性筛选模型的有效性,成为体外发育毒性筛选模型面临的主要问题。

体外模拟代谢模型建立的基础,主要依靠人体内生物转化体系功能的阐明,以及人体内表相分布的相关数据。目前通过对上述数据的整合,初步建立了演算模型,模拟受试物在体内的吸收、分布、代谢的过程,比如模拟受试物在血液和组织中的溶解性,血液流进和流出组织的量,以及组织对受试物的代谢能力等。通过上述推断,进一步可以计算受试物在体内不同器官分布的量、在血液实际浓度以及对靶器官作用浓度,最终将结果作为体外高通量筛选模型的依据。

受试物的毒性作用效应与受试物作用浓度和暴露时间有关,体外代谢模型可以从量上解释环境中受试物的作用浓度与体内受试物对靶器官作用浓度的关系。一般来说,环境中受试物作用浓度与体内作用浓度差别较大,因为受试物通过吸收、分布和生物转化作用后,才会以相同或不同的形式作用于靶器官;另外,许多毒性物质需要通过生物转化,其毒性效应才能体现。当然,不同物种间生物转化和代谢分布的模式也有差别,需要将结果从实验动物外推到人;另外,在相同物种间,由于遗传基因和生活方式的差别,个体生物转化能力也存在差异,从而造成对毒性物质的生物转化和代谢能力的不同。因此,以生理学为基础,结合解剖学和生物化学建立起来的体外代谢模型,可以很大程度上解决上述的问题。

(2)毒理基因组学的应用　毒理基因组学是将基因组学的理论和技术应用于毒理学,通过研究组织细胞特定基因的功能状况以评价或预测受试物毒性的一门技术理论。毒理基因组学具有以下特点:①同时从多条途径对毒物对细胞正常功能或结构的干扰而引起基因表达的改变进行检测,从而全面研究化合物的毒性作用;②特定基因的表达是与某些病理结果相关的,基因表达分析能够提供有力的技术支持,快速分析相关的基因改变;③由于基因表达的变化往往先于毒性结果的出现,因此 DNA 微阵列分析方法具有更高的敏感性和特异性;④确定了某种毒性作用后的基因表达模式或"指纹式组合",利用相关基因群作为毒物暴露的生物标志,用于毒性机制的预测。

毒理基因组学的主要技术平台为高通量基因组分析技术,目前主要利用 DNA 微阵列工具研究基因转录表达谱的变化情况。DNA 微阵列,又称基因芯片,是由大量 DNA 或寡聚核苷酸探针密集排列所形成的探针阵列,通过杂交检测可以大规模地提取 DNA 或 RNA 信息,

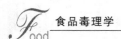
它能够同时检测数千个核酸序列,包括特异性表达的 RNA 及 DNA 序列的多态性,好比同时进行数千个 Northern 杂交检测,为观察单个基因在整个基因组中的表达变化提供了可能。由于毒性机制不仅涉及一个或几个基因的改变,而是许多基因相互作用的结果,DNA 微阵列具有高通量、微型化和标准化的特点,可以使毒理学家同时对成千上万的基因表达水平进行检测。因此,可以通过这种分析手段全面研究毒物的毒理机制,发现新的生物标志,新的毒性作用机制,建立起更加灵敏高效的安全性评价方法。随着各种专门用于毒理学研究的 DNA 微阵列的相继出现,"毒理芯片"为毒理学提供了一种以作用机制为基础的研究工具,使毒理基因组学得以快速发展。目前普遍认为毒性基因组学相关技术在研究毒性作用机制、化合物毒性预测、剂量-反应关系、实验数据外推、混合化合物毒性鉴定等方面有较大应用前景。

(3)斑马鱼实验模型的应用　近年来,斑马鱼实验模型因其自身具有的优点,在发育毒性筛选及安全性评价,如生殖毒性、发育毒性、急性毒性、神经毒性、致癌毒性、神经行为毒性、心血管毒性、内分泌毒性等领域中得到了广泛的应用。

斑马鱼实验模型作为体外发育毒性筛选模型,其自身具有非常独特的优点:①斑马鱼的体积较小,成体鱼体长平均仅 2.54～3.81 cm(1～1.5 英寸),可以避免实验场地空间的限制,并大幅度节省实验费用;②斑马鱼的繁殖速度非常快,可以大量的获得,平均一对成年鱼,一个早晨可以产下 200～300 枚卵;③斑马鱼卵具有透明的特点,便于在实验中观察胚胎的生长发育情况;④斑马鱼遗传背景非常清晰;⑤斑马鱼成熟时间快,平均 3～6 个月就可发育成熟;⑥斑马鱼便于进行转基因操作,可实现报告基因转入和表达。另外不同于啮齿类动物,斑马鱼的整个发育过程很容易被观察,因为斑马鱼的卵从排出到组织形成过程,一直保持高度的透明性,便于观察和测量脑、心脏等组织在暴露于受试物条件下,发育过程中的形态变化情况;同时斑马鱼实验中对发育毒性的观察可保持着从母代到子代的连续性,而一般其他模型只能利用收集的胚胎进行实验和观察。

目前新研发的化学制品或药物的数量大大超过注册和授权的速度,但迄今仅少数物质的发育毒性经过安全性评价,人群面临的潜在危险性大大增强。所以体外发育毒性筛选模型,如全胚胎培养技术等已逐渐被相关评价机构接受并纳入了安全性评估规程;同时体外药物代谢动力学、毒性基因组学等新技术的研究和应用,有助于进一步提高体外胚胎毒性评价的精确度和可预测性。

当然,在正视体外发育毒性筛选模型和相关技术、方法取得进展,节省了大量人力、物力的同时,也应当清楚地认识到,因为发育毒性涉及亲代两性,从配子到下一代出生的多个发育阶段,无法只用一两种方法就可以回答这么复杂的毒性问题;另外,目前体外发育毒性筛选试验都采用的是相对单一的测试终点,不能全面地反映发育毒性受试物的毒作用机制,因此,目前国内、外学者都建议将不同终点的体外筛选试验进行组合,以便提高体外发育毒性筛选和评价的价值。

8.3　生殖毒性及其评价

8.3.1　生殖毒性

生殖毒性指外源化学物对生殖过程的损害作用,可以表现为性淡漠、性无能或各种形式的性功能减退。雌性可出现排卵规律改变、月经失调或失经、卵巢萎缩、受孕减少、胚胎死亡、生殖能力降低、不孕或不育等。雄性可表现为睾丸萎缩或坏死、精子数目减少。

8.3.2　雄性生殖毒性评价

8.3.2.1　雄性生殖特点

雄性生殖器官产生精子,精子是一种高度分化的细胞,它不仅把父亲的遗传信息传递给卵子,它又可决定新生后代的性别。

精子的发生是指精原细胞发育成为成熟精子的过程。自胎儿期以来,精原细胞在曲细精管中是休止着的,到了青春期数量开始增多。曲细精管基底膜上的精原细胞在性成熟期间不断分裂,同时产生初级精母细胞,经过减数分裂形成两个单倍体的次级精母细胞,再经减数分裂形成 4 个单倍体的精子细胞,精子细胞再进一步分化成为具有特殊形态的成熟精子。从一个精原细胞分化成为成熟的精子,各种动物所需要的天数是不同的。例如,小鼠为 34.5 d,大鼠为 48 d。

调节精子发生的激素主要有垂体前叶分泌的促性腺激素(FSH),黄体生成素(LH)以及睾丸间质细胞产生的雄激素。进入曲细精管的精子没有活动能力,在附睾丸中经过成熟过程才逐步获得了运动能力和受精力,也就变成了具有活泼运动能力的成熟精子。精子的发生是周期性变化的。对于同一种动物而言,精子发生所需要的时间相对恒定。所以了解生精上皮的周期性变化,对确定食品中化学物质对精子发育各阶段的影响有着重要意义。

8.3.2.2　雄性生殖毒性试验

1. 精子分析

精子分析是生殖毒性较为敏感的指标,主要包括精子计数、精子运动能力以及精子形态的检查。实验常用小鼠或大鼠。收集精子的方法可采用交配射精后冲洗阴道的方式获取精子,但大多采用处死动物收集睾尾部和输卵管中的精子。

2. 精子穿透实验

精子穿透实验实际上就是精子体外受精实验。精子在体外成功地穿透卵子的能力是常规精子分析所不能显示的。其实验原理是哺乳动物受精过程中物种专一性主要表现在卵子的透明带上。获能(精子获得穿透卵子透明带能力的过程)及顶体反应(精子获能后在穿透卵子期间,精子的顶体所发生的一系列变化)是所有哺乳动物精子受精的先决条件。因此,以受试动物的精子使去透明带的金黄地鼠的卵子受精,以综合评价外来化学物质对精子受精能力的影响。

3. 大鼠睾丸支持细胞与间质细胞分离培养

虽然整体动物实验是评价化学物质性腺毒性的主要途径,但其耗时、费力,而且在中毒机制的研究中也受到诸多限制。应用睾丸体外培养的手段检测化学物质对睾丸功能的影响,不失为一种简便、可靠的方法。

(1)睾丸支持细胞的分离与培养　支持细胞是曲细精管上皮除各级生精细胞外,与精子生成有关的细胞之一。虽然它是睾丸生精上皮中唯一的非生殖细胞,但它对精子的发生发育具有十分重要的意义。支持细胞能分泌多种生物活性物质,对生精细胞起到支持和营养作用。

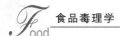

因为生精细胞本身不能利用葡萄糖,它所必需的能量是由支持细胞糖酵解所产生的乳酸和丙酮酸来提供。支持细胞具有较强的糖酵解能力,可将葡萄糖转化为乳酸和丙酮酸。支持细胞的乳酸含量和乳酸脱氢酶活性的变化常被作为反映支持细胞功能以及对生精细胞能量代谢的影响和对生精过程干扰的指标。

（2）睾丸间质细胞的分离和培养 间质细胞分布在睾丸曲细精管的结缔组织中,细胞呈圆形、梭形或多角形,体积较大,胞核有1~2个核仁,胞质丰富,呈嗜酸性,含有大量滑面内质网。间质细胞的主要功能是分泌雄激素（睾丸酮）。

4. 睾丸中标志酶活性检测

睾丸中酶含量和活性的改变是生殖毒性的敏感指标之一,可以简便且可靠地反映出外来化学物质对睾丸功能的损害。已知睾丸中的酶大致可分为两类,一类酶其含量和活性随着精子的形成、成熟而增高,如乳酸脱氢酶同工酶、山梨醇脱氢酶、透明质酸酶、α-磷酸甘油脱氢酶等;另一类则是随着精子的形成、成熟,其活性下降,如6-磷酸葡萄糖脱氢酶、苹果酸脱氢酶、三磷酸甘油醛脱氢酶以及异柠檬酸脱氢酶等。

5. 雄性激素检测

睾丸生成精子的同时还具有分泌性激素的功能。雄性激素是睾丸中产生的主要性激素,睾丸的功能主要靠卵泡刺激素、促黄体生成素和睾酮来维持和调节。卵泡刺激素主要作用于曲细精管的支持细胞,使其合成与分泌雄性激素结合蛋白。后者的作用是使雄性激素浓聚,维持曲细精管中的雄性激素达到一定水平。促黄体生成素主要作用于间质细胞,使其合成和分泌睾酮。雄性生殖系统无论生精过程、精子成熟过程,还是附属性腺的分泌活动,都需要有足够的睾酮。检测上述3种性激素含量有助于生殖毒性的评价以及生殖毒作用机制的探讨。

6. 雄性生殖器毒性病理检验

从形态学角度评价外来化学物质对雄性生殖系统的毒性作用,是雄性生殖毒理学研究中不可缺少的较为敏感的指标和重要手段。

睾丸、附睾、前列腺以及精囊的重量和大小的改变常是接触有害化学物质的明显征兆。睾丸组织最易受到外来化学毒物的侵害,因此在亚慢性或慢性动物实验中,睾丸组织形态检验是一项重要的指标。

8.3.3 雌性生殖毒性评价

8.3.3.1 雌性生殖特点

卵巢的内分泌功能受垂体前叶促性腺激素（FSH）和黄体生成激素（LH）的控制。垂体分泌的 FSH 又受下丘脑某些神经细胞产生的促性腺释放激素（GnRH）的调节。由于垂体分泌的促性腺激素 FSH 和 LH 的作用,促使卵巢内发生周期性的变化（卵泡的发育、排卵、黄体生成）。垂体分泌的 FSH 使卵泡生成,卵泡发育至次级卵泡时卵泡膜内层细胞分泌雌激素,雌激素作用于子宫内膜,使子宫内膜呈增生期改变。同时它们又反馈地抑制下丘脑和垂体停止分泌促性腺激素。于是,黄体退化、血中孕酮和雌激素含量下降。此时,下丘脑及垂体不再受抑制,促性腺激素又开始分泌。卵巢中又有卵泡的生长。如此生长反复循环,从而形成卵巢内周期性变化。

8.3.3.2　雌性生殖毒性试验

1.发情周期的观察

(1)基本原理　阴道上皮细胞,由于新陈代谢,不断地脱落和再生。随着卵巢激素的变化,脱落的阴道上皮细胞类型和形态也呈现周期性变化。逐日连续,了解卵巢功能状况是否正常。啮齿类动物的发情周期可分为发情前期、发情期、发情后期及间情期 4 个期。正常大鼠或小鼠每一发情周期 4~5 d。外来化学毒物及不良环境因素会影响卵巢功能,使发情周期紊乱。

(2)观察方法　在灭菌的平皿中倒入灭菌生理盐水,将小棉拭子插入灭菌盐水内使棉花蘸湿,抓牢受试动物,将棉拭子伸入其阴道,轻轻擦拭阴道壁,拭取阴道分泌物,将其涂布于滴有一滴生理盐水的载玻片上,置显微镜下观察脱落细胞,细胞的观察应在较暗的光线下进行。涂片经甲醇固定后可用伊红、美蓝或苏木素伊红染色。显微镜下见到的胞体最小且有多形核的是白细胞;涂片上大的、扁平多角形、没核或有一个小核的是角化上皮细胞;圆形有核上皮细胞是标准的上皮细胞,呈圆或卵形,有清晰的细胞质,核深染位于细胞的中央部位。

正式实验前,对实验动物连续作阴道脱落红细胞观察 8~12 d,按每组 10 只选出发情周期正常的受试动物。实验处理开始后对阴道脱落细胞的观察至少 25 d。统计分析各组动物发情周期平均持续天数,将各处理组与对照组比较,如有周期异常表现(发情周期延长或缩短),应进一步明确主要是周期中哪一期的改变或发情周期停滞在哪一期。

2.排卵的观察

染毒处理应在雌鼠处于发情间期进行,在染毒的第 6 天(发情前期)处死动物。取出卵巢,称量湿重,分离出黄体及非黄体再分别称重。计数黄体数。用 Hank's 液冲洗两侧输卵管,在实体显微镜或扩大镜下计数卵细胞数。整理分析卵巢重量,黄体数目及其总重量,卵细胞数等指标。黄体重量减轻,排卵数目减少是化学毒物对卵巢功能损害的常见表现。也有将卵巢固定,做连续切片,观察计数各期卵泡,判断排卵情况(见病理组织学检查)。

3.雌性激素检测

包括雌激素活性测定(TTC 还原实验),血浆雌二醇放免分析法,血浆孕酮放免分析。

4.病理组织学检查

雌性生殖系统包括阴道、子宫、输卵管、卵巢等以及肾上腺和脑垂体。对其进行毒性病理学检查应注意有关器官的重量,如脑垂体、卵巢重量。同时应在光学显微镜下对与生殖有关的器官进行病理组织学检查,其中卵巢因其具有形成卵细胞和内分泌双重作用而更加重要。

8.3.4　繁殖毒性的评价

外源化学物对生殖过程作用的评定主要通过生殖毒性试验来进行,也称为繁殖试验。繁殖毒性试验可以全面反映外源化学物对性腺功能、发情周期、交配行为、受孕、妊娠过程、分娩、授乳以及幼仔断乳后生长发育可能产生的影响。评定的主要依据是交配后母体受孕情况(受孕率)、妊娠过程情况(正常妊娠率)、子代动物分娩出生情况(出生存活率)、授乳哺育(哺育成活率)以及断奶后发育情况等,是检查外源化学物对动物生育繁殖机能有无损害作用的试验。

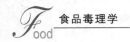
8.3.4.1 繁殖毒性试验

1.一代生殖毒性试验

一代生殖毒性试验是指仅亲代(F_0代)动物直接接触受试物,子一代(F_1)将在母体子宫内及经哺乳接触受试物。例如,将生育力研究和出生前后研究的染毒期合并,雄性在交配前 4 周,雌性在交配前 15 d 直至断乳接触受试物,就构成了一个典型的一代生殖毒性研究(即 A-E 阶段的评价)。假如在这种研究中包括胚体-胎体期检查,部分孕鼠在分娩前 1 d 处死,进行胎鼠形态与结构检查,另一部分正常分娩和继续接触毒物至断乳和对子代进行生化、生理或行为的评价,并在足够高的接触剂量得到清楚的阴性结果,则没有必要在啮齿类中,进行进一步研究,但希望提供另一种动物进行胚体-胎体发育毒性的结果。

2.两代(多代)生殖毒性试验

两代生殖毒性试验是指仅对两代动物成体进行染毒,即 F_0 代直接接触受试物,F_1 代既有直接接触,也有通过母体的间接接触,第 3 代动物(子 2 代,F_2)将在子宫和经哺乳接触受试物。3 代及多代的研究也照此规定类推。

实验程序:F_0 代雄性于交配前 4 周接触受试物,雌性于交配前 2 周接触受试物并延续至哺乳期,以便 F_1A 代经胎盘转运和经乳汁接触受试物,F_1A 代在断乳时处死、尸体解剖并检查出现的异常与畸形。断乳后的 2 周,仍然接触受试物的 F_0 代雌鼠再繁殖产生第 2 窝 F_1B 代。F_1B 代断乳后,随机选出部分 F_1B 进行进一步生殖毒性研究。即 F_1B 代在同一周龄接受同一剂量受试物,繁殖并开始下一个周期,产生 F_2A 代。F_2A 代断乳时处死,检查。F_1B 代再繁殖,产生第 2 窝 F_2B 代。

3.结果评定

应依据观察到的毒效应、尸检和镜检的结果对生殖毒性研究的发现进行评价。评价应包括受试物的剂量与包括生育力、体征、体重改变、死亡数和其他毒效应在内的异常是否存在及其严重性之间的关系。生殖毒性试验进行适当,应提供 NOAEL 的良好估计和对生殖、分娩、哺乳和出生后生长等的了解。

多代生殖毒性试验可看作是对处于繁殖期动物的毒性筛选试验,虽然它强调的是检测针对生殖的影响,但对检测作为与生殖和发育有关的生理变化的结果而发生的一般毒效的增强也是有用的。多代生殖毒性试验的主要优点是能检测对生殖的间接或直接的范围广泛的毒作用。这种能力是由于生殖过程的复杂性,以至于孤立看时难以确认的微小毒作用可联合或级联(cascade),以在更远的终点(如窝重)产生一个更显著的偏移。交配前期间的观察为评价随后的观察提供了背景资料;在交配期间初期的观察可确定性欲缺乏或激素(动情)周期的紊乱;在这以后得到的资料表明繁殖力、生育力、出生前的毒性、分娩、哺乳、断乳和子代出生后的生长和发育、青春期至性成熟的毒效应。

8.3.4.2 生殖发育毒性试验

1. 生殖发育毒性试验

生殖发育毒性试验研究对象包括三代(F_0、F_1 和 F_2 代)。F_0 和 F_1 代给予受试物,观察生殖毒性,F_2 代观察功能发育毒性。提供关于受试物对雌性和雄性动物生殖发育功能的影响:如性腺功能、交配行为、受孕、分娩、哺乳、断乳以及子代的生长发育和神经行为情况等。毒性作用主要包括子代出生后死亡的增加,生长与发育的改变,子代的功能缺陷(包括神经行为、生理发育)和生殖异常等。

2. 试验程序

F_0 代雌、雄鼠给予受试物,至交配前至少持续 10 周。交配结束后,对 F_0 代雄鼠进行剖检。在 3 周交配期、妊娠期,直到子代 F_1 断乳整个试验期间,F_0 代雌鼠每天给予受试物。F_1 代仔鼠断乳后,给予受试物,并将一直延续直到 F_2 代断乳。试验程序见表 8-6。

表 8-6 大鼠生殖发育试验程序

试验周期	亲代(F_0)	子一代(F_1)	子二代(F_2)
第 1~10 周末	给予受试物	—	—
第 11~13 周末	交配(给予受试物)	—	—
第 14~16 周末	妊娠期给予受试物,妊娠结束后处死雄鼠		—
第 17~19 周末	哺乳期给予受试物,哺乳结束后处死雌鼠	出生后 4 d,每窝调整为 8 只仔鼠,进行仔鼠生理发育观察	—
第 20~29 周末	—	给予受试物	—
第 30~32 周末	—	交配(给予受试物)	—
第 33~35 周末	—	妊娠期给予受试物,妊娠结束后处死雄鼠	—
第 36~38 周末	—	哺乳期给予受试物,哺乳结束后处死雌鼠	出生后 4 d,每窝调整为 8 只仔鼠,进行仔鼠生理发育观察
第 39 周~试验结束	—	—	仔鼠生理发育观察 仔鼠神经行为检测

3. 观察指标

观察指标应包括受试物毒性作用所产生的症状、相关的行为改变、分娩困难或延迟的迹象等所有的毒性指征及死亡率,雄鼠的精子形态、数量以及活动能力,每窝仔鼠数量、性别、死胎数、活胎数和是否有外观畸形,仔鼠生理发育指标等。F_2 代仔鼠于出生后第(25 ± 2)天和第 60 天左右进行神经行为指标测定,在这两个发育阶段所采用的认知能力试验方法有所区别,考虑选择有针对性、敏感的认知能力试验方法进行,推荐使用主动回避试验、被动回避试验以及 Morris 水迷宫试验等作为试验方法。此外需要开展病理学检查,包括生殖毒性病理学检查和

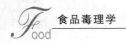

神经毒性病理学检查等。

4. 结果评定

生殖毒性试验检验动物经口重复暴露于受试物产生的对 F_0 和 F_1 代雄性和雌性生殖功能的损害及对 F_2 代的功能发育的影响,并从剂量-效应和剂量-反应关系的资料,得出生殖发育毒性作用的 LOAEL 和 NOAEL。试验结果应该结合亚慢性试验、致畸试验、生殖毒性试验、毒物动力学及其他试验结果综合解释。

（于洲）

■ 本章小结

本章着重介绍了食品中化学物质的生殖毒性、发育毒性的相关概念、作用特点、毒性损伤的作用机理以及相应的具体毒性表现;进一步阐述了生殖、发育毒性评价体内、外相关实验方法的设计原则和结果评定标准。

？ 思考题

1. 什么是生殖毒性? 什么是发育毒性?

2. 发育毒性作用表现主要有哪几种,各自的作用特点是什么?

3. 什么是致畸物?

4. 致畸作用的机理有哪些?

5. 根据动物试验、人群调查资料对致畸物分级有几级,分级依据是什么?

6. 体外发育毒性的筛选替代方法可大致分为哪几种类型,列举每种类型的 1～2 种方法?

■ 参考文献

［1］王心如. 毒理学基础. 北京:人民卫生出版社,2007.

［2］李寿祺. 毒理学原理与方法. 成都:四川大学出版社,2003.

［3］李勇,张天宝. 发育毒理学研究方法和实验技术. 北京:北京医科大学出版社,2000.

［4］Curtis D Klaassen. Toxicology:The McGraw-Hill Companies,2005.

［5］周宗灿. 毒理学教程. 3 版. 北京:北京大学医学出版社,2006.

［6］顾祖维. 现代毒理学概论. 北京:化学工业出版社,2005.

［7］金泰廙. 毒理学原理和方法. 上海:复旦大学出版社,2012.

［8］孙志伟. 毒理学基础. 7 版. 北京:人民卫生出版社,2017.

［9］彭双清,Paul L Carmichael. 21 世纪毒性测试策略理论与实践. 北京:军事医学出版社,2016.

［10］庄志雄,曹佳,张文昌. 现代毒理学. 北京:人民卫生出版社,2018.

［11］GB 15193.25—2014　食品安全国家标准　生殖发育毒性试验

［12］Organisation for Economic Cooperation and Development. OECD Guidelines for the Testing of Chemicals-Prenatal Developmental Toxicity Study. 2001.

[13] Eisenbrand G,Baker V. Methods of invitrotoxicology. Food Chem Toxicol,2002,40 (2-3):193-201.

[14] Stigson M,Kultima K,Jergil M,et al. Molecular targets and early response biomarkers for the prediction of developmental toxicity in vitro. Altern Lab Anim,2007,35(3):335-342.

[15] Flick B,Klug S. Whole embryo culture:an important tool indevelopmental toxicology today. Curr Pharm Des,2006,12(12):1467-1488.

[16] Ahuja Y R,Vijayalakshmi V,Polasa K. Stem cell test:a practical tool in toxicogenomics. Toxicology,2007.231(1):1-10.

[17] Adrian J Hill,Hiroki Teraoka,Warren Heideman,et al. Zebrafish as a model vertebrate for investigating chemical toxicity. Toxicological Sciences,2005,86(1):6-1.

[18] Coz FL,Suzuki N,Nagahori H,et al. Hand1 - Luc embryonic stem cell test（Hand1-Luc EST）: A novel rapid and highly reproducible in vitro test for embryotoxicity by measuringcytotoxicity and differentiation toxicity using engineered mouse EScells. The Journal of Toxicological Sciences,2015,40(2):251-261.

[19] Sogor M A,Pamiesa D,Lapuente J,et al. An integrated approach for detecting embryotoxicity and developmental toxicity of environmental contaminants using in vitroalternative methods. Toxicology Letters,2014(230):356-367.

[20] Organization for Economic Cooperation and Development. OECD Guidelines for the Testing of Chemicals:Two-Generation Reproduction Toxicity Study. 2001.

[21] Organization for Economic Cooperation and Development. OECD Guidelines for the Testing of Chemicals:Developmental Neurotoxicity Study. 2007.

第 9 章
食品中化学物质的免疫毒性及评价

学习目的与要求

了解免疫毒性的基本概念和主要类型；重点掌握食物过敏的反应机理、毒理学特征和主要的食物过敏原；了解食物中过敏原致敏性的评价方法。

9.1　免疫毒性概述

9.1.1　人体的免疫系统

“免疫”是指机体在识别“自己”，排除“非己”的过程中所产生的生物学效应的总和，是维持内环境稳定的一种生理性防御功能。

人体的免疫功能是由免疫系统完成的，人体免疫系统、神经系统和内分泌系统通过相互联系、相互作用和相互调节，共同构成维持机体自身稳态的复杂网络，它们可以抵御细菌、病毒和其他病原微生物对人体的侵袭。人体的免疫系统，可简单地分为免疫器官、免疫细胞和免疫分子三个层次，其基本构成及功能简介见表 9-1。免疫系统的功能及运作模式见二维码 9-1。

二维码 9-1　免疫系统运作模式

表 9-1　免疫系统的基本构成及功能简介

<table>
<tr><td rowspan="6">免疫器官</td><td rowspan="2">中枢免疫器官</td><td>骨髓</td><td>是造血器官，也是各种免疫细胞发生和分化的场所。</td></tr>
<tr><td>胸腺</td><td>是 T 细胞分化、发育和成熟的场所。</td></tr>
<tr><td rowspan="3">外周免疫器官（免疫细胞增殖和定居的场所）</td><td>淋巴结</td><td>是淋巴细胞（T 和 B 淋巴细胞）定居和增殖场所；过滤淋巴液和清除外来有害物质；进行免疫应答。</td></tr>
<tr><td>脾脏</td><td>可以在吞噬细胞除去有害成分的过程中，吸收有用成分和清除有害物质，从而达到滤血的功效；可以产生免疫应答；脾脏内含有造血干细胞，有造血和储血的作用。</td></tr>
<tr><td>黏膜淋巴样组织</td><td>包括扁桃体（可产生淋巴细胞和抗体，有抗细菌和抗病毒的防御功能）和盲肠（能够帮助 B 细胞成熟、发展以及抗体的产生）。</td></tr>
<tr></tr>
<tr><td rowspan="6">免疫细胞</td><td rowspan="3">淋巴细胞</td><td>T 细胞</td><td>主要负责细胞免疫，在特异性免疫应答中起关键作用，还对 B 细胞参与的体液免疫起辅助和调节作用。</td></tr>
<tr><td>B 细胞</td><td>主要负责抗体为介导的体液免疫功能。</td></tr>
<tr><td>自然杀伤（NK）细胞</td><td>不用依赖抗原刺激和抗体的协助，即可自发地溶解多种肿瘤细胞和被病毒感染的细胞，是非特异性杀伤靶细胞的重要成分。</td></tr>
<tr><td>单核-吞噬细胞系统（MPS）</td><td colspan="2">包括单核细胞和巨噬细胞。吞噬和杀伤进入体内的较大病原微生物和衰老损伤的组织细胞；将处理的抗原递呈给特异性 T 细胞；合成和分泌多种细胞因子，参与免疫应答和免疫调节。</td></tr>
<tr><td>树突状细胞（D 细胞）</td><td colspan="2">具有捕获、处理和递呈抗原等作用。</td></tr>
<tr><td>其他细胞</td><td colspan="2">如粒细胞、肥大细胞等。</td></tr>
</table>

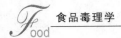

续表 9-1

免疫活性物质	抗体	机体受抗原刺激后产生的能特异性识别、结合和清除抗原的免疫物质。
	补体系统	广泛参与机体微生物防御反应以及免疫调节,也可介导免疫病理的损伤性反应,是体内具有重要生物学作用的效应系统和效应放大系统。
	细胞因子	包括干扰素(IFN)、白细胞介素(IL)、肿瘤坏死因子(TNF)、集落刺激因子(CSF)、转化生长因子(TGF)等。

9.1.2 抗原与抗体

免疫系统识别并排除机体不需要或有害的物质都必须依赖抗原和抗体的特异性结合反应,这是免疫学最基本的反应。抗原是指能诱导机体产生抗体和细胞免疫应答,进而在体内外发生特异性反应的物质。机体对抗原的识别、记忆及特异反应性是免疫学的核心问题。抗体是机体受抗原刺激后产生的能特异性识别、结合和清除抗原的免疫球蛋白(immunoglobulin,Ig)。根据理化性质和生物学功能的差异,抗体可分为五个类型:IgM、IgG、IgA、IgE 和 IgD,其基本特性和主要功能见表 9-2。

表 9-2 各种抗体的特性及功能

抗体类型	抗体特性	功能
IgM	(1)最初产生的抗体 (2)最佳的补体固定者 (3)良好的调理剂	在外界感染初期 IgM 型抗体能更有效地固定补体分子(它有 5 个 Fc 区)。另外,IgM 型抗体也能很好地中和病毒并防止感染病毒入侵。
IgG	(1)较好的补体固定者 (2)良好的调理剂 (3)帮助 NK 细胞行使杀伤功能(ADCC) (4)穿过胎盘屏障	因为 IgG 型抗体存在着 Fc 区,所以它也有固定补体分子和中和感染病毒的功能。而 NK 细胞表面有能与 IgG3 抗体 Fc 区结合的受体,当 Fc 区受体与 NK 细胞结合后,可以更有效地刺激后者的杀伤活性。此外,IgG 型抗体其独特之处是它可以通过胎盘从母体血液进入胎儿血液。
IgA	(1)抗胃酸 (2)保护黏膜表面 (3)分泌至乳汁中	IgA 型抗体是机体保护自己黏膜表面的主要抗体。IgA 型抗体能通过血液穿过肠壁转运到肠腔,将病原体聚集以黏液的形式排出体外。IgA 型抗体可以覆盖婴儿的肠黏膜表面,防御婴儿摄入的病原体,随母乳进入婴儿体中的抗体是 IgA 型抗体。
IgE	(1)抗寄生虫感染 (2)导致过敏 (3)导致过敏性休克	IgE 型抗体能与肥大细胞结合,肥大细胞能够有效地抵抗穿过保护屏障的微生物和寄生虫的感染。肥大细胞的作用原理主要是它脱颗粒,以此来杀死有害物质。而释放出的脱颗粒和组胺过多会导致过敏反应。当释放的量过大时,会导致心梗、呼吸困难和过敏性休克等症状。
IgD	(1)极易被蛋白酶降解 (2)表达于成熟的 B 细胞表面	IgD 型抗体的功能现尚不完全明确,可能与细胞识别有关,对防止免疫耐受性的发生有一定作用,也可能与 B 细胞的分化有关。

9.1.3　免疫毒性的类型

免疫毒性是生物异源物与免疫系统相互作用引起的不良反应表现。外源化学物的免疫毒性主要表现有三个类型，即免疫抑制（immunosuppression）、自身免疫（autoimmunity）及超敏反应（hypersensitivity reaction）。

1. 免疫抑制

外源化学物可以直接损伤免疫器官、免疫细胞和免疫分子的形态与功能，也可以通过影响神经内分泌系统的调节功能，以及继发于其他靶器官毒性，降低机体的免疫功能。即产生免疫抑制作用，可导致反复、严重或长时间持续的感染以及癌症的发展。

可以引起免疫抑制作用的外源化学物种类繁多，包括食品中一些常见的污染物，如多卤代芳烃类，多氯联苯（PCB）、多溴联苯（PBB）、六氯苯（HCB）、四氯二苯呋喃（TCDF）和四氯二苯对二噁英（TCDD）等；多环芳烃类，苯并（a）蒽（BA）、7,12-二甲基苯并（a）蒽（DMBA）、三甲基胆蒽（3-MCA）和苯并（a）芘〔B（a）P〕等；农药类，DDT、敌百虫和甲基对硫磷等；金属，铅、镉、砷、汞、铬、镍、锌、铜、甲基汞和有机锡等。

2. 自身免疫

一般情况下，机体内的免疫细胞不会把自身的组织成分识别为危险信号，但在个体遗传易感因素、感染因子（病毒、支原体和细菌等）以及外源化学物等因素的作用下，免疫系统可能会出现错误的反应，将一些特定的自身组织成分识别为"非己"物质，导致自身免疫效应细胞和自身抗体的产生，破坏自身正常组织结构并引起相应临床症状，这就是自身免疫。

类风湿性关节炎是一种典型的自身免疫性疾病，受感染因子的诱发，患者体内形成新的抗体（类风湿因子），并在关节内形成免疫复合物沉积物，激活免疫系统，攻击自身的滑膜和软骨蛋白，引起全身的小血管炎和关节局部滑膜炎，并且反复发作，引发慢性炎症。

食品中常见的污染物重金属汞、镉已被证实会引起免疫复合物性肾小球肾炎，酒石酸可能会引起系统性红斑狼疮和掺假的菜籽油可能会引起全身性硬皮病等。

3. 超敏反应

超敏反应又称变态反应（allergy）或过敏反应（anaphylaxis），是指机体受同一抗原再次刺激后产生的一种以机体生理功能紊乱或组织细胞损伤为主的病理性免疫反应。超敏反应与免疫反应本质上都是机体对某些抗原物质的特异性免疫应答，但超敏反应主要表现为组织损伤和/或生理功能紊乱，免疫反应则主要表现为生理性防御效应。1963 年 Cell 和 Coombs 根据超敏反应发生的机制和临床特点，将其分为四型，见表 9-3。本书将重点介绍与食物成分有关的超敏反应，即食物过敏。

表 9-3　超敏反应的分类

型别	参与分子和细胞	反应机制	临床表现举例
Ⅰ型（过敏反应）	IgE、肥大细胞、嗜碱性粒细胞和嗜酸性粒细胞等	IgE 黏附于肥大细胞或嗜碱性粒细胞表面，变应原与细胞表面的 IgE 结合，细胞脱颗粒，继而释放生物活性介质，作用于效应器官。	药物过敏性休克、支气管哮喘、变应性鼻炎、荨麻疹和食物过敏症等。

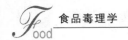

续表 9-3

型别	参与分子和细胞	反应机制	临床表现举例
Ⅱ型（细胞毒型）	IgG、IgM、IgA、补体、巨噬细胞和 NK 细胞等	抗体作用于细胞表面的抗原或吸附的半抗原，在补体、巨噬细胞和 NK 细胞等协同作用下溶解靶细胞。抗体使细胞功能活化，表现为分泌增加或细胞增殖。	ABO 血型不合的输血反应、新生儿溶血症、免疫性血细胞减少症、移植物超急排斥反应和抗膜性肾小球肾炎等。
Ⅲ型（免疫复合物型）	IgG、IgM、补体和中性粒细胞等	中等大小的免疫复合物沉积于血管壁基底膜或其他细胞间隙，激活补体，吸引中性粒细胞、释放溶菌酶，引起炎症反应。	血清病、免疫复合物性肾小球肾炎、系统性红斑狼疮和类风湿性关节炎等。
Ⅳ型（迟发型）	T 细胞	抗原使 T 细胞致敏，致敏 T 细胞再次与抗原相遇，直接杀伤靶细胞或产生各种淋巴因子，引起炎症反应。	传染性变态反应和接触性皮炎。

9.2　食物过敏的机理及主要过敏原

　　关于食物过敏（food allergy）的定义和范围目前科学界尚未达成共识。广义的食物过敏还包括特异体质反应和胃肠道疾病等，如食物不耐症、乳糜泻和溃疡性结肠炎等。这类症状一般为迟发型的慢性症状。本书中的食物过敏仅针对人体对食物中的抗原（大多数情况下还是重要的蛋白质营养素）产生的超敏反应。

　　食物过敏是机体与食品组分直接接触所产生的免疫毒性，对机体危害很大，可影响呼吸系统、胃肠系统、中枢神经系统、皮肤、肌肉和骨骼等，甚至可能引起过敏性休克危及生命。食物过敏的总发病率很难统计，有报道显示，全球范围内 2%～4% 的成年人和 5%～8% 的儿童曾患食物过敏性疾病，且发病率一直呈上升趋势，中国 2 周岁以内婴幼儿曾发生或正发生过敏性疾病的比例高达 40.9%（王硕等，2016；陈红兵等，2017）。因此，了解食物过敏的发生机理和防治对策对于提升食品安全水平和保障人类健康具有重要意义。

9.2.1　食物过敏的反应机理

　　食物过敏多数属于Ⅰ型超敏反应，反应发生迅速，与机体内 IgE 有关，又称为 IgE 介导的速发型超敏反应。非过敏体质者的免疫系统对过敏原反应较为轻微，主要是产生低水平的 IgG 抗体，而过敏体质者初次接触过敏原即诱导 B 细胞产生大量的特异性 IgE 抗体，IgE 一旦产生即与肥大细胞结合，机体即呈致敏状态。当相应的过敏原再次进入机体，与致敏细胞表面的两个相邻的 IgE 分子结合，激活一系列酶反应，引起肥大细胞脱颗粒释放各种介质及细胞因子，如组胺、肝素和血小板凝集因子等。这些物质促进血管扩张、支气管收缩和产生炎症反应，临床上表现为皮肤荨麻疹、鼻炎、哮喘，直至过敏性休克等。

　　食物过敏本质上是机体针对无害抗原产生了错误的应对机制，但究竟是什么因素导致了这一错误，目前尚未定论。许多免疫学家支持"免疫偏向"的学说（二维码 9-2）。该学说认为，除遗传因素外,幼年时期的微生物感染(病毒或细菌)有助于建立针对无害抗原的正常免疫应答,这一学说可以很好地解释发达国家食物过敏发生率上升而微生物感染(如结核)降低的现象。同时,医学界还认为食物过敏发病率的升高与现代城市化进程所导致的生物多样性的衰退、户外活动减少和食物多样性增加等因素有关。

二维码 9-2　免疫偏向学说

9.2.2　食物过敏反应的毒理学特征

(1)外源化学物质的食物过敏反应不同于该物质的一般毒性反应,组织病变也不同于该物质的中毒变化,而是变态反应性炎症。

(2)过敏症状与食物本身的性质无关,主要取决于病人的敏感程度,且儿童是易感人群;不同的食物可引起同样的过敏症状,同一种食物在不同的人中可以引起不同的症状。

(3)食物过敏的反应不存在剂量-效应关系,很小剂量的过敏原进入体内就可以致敏,再接触小剂量即可出现症状。

(4)食物过敏的反应症状可以从轻微的不适到可危及生命的休克,主要表现为消化系统、皮肤、呼吸道和神经系统等症状,具体见表 9-4。

表 9-4　食物过敏引起的临床表现

侵犯系统	临床表现
消化系统	恶心、呕吐、腹痛、腹胀、上腹不适、消化性溃疡、腹泻、过敏性肠胃炎、少见的有便血及唇口腔黏膜和咽部水肿等胃肠道为主的症状。
皮肤	较为轻微,以瘙痒、荨麻疹、湿疹、皮炎、红斑、血管神经性水肿和过敏性紫癜等皮肤症状为主。
呼吸系统	鼻炎、咳嗽哮喘、喉头水肿、渗出性中耳炎、呼吸困难和过敏性哮喘等。
心血管系统	心律不齐、高血压、低血压、甚至休克等。
神经系统	偏头痛、头疼、眩晕、癫痫、遗尿、晕厥和性格改变等。
全身性表现	苍白、贫血、疲劳、乏力、营养不良、生长发育延迟、肥胖和消瘦等。
其他	过敏性紫癜。

食物过敏反应一般根据临床上表现的器官不同分为消化系过敏反应、非消化系过敏反应和消化及非消化系混合过敏反应三种。消化系食物过敏反应约占全部食物过敏的 30%,其反应可遍及全部消化系统,上至唇、舌、口腔,下至肛门。非消化系食物过敏反应约占全部食物过敏的 50%,主要表现在皮肤过敏方面,约占此类过敏的 80%。消化系及非消化系混合食物过敏反应约占 20%。

9.2.3　食物过敏原的来源与性质

1.过敏性食物的种类

目前,已确定的过敏性食物有 170 多种,常见的如表 9-5 所示。

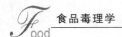
表 9-5　过敏性食物的种类

种类	常见食物
蛋及奶类	牛奶和蛋类(鸡蛋、鹌鹑蛋、鸭蛋、鹅蛋和鸵鸟蛋等)。
海产品及水产品	鱼类、鱿鱼、贝类、蚌类、蟹类和虾类等。
坚果类	花生、核桃、开心果、腰果、大杏仁、榛子、松子、扁桃仁和栗子等。
谷物类	芝麻、玉米、荞麦、小麦、稻米、燕麦、黑麦和大麦等。
豆类	花生、黄豆和扁豆等。
水果类	桃子、苹果、香蕉、杧果、菠萝、草莓、樱桃、木瓜、葡萄、柑橘、柿子和枣等。
蔬菜类	茼蒿、香菜、灰菜、芫荽、菜豆、土豆、胡萝卜、芹菜和番茄等。
调味料	味精、葱、姜、蒜、芥末油、咖喱粉、孜然粉和胡椒等。
其他加工食物	蜂蜜、花粉制成的保健品、咖啡、巧克力、啤酒、果酒和白酒等。
食物添加剂	亚硫酸盐和苯甲酸盐。

　　据联合国粮农组织报告表明,90%以上食物过敏原存在于牛奶、鸡蛋、鱼、甲壳类水产品、花生、大豆、坚果类及小麦八大类食物中。由于食物过敏并无有效的治疗手段,最有效且简单可行的办法就是采取一定的措施使易敏者避开含有致敏成分的食物。许多国家通过严密的科学调查和立法论证,相继修改和出台规范食品中过敏物质标示的法律法案,对食品标签上过敏成分的标注做出严格规定,二维码 9-3 列举了部分国家或地区对食品过敏原标识的一些要求,这也在一定程度上反映该国家或地区人群的主要食物过敏原。

二维码 9-3　各国或地区
允许标注的过敏原种类

　　2. 食物过敏原的分子特征

　　已知结构的食物过敏原都是蛋白质或糖蛋白(相对分子质量介于 7 000～10 000 之间),与生物界存在的大量各种各样蛋白质相比,食物过敏原蛋白质仅占很小一部分,说明蛋白质保守的结构和生物活性决定蛋白质过敏的特点。通过对已知结构的过敏原进行分析和比较,植物源性食物过敏原属于 27 个蛋白质家族,其中 65% 归属在醇溶蛋白超家族、Cupin 超家族、Betv 1 家族和 Profilins 家族中。动物源性食物过敏原主要集中于原肌球蛋白家族、钙离子结合蛋白家族和酪蛋白家族这 3 个蛋白质家族中。

　　食物过敏蛋白的结构中决定过敏反应的物质基础是过敏原表位。过敏原表位包括线性表位和构象性表位,线性表位一般由 5～7 个氨基酸组成,是与抗体结合的连续氨基酸序列,而构象性表位则是由 15～22 个氨基酸构成,这些氨基酸分布于同一条肽链的不同部位或不同肽链上。有研究报道表明,在天然状态下,过敏原蛋白有 90% 以上的表位是构象性表位,而且有些线性表位是构象性表位的组成部分,这说明构象性表位在过敏原表位中占绝对优势。

　　3. 食物过敏的地域差异

　　由于不同国家不同地区饮食习惯的不同,机体对食物的适应性也有相应的差异,致敏的食物种类也就不同。比如,在西方国家羊肉极少引起过敏,而在我国羊肉比猪肉的致敏率高;西方对巧克力、草莓、无花果和花生等过敏较多,而我国对牛奶和海鲜过敏的人较多。

4.食物过敏的年龄差异

年龄对过敏发病率也有很大影响,调查发现在对鸡蛋、牛奶、小麦以及大豆过敏的儿童中,70%~80%在成年后不再对相应过敏原有过敏反应,约50%在6岁后就不再对鸡蛋和牛奶过敏,而花生过敏儿童仅有20%在成年后不再过敏,坚果过敏儿童中更是仅有10%。

5.遗传因素对食物过敏的影响

遗传因素在过敏性疾病中起主要作用。父母中一方有过敏性疾病,其子女食物过敏患病率达30%~40%;若父母双方均患有过敏性疾病,其子女患病率则高达60%~80%。食物过敏虽然容易遗传,但过敏原不一定随之进行遗传。有些基因只对一种食物过敏,而另一些基因可能对一种或几种类型的食物都会过敏。如父母对牛奶或是小麦类食物过敏,孩子却未必。

6.食物过敏原的交叉反应

食物中的不同蛋白质可能存在共同的抗原结构,这使得对某种食物过敏的人对相似的其他食物也会过敏,这就是过敏原的交叉反应。例如,至少50%的牛奶过敏者,对山羊奶也会过敏,对鸡蛋过敏者对其他鸟类的蛋也会过敏。植物的交叉反应比动物明显,对大豆过敏者也可能对扁豆、花生和苜蓿等同科植物过敏,多数对桦树过敏者也对苹果、榛子、桃子、杏子及樱桃等有反应。酒类本身可能含有致敏成分,除此之外,它还可以促进其他食物的吸收过程,因此饮酒更容易发生食物过敏反应。

7.食品加工对食物过敏原的影响

过敏原的致敏性主要取决于抗原表位即抗原决定簇的空间结构,而食品加工技术可使其发生一定程度上的改变,因此可以在食物加工过程中消减过敏原并生产出低过敏性食品。

加热:通常食物中的过敏原都是比较耐热的,但也有一些食物经过不同加热后致敏性发生改变。例如,牛奶中的酪蛋白非常耐热,其致敏性在120℃加热30 min而不减弱,而甲、乙、丙种球蛋白和血清白蛋白等的致敏性则大大降低。有调查研究显示73%牛奶过敏者和80%鸡蛋过敏者能够耐受其加热或烘烤之后的形式,说明加热后过敏原致敏性降低。另外,较高的温度可以增加花生糖化产物从而提高过敏原稳定性和免疫原性,在我国主要以煮或油炸花生米较为常见,而在美国则是烘烤花生米最为常见,这一发现可以解释在不同国家和地区花生过敏发病率的差异性。

发酵和酶解:发酵和酶解可以使蛋白质的肽链发生断链,生成分子量更小的多肽或氨基酸,而达到降低致敏性的效果。例如,将牛奶中的蛋白质进行酶解,可以降低或除去致敏蛋白,生产低敏奶粉,以提供给那些对牛奶蛋白质过敏却又无法享受到母乳的婴儿。

美拉德反应:美拉德反应是食品加工中常见的一种反应,通过反应,碳水化合物能够掩饰或破坏过敏原蛋白分子上的致敏表位,从而改变其致敏性。例如,麦芽糖和葡萄糖与虾过敏原发生美拉德反应后,虾过敏原分子质量增大,麦芽糖和葡萄糖使虾的过敏原免疫活性分别降低了约60%和10%。

其他加工方法:研究也发现超声波、超高压、辐射和微波等加工方式均能影响生物大分子的结构、改变分子间和分子内的非共价作用力。因此,这些方法也可以通过改变过敏原物质的结构从而降低其过敏原性。例如,大豆产品在300 MPa高压下处理后得到了更具营养的低过

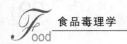

敏性产品。另外,用超高压、微波等方法处理的过敏原蛋白,能使其免疫位点暴露或改变蛋白质构象,再进行酶解时,过敏原蛋白的降解效果会更好。

9.3 食物中过敏原致敏性的评价方法

理论上,任何一种蛋白质都可能会引起特异体质的人群产生过敏现象,对于食物过敏原的评价,至今尚无一种普遍可靠的评定方法。因此,FAO/WHO 食品法典委员会推荐致敏性的评价过程采用全面、逐步、个案分析的方法。目前,食物过敏原致敏性的评价方法主要包括:体内法、体外法和生物信息学比对法。

9.3.1 体内法

体内法主要是用少量的过敏原刺激机体,看机体有无过敏反应或测量机体产生 IgE 的多少来评价食物过敏原的致敏性。体内法主要包括皮肤实验、双盲安慰剂对照的食物激发实验(double-blind, placebo-controlled food challenge, DBPCFC)和动物模型。

皮肤实验是借助抗体或抗原在人的皮肤上或皮肤内的反应进行的免疫学检测。常见的皮肤实验是皮肤点刺实验(skin prick testing, SPT)和斑贴实验。目前,欧美国家极为推崇 SPT,因为 SPT 的安全性、可靠性和灵敏度得到了保障。但为了确保实验的最终严谨性,SPT 的实验要结合血清实验分析才更为准确。此外,使用新鲜食物进行 SPT 的可靠性强。但 SPT 的临界值受统计方法、实验设备和过敏原等因素的影响,因此推广范围不能涉及其他的临床情况。斑贴实验是用过敏原物质贴于皮肤上,观察由其诱发的过敏炎症的严重程度,用以判断该物质对患者致敏性的强弱。

双盲安慰剂对照的食物激发实验是用可疑的过敏食物刺激患者,观察患者的反应症状来确定该食物是否具有致敏性,并判断食物致敏性的强弱。

目前尚未建立被广泛接受的致敏性评价的标准动物模型。现常用的较为敏感的动物模型主要为啮齿类动物鼠及猪、狗等,其中最常用的动物模型是鼠类,如 BN 大鼠模型、BALB/c 和 C3H/HeJ 小鼠模型等。

SPT、斑贴实验和 DBPCFC 等方法虽然能较为准确地说明该物质是否为过敏原,但给受试者带来了一定的痛苦,且结果只是针对个人的。其他结果要做大批量的实验才能得以总结。动物模型的应用对动物的要求较高,需要动物对过敏食物有较高的灵敏度和特异性。而且目前尚未找到完全符合理想化的动物模型。需要继续探究出跟人体过敏有着相似的临床症状又符合理想化要求的动物模型。

9.3.2 体外法

体外法是分别从血清学和细胞学两个角度进行评价的。

血清学角度分析是从人体内取出血清(因为血清中含有可以跟过敏原结合的 IgE 抗体),再与要检测的蛋白进行检验,观察两者的结合能力从而来评价食物的致敏性。主要检测方法有酶联免疫吸附实验(ELISA)、过敏原吸附抑制实验(RAST 抑制实验)和免疫印迹法。ELISA 特异性好、灵敏度高且操作方便,是目前在过敏原检测中应用最广泛的免疫分析技术。

RAST 抑制实验的灵敏度和准确度高,但对血清的依赖性强,而血清的一致性难以保证,且操作过程中放射性危害大,所以 RAST 抑制实验的推广范围受到了限制。RAST 抑制实验可与 ELISA 法同时检测人体内的特异性 IgE,其结果较为准确。而免疫印迹法的分析容量大且敏感度和特异性都较强,但操作过程过于烦琐且不能单用该方法得出的数据来评价食物致敏性。

　　细胞学角度分析是用蛋白刺激免疫细胞,使其产生过敏炎症介质,根据产生情况判断该蛋白对其致敏性的大小,从而做出评价。其中最常见的方法有体外模拟胃液消化反应、T 细胞反应分析和生物传感器等方法。体外模拟胃液消化反应主要是检测蛋白质在人体胃液中的稳定性以此来评价食物的致敏性。它可以有效地评价出蛋白质在处理前后的消化性。非过敏性蛋白比过敏性蛋白更具消化性。T 细胞反应分析是依靠在 IgE 介导的食物过敏反应中检测 T 细胞增殖和细胞因子的产生来进行分析评价的。其检测结果若是细胞因子释放量增大,T 细胞增殖剧烈,则说明该食物过敏原致敏性强。反之,则弱。而生物传感器是将免疫检测的结果通过传感器转换成可选择的定量或半定量信息。根据检测到的抗原抗体反应对过敏原与特异性抗体的反应程度来评价食物过敏原的致敏性强弱。生物传感器方法具有实用、方便、数据准确性高和便于收集处理数据等优点。但由于其费用较高,推广范围也受到一定的限制。

9.3.3　生物信息学比对法

　　生物信息学比对法主要是用于评价转基因食物中过敏原的致敏性。它是通过预测过敏原表位来评价食物过敏原的致敏性。若转录的蛋白质氨基酸序列与检测数据库中已知的致敏原序列具有较大的相似性,则其致敏性的可能性也较大。虽然它不可以检测判断出检测的蛋白是否为过敏原,但它可以判断出该蛋白是否可以与已知的蛋白发生交叉反应。有数据表明,当蛋白质氨基酸与已知致敏原的总序列数在免疫学有较明显的同源性,且至少有 8 个连续氨基酸相同时,则该基因蛋白可能具有致敏性;若相似度低于 50% 时,则说明该蛋白氨基酸与已知致敏原不会发生交叉反应,当相似度大于 70% ,则可发生交叉反应。生物信息学检测仅仅只是理论预测,并不能直接证明该物质是否为过敏原或具有潜在的致敏性。较常见的检测序列方法为 FASTA(基于文本的序列比对工具)和 BLAST(基于局部比对算法的搜索工具),以及新兴起的"基于调整的过滤长度检测过敏原多肽"(DFLAP)等。其中,DFLAP 对蛋白质致敏性评估的特异性好且灵敏度高。生物信息学比对法对网络数据库的依赖性很大,若是所检测的序列在检测数据库无相关数据时,该方法就受到了限制。除此之外,该方法还需要严格的血清学方法或其他的方法去进一步验证。尽管如此,生物信息学比对法具有的快速和高效的优点仍使其受到研究者的欢迎。

　　目前,还未找到评价致敏性强弱的标准。因此,还需要更进一步的研究和发展。

(曾绍校)

■本章小结

　　本章介绍了免疫毒性的相关概念和主要类型,并重点阐述了食物过敏这一与食品密切相关的免疫毒性。免疫毒性是研究生物异源物与免疫系统相互作用引起的不良反应,主要包括免疫抑制、自身免疫和超敏反应。食物过敏是指人体对食物中的抗原产生的超敏反应,多数属于I型超敏反应,其特点是仅危害少数过敏体质的人群,产生的损害没有明显的量效关系,目前最有效的预防措施仍然是避免接触致敏食物,因此许多国家的法律规定必须在食品标签上标注常见的过敏成分。食物过敏原致敏性的评价方法主要包括体内法、体外法和生物信息学比对法,但都存在各自的优势和不足,还需进一步的研究和发展。

❓ 思考题

1. 食物过敏反应的机理和特点是什么?
2. 容易导致食物过敏的食物主要有哪些?
3. 如何评价食物过敏原的致敏性?
4. 如何预防食物过敏?

参考文献

[1] 宋宏新. 食品免疫学. 北京:中国轻工业出版社,2009.

[2] Curtis D Klaassen. Toxicology:The McGraw-Hill Companies,2005.

[3] 顾祖维. 现代毒理学概论. 北京:化学工业出版社,2005.

[4] Prescott S L,Pawankar R,Allen K J,et al. A global survey of changing patterns of food allergy burden in children. World Allergy Organ J,2013,6:21.

[5] Turnbull J L,Adams H N,Gorard D A. Review article:the diagnosis and management of food allergy and food intolerances. Alimentary Pharmacology & Therapeutics,2015,41(1),3-25.

[6] 郭颖希,王满生,成军虎,等. 非热加工技术消减食物过敏原研究进展. 食品与机械,2019,35(05):219-223-230.

[7] 陈红兵. 食物过敏原检测技术的新动态. 食品安全质量检测学报,2019,10(07):1743-1744.

[8] 周红菲,吴志华,陈红兵. 质谱技术在食物过敏原检测中的研究进展. 食品安全质量检测学报,2019,10(07):1757-1762.

[9] 孙佳益,王锡昌,刘源,等. 食物过敏原的低过敏性处理方法及其评价体系研究进展. 分析测试学报,2014,31(4):495-501.

[10] 傅玲琳,谢梦华,等. 肠道菌群调控下的食物过敏机制研究进展. 食品科学,2018,39(17):305-313.

[11] 谢秀玲,李欣,高金燕,等. 非热加工对食物过敏原影响的研究进展. 食品科学,2013,34(17):344-349.

[12] 李欣,陈红兵. 食物过敏原构象性表位鉴别的研究进展. 食品科学,2012,33(17):279-283.

[13] 高琳,杨安树,高金燕,等. 食物过敏原致敏性评估方法研究进展. 食品科学,2014,35(7):252-257.

[14] 毕源,周忻,孙娜,等. 两种方法评价食品过敏原潜在致敏性的对比分析. 食品科学,

2013,34(15):313-317.

[15] Kuang H,Bi-yuan G A O,Vissers Y,et al.热处理对食物致敏性的影响及其体外细胞学评价.食品与生物技术学报,2013,32(9):907-913.

[16] 龙伟,李欣,高金燕,等.生物信息学技术在食物过敏原表位预测中的应用.食品科学,2014,35(3):259-263.

[17] 李慧,李映波.转基因食品潜在致敏性评价方法的研究进展.中国食品卫生杂志,2011,23(6):587-590.

[18] 杨杏芬,吴永宁,贾旭东,等.食品安全风险评估:毒理学原理、方法与应用.北京:化学工业出版社,2017.

[19] 陈红兵.食物过敏研究新动态.食品安全质量检测学报.2017,8(4):1085-1086.

[20] 王硕,蒋竞雄,王燕,等.城市 0～24 月龄婴幼儿过敏性疾病症状流行病学调查.中国儿童保健杂志,2016,24(02):119-122.

第 10 章
化学物质毒作用的影响因素

学习目的与要求

掌握化学物质的化学结构、理化性质与毒效应之间的关系及其相互作用;了解实验动物物种和个体因素对化学物毒作用评价的影响;了解环境因素、接触途径等对化学物毒作用的影响;掌握联合作用的类型和作用。

化学物质的有毒或无毒是相对的,任何一种化学物质在一定条件下都可能是有毒的。实际上,几乎所有的化学物质,当它进入生物体内超过一定量的时候,都会对生物机体产生不良作用。化学物质的毒作用是指在一定条件下,该化学物质与生物机体相互作用的结果,其毒作用的性质和大小受很多因素的影响。除了剂量外,其中主要的因素包括毒物本身的化学结构和理化特性,机体的因素(包括生物个体的品种、年龄、性别、遗传、营养、健康状态等)以及环境因素等。因此,了解化学物质毒作用的影响因素,对有效控制其在食品中的毒性有着重要的理论基础和现实意义。从毒理学角度,可将影响化学物毒性作用的因素概括为以下几个主要方面。

10.1　化学毒物因素的影响

10.1.1　化学结构

化学物质的结构决定其特有的化学性质和物理性质,化学性质和物理性质又决定化学物质固有的生物活性。因此,研究化学物质的结构与毒性之间的关系,有助于预测化合物的生物活性、作用机理及其毒作用。化学结构对毒性的影响表现在毒作用性质和大小两个方面。化学结构与毒性大小的关系相当复杂,目前有机毒物在这方面的表现有一定规律。

1.功能团

烷烃类的氢被卤素取代时,就会使分子的极化程度增强,更容易与酶系统结合,使毒性增加,其毒性一般按照氟、氯、溴、碘的顺序而增强;且取代基越多,毒性也越强,如氯化甲烷对肝脏的毒性依次为:$CH_4 < CH_3Cl < CH_2Cl_2 < CHCl_3 < CCl_4$。

烃类引入氨基变成胺后,碱性增强,易与核酸、蛋白质的酸性基团反应,易与酶发生作用,以致毒性增强。胺类化合物毒性大小为:叔胺<仲胺<伯胺。

芳香族化合物引入羟基(—OH),分子的极性增强,毒性增加,且羟基引入芳香族化合物越多,毒性就越大。如苯环中的氢被羟基取代变成苯酚后具有酸性,易与蛋白质中碱性基团作用,使毒性增强;若苯环中的氢被氨基或者硝基取代时,则具有明显的形成高铁血红蛋白的作用,而对肝脏具有不同程度的毒性。但在化合物中引入羧基(—COOH)及磺酸基(—SO_3H),可使化合物的理化特性发生改变,电离度和水溶性增加,脂溶性降低,不易通过扩散进入组织,毒性随之减小,如苯甲酸毒性小于苯。苯二胺是偶氮染料,具有致突变作用,若在其分子环状结构上增加一个甲基或亚硝基,可增高它们的致突变力;但是如果增加一个亚硫酸根(SO_3^{2-})、羧基(—COOH),或是在氨基的氢以乙基(—C_2H_5)取代,则其致突变力会明显地降低。

在化合物中引入带负电荷的功能基团,使该化合物可以与机体中带正电荷的基团相互吸引,从而使毒性增强,如负电荷基团硝基(—NO_3)、苯基(—C_6H_5)、氰基(—CN)、醛基(—CHO)、酮基(—COR)、酯基(—COOR)、乙烯基(—$CH = CH_2$)、乙炔基(—$C \equiv CH$)等。

2.分子空间结构

一般直链的毒性比支链的大,成环的比不成环的毒性大(如环己烷毒性大于正己烷)。

环烃取代基的位置不同毒性也不同,一般来说,对位>邻位>间位,分子对称的>不对称

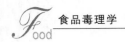

的。如对二硝基芳烃和邻二硝基芳烃的毒性远大于间二硝基芳烃,甚至大于间三硝基芳烃,这是由于与硝基相连接的苯环碳原子受到邻、对位硝基的共轭作用而增加了正电荷,使两个硝基相互处于邻位或对位的硝基芳烃更易于发生亲电反应,提高了硝基芳烃的毒性。但是也有例外,如三邻甲苯磷酸酯,是致迟发性神经病化合物,但当其甲基转至对位,则失去致迟发性神经病毒性,又如邻硝基苯醛的毒性大于对位异构体。其他同分异构体物质的毒性也存在一定的差异,典型的例子是六六六,它有 7 种同分异构体,常用的有 α、β、γ 和 δ 等。其中,γ 和 δ-六六六急性毒性强,β-六六六慢性毒性大;α、γ-六六六对中枢神经系统有很强的兴奋作用,β、δ-六六六则对中枢神经系统有抑制作用。

动物体内的酶对旋光异构体物质具有高度专一选择性,而不同的旋光异构体物质具有不同的物理性质,所以在动物组织内的分布和代谢速度均不同,其毒性也不同。一般地,左旋异构体对机体作用较强,如左旋吗啡对机体产生兴奋作用,而右旋体往往无作用;但也有例外,如右旋和左旋尼古丁对大鼠的毒性相等,而对豚鼠,则右旋体毒性较左旋体大 2.5 倍。

3. 同系物碳原子数

烷、醇、酮等碳氢化合物,碳原子越多,毒性越大(甲醇与甲醛除外),但当碳原子数超过一定限度时(一般为 7～9 个碳原子),却又随着碳原子数增加,毒性反而下降。这是由于这类非电解化合物伴随碳原子数增加脂溶性增大,水溶性相应减小,这样不利于经水相转运,其在机体内易被阻滞于脂肪组织中,反而不易于穿透生物膜达到靶器官。毒性作用排序:戊烷＜己烷＜庚烷,但辛烷毒性迅速减低。

4. 分子饱和度

相同碳原子数时,分子中不饱和键增多,其毒性增加。如丙烯醛对结膜的刺激作用大于丙醛;毒性作用排序:乙烷＜乙烯＜乙炔。

5. 有机磷化合物结构与毒性

有机磷化合物均有亲电子的磷,它以共价键结合于乙酰胆碱酯酶的酯解部位。但有机磷化合物的一些取代基不同,可以影响磷原子上的电荷密度,使其毒性发生变化。一般取代基 R_1 和 R_2 为烷氧基时比烷基毒性大;R_1 和 R_2 同为烷基时,烷基碳原子数越多,毒性越强。如保棉磷的 R_1 和 R_2 基团为二乙氧基,其磷原子电荷为 $+1.041e$,大鼠 LD_{50} 为 16 mg/kg;而当用二乙基取代二乙氧基,形成乙基保棉磷时,磷原子电荷为 $+0.940e$,则其毒性大为下降,大鼠 LD_{50} 为 1 000 mg/kg,二者毒性相差达 60 倍。

6. 化学物结构与营养物或内源性物质的相似性

某些化学物结构与主动转运载体的底物类似,可通过转运营养物或内源性物质的载体转运系统主动吸收。如铊、钴、锰等有害金属物质可以通过铁蛋白转运系统而被吸收;铅依靠钙的转运系统而被主动吸收。

10.1.2　物理性质

化学毒物的物理性质如分子量、溶解性、分散度、挥发度、电离度、稳定性等对其毒性都有一定的影响。

1.溶解度

(1)脂/水分配系数(lipid/water partition coefficient) 脂/水分配系数是指化合物在脂(油)相和水相的溶解分配率,即化合物的水溶性与脂溶性达到平衡时,其平衡常数称为脂/水分配系数。一种化合物的脂/水分配系数较大,表明它易溶于脂,反之表明易溶于水,而呈现出化合物的亲脂性或疏脂性。在构效关系研究中,这是化学毒物的一个十分重要的物理参数,它直接影响毒物的吸收、分布、转运、代谢和排泄,从而影响毒物毒性。脂溶性毒物易通过细胞膜的脂质双分子层进入细胞内被吸收,而水溶性物质吸收较差,难溶于胃肠的化学物不易接触黏膜表面,就不易被吸收,如金属汞在胃肠内基本不溶解,故经口摄入相对无毒。

(2)水溶性 毒物在水中的溶解度直接影响毒性的大小,水中溶解度越大,特别是在体液中的溶解度越大,毒性越大。如 As_2O_3(砒霜)在水中的溶解度比 As_2S_3(雄黄)大 3 万倍,其毒性远大于后者。铅化物的毒性次序与其在体液中的溶解度次序相一致,一氧化铅>金属铅>硫酸铅>碳酸铅。气态化合物的水溶性不但影响其毒性大小,还会影响其作用的部位,如氯气、二氧化硫、氟化氢、氨气等易溶于水的刺激性气体,主要引起上呼吸道的刺激作用,而不易溶于水的 NO_2 则能达到肺泡,引起肺水肿。

2.分散度

毒性与分散度(dispersity)有关的物质主要有粉尘、烟、雾等固态物质。分散度以微粒的直径大小来表示,微粒越小分散度越大,比表面积越大,生物活性也越强。毒物颗粒的大小可影响其进入呼吸道的深度和溶解度,从而可影响毒性。直径大于 5 μm 微粒,几乎全部在鼻和支气管中沉积;直径为 2~5 μm 的微粒沉积在肺的气管、支气管;微粒越小,到达支气管分支越深;直径小于 1 μm 的微粒常附在肺泡内;但是直径为 0.01~0.03 μm 时,其布朗运动速度极快,主要附着于较大的支气管内。经口摄入的固态化学物质,其分散度也影响消化道对其的吸收率,从而影响其毒性。

3.挥发度

有些毒物的绝对毒性(LC_{50})相似,但由于各自的挥发度(volitility)不同,实际的毒性危害或危险性就可有很大的差异,这是由于挥发性越大,越易经呼吸道进入体内。比如,苯和苯乙烯 LC_{50} 均为 45 mg/L,绝对毒性相同,但苯很易挥发,而苯乙烯的挥发度仅为苯的 1/11,所以苯乙烯经呼吸道吸入的实际危害性就远比苯小。将毒物的挥发度估计在内的毒性称为相对毒性。对有机挥发性溶剂来说,相对毒性指数更能反映其经呼吸道吸收的危害程度。但是皮肤吸入时,恰好相反,因为挥发性强的毒物,与皮肤接触时间短,吸收少,毒性小。

4.电离度

电离度(ionization)即化合物的 pK_a 值,对于弱酸性或弱碱性的有机化合物,只有在 pH 条件适宜,使其最大限度地维持非离子型时,才易于透过生物膜,被胃肠吸收,发挥其毒性效应。化合物在一定 pH 条件下呈离子型的比例越高,越易溶于水,但难于被吸收,易随尿排出。

5.稳定性

化合物的不稳定性(stability)也可能影响其毒性。如有机磷酸酯杀虫剂库马福可在存储过程中形成分解产物,从而对牛的毒性增强。

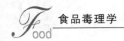

10.1.3　纯度

一般说起某个毒物的毒性，都是指该毒物纯品的毒性。毒物的纯度（purity）不同，它的毒性也不同。但在生产或使用的化学物质中常含有一定数量的不纯物，其中有些不纯物的毒性比原来化合物的毒性高，对此若不加注意，可影响对一些毒物毒性的正确评定。因此，对于待研究的毒物，应首先了解其纯度、所含杂质成分与比例，以便与前人或不同时期的毒理学资料进行比较，得出受检毒物的正确评价。例如，除草剂 2,4,5-三氯苯氧乙酸（2,4,5-T），在早期研究时，由于样本中夹杂相当量的四氯二苯-对位-二噁烷（TCDD）（30 mg/kg），该杂质毒性非常大，雌大鼠经口急性 LD_{50} 仅为 2,4,5-T 的雌大鼠经口 LD_{50} 的四百万分之一。即使 2,4,5-T 中杂质含量很低（低于 0.5 mg/kg），仍影响其毒性。因此 2,4,5-T 的胚胎毒性是由于杂质所引起，而不是 2,4,5-T 本身所致。又如商品乐果对大鼠的毒性试验表明，大鼠经口 LD_{50} 为 247 mg/kg，而纯品乐果为 600 mg/kg。一般认为，如果杂质毒性大于主要成分，样品越纯，毒性越小；如果杂质毒性小于主要成分，样品越纯，则毒性越大。

10.1.4　接触途径

毒物进入机体的途径即为接触途径（exposure route）。由于接触途径不同，机体对危害物的吸收速度、吸收量和代谢过程亦不相同，故接触途径对毒性有较大影响。

化学毒物进入机体的途径有很多，如胃肠道、呼吸道和皮肤等。动物机体接触外源化学物的途径不同，化学物吸收入血液的速度和生物利用率也不同。经呼吸道吸收的化学物，入血后先经肺循环进入体循环，在体循环过程中经过肝脏代谢；经口染毒，胃肠道吸收后先经肝代谢，进入体循环；经皮肤吸收是外源化学物由外界进入皮肤并经血管和淋巴管进入血液和淋巴液的过程，虽然皮肤的通透性不高，但当皮肤与外源化学物接触时，外源化学物也可透过皮肤而被吸收。此外，在毒理学的动物实验中，有时也采用静脉、腹腔、皮下和肌肉注射等途径将毒物注入机体，静脉注射使毒物直接进入血液，免除了吸收过程；腹腔注射后毒物吸收较快是因为腹腔血液供应丰富且表面积相对较大，而且腹腔注射药物需先经过肝脏后再分布到其他组织；皮下和肌肉注射毒物吸收较慢，但能直接进入一般循环。

一般认为，同种动物接触外源化学物的吸收速度和毒性大小顺序是：静脉注射＞腹腔注射＞皮下注射＞肌肉注射＞经口＞经皮。如青霉素（penicillin）给人静脉注射瞬间血浆中即达到峰值，其 $t_{1/2}$ 为 0.1 h，肌肉注射相同剂量峰值为 0.75 h，且仅能吸收 80%；而口服只能吸收 3%，达到峰值时间为 3.0 h，$t_{1/2}$ 则长达 7.5 h。吸入染毒近似于静脉注射，如吸入己烷饱和蒸汽 1~3 min 即可丧失意识，而口服几十毫升并无任何明显影响。这是因为经胃肠道吸收时，危害物经门静脉系统首先到达肝脏而解毒；经呼吸道吸收则可首先分布于全身并进入中枢神经系统产生麻醉作用。但也有例外，如久效磷给小鼠腹腔注射与经口染毒毒性一致（LD_{50} 分别为 5.37 mg/kg 和 5.46 mg/kg），说明久效磷经口染毒吸收速度快，且吸收率高，所以经口染毒与腹腔注射效果才会相近；又如氨基腈大鼠经口 LD_{50} 为 210 mg/kg，而经皮 LD_{50} 为 84 mg/kg，这是由于氨基腈在胃酸作用下，可迅速转化为尿素，使毒性降低，而且到达肝脏后经解毒则毒性更低。表 10-1 列出了几种常见毒物进入机体不同途径对毒物作用的影响。

表 10-1　不同接触途径对实验动物毒作用的影响

接触途径	普鲁卡因（小鼠）		异烟肼（小鼠）		二异丙基氟磷酸（兔）		苯巴比妥（小鼠）	
	LD_{50}	比值	LD_{50}	比值	LD_{50}	比值	LD_{50}	比值
静脉注射	45	1	153	1	0.34	1	80	1
腹腔注射	230	5	132	0.9	1.00	2.9	130	1.6
肌肉注射	630	14	140	0.9	0.85	2.5	124	1.5
皮下注射	800	18	160	1	1.00	2.9	130	1.6
经口	500	11	142	0.9	4～9	11.7～26.5	280	3.5

染毒途径不同，有时可出现不同的毒作用，如硝酸盐经口染毒时，在肠道细菌作用下，可还原成亚硝酸而引起高铁血红蛋白症，而静脉注射则没有这样的毒效应；同样经口给予硫元素时，可产生硫化氢中毒症状。

10.1.5　接触频率与期限

接触频率和期限（exposure frequency and exposure duration）分为 4 种，即急性、亚急性、亚慢性和慢性。急性接触通常是指一次给予化学毒物，低毒化合物可在 24 h 内多次给予，经急性接触，通常连续接触 4 h，最多连续接触不得超过 24 h；亚急性接触为反复接触 1 个月或略少于 1 个月；亚慢性接触为反复接触 3 个月或略少于 3 个月；慢性接触为反复接触 3 个月以上，通常需 6 个月以上。

接触频率和期限与毒性有密切关系。毒性反应取决于靶部位的毒物浓度，而靶部位的毒物浓度又取决于接触频率、期限和该外源化学毒物在体内的清除率。因此，无论急性接触，还是慢性反复接触，均分为 3 种情况：①毒物清除率慢于接触频率，如半衰期为 1 年；②毒物清除率与接触频率相当；③毒物清除率快于接触频率。

当急性接触毒物，并且毒物处于清除率慢于接触频率时，靶部位浓度可达到毒性作用范围；而毒物处于清除率与接触频率相当或清除率快于接触频率时，仅在接触初期可在毒性作用范围。当长期低剂量的慢性反复接触毒物时，如果毒物清除率慢于接触频率，其靶部位浓度在重复接触两次后就有可能在毒性作用范围；当毒物清除率与接触频率相当时，重复两次后也有可能达到毒性作用范围；当毒物清除率快于接触频率时，永远不会达到毒性作用浓度。当然，各种接触频率均可能出现外源化学物本身对细胞或组织的损害。因此，还必须考虑接触间隔时间，间隔期是由保证接触后受损组织得以完全恢复的时间决定的，否则将出现不可逆的毒性作用。

10.2　机体因素的影响

在相同环境条件下，同一种化学物质毒作用对不同种属的动物或同种动物的不同发育阶段及不同机能状态，所产生的毒作用会出现很大的差异，有的有中毒反应，有的没有中毒反应，这是由于机体的敏感性和耐受性不同所造成的。

10.2.1　种属、品系以及个体差异

毒物的毒性在不同动物种属间包括动物与人之间存在较大差异，如苯可以引起兔白细胞

减少,对犬则引起白细胞升高;β-萘胺能引起犬和人膀胱癌,但对大鼠、兔和豚鼠却没有此毒性作用;反应停对人和兔有致畸作用,对其他哺乳动物则基本没有。另有报道,对 300 个化合物的考察,动物种属不同,毒性差异在 10～100 倍之间。可见种属不同其对毒物的反应作用性质和毒性大小存在明显差异。

二维码 10-1　赭曲霉毒素 A 急性毒性试验的物种特异性

不同种属和品系的动物对同一毒物存在易感性的差异,例如,赭曲霉毒素 A 最敏感的动物是犬(二维码 10-1)。其原因很多:①不同种属和品系的动物之间的代谢差异;②种属间蛋白质对于各种外源化学毒物的辨认、结合有高度的特异性与敏感性;③种属间生物转运能力存在差异;④修复功能的个体差异;⑤种属间的解剖结构与形态、食性等存在差异;⑥种属间其他生理功能的差异。

代谢差异,即机体对毒物的活化能力或解毒能力的差异,包括量和质的差异。它是引起不同种属和品系的动物对同一毒物存在易感性的主要原因。代谢酶量的差异意味着占优势的代谢途径不同,可导致毒性反应的不同。如小鼠每克肝脏的细胞色素氧化酶活性为 141 活性单位,大鼠为 84,兔为 22;苯胺在猪、犬体内转化为毒性较强的邻氨基苯酚,而在兔体内则生成毒性较低的对氨基苯酚。代谢酶还存在质的差异。如黄曲霉素 B_1 对大鼠和小鼠的致癌作用也存在不同的选择性,小鼠能抵抗黄曲霉素 B_1 致肝癌作用,原因是小鼠体内含有一种谷胱甘肽转硫酶的同功异构酶,该酶与黄曲霉素 B_1 的致癌性环氧化物具有高度亲和力,可对黄曲霉素进行解毒,而大鼠对黄曲霉素的这种解毒作用较低,即使摄入很少量的黄曲霉素也可诱发肝脏肿瘤;2-乙酰氨基芴(2-AAF)对很多种动物都有致癌性,但对猴、豚鼠则不致癌,这主要由于代谢的不同,2-AAF 在大鼠体内经 N-羟化后,形成致癌的 3-OH-2-AAF,而在猴体内经芳香族羟化后,形成不致癌的 7-OH-2-AAF 之故;又如猫缺乏催化酚葡萄糖醛酸结合的同工酶,因而猫对苯酚的毒性反应比其他能通过葡萄糖醛酸结合解毒的动物敏感。因此在进行毒物毒性试验时,应用几种动物,一般至少用两种以上,其中一种应为非啮齿动物。同时在动物试验时应尽可能选择条件一致的动物,以减少个体差异。

种属间蛋白质对于各种外源化学毒物的辨认、结合有高度的特异性与敏感性,结果会影响到外源化学毒物的生物活性。高等生物体内有一类重要蛋白质就是受体蛋白,它是毒作用的靶分子,不同毒物作用于不同的受体上。受体本身可产生变异,它在细胞表面上分布的数量在不同个体、不同的生理状态下均可有差异。这些变化对于毒作用敏感性所产生的影响,目前的认识仍然处于起步阶段,但它的重要性已逐渐显露出来。

由于种属间生物转运能力存在某些方面的差异,因此也可能成为种属间对同一毒物存在易感性差异的原因。如皮肤对有机磷的最大吸收速度 $[\mu g/(cm^2 \cdot min)]$ 依次是:兔与大鼠 9.3,豚鼠 6.0,猫与山羊 4.4,猴 4.2,犬 2.7,猪 0.3。铅从血浆排至胆汁的速度:兔为大鼠的 1/2,而犬只有大鼠的 1/50。

机体所有大分子在其损伤后都会出现相应的修复系统,其作用为将受损伤部位除去,再将空出部分按原样合成一个新的部分予以填补,使原有的结构和功能得以恢复。这些过程是由不同功能的酶参与的。各种修复酶亦可能出现多态性,使修复功能出现明显个体差异。

不同物种、种属、品系的动物在解剖、生理上均存在有差异。以人心脏每分钟输出量占总血量的比值为 1,则小鼠为 20,所以化学物从血浆中清除的半衰期小鼠较人短,相同剂量的化学物对人体的作用时间比小鼠长。这可以部分解释人比小鼠对毒物更敏感。如安替比林在大鼠体内的生物半衰期 140 min,而人为 600 min。

除此之外,血浆蛋白的结合能力、尿量和尿液的 pH 也有种属差异,这些因素也可能成为种属间对同一毒物存在易感性差异的原因。

同一种属的不同品系之间对毒物往往存在量和质的差异。例如,小鼠吸入羰基镍的 LC_{50} 为 20.78 mg/m^3,而大鼠吸入的 LC_{50} 为 176.8 mg/m^3,二者的毒性比为 1∶8;又如有人观察了 10 种小鼠品系吸入同一浓度氯仿的致死情况,结果 DBA2 系死亡率为 75%,DBA 系为 51%,C_3H 系为 32%,BALC 系为 10%,其余 6 种品系为 0%。

同种属同品系的个体之间对同一毒物也存在易感性,在量的差异上有时可相差达 100 倍。某些毒物在相同剂量及接触条件下作用于人群,其中个体之间的反应会有很大的差异。对有些人可无任何作用,但对有些人则出现严重损害以至死亡。那些出现超乎常人反应的人被认为对毒作用有敏感性,又称为高危个体。以吸烟的损害为例,作用强度可从对呼吸道产生不同程度的刺激作用,到出现肺癌。而出现肺癌的人约为吸烟人数的 10%。这些人被看作吸烟引起致肺癌的高危个体。在预防工作中,若能及早发现这些敏感者的存在,有针对性地给予适当的保护措施,比之对整个人群采取全面无差别的保护,可能更为节省人力、物力,并得到更好的效果。

10.2.2　遗传因素

遗传因素是指遗传决定或影响的机体构成、功能和寿命等因素。遗传因素决定了参与机体构成和具有一定功能的核酸、蛋白质、酶、生化产物,以及它们所调节的核酸转录、翻译、代谢、过敏、组织相容性等差异。在很大程度上影响了外源和内源性毒物的活化、转化与降解、排泄的过程,以及体内危害产物的掩蔽、拮抗和损伤修复,在维持机体健康或引起病理生理变化上起重要作用。

关于遗传因素影响人体对毒物的反应,研究很多,主要集中在先天性代谢疾病和不明原因的特殊体质。如部分特殊体质人群食用虾和螃蟹后,产生过敏反应的毒理效应。又如患有葡萄糖-6-磷酸脱氢酶(G6PD)缺乏症人群,对芳香族化合物如苯、苯肼、乙酰苯胺等较敏感,接触后容易产生溶血现象。又如正常人体内常存在外源性和内源性蛋白酶,如细菌毒素和白细胞崩解出的蛋白酶对肝脏及其他脏器有破坏作用,α1-抗胰蛋白酶(α1-AT)可拮抗这些酶类,以维持组织细胞的完整性,当 α1-AT 缺乏时,这些酶均可侵蚀肝细胞,尤其是新生儿肠腔消化吸收功能不完善,大分子物质进入血液更多,α1-AT 缺乏的婴儿肝脏更易受损害。

此外在毒理学试验中常常观察到,个体间存在酶的多态性差异,使危害物代谢或危害物动力学出现差异,导致中毒、致畸、致突变或致癌等毒性效应的变化。

10.2.3　年龄和性别

1.年龄

一般将人和动物的年龄大致分为幼年、成年和老年,而幼年和老年动物对毒物的毒性往往有较高的易感性,出现年龄上差异的原因可能是不同年龄动物酶活力、解毒能力、代谢速度、皮肤和黏膜的通透性以及肾脏清除率等方面的差别造成的,因为在这两个时期的动物对毒物的代谢和清除能力较低。一般来讲,化学物的毒性经代谢转化后降低或消失时,则对幼年与老年

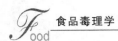

动物的毒性就比成年动物敏感;反之化学物的毒性经代谢转化后毒性增强时,则对成年动物毒性大,而对幼年与老年动物毒性则低,这与动物的酶系统发育或衰退有关。

对于大多数毒物,幼年动物的敏感性较成年动物高 1.5～10 倍。现有许多试验研究表明幼年动物对很多毒物比较敏感的原因在于缺乏各种解毒的酶系统,导致药物从体内排出慢、易蓄积。在性成熟前,尤其是婴幼期机体各系统与酶系均未发育完全;胃酸低,肠内微生物群也未固定,因此对外源化学物的吸收、代谢转化、排出及毒性反应均有别于成年期。幼年动物肝微粒体酶系的解毒功能弱、生物膜通透性(包括血-脑屏障)高、肾廓清功能低,因而对某些毒物的敏感性高。如小鼠肝脏 Cyt-P450、谷胱甘肽分别在出生后第 15 天和第 10 天才能达到成年期的水平;又如用人类等效治疗剂量的庆大霉素对幼年和成年豚鼠的耳毒性试验结果表明:庆大霉素对幼年组豚鼠造成的耳毒性损害较成年组严重,且随用药时间延长而加重,这与药物排泄慢、易蓄积有关;又如儿童对铅的吸收较成人多 4～5 倍,对辐射则多 20 倍,这分别与幼年动物的黏膜通透性和皮肤吸收有关。新生大鼠一般对有机磷农药(马拉硫磷、对硫磷等)要比成年大鼠敏感;但由于新生动物神经系统发育不全,故对中枢神经系统(CNS)的兴奋剂敏感性较差,而对抑制剂则较敏感。如 DDT 对新生大鼠的 LD_{50} 值为成年大鼠的 20 倍以上。表 10-2 列出了 3 种农药对不同年龄大鼠急性毒性的影响。

表 10-2　3 种农药对不同年龄大鼠急性毒性的影响　　　　　　　　mg/kg

农药名称	LD_{50}		
	新生大鼠	断乳前大鼠	成年大鼠
马拉硫磷	134.4	925.5	3 697.0
DDT	4 000.0	437.8	194.5
狄氏剂	167.8	24.9	37.0

然而并不是所有的化合物毒性都是幼年动物比成年动物敏感,凡需在体内转化后才显示毒性的化学物,对年幼动物的毒性比成年动物低,这是由于幼年动物缺乏一定的酶系统,导致化合物难以代谢分解成有毒物。如八甲磷,其甲基必须经羟化后才显毒性,由于幼年动物缺乏羟化酶,则毒性低。

老年动物对外源化学物的毒性也有较高敏感性,其可能的原因与生物转化作用的降低和肾的排泄功能受损有关,因而对某些毒物危害的敏感性高。如 SD 大鼠在 4 月龄时新陈代谢氧耗量为 0.771 mg/kg 体重,到 8 月龄就下降至 0.696 mg/kg 体重;老年大鼠的肝、肾微粒体的葡萄糖-6-磷酸酶和线粒体的细胞色素还原酶的活性均大大降低,红细胞膜的 Na^+-K^+-ATP 酶活性也随年龄的增长而下降,此时给老年大鼠灌八甲磷(按 35 mg/kg 体重灌胃),仅能引起 20% 的死亡。

2.性别

性别对毒性的影响主要见于成年动物,性别差异主要与体内激素与代谢功能的差别有关。大多数情况下雄性动物的代谢转化能力和代谢酶活力均高于雌性,因此,一般对雄性动物毒性作用较低,对雌性毒性作用较高。如女性对铅、苯等危害物较男性更为敏感。又如将相同剂量的环己烯巴比妥给予大鼠,雌性大鼠睡眠时间就比雄性大鼠长,环己烯巴比妥在体内的 $t_{1/2}$ 也是雌性大鼠比雄性大,体外试验也证明雄性大鼠肝脏代谢环己烯巴比妥的速度快于雌性大鼠。

但也有少数化合物的情况与此相反，如氯仿对小鼠的毒性却是雄性比雌性敏感。当雄性小鼠去睾处理后就失去了性别敏感差别，若去睾雄性小鼠再给以雄性激素，则性别敏感又将显现。此外，有的化学物也存在性别的排泄差异，如丁基羟基甲苯在雄性大鼠中主要由尿排出，而雌性主要由粪便排出。

关于实验动物性别与化学物毒性反应的差别，有报道指出，大鼠和小鼠对各种化学物的性别毒性比值（雌性 LD_{50}／雄性 LD_{50}）小鼠为 0.92，大鼠是 0.88。因此，毒理学研究一般应当使用数目相等的两种性别动物，若化学物性别毒性差异明显，则应分别用不同性别动物再进行试验。

10.2.4　营养与健康状况

动物的营养水平和健康状况可引起机体内代谢水平和酶活性的改变，从而改变毒物在体内的吸收、转化和排泄并影响其毒性反应。合理营养可以提高机体通过非特异性途径对外源性化学毒物以及内源性有害物质毒性作用的抵抗力，特别是对经过生物转化毒性降低的化学物质，尤为显著。当食物中缺乏必需的脂肪酸、磷脂、蛋白质及一些维生素（如维生素 A、维生素 E、维生素 C、维生素 B_2）及必需的微量元素（如 Zn^{2+}、Fe^{2+}、Mg^{2+}、Se^{2+}、Ca^{2+} 等），都可使机体对外源化学物的代谢转化发生变化。机体内代谢改变，尤其是多功能氧化酶系（MFO）活性改变将使外源化学物毒性发生变化，而蛋白质缺乏将降低 MFO 活性，摄入高糖饲料也将使 MFO 活性降低，维生素 B 是 MFO 系黄素酶的辅基，维生素 C 参与 Cyt-P450 功能过程等。

当蛋白质缺乏时，酶蛋白合成减少，从而使动物肝微粒体混合功能氧化酶系统活性降低，使得毒物在体内的生物转化作用缓慢，机体对毒物的解毒能力降低，从而增加毒物的毒性。如用低蛋白质饲料喂养大鼠，将使巴比妥（barbital）引起的睡眠周期延长；又如马拉硫磷、对硫磷、DDT、六六六等在蛋白质缺乏的时候，其对机体的毒性作用时间延长或毒性增强。但是少数毒物在生物转化后，则表现毒性减弱。如低蛋白质食物，使得黄曲霉毒素 B_1 的致癌活性降低，可能是因为代谢活化作用降低，从而使黄曲霉毒素代谢成具有致癌作用的环氧化中间产物（2,3-环氧黄曲霉毒素）减少。高蛋白饮食也可能增加某些毒物的毒性，如断奶 28 d 大鼠，当饲料中酪蛋白由 26％增至 81％时，经口给予滴滴涕（DDT）的毒性增加 2.7 倍。

维生素的缺乏，显著地影响机体对毒物的反应。维生素的缺乏可使苯的氨基和硝基化合物的生物转化作用减弱。如维生素 C 可促进亚硝酸钠还原，但机体缺乏维生素 C，因此阻断了亚硝酸盐和仲胺在胃内合成亚硝胺，从而防止癌症的发生。维生素 B_2 为黄素酶类的辅酶组成部分，在生物氧化的呼吸链中起传递氢作用，对神经细胞、视网膜代谢、脑垂体促肾上腺皮质激素的释放和胎儿的生长发育亦有影响，因此维生素 B_2 与生物转化功能有一定的关系。若缺乏维生素 B_2 时，肝脏及肠道细菌中偶氮还原酶的活性下降，给予维生素 B_2 后即可恢复，因此影响偶氮还原酶生物转化的毒素，可用维生素 B_2 促进其解毒作用。另外，维生素 A、维生素 C 或维生素 E 缺乏可抑制混合功能氧化酶的活性，但维生素 B_1 缺乏则有促进活性作用。

微量元素与毒物的毒性也有关系，如硒可减轻汞的毒性，这与它的抗氧化作用有关。因为硒是谷胱甘肽过氧化物酶的构成部分，硒还有抗脂质过氧化作用，可保护细胞膜类脂质免受脂质过氧化的损害。

个体健康同样可影响毒性反应，如患肝病时，机体对毒物的解毒能力下降而毒性增加。慢性支气管炎和肺气肿患者，易发生刺激性气体中毒，其后果也较为严重，如 1952 年英国伦敦烟

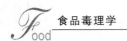

雾事件死亡人数中,80%是心肺病患者。一般来说,慢性肺部疾患及心脏病患者对一氧化碳、二氧化硫等刺激性气体更敏感,肺结核患者对二氧化硅粉尘危害的抵抗力差。

10.2.5　代谢酶的抑制和诱导

1. 抑制

一种外源化合物的生物转化可受到另一种化合物的抑制,此种抑制与催化生物转化的酶类有关,这种抑制分为两种类型:特异性抑制和竞争性抑制。当一种外源性化合物特征性对某一种酶有抑制作用,使该酶催化的生物转化受抑制,即为特异性抑制。如对硫磷的代谢产物对氧磷能抑制羧酸酯酶,使该酶催化的马拉硫磷水解速度减慢,从而使得马拉硫磷毒性增强。参与生物转化的酶系统可以催化几种外源化合物,因此,当一种外源化合物在机体内出现或数量增多时,可影响某种酶对另一种外源化合物的催化作用,即两种化合物出现竞争性抑制。

2. 诱导

有些外源化合物可使某些代谢过程催化酶系活力增强或酶的含量增加,此种现象称为酶的诱导,诱导的结果可促进其他外源化合物的生物转化过程,使其增强或加速。如细胞色素P450氧化酶有多种同工酶存在,不同的诱导物可诱导不同的同工酶。其中一种诱导物苯巴比妥可以使巴比妥类化合物的羟化反应、对硝基茴香醚的O-脱甲基反应、苄甲苯丙胺的N-脱甲基反应等增强。

10.2.6　代谢饱和状态

一种毒物在机体代谢的饱和状态对其代谢有相当的影响,并因此影响其毒性作用。当机体吸收毒物后,随着毒物在体内浓度的增高,单位时间内代谢酶对毒物催化代谢形成的产物量也随之增高,但当毒物的量达到一定浓度时,其代谢过程中所需要的基质可能被耗尽或者参与代谢途径的酶的催化能力不能满足其需要,单位时间内的代谢产物量不再随之增高,这种代谢途径被饱和的现象称为代谢饱和。在这种情况下,正常的代谢途径也可能发生改变。例如,溴化苯在体内首先转化成为具有肝脏毒作用的溴化苯环氧化物,如果输入剂量较小,约有75%的溴化苯环氧化物可转变成为谷胱甘肽结合物,并以溴苯基硫醚氨酸的形式排出;但如输入较大剂量,则仅有45%可按上述形式排泄;当剂量过大时,因谷胱甘肽的量不足,甚至出现谷胱甘肽耗尽,结合反应有所降低,因而未经结合的溴苯环氧化物与DNA或RNA以及蛋白质的反应增强,呈现毒性作用。

10.2.7　动物笼养形式

动物笼的形式、每笼装的动物数、垫笼的草和其他因素也能影响某些化学物质的毒性。例如,异丙基肾上腺素对单独笼养3周以上的大鼠,其急性毒性明显高于群养的大鼠。养于"密闭"笼(四壁和底为薄铁板)内的群鼠对吗啡等物质的急性毒性较养于"开放"笼(铁丝笼)中的大鼠为低。

总之,某种毒物造成机体的危害程度是多方面因素共同作用的结果。这些因素之间相互影响,最后形成一个综合的机体敏感性。对于毒作用敏感性的探究是目前的研究热点,我们国家随着科技投入的增加,做了很多的基础研究,为该领域深入研究提供了一定的基础,这些工作将会加深对毒作用发生、发展机制的认识,并进一步推动预防工作的发展。

10.3　环境因素的影响

环境因素通过改变机体的生理功能,继而影响机体对毒物的反应。影响毒物毒性的环境因素很多,诸如气温、湿度、气流、气压、季节和昼夜节律,以及其他物理因素(如噪声)、化学因素(联合作用)等。

10.3.1　气温

毒物及其代谢产物的吸收、转化、排泄等过程受环境温度影响。在低温环境下,一般讲化学物对机体毒性反应减弱,这与化学物的吸收速度较慢、代谢速度较慢有关。在高温环境下皮肤毛细血管扩展,血液循环和呼吸加快,加速毒素经皮肤和呼吸道的吸收;胃液分泌减少,且胃酸降低,也影响化学物经消化道吸收的速度和量;在高温环境下机体排汗增加,盐分损失增多,尿量减少,毒物排除困难,增加毒物在体内的存留时间。例如,1,2-二氯乙烯对大鼠急性经口毒性在 35℃ 和 40℃ 条件下比 22℃ 条件下增加 1～2 倍。有人比较了 58 种化合物在 8℃、26℃ 和 36℃ 不同温度下对大鼠 LD_{50} 的影响,结果表明,55 种化合物在 36℃ 高温环境下毒性最大,26℃ 环境下毒性最小;引起代谢增高的毒物如五氯酚,2,4-二硝基酚在 8℃ 毒性最低;引起体温下降的毒物如氯丙嗪在 8℃ 时毒性最高。

某些毒物在高温环境中毒性还可发生改变。如有机氟聚合物在加热时会发生热裂解,产生多种无机和有机氟的混合物,使毒性增强。此外,某些化学物如大气中的氮氧化物和醛类,在强烈日光的照射下,可转化成毒性更强的光化学烟雾等。

由此可见,环境温度对毒性的影响比较复杂,不仅是通过改变吸收与排泄,还与代谢作用的改变有关。因此,在进行毒性试验时维持一定的环境温度具有重要的意义。国标要求实验动物房温度大鼠/小鼠为 20～26℃,一般常规实验动物的培养温度为 22～24℃(二维码 10-2)。

二维码 10-2　GB 14925 实验动物　环境及设施

10.3.2　湿度

高湿可造成冬季易散热,夏季不易散热,增加机体体温调节的负荷。高湿伴高温可因汗液蒸发减少,使皮肤角质层的水合作用增加,进一步增加经皮吸收的化学物的吸收速度,并因化学物易黏附于皮肤表面而延长接触时间,增加对毒物的吸收,从而使毒性增加。在高湿环境下,某些毒物如 HCl、HF、NO 和 H_2S 的刺激作用增大,某些毒物还可在高湿条件下改变其形态,如 SO_2 与水反应可生成 SO_3 和 H_2SO_4,从而使毒性增加。

10.3.3　气流

对以气态或气溶胶形态存在的毒剂,气流对其的毒作用效果影响较大。不利的气象条件,如无风、风速过小(<1 m/s)、风向不利或不定时,使用气态毒物就会受到很大限制;但风速过大(如超过 6 m/s),毒物云团很快吹散,不易形成有害浓度。另外,空气垂直稳定度对毒物的浓度影响很大。对流时,染毒空气迅速向高空扩散,不易形成有害浓度,有效毒害浓度时间和

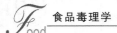

范围会明显缩小;逆温时,染毒空气沿地面移动,并不断流向低洼处,此种情况下,毒物浓度高、有效毒害时间长。

10.3.4　气压

外源化学毒物在高气压或低气压环境条件下都会影响其毒性。这是因为,化合物进入后,要经过一系列物理、生理、生化过程,包括吸收、与蛋白分子结合、经过细胞膜并与细胞受体反应、代谢等,而这一系列过程都是在机体的一定生理状况下进行的,而生理状况、或者说机体的生理机能,在不同气压下是不一样的。所以对药物的吸收量也是不一样的,化合物的毒作用也是不一样的。如在低气压时,洋地黄剂量的毒性会增加。科学实验证明,在 3 000 m 高山上(气压相当海平面的 70%),使用洋地黄 105 mg/kg 的剂量,死亡率可达 67%,而在海平面的死亡率则为 0%。

10.3.5　季节和昼夜节律

人和动物机体的许多功能受到季节变化的影响。例如,在春、夏、秋、冬分别给大鼠注射一定的苯巴比妥钠,结果发现大鼠给药睡眠时间春季最长,秋季最短,仅为春季的 40% 左右。动物的冬眠与季节及气候因素有关。因此,社会和谐、自然和谐是社会自然健康发展的基石,见微知著,认识到季节和昼夜节律因素影响化学物质对机体的作用。

人和动物机体的许多功能也受到昼夜规律性变化的影响,例如,大鼠和小鼠细胞色素 P450 活性是黑夜刚开始时最高。昼夜节律有的是受体内某种调节因素所控制,如切除肾上腺后的大鼠其昼夜节律变得不明显。又如临床实验发现心脏病患者对洋地黄的敏感性在清晨 4 时要大于平常的 40 倍;用大白鼠做苯巴比妥半致死量实验,上午服药死亡率为 50%,下午服药死亡率高达 100%,而夜间服药死亡率却很低。这表明药物的吸收代谢与排泄速度与生物钟周期活动有密切的关系。因此,做这类试验检测时必须作相应的对照,并注意季节和昼夜节律变化对结果的影响。表 10-3 列出了季节、昼夜节律变化引起不同种属动物对毒性敏感性的差异。

表 10-3　季节、昼夜节律变化对毒性敏感性的影响

种属	试剂	给药时间	毒作用表现
小鼠	苯巴比妥	2:00 pm	睡眠时间最长
		2:00 am	睡眠时间最短
人	水杨酸	2:00 pm	排出速度慢,体内停留时间长
		2:00 am	排出速度快,体内停留时间短
大鼠	苯巴比妥钠	春季	睡眠时间最长
		秋季	睡眠时间最短

10.3.6　噪声、震动和紫外线

噪声、振动与紫外线等物理因素与化学物共同作用于机体,可影响化学物对机体的毒性。如噪声与二甲替甲酰胺(DMF)同时存在时可有协同作用。紫外线与某些致敏化学物联合作用,可引起严重的光感性皮炎。如香柑内酯、花椒毒素、异欧前胡素乙等呋喃香豆素类化合物

为光活性物质,当它们进入机体后,一旦受到日光或紫外线照射,则可使受照射处皮肤发生日光性皮炎,发生红肿、色素增加、素皮增厚等。光敏活性以花椒毒素为最强,香柑内酯次之,异欧前胡素乙较弱。又如甲氧沙林具有强烈的光敏活性,易被长波紫外线激活而产生光毒作用,使 DNA 合成及细胞分裂受到抑制,能在白斑部位集结紫外线加速黑色素的生成。

10.3.7　溶剂

染毒时往往需要将毒物用溶剂溶解或稀释,这就需要选择溶剂及助溶剂。有的化学毒物在溶剂环境中可改变其化学物理性质与生物活性,从而改变其毒性。通常引起化学毒物毒性改变的溶剂有以下几种类型:①有的化学毒物可能加速或延缓危害物的吸收、排泄而影响其毒性。如 DDT 的油溶液对大鼠的 LD_{50} 为 150 mg/kg,而水溶液为 500 mg/kg,这是由于油能促进该危害物的吸收所致。②有些溶剂本身有一定毒性。如乙醇经皮下注射时,对小鼠有毒作用,0.5 mL 纯乙醇即可使小鼠致死;又如二甲基亚砜(DMSO)溶剂在剂量较高时有致畸和诱发姐妹染色单体交换(sister chromatid exchange,SCE)的作用。③有些溶剂还可与受试物发生化学反应,改变受试物的化学结构,从而影响毒性。如用吐温-80 和丙二醇作助溶剂测定敌敌畏和二溴磷的毒性时,后者的毒性比前者高,原因是丙二醇的烷氧基可与这两种毒物的甲氧基发生置换,形成毒性更高的产物所致。

一般来说,选用的溶剂或助溶剂应无毒、与受试化学物不起化学反应,而且化学物在溶液内应当稳定。最常使用的溶剂有蒸馏水、生理盐水、植物油(橄榄油、玉米油、葵花籽油)和二甲基亚砜;常用的助溶剂有非离子型表面活性剂吐温-80,具有亲水性基团和亲脂性基团,可将水溶性化合物溶于油中,脂溶性化合物溶于水中。然而,常用溶剂对某些化学物的毒性仍有影响。如 1,1-二氯乙烯原液毒效应不明显,而经矿物油、玉米油或 50%吐温稀释后对肝脏毒性增强。用 1,1-二氯乙烯 200 mg/kg 剂量的原液给大鼠灌胃,引起转氨酶 SGOT 活性增高到(82±2)单位,转氨酶 SGPT 达到(21±1)单位,肝/体比值变化不大,为(3.3±0.1);但相同剂量溶于玉米油中灌胃,大鼠血清中 SGOT 则增高达(12 023±4 047)单位,SGPT 为(2 110±554)单位,且肝/体比也增大为(3.9±0.4);若 1,1-二氯乙烯溶于 5%吐温-80,大鼠血清SGOT 为(1 442±125)单位,SGPT 为(307±115)单位,肝/体比值正常。本部分再次用具体数据佐证"剂量决定毒性"的毒理学概念,希望同学们在分析问题时能够更加客观全面,对事对人尽管有主观的态度,但都要有客观的分析。

10.3.8　化学毒物的联合毒性作用

人们在生活和工作环境中经常会同时或先后接触多种危害物,这些危害物共同在机体内产生的毒性作用与各种危害物单独所产生的毒性作用,并不完全相同。这种由两种或两种以上危害物同时或前后相继作用于机体而产生的交互毒性作用称为毒物的联合作用(joint action 或 combined effect)。对化学毒物联合作用的研究,有助于探讨毒性综合作用和制定对毒物的防治对策。

1.联合作用的类型

根据化学毒物作用于机体所产生的毒性效应,可将毒物联合作用分为以下几种类型:

(1)相加作用(addition joint action)　相加作用是各种化学毒物联合作用对机体产生的毒性等于各个毒物单独作用时的总和。通常这种联合作用的各化学物在化学结构上相似,或为同系衍生物,或其毒性作用的靶器官相同,作用机理也相似。如有机磷化合物谷硫磷与苯硫磷为相加作用,甲拌磷与乙酰甲胺磷的经口 LD_{50} 不同,但不论以何种剂量配比,对大鼠与小鼠均呈毒性相加作用。但并不是所有的有机磷化合物之间均为相加作用,如谷硫磷与敌百虫联合作用则毒性加大 1.5 倍,苯硫磷与对硫磷联合作用毒性增大达 10 倍。因此,同系衍生物,甚至主要的靶酶完全相同也不一定都是相加作用。另外,两个化学物配比不同,联合作用的结果也可能不相同。如氯胺酮与赛拉嗪给小鼠肌肉注射,当以药物重量 1 : 1 配比时,对小鼠的毒性呈相加作用,而以 3 : 1 配比时则毒性增强(二维码 10-3)。

二维码 10-3　居室装饰所致有害化学物毒性的联合作用研究

(2)协同作用(synergistic joint action)　协同作用是各化学毒物联合作用时对机体的毒性作用大于各化学毒物单独作用的毒性效应的总和。马拉硫磷与苯硫磷联合作用,有报道对大鼠增毒达 10 倍,犬为 50 倍,其机理可能是苯硫磷可抑制肝脏分解马拉硫磷的酯酶所致。此外,致癌化学物与促癌剂之间的关系也可认为是一种协同作用。如异丙醇对肝脏无毒,但与四氯化碳一起进入人体时,可使四氯化碳对肝脏的毒性大大增强。

(3)拮抗作用(antagonistic joint action)　拮抗作用是各化学毒物联合作用时对机体的毒作用效应低于各化学毒物单独作用的毒性效应的总和。拮抗作用的机理也很复杂,可能有多种原因:①各化学毒物均作用于相同的系统/受体/酶,相互之间发生竞争,如阿托品与有机磷化合物之间的拮抗效应是生理性拮抗;而肟类化合物与有机磷化合物之间是竞争性与 AChE 结合,属于生化性质的拮抗。②在两种化学物之中一个可以激活另一化学物的代谢酶,而使毒性减低,如在小鼠先给予苯巴比妥后,再经口给久效磷,使后者 LD_{50} 值增加 1 倍以上,从而使毒性降低。

(4)独立作用(independent joint action)　独立作用是由于不同性质的毒物有不同的作用部位、不同的靶子,而这些部位与靶子之间在功能关系上不密切,因而出现各自不同的毒效应。如乙醇与氯乙烯联合给予大鼠,乙醇是引起肝细胞的线粒脂质过氧化,而氯乙烯则是引起微粒体脂质过氧化,表现为独立效应。

总之,化学毒物的联合作用是一个复杂而重要的问题,表 10-4 列出某些外来化合物的联合作用。

表 10-4　某些外来化合物的联合作用

外来化合物	人、动物	联合作用
四氯化碳＋乙醇	大鼠	肝毒性,协同作用
四氯化碳＋锰	大鼠	肝毒性,拮抗作用
过氧乙烯＋甲苯	大鼠	协同作用
过氧乙烯＋苯	大鼠	拮抗作用
苯巴比妥＋二甲苯	大鼠	独立作用
苯巴比妥＋氯乙烯	大鼠	协同作用
乙醇＋甲醇	大鼠	拮抗作用
硒＋镉	大鼠	拮抗作用
砷＋钴	大鼠	相加作用

续表 10-4

外来化合物	人、动物	联合作用
锌＋钴	人	拮抗作用
乙醇＋二甲苯	人	高浓度二甲苯时呈拮抗作用
DDT 狄氏剂,甲氧 DDT	小鼠	相加作用
艾氏剂＋氯丹	小鼠	协同作用
异狄氏＋氯丹	大鼠	协同作用
有机磷杀虫剂	小鼠	相加作用
氯丹＋对硫磷＋马拉硫磷	小鼠	协同作用
马拉硫磷＋DDT	大鼠	拮抗作用
艾氏剂＋对硫磷	小鼠	拮抗作用

2. 毒物联合作用的方式

外源化学物对生物机体可呈现十分复杂的交互作用,最终对机体引起综合毒性作用。联合作用的方式可为两种:

(1)体外环境进行的联合作用　几种化学毒物在体外环境中共存时发生相互作用而改变其理化性质,从而使毒性增强或减弱。如烟尘中的三氧化二铁、锰等重金属,是使 SO_2 氧化成 H_2SO_4 的最好触媒,它凝结在烟尘上形成硫酸雾,其毒性比 SO_2 大 2 倍。再如酸遇到含有砷或锑的矿石、废渣等可产生毒性很高的砷化氢或锑化氢,从而引起急性中毒事故。

(2)体内进行的联合作用　这是毒物在体内相互作用的主要方式。有害因素在体内的相互作用,多是间接的,常常是通过改变机体的功能状态或代谢能力而实现。它可发生在毒物的摄入、吸收、分布、代谢、转化、排泄阶段而改变各自的体内过程,或是作用于同一靶器官而产生相关的生物学效应。如某些可与巯基结合的金属在体内与含巯基酶结合,使通过这些酶催化的毒物代谢减慢而产生增毒作用。如 Cd^{2+}、Hg^{2+} 对人体红细胞内卤代甲烷的代谢抑制作用即是如此。当然毒物亦可产生直接相互作用而使自身的理化性质发生变化,进而改变其毒性。

(王新,梁志宏)

■ **本章小结**

本章主要概述化学结构、理化性质与毒效应之间的关系和相互作用。包括化学物质因素(结构、理化性质、杂质、接触途径等)、机体因素(种属、品系、性别、年龄、生理状态和病理状态、营养状态等)、环境因素(气温、湿度、气流、气压、季节和昼夜节律等)对化合物毒效应的影响;并对两种及两种以上毒物联合作用的概念、类型及作用方式等进行简单介绍。同时,结合国内食品毒理学工作的进展,增强同学们的爱国热情和社会使命感。

? 思考题

1. 影响化学物质毒作用的化学结构有哪些?

2. 年龄对外源化学物的毒性作用有什么影响?

3. 什么叫代谢酶的抑制和诱导作用?

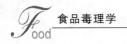

4.有哪些环境因素影响化学物毒作用？

5.试述联合作用的概念、类型。

参考文献

[1] 王心如.毒理学基础.6版.北京:人民卫生出版社,2012.

[2] 周宗灿.毒理学基础.3版.北京:北京大学医学出版社,2006.

[3] 孟紫强.环境毒理学.北京:中国环境科学出版社,2003.

[4] 孔志明.环境毒理学.6版.南京:南京大学出版社,2017.

[5] 裴秋玲.现代毒理学基础.2版.北京:中国协和医科大学出版社,2008.

[6] 沈建忠.动物毒理学.2版.北京:中国农业出版社,2011.

[7] 金泰廙.毒理学基础.上海:复旦大学出版社,2003.

[8] 刘宁,沈明浩.食品毒理学.北京:中国轻工业出版社,2015.

[9] 李寿祺.卫生毒理学基本原理和方法.成都:四川科学技术出版社,1987.

[10] 陈学敏,杨克敌.现代环境卫生学.北京:人民卫生出版社,2008.

[11] 夏元洵.化学物质毒性全书.上海:上海科学技术出版社,1991.

[12] 纪云晶.实用毒理学手册.北京:中国环境科学出版社,1993.

[13]马涛,孔继婕,韩孟书,等.环境中硝基多环芳烃的污染现状及其毒性效应研究进展.环境化学,2020,39(09):2430-2440.

[14] 李俊丽,范琰琰,叶光华,等.姜黄素对慢性低 O_2 高 CO_2 作用下大鼠脑组织 Fas/FasL 表达的影响.中国应用生理学杂志,2014,30(02):165-167.

[15] 刘志武,胡元威,马勇,等.不同程度肝功能损害患者原位肝移植术中机体氧代谢变化.临床麻醉学杂志,2012,28(09):864-866.

[16] 王桂祥,张琼,匡少平,等.环境浓度下的混合抗生素对普通小球藻的联合毒性.生态毒理学报,2019,14(02):122-128.

[17] 郭玉梅.偶氮染料的生物毒性及其与生物大分子的结合作用.济南:山东大学,2011.

[18] 欧超燕.居室装饰所致有害化学物毒性的联合作用研究.南京:东南大学,2004.

[19] 梁志宏.粮食中赭曲霉毒素 A 的检测及产毒素菌株的分析与研究.北京:中国农业大学,2008.

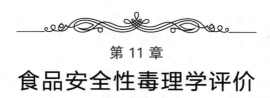

第 11 章
食品安全性毒理学评价

学习目的与要求

掌握食品安全、食品安全性毒理学评价的概念,食品安全性评价的实验项目及进行食品安全性评价时需要注意的问题;了解对不同受试物进行食品安全性毒理学评价时选择毒性试验的原则、各项试验结果的判定方法;了解转基因食品的概念、存在的安全问题以及进行安全性评价的基本原则;了解国外食品安全性毒理学评价的原则。

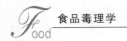

11.1 概念

11.1.1 食品安全

食品安全(food safety)问题已远远超出传统的食品卫生或食品污染的范围而成为人类赖以生存和健康发展的整个食物链的管理与保护问题。有关国际组织在不同文献中对食品安全的概念有不同的表述。1974年联合国粮农组织(FAO)在罗马召开的世界粮食大会上正式提出,食品安全指的是人类一种基本生存权利,应当保证任何人在任何地方都能得到为了生存与健康所需要的足够食品。1996年世界卫生组织将食品安全定义为"对食品按其原定用途进行制作、食用时不会使消费者健康受到损害的一种担保",国际标准化组织在食品安全管理体系标准ISO 22000—2005中对食品安全是这样定义的:食品安全是指食品在按照预期用途进行制备和(或)食用时不会伤害消费者。国际食品卫生法典委员会(CAC)对食品安全的定义是:消费者在摄入食品时,食品中不含有害物质,不存在引起急性中毒、不良反应或潜在疾病的危险性。《中华人民共和国食品安全法》(2015年修订)对食品安全的定义是:食品安全,指食品无毒、无害,符合应当有的营养要求,对人体健康不造成任何急性、亚急性或者慢性危害。

综上所述,广义的食品安全包括两方面:一是食物保障(food security),即有足够的食物供给;二是食品中有毒有害物质对人体健康影响的公共卫生问题。较完整的食品安全的定义是:国家或社会供给足够的食物,并且,食品(食物)的种植养殖、加工、包装、贮藏、运输、零售、消费等活动符合国家强制标准和要求,不存在可能损害或威胁人体健康的有毒有害物质以及导致消费者病亡或者危及消费者及其后代的隐患。该概念表明,食品安全既包括供给安全,也包括食用安全;既包括生产安全,也包括经营安全;既包括结果安全,也包括过程安全;既包括现实安全,也包括未来安全。

在我国,已确立食品安全的法律地位,2009年2月28日国家颁布了《食品安全法》,同时废止原有的《食品卫生法》,2015年4月24日颁布了《食品安全法》修订版,并已于2015年10月1日开始实施。现行《食品安全法》对食品安全风险监测和评估、食品安全标准、食品生产经营、食品检验、食品进出口、食品安全事故处理、监督管理作出了规定。实现食品安全,需要所有相关的个人和组织共同参与,进行社会共治。

本书中只讨论狭义的食品安全,即食物对人体健康的影响。狭义的食品安全又有2个层次的含义:绝对安全和相对安全。绝对安全:指不因食用某种食品而危及健康或造成损害,也就是食品绝对没有风险。相对安全:一种食品或成分在合理食用方式和正常食量的情况下不会导致对健康损害的实际确定性。绝对的食品安全是不存在的。

不同国家、不同时期,食品安全所面临的突出问题和治理要求有所不同。在发达国家,食品安全所关注的主要是因科学技术发展所引发的问题,如转基因食品对人类健康的影响;而在发展中国家,食品安全所侧重的则是市场经济发育不成熟所引发的问题,如假冒伪劣、有毒有害食品的非法生产经营、食品污染(food contamination)等问题。此外,我国还有保健食品、特医食品,这些食品有别于普通食品。我国目前处在社会快速发展的转型期,各种制度、规范、标准有待进一步完善,面临的各种问题比较多,现阶段的食品安全问题包括上述全部内容。

11.1.2　食品安全性

从科学上所提出的食品安全性(food safety)是指在一定条件下(如摄入量,摄入途径和期限等)不产生有害效应。食品安全是相对的,绝对安全是不存在的。维持人类正常生理所必需的营养素,如各种维生素、必需微量元素,甚至脂肪、蛋白质和碳水化合物过量摄取也可以引发某些毒副作用,尤其是一些微量元素和维生素,如锌、硒、维生素 A、维生素 D 等。食品中有害物质引起的不良反应包括一般毒性和特异性毒性,也包括由于偶然摄入所导致的急性毒性和长期微量摄入所导致的慢性毒性。换句话说,一般认为将对人体健康产生危害的各类物质控制在可接受范围的食品是安全的。

11.1.3　食品安全性毒理学评价

食品安全性毒理学评价(toxicological assessment on food safety):通过毒理学试验或对人体的观察,研究食品或食品中存在的某种物质的毒性,阐明其潜在危害的科学过程。一般先进行动物实验,获得未观察到有害作用的剂量(no observed adverse effect level,NOAEL)或观察到的最小有害作用剂量(lowest observed adverse effect level,LOAEL),毒作用性质、特点、剂量-反应关系等对该物质进行毒理学评价。

食品安全性评价(assessment on food safety):根据有害物质的毒理学研究资料、在食品中的含量、在各类食品中的分布状况、人的膳食结构、人体暴露量等综合评价食品或食品中有害物质对人体可能造成的危害及其危害程度。食品中的危害因素通常称为食源性危害,食源性危害主要分为物理性、化学性以及生物性危害 3 类。食品安全性评价为制定预防措施和食品安全标准提供依据,达到控制食源性危害的目的。

风险评估(risk assessment):在食品安全性评价中占重要地位,指对食品、食品添加剂中生物性、化学性和物理性危害对人体健康可能造成的不良影响所进行的科学评估,包括危害识别(hazard identification)、危害特征描述(hazard characterization)、暴露评估和风险特征描述四个步骤。

风险分析(risk analysis):1995 年国际食品法典委员会(CAC)在食品安全性评价中提出风险分析的概念。风险分析是控制生物、系统或人群暴露于某种危害的过程。风险分析分为风险评估、风险管理和风险交流 3 个部分。

食品安全性毒理学评价解决风险评估中的前两个步骤,即危害识别和危害特征描述。因此,毒理学评价是进行食品安全风险评估的必要步骤,也是进行风险分析、控制食源性危害的前提和基础。

11.2　我国食品安全性毒理学评价

11.2.1　制定《食品安全性毒理学评价程序》的意义

世界上的有机物、无机物共有 3 000 多万种,每年进入市场的新化学物质近 1 000 种,我国原环境保护部编制发布的《中国现有化学物质名录》2013 年版共收录 45 612 种化学物质,截止到 2021 年 7 月共发布了 11 次名录增补公告,目前共收录有 46 767 种化学物质。这些化学物质为人类创造了大量的财富,提高了我们的生活质量,同时这些外源性化学物质对人类的健康也带来了许多负面影响。现代食品工业的发展使食品的种类和产量日益增加,直接应用于食品的化学物质如食品添加剂(food additives)、混入食品的化学物质如食品污染物(food contaminants)、农药残留(residues of pesticides)、兽药残留(residues of veterinary drugs)也日益增多,食品安全已成为全球性的重要问题。对已投入或即将投入生产和使用的新资源食品(novel food)、辐照食品(irradiated food)及食品相关产品进行安全性评价,制定相关的法律、法规、标准或条例进行有效的管理,最大限度地减少对消费者的损害,保护人体健康是一项十分重要的任务。《食品安全性毒理学评价程序》的实施为制定食品卫生标准及对新产品上市前安全性评价提供了科学依据。为了保障广大消费者的健康,对于直接和间接用于食品的化学物质需要进行安全性评价。根据目前我国的具体情况,制定一个统一的食品安全性毒理学评价程序,将有利于推动此项工作的开展,也便于将彼此的结果进行比较。随着科学技术的发展,此程序将不断修改完善,为我国食品安全性毒理学评价工作提供一个统一的评价程序和各项具体的实验方法,为制定食品添加剂的使用限量标准和食品中污染物及其他有害物质的限量标准等提供毒理学依据。

11.2.2　我国制定《食品安全性毒理学评价程序》的背景和历程

对于一些特殊的食品,有专门的国际组织对其进行安全性评价。世界卫生组织和粮农组织于 1955 年设立了食品添加剂联合专家委员会(JECFA),定期评审食品添加剂的安全性,并提出每人每日容许摄入量(ADI)和建议用量;世界卫生组织和粮农组织的农药残留联合会议(JMPR)自 1963 年成立以来,每年召开专家组会议,对农药和兽药残留进行评审,并提出 ADI 和食品中的容许限量。

为了将有限的人力和物力用于最重要的毒理学试验,美国食品和药品监督管理局(FDA)提出了"关注水平"(level of concern)之一概念。根据人体接触水平、分子结构和毒性资料将食品添加剂分为三个关注水平。凡属"关注水平"Ⅰ的添加剂只需进行一种啮齿类动物的短期(至少 28 d)经口毒性试验和若干致突变试验;"关注水平"Ⅱ的添加剂则需要进行一种啮齿类和一种非啮齿类动物的亚慢性经口毒性试验以及一种啮齿类动物的多代繁殖试验(包括致畸试验);而"关注水平"Ⅲ的添加剂则需要进行两种啮齿类动物的致癌试验、一种啮齿类和一种非啮齿类动物的慢性经口毒性试验、啮齿类动物的多代繁殖试验(包括致畸试验)以及若干致突变试验。

美国 FDA 提出的对于不同的关注水平选择试验项目的原则是我国 20 世纪 80 年代制定毒理学评价程序的主要参考资料。

20 世纪 70 年代,一些国家已提出食品安全性评价系统。我国中央卫生研究院营养学系与原卫生部生物制品检定所自 50 年代开始进行食品毒理学研究,早期的代表性工作是 60 年代初开始从事农药残留量标准及水果保鲜的工作;70 年代末,开始较普遍开展食品毒理学工作,为了加强食品中有毒有害物质的监督管理,保障食品安全,由上海第一医学院与中国医学科学院卫生研究所举办了第一期食品毒理学培训班,之后又举办了三期,共培训 150 多人,并出版了我国第一本食品毒理学专著。此后,各地卫生防疫机构逐步建立了食品毒理科,各医学院校开设了毒理学课程,使食品毒理学工作在全国范围内广泛开展。70 年代末 80 年代初,我国食品卫生工作的奠基人戴寅研究员(原卫生部食品卫生监督检验所第一任所长、国务院参事),组织老一辈食品卫生工作者,对食品添加剂、农药、重金属、霉菌毒素、食品包装材料、其他环境污染物以及辐照食品等进行了大量的毒理学试验和其他相关工作。在对污染物的研究过程中,特别是对污水灌溉粮的研究,首次发现污水灌溉粮对胎鼠有胚胎毒性,为农业部制定农田水质灌溉标准提供了重要参考。另外,结合其他学科知识起草了农药、污染物、添加剂、塑料包装材料和辐照食品等一系列的卫生学标准,开创了风险评估在食品卫生标准制定中应用的先河。80 年代国家科委下达辐照保藏食品的安全性和应用卫生标准的研究任务,全国组成大规模的协作组,进行了大量的动物试验,并于 1984 年 10 月起进行了为期 15 周有 400 多名受试者参加的人体试食试验,解决了国际上对辐照食品是否安全争论了 10 年之久的问题,在这些工作的基础上,除分别制定了辐照食品管理办法、人体试食试验管理办法、15 项单种食物的辐照卫生标准外,还制定了 6 大类食物(谷类、水果类、蔬菜类、干果类、禽肉类和调味品)的辐照卫生标准。

在戴寅研究员的带领下,筛选了当时常用的 400 多种添加剂,确定了辐照食品的辐照安全剂量,对有机氯农药的深入研究为后来停止使用该农药提供了充足的毒理学资料,对黄曲霉毒素、甲醛等食品污染物的研究为我国制定了第一批 600 余项食品卫生标准;主持制定了毒理学评价的强制性国家标准《食品安全性毒理学评价程序》,向政府呼吁并参与起草了《中华人民共和国食品卫生法》,80 年代末开展了对新资源食品的安全性评价工作。老一辈食品卫生工作者的开创性工作,为我国系统地开展食品安全风险评估、进行风险管理奠定了坚实的基础。

我国食品添加剂标准化技术委员会于 1980 年首次提出毒性评价问题。原卫生部(81)卫防字第 11 号文件将制定"食品安全性毒理学评价程序和方法"列入"1981—1985 年全国食品卫生标准科研规划",从此"程序"得到政府立项。在进行大量毒理学试验和参考国外有关工作的基础上,制定了《食品安全性毒理学评价程序》初稿,经过多次讨论、修改,《食品安全性毒理学评价程序》作为《中华人民共和国食品卫生法》(1983 年 7 月发布、试行)的配套文件之一于1983 年由原卫生部颁布在全国试行,1985 年经过修订后由原卫生部发布,原卫生部文件(85)卫防字第 78 号"关于颁发《食品安全性毒理学评价程序(试行)》的通知",1983 年版同时废止。经过 10 年试行,1994 年 8 月 10 日《食品安全性毒理学评价程序和方法》由原卫生部批准,作为国家标准正式发布实施,国标号 GB 15193.1~15193.19—1994。本标准包括 1 项食品安全性毒理学评价程序标准和 18 项毒理学实验方法标准,均为强制性标准。又经过近 10 年,对该系列标准进行了第一次修订并发布 GB 15193—2003 版,替代 GB 15193—1994。2011 年启动了对该系列标准的第二次修订工作,于 2014—2015 年陆续发布修订版 GB 15193 系列的单项标准共 26 项,替代 GB15193—2003 版,均为食品安全国家标准(强制性标准)。新修订版与2003 版的主要差别是,新版删除了 GB/T 15193—2003 版中的《小鼠精子畸形试验》;增加了《体外哺乳类细胞染色体畸变试验》《食品安全性毒理学评价中病理学检查技术要求》《生殖发育毒性试验》;原"30 天和 90 天喂养试验"拆分为 2 个标准,分别为"28 天经口毒性试验"和"90天经口毒性试验";慢性毒性和致癌作用,在原"慢性毒性和致癌试验"合并试验方法的基础上增加了单独进行的"慢性毒性试验"和"致癌试验";新增了体外哺乳类细胞微核试验、扩展一代生殖毒性试验、哺乳动物体内碱性彗星试验。目前的 GB 15193 系列标准由 2003 版的 21 个增加到新版的 29 个。新版《食品安全性毒理学评价程序》中删除了 2003 版四个阶段的划分;哺乳动物红细胞微核试验替代 2003 版的《骨髓细胞微核试验》,新版中除了用骨髓红细胞外还可采用外周血红细胞。

修订 GB 15193 系列标准参考的资料主要有：国际经济合作与发展组织（Organization for Economic Co-operation and Development，OECD）的化学物试验指南（Guideline for the Testing of Chemicals），美国环境保护署（U. S Environmental Protection Agency，EPA）的化学物安全与污染防治测试方法和准则——健康影响测试指南 870 系列（Chemical Safety and Pollution Prevention Test Methods and Guidelines OPPTS Health Effects Test Guidelines-Series 870），美国 FDA 的红皮书 2000（Red Book-2000），欧盟 EFSA 的 Note for Guidance for Food Contact Materials，美国毒性病理学协会指导原则（Society of Toxicological Pathology Guideline，Best Practices Guideline：Toxicological Histopathology）；国内的《化学品 毒物代谢动力学试验方法》（GB/T 21750—2008），《毒物代谢动力学试验》（SN/T 2180—2008），卫生部《化妆品卫生规范》（2007 年版），《化学品 体外哺乳动物细胞染色体畸变试验方法》（GB/T 21794—2008），《病理学技术》《动物病理学》，国务院（国家科技部 2 号令）——实验动物管理条例（1988），国务院（国务院令 344 号）——危险化学品管理条例（2002）等相关的资料。

从 20 世纪 90 年代开始，国内外保健食品迅猛发展，为了保障消费者的食用安全，原卫生部针对保健食品的特点，以 GB/T 15193—2003 为蓝本，制定了《保健食品安全性毒理学评价规范》（2003），2019 年在 2003 版基础上制定了《保健食品及其原料安全性毒理学评价指导原则》，替代 2003 版技术规范。

在研究食品毒理学问题时，会与环境毒理学、工业毒理学、药物毒理学、管理毒理学有所交叉。我国除了食品的安全性毒理学评价程序外，不同的管理部门还陆续制定、颁布了对不同类型的外源性化学物质进行安全性毒理学评价的程序和规范，如《农药登记毒理学评价程序》（GB 15670—1995，2017），《化妆品安全性评价程序和方法》（GB 7919—1987），《化妆品卫生规范》（2002、2007、2013、2015），《消毒技术规范》（2002、2006、2009、2012）《新药（西药）毒理学研究指导原则》（1988、1993）《新药（中药）毒理学研究指导原则》（1994）、《国家环境保护局化学品测试准则》（1990）、《化学品毒性鉴定管理规范》（2000、2015）等。

11.2.3　我国《食品安全性毒理学评价程序》的主要内容

11.2.3.1　《食品安全性毒理学评价程序》的适用范围

我国最新版的《食品安全国家标准 食品安全性毒理学评价程序》GB 15193.1—2014 规定，该程序适用于评价食品生产、加工、保藏、运输和销售过程中所涉及的可能对健康造成危害的化学、生物和物理因素的安全性，检验对象包括食品及其原料、食品添加剂、新食品原料、辐照食品、食品相关产品（用于食品的包装材料、容器、洗涤剂、消毒剂和用于食品生产经营的工具、设备）以及食品污染物。

11.2.3.2　进行毒理学试验前有关资料的收集及对受试物的要求

在对待评价物质进行毒理学试验前，必须尽可能地收集其相关资料，以预测其毒性并为毒理学试验设计提供参考。应提供受试物（必要时包括杂质）的名称、批号、含量、保存条件、原料来源、生产工艺、质量规格标准、性状、人体推荐（可能）摄入量等。对于单一成分的物质，应提供受试物（必要时包括其杂质）的物理、化学性质（包括化学结构、纯度、稳定性等）；对于混合物（包括配方产品），应提供受试物的组成，必要时应提供受试物各组成成分的物理、化学性质（包括化学名称、化学结构、纯度、稳定性、溶解度等）有关资料。还应提供受试物及其代谢产物在环境中的稳定性与定性定量检测方法，可能的用途、使用范围、使用数量和方式、接触人群及可能的人群流行病学资料。用于毒理学试验的受试物一般很少为纯品，对于配方产品，应是符合既定的生产工艺和配方的规格化产品，其组成成分、比例及纯度应与实际应用的相同，应收集受试物的原料组成和比例，尽可能收集受试物各组成成分的物理、化学性质等有关资料；在需要检测高纯度受试物及其可能存在的杂质的毒性或进行特殊试验时可选用纯品，或以纯品及杂质分别进行毒性检测。对于酶制剂，应该使用在加入其他复配成分以前的产品作为受试物。

11.2.3.3　毒理学评价试验的内容和目的

（1）急性经口毒性试验　经口一次性给予或 24 h 内多次给予受试物后，观察动物在短时间内所产生的毒性反应，包括中毒症状、体征和死亡。致死剂量通常用半数致死剂量 LD_{50} 来表示，观察期限一般为 14 d。常用的急性毒性试验方法有：霍恩氏（Horn）法、限量法（limit test）、上-下法（up-down procedure，UDP）、寇氏（Korbor）法、概率单位-对数图解法、急性联合毒性试验。目的是了解受试物的急性毒性强度、性质、可能的靶器官和作用机制，为进行下一步毒性试验选择剂量和观察指标提供依据，并根据 LD_{50} 进行毒性分级。该试验可提供在短期内经口接触受试物所产生的健康危害信息。

（2）遗传毒性试验　试验项目包括细菌回复突变试验、哺乳动物红细胞微核试验、哺乳动物骨髓细胞染色体畸变试验、小鼠精原细胞或精母细胞染色体畸变试验、体外哺乳类细胞 HGPRT 基因突变试验、体外哺乳类细胞 TK 基因突变试验、体外哺乳类细胞染色体畸变试验、啮齿类动物显性致死试验、体外哺乳类细胞 DNA 损伤修复（非程序性 DNA 合成）试验、果蝇伴性隐性致死试验。

遗传毒性试验需要几个试验联合使用以观察不同的遗传学终点。组合必须考虑原核细胞和真核细胞、体内试验和体外试验相结合的原则，推荐下列遗传毒性试验组合。

组合一：细菌回复突变试验（或鼠伤寒沙门氏菌/哺乳动物微粒体酶试验，即 Ames 试验）；哺乳动物红细胞微核试验或哺乳动物骨髓细胞染色体畸变试验；小鼠精原细胞或精母细胞染色体畸变试验或啮齿类动物显性致死试验。

组合二：细菌回复突变试验（或鼠伤寒沙门氏菌/哺乳动物微粒体酶试验，即 Ames 试验）；哺乳动物红细胞微核试验或哺乳动物骨髓细胞染色体畸变试验；体外哺乳类细胞染色体畸变或体外哺乳类细胞 TK 基因突变试验。

其他备选遗传毒性试验：果蝇伴性隐性致死试验、体外哺乳类细胞 DNA 损伤修复（非程序性 DNA 合成）试验、体外哺乳类细胞 HGPRT 基因突变试验。

进行遗传毒性试验的目的是了解受试物的遗传毒性以及筛查受试物的潜在致癌作用和细胞致突变性。

（3）28 d 经口毒性试验　目的是通过 28 d 经口毒性试验，了解受试物的剂量-反应关系和毒作用靶器官，确定 28 d 经口最小观察到有害作用剂量（LOAEL）和未观察到有害作用剂量（NOAEL），初步评价受试物经口的安全性，并为下一步较长期毒性试验和慢性毒性试验试验剂量、观察指标、毒性终点的选择提供依据。

（4）90 d 经口毒性试验　目的是确定在 90 d 内重复接触受试物引起的毒性效应，了解受试物剂量-反应关系、毒作用靶器官和可逆性，得出 90 d 经口最小观察到有害作用剂量（LOAEL）和未观察到有害作用剂量（NOAEL），为初步确定受试物的经口安全性，并为慢性毒性试验剂量、观察指标、毒性终点的选择以及获得"暂定的人体健康指导值"提供依据。

（5）致畸试验　母体在孕期受到可通过胎盘屏障的某种有害物质作用，会影响胚胎的器官分化与发育，导致结构异常，出现胎仔畸形。因此，在受孕动物胚胎的器官形成期给予受试物，可检出该物质对胎仔的致畸作用。目的是检测妊娠动物接触受试物后引起的胎仔畸形情况，了解受试物是否具有致畸作用和发育毒性，预测其对人体致畸的可能性。

（6）生殖毒性试验和生殖发育毒性试验　生殖毒性指对雄性和雌性生殖功能或能力的损害和对后代的有害影响。生殖毒性既可发生于妊娠期，也可发生于妊娠前期和哺乳期。表现为外源化学物对生殖过程的影响，例如生殖器官及内分泌系统的变化、对性周期和性行为的影响以及对生育力和妊娠结局的影响等。凡受试物能引起生殖机能障碍，干扰配子的形成或使生殖细胞受损，其结果除可影响受精卵及其着床而导致不孕外，尚可影响胚胎的发生及发育，如胚胎死亡导致自然流产、胎仔发育迟缓以及胎仔畸形。通过观察受孕情况、胚胎数量、发生发育情况，胎仔发育及畸形，受试物对妊娠、分娩和乳汁分泌、胎仔出生后的发育异常等，了解受试物的生殖毒性。

生殖发育毒性试验：本试验动物包括三代（F_0、F_1、F_2）。F_0 和 F_1 代给予受试物，观察生殖毒性，F_2 代观察功能发育毒性。研究受试物对雌性和雄性动物生殖发育功能的影响；毒性作用主要包括子代出生后死亡的增加，生长与发育的改变，子代功能缺陷（包括神经行为、生理发育）和生殖异常等。目的是了解受试物对实验动物繁殖及对子代的发育毒性，如性腺功能，交配行为、受孕、分娩、哺乳、断乳，以及子代的生长发育和神经行为，得到受试物的未观察到有害作用剂量，为初步制定人群安全接触限量提供依据。

（7）毒物动力学试验　给予受试物后测定体液、脏器、组织、排泄物中受试物和（或）其代谢产物的量或浓度的动态变化，了解毒物的组织蓄积性、可能的靶器官、代谢产物的形成情况，测定主要代谢产物的化学结构及其毒性，推测受试物在体内的代谢途径。目的是了解受试物在体内的吸收、分布、生物转化和排泄过程的动态特征，为选择慢性毒性试验的合适动物、观测值表等提供依据。该实验主要适应于化学物质（农药、食品添加剂、包装材料等）。

（8）慢性毒性试验　确定长期经口重复给予受试物引起的慢性毒性效应，了解受试物剂量-反应关系和毒性作用靶器官，确定未观察到有害作用剂量（NOAEL）和最小观察到有害作用剂量（LOAEL），为预测人群接触该受试物的慢性毒性作用及确定健康指导值提供依据。

（9）致癌试验　确定在实验动物的大部分生命期间，经口重复给予受试物引起的致癌效应，了解肿瘤发生率、靶器官、肿瘤性质、肿瘤发生时间和每只动物肿瘤发生数，为预测人群接触该受试物的致癌作用以及最终评定该受试物能否应用于食品提供依据。

（10）慢性毒性试验和致癌合并试验　确定在实验动物的大部分生命期间，经口重复给予受试物引起的慢性毒性和致癌效应，了解受试物慢性毒性剂量-反应关系、肿瘤发生率、靶器官、肿瘤性质、肿瘤发生时间和每只动物肿瘤发生数，确定慢性毒性的未观察到有害作用剂量（NOAEL）和最小观察到有害作用剂量（LOAEL），为预测人群接触该受试物的慢性毒性和致癌作用以及最终评定该受试物能否应用于食品提供依据。

11.2.3.4　对不同受试物选择毒性试验的原则

（1）凡属我国首创的物质，特别是化学结构提示有潜在慢性毒性、遗传毒性或致癌性或该受试物产量大、使用范围广、人体摄入量大、摄入机会多者，应进行系统毒性试验，包括急性经口毒性试验、遗传毒性试验、90 d 经口毒性试验、致畸试验、生殖发育毒性试验、毒物动力学试验、慢性毒性试验和致癌试验（或慢性毒性和致癌合并试验）。

（2）凡属与已知物质（指经过安全性评价并允许使用者）的化学结构基本相同的衍生物或类似物，或在部分国家或地区有安全食用历史的物质，则可先进行急性经口毒性试验、遗传毒性试验、90 d 经口毒性试验和致畸试验，根据试验结果判定是否需要进行毒物动力学试验、生殖毒性试验、慢性毒性试验和致癌试验。

（3）凡属已知的或在多个国家有食用历史的物质，同时申请单位又有资料证明申报受试物的质量规格与国外产品一致，则可先进行急性毒性试验、遗传毒性试验和 28 d 经口毒性试验，根据试验结果判定是否应进行进一步的毒性试验。

（4）食品添加剂、新食品资源、食品相关产品、农药残留及兽药残留的安全性毒理学评价试验的选择。

①食品添加剂

a.香料：鉴于食品中使用的香料品种很多，化学结构很不相同，而用量很少，在评价时可参考国际组织和国外的资料和规定，分别决定需要进行的试验。

• 凡属世界卫生组织（WHO）已建议批准使用或已制定日容许摄入量者，以及香料生产者协会（FEMA）、欧洲理事会（COE）和国际香料工业组织（IOFI）四个国际组织中的两个或两个以上允许使用的，一般不需要进行试验。

• 凡属资料不全或只有一个国际组织批准的先进行急性毒性试验和遗传毒性试验组合中的一项，经初步评价后，再决定是否需进行进一步试验。

• 凡属尚无资料可查、国际组织未允许使用的，先进行急性毒性试验、遗传毒性试验和 28 d 经口毒性试验，经初步评价后，决定是否需进行进一步试验。

• 凡属用动、植物可食部分提取的单一高纯度天然香料，如其化学结构及有关资料并未提示具有不安全的，一般不要求进行毒性试验。

b.酶制剂

• 由具有长期安全食用历史的传统动物或植物可食部分生产的酶制剂，世界卫生组织已公布日容许摄入量或不需要规定日容许摄入量者或者多个国家批准使用的，在提供相关证明材料的基础上，一般不需要进行毒理学试验。

• 对于其他来源的酶制剂，凡属毒理学资料比较完整，世界卫生组织已公布日容许摄入量或不需要规定日容许摄入量者或者多个国家批准使用的，如果质量规格与国际质量规格标准一致，则要求进行急性经口毒性试验和遗传毒性试验；如果质量规格不一致，则需要增加 28 d 经口毒性试验，根据试验结果考虑是否进行其他相关毒理学试验。

• 对于其他来源的酶制剂，凡属新品种的，需要进行急性经口毒性试验、遗传毒性试验、90 d 经口毒性试验和致畸试验；经初步评价后，决定是否需进行进一步试验。凡属一个国家批准使用、世界卫生组织未公布日容许摄入量或资料不完整的，进行急性经口毒性试验、遗传毒性试验和 28 d 经口毒性试验，根据试验结果判定是否需要进行进一步的试验。

• 通过转基因方法生产的酶制剂按照国家对转基因管理的有关规定执行。

c.其他食品添加剂

• 凡属毒理学资料比较完整，世界卫生组织已公布日容许摄入量或不需规定日容许摄入量者或者多个国家批准使用，如果质量规格与国际质量规格标准一致，则要求进行急性经口毒性试验和遗传毒性试验；如果质量规格标准不一致，则需要增加 28 d 经口毒性试验，根据试验结果考虑是否进行其他毒性试验。

• 凡属有一个国家批准使用,但世界卫生组织未公布日容许摄入量,或资料不完整的,可先进行经口急性毒性试验、遗传毒性试验、28 d 经口毒性试验,根据试验结果判定是否需要进一步的试验。

• 对于由动、植物或微生物制取的单一组分、高纯度的食品添加剂,凡属新品种的,需先进行急性经口毒性试验、遗传毒性试验、90 d 经口毒性试验和致畸试验;经初步评价后,决定是否需进行进一步试验。凡属国外有一个国际组织或国家已批准使用的,则进行急性经口毒性试验、遗传毒性试验和 28 d 经口毒性试验,经初步评价后,决定是否需进行进一步试验。

②新食品原料:按照《新食品原料申报与受理规定》(国卫食品发〔2013〕23 号)进行评价。

③食品相关产品:按照《食品相关产品新品种申报与受理规定》(国卫监发〔2011〕49 号)进行评价。

④农药残留:按 GB 15670 进行评价。

⑤兽药残留:按《兽药临床前毒理学评价试验指导原则》(中华人民共和国农业部公告第 1247 号)进行评价。

11.2.3.5　各项毒理学试验的结果判定

1. 急性毒性试验

如 LD_{50} 小于人的推荐(可能)摄入量的 100 倍,则一般放弃该受试物用于食品,不再继续其他毒理学试验。

2. 遗传毒性试验

(1)如遗传毒性试验组合中两项或以上试验阳性,则表示该受试物很可能具有遗传毒性和致癌作用,一般应放弃该受试物应用于食品。

(2)如遗传毒性试验组合中一项试验为阳性,则再选两项备选试验(至少一项为体内试验)。如再选的试验均为阴性,则可继续进行下一步的毒性试验;如其中有一项试验阳性,则放弃该受试物应用于食品。

(3)如 3 项试验均为阴性,则可继续进行下一步的毒性试验。

3. 28 d 经口毒性试验

对只要求进行急性毒性、遗传毒性和 28 d 经口毒性实验的受试物,若试验未发现有明显毒性作用,综合其他各项试验结果可做出初步评价;若试验中发现有明显毒性作用,尤其是有剂量-反应关系时,则考虑进行进一步的毒性试验。

4. 90 d 经口毒性试验

根据试验所得的未观察到有害作用剂量进行评价。原则是:

(1)未观察到有害作用剂量小于或等于人的推荐(可能)摄入量的 100 倍表示毒性较强,应放弃该受试物用于食品。

(2)未观察到有害作用剂量大于人的推荐(可能)摄入量的 100 倍而小于 300 倍者,应进行慢性毒性试验。

(3)未观察到有害作用剂量大于或等于人的推荐(可能)摄入量的 300 倍者则不必进行慢性毒性试验,可进行安全性评价。

5. 致畸试验

根据试验结果评价受试物是不是实验动物的致畸物。若致畸试验结果阳性则不再进行生殖毒性试验和生殖发育毒性试验。在致畸试验中观察到的其他发育毒性,应结合 28 d 和(或)90 d 经口毒性试验结果进行评价。

6. 生殖毒性试验和生殖发育毒性试验

根据试验所得的未观察到有害作用剂量进行评价,原则是:

(1)未观察到有害作用剂量小于或等于人的推荐(可能)摄入量的 100 倍表示毒性较强,应放弃该受试物用于食品。

(2)未观察到有害作用剂量大于人的推荐(可能)摄入量的 100 倍而小于 300 倍者,应进行慢性毒性试验。

(3)未观察到有害作用剂量大于或等于人的推荐(可能)摄入量的 300 倍者则不必进行慢性毒性试验,可进行安全性评价。

7. 慢性毒性和致癌试验

(1)根据慢性毒性试验所得的未观察到有害作用剂量进行评价的原则是:

①未观察到有害作用剂量小于或等于人的推荐(可能)摄入量的 50 倍者,表示毒性较强,应放弃该受试物用于食品。

②未观察到有害作用剂量大于人的推荐(可能)摄入量的 50 倍而小于 100 倍者,经安全性评价后,决定该受试物可否用于食品。

③未观察到有害作用剂量大于或等于人的推荐(可能)摄入量的 100 倍者,则可考虑允许使用于食品。

(2)根据致癌试验所得的肿瘤发生率、潜伏期和多发性等进行致癌试验结果判定的原则是:凡符合下列情况之一,并经统计学处理差异有显著性者,可认为致癌试验结果阳性。若存在剂量反应关系,则判定阳性更可靠。

①肿瘤只发生在试验组动物,对照组中无肿瘤发生。

②试验组与对照组动物均发生肿瘤,但试验组发生率高。

③试验组动物中多发性肿瘤明显,对照组中无多发性肿瘤,或只是少数动物有多发性肿瘤。

④试验组与对照组动物肿瘤发生率虽无明显差异,但试验组中发生时间较早。

8. 其他

若受试物掺入饲料的最大加入量(原则是最高不超过饲料的 10%)或液体受试物经浓缩后仍达不到未观察到有害作用剂量为人的推荐(可能)摄入量的规定倍数时,综合其他的毒性试验结果和实际食用或饮用量进行安全性评价。

11.2.3.6　进行食品安全性评价需要考虑的因素

1. 试验指标的统计学意义和生物学意义

在分析试验组与对照组指标差异的意义时,应根据其有无剂量-反应关系、同类指标横向比较及与本实验室的历史性对照值范围比较的原则等来综合考虑指标差异有无生物学意义。此外,如在受试物组发现某种肿瘤发生率增高,即使在统计学上与对照组比较差异无统计学意义,仍要给以关注。

2. 生理学表现与受试物毒性

人的推荐(可能)摄入量较大的受试物,应考虑给予受试物剂量过大时,可能影响营养素摄入

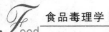

量及其生物利用率,从而导致动物某些毒理学表现,而非受试物本身的毒性作用所致。对实验中某些指标的异常改变,在结果分析评价时要注意区分是生理学表现还是受试物的毒性作用。

3. 时间-毒性效应关系

对由受试物引起的毒性效应进行分析评价时,要考虑在同一剂量水平下毒性效应随时间的变化情况。

4. 特殊人群和易感人群

对孕妇、乳母或儿童食用的食品,应特别注意其胚胎毒性或生殖发育毒性、神经毒性和免疫毒性等。

5. 人群资料

由于存在动物与人之间的物种差异,在评价食品的安全性时,应尽可能收集人群接触受试物后的反应资料,如职业性接触和意外事故接触等。在确保安全的条件下,可以考虑遵照有关规定进行人体试食试验,志愿受试者的毒物动力学或代谢资料对于将动物试验结果推论到人具有很重要的意义。

6. 动物毒性试验和体外试验资料

毒理学评价程序中所列的各项动物毒性试验和体外试验系统是目前毒理学评价水平下所得到的最重要的资料,也是进行评价的主要依据,在试验得到阳性结果,而且结果的判定涉及受试物能否应用于食品时,需要考虑结果的重复性和剂量-反应关系。

7. 安全系数

由动物毒性试验结果推论到人时,鉴于动物与人的种属差异和个体之间的生物学差异,一般采用安全系数以确保对人的安全性。安全系数通常为 100 倍,但可根据受试物的原料来源、理化性质、毒性大小、代谢特点、蓄积性、接触的人群范围、食品中的使用量和人的可能摄入量、使用范围及功能等因素来综合考虑其安全系数的大小。

8. 毒物动力学试验的资料

毒物动力学试验是对化学物质进行毒理学评价的一个重要方面,因为不同化学物质、剂量大小,在毒物动力学或代谢方面的差别往往对毒性作用影响很大。在毒性试验中,原则上应尽量使用与人具有相同毒物动力学或代谢途径和模式的动物种系来进行试验。研究受试物在实验动物和人体内吸收、分布、排泄和生物转化方面的差别,对于将动物试验结果比较正确地推论到人和降低不确定性具有重要意义。

9. 综合评价

在进行综合评价时,应全面考虑受试物的理化性质、结构、毒性大小、代谢特点、蓄积性、接触的人群范围、食品中的使用量与使用范围、人的推荐(可能)摄入量等因素,对于已在食品中应用了相当长时间的物质,对接触人群进行流行病学调查具有重大意义,但往往难以获得剂量-反应关系方面的可靠资料;对于新的受试物质,则只能依靠动物试验和其他试验研究资料。然而,即使有了完整和详尽的动物试验资料和一部分人类接触的流行病学研究资料,由于人类的种族和个体差异,也很难做出能保证每个人都安全的评价。所谓绝对的食品安全实际上是不存在的。在受试物可能对人体健康造成的危害以及其可能的有益作用之间进行权衡,以食用安全为前提。安全性评价的依据不仅是安全性毒理学试验的结果,而且与当时的科学水平、技术条件以及社会经济、文化因素有关,因此,随着时间的推移、社会经济的发展、科学技术的进步,有必要对已通过评价的物质进行重新评价,做出新的结论。

11.3　转基因食品的安全性评价

11.3.1　转基因食品的概念

转基因食品(genetically modified food)是指利用现代分子生物学技术将某些生物的基因转移到其他物种中去,改造它们的遗传物质,使动物、植物或微生物具备或增强某种特性,使其在性状、营养品质、消费品质等方面向人们所需要的目标转变,可以降低生产成本,增加食品或食品原料的产量或价值。这种以改良的动物、植物和微生物为食物或为原料加工生产的食品就是转基因食品。根据世界卫生组织的定义,转基因食品是指生物体内的基因被以非自然的方法加以改变,使基因由一个生物体移至另一个生物体或在两个没有关系的生物体之间转移而生产的食品或食品原料。在欧盟新型食品条例中将转基因食品定义为:"一种由经基因修饰的生物体生产的或该物质本身的食品",即用转基因植物、动物或微生物为原料(全部或部分)生产或制造的食品。目前,全球的科学家们还无法为转基因食品安全问题在短时间内下一个定论,简言之,以转基因生物为原料加工成的食品就是转基因食品。

11.3.2　转基因食品概况

20 世纪 80 年代末,科学家们开始把 10 多年分子研究的成果运用到转基因食品上,转基因育种以其培育周期短、性状转移精确等优点,使转基因技术在农业种植上迅速发展。1994年美国第一例转基因番茄被批准商业化种植,1995 年成功地生产出抗杂草黄豆,并在市场上出售。又经过 7 年的努力,利用转基因技术已批量生产出抗虫害、抗病毒、抗杂草的转基因玉米、黄豆、油菜、土豆、西葫芦等。目前,转基因食品的主要产地是美国、加拿大、欧盟、南非、阿根廷等。根据来源,转基因食品分为植物源转基因食品、动物源转基因食品和微生物源转基因食品。植物源转基因食品涉及的食品或食品原料包括大豆、玉米、番茄、马铃薯、油菜、番木瓜、甜椒、西葫芦等。玉米是使用转基因最早、种植最广、产量最多的作物;其次就是大豆,美国目前种植的大豆 94% 是转基因,巴西、阿根廷的大豆、玉米基本都是转基因的。转基因作物的商业化进程发展很快,1996 年,加拿大、澳大利亚、阿根廷、墨西哥等国第一年商业化种植,170 万 hm^2;2000—2005 年,转基因大豆开始在美国和巴西占据主导地位,大大推动了转基因作物的增长;2005—2011 年,转基因玉米的种植在燃料乙醇需求的刺激下大幅度增长;2015年 1.797 亿 hm^2;2017 年 1.898 亿 hm^2;2018 年 1.917 亿 hm^2。

其中转基因大豆和玉米的耕种面积,约占总耕种面积的 80%。国际农业生物技术应用服务组织发布的《2018 年全球生物技术/转基因作物商业化发展态势》报告显示,2018 年全球共有 26 个国家和地区种植转基因作物,种植面积达 1.917 亿 hm^2,约为 1996 年的 113 倍。美国是转基因作物种植第一大国,2018 年的种植面积为 7 500 万 hm^2,其次是巴西(5 130 万 hm^2)、阿根廷(2 390 万 hm^2)、加拿大(1 270 万 hm^2)和印度(1 160 万 hm^2)。这五个国家的种植面积占到全球转基因作物种植面积的 91%。发展中国家种植面积已经超过了发达国家。

美国转基因作物种类最多,有大豆、玉米、棉花、油菜、甜菜、苜蓿、木瓜、南瓜、马铃薯和苹果。2015 年各种转基因作物种植比例为:大豆 51%、玉米 30%、棉花 13%、油菜 5%、其他

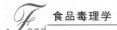
1%。2018 年,转基因大豆种植面积达到 9 590 万 hm²,占全球转基因作物种植面积的 50%,其次是玉米(5 890 万 hm²)。

欧盟各国中,只有西班牙和葡萄牙两个国家种植转基因作物(玉米),总面积为 12.1 万 hm²。不过,欧盟 2018 年从阿根廷、巴西和美国进口的转基因农产品包括大豆制品 3 000 万 t、玉米 1 000 万～1 500 万 t,油菜籽或油菜 250 万～450 万 t。澳大利亚南澳大利亚州初级产业和资源部(PIRSA)称,将于 2019 年 12 月 1 日起取消除袋鼠岛外其他地区的转基因作物禁令。

我国种植转基因作物开始于 1989 年。据 2015 年 1 月 29 日中国农科院举办的转基因作物商业化发展趋势研讨会信息,中国目前只有 5 种转基因作物进行商业化种植:棉花、木瓜、白杨、西红柿和甜椒。中国农业部称,我国已批准商业化种植的转基因作物主要是抗虫棉花和抗病毒木瓜。虽然官方没有发放允许转基因稻谷商业化种植的证书,但转基因水稻在民间已有较大规模的种植面积。2014 年 7 月央视《新闻调查》频道多次报道湖北种植和销售 Bt63 转基因水稻。

到 2014 年底,中国农业部批准进口的证书在有效期内的转基因作物有玉米、大豆、油菜、甜菜和棉花 5 种,规定这些除棉花可以种植外,其余 4 种仅限用于加工原料;这些进口转基因作物涉及的转基因性状有抗除草剂、抗虫、改善品质、抗旱及上述部分性状的组合;所涉及的转基因技术研发公司有孟山都、杜邦和先锋、先正达、拜尔、陶氏、巴斯夫。根据美国农业部外国农业局 2015 年 1 月发布的《中国农业生物技术年报》,截至 2014 年 12 月 31 日,中国批准进口的转基因作物产品共涉及 41 个转基因事件或事件组合。实际上,我们已在不知不觉中购买了其他转基因食品,如利用转基因微生物生产的食品酶制剂而制成的面包,味美可口的油炸食品,营养丰富的乳制品等。

到目前为止,还没有任何国家批准小麦和稻谷这两大口粮商业化种植。我国对 Bt63 转基因水稻虽然已发放安全证书,但没有批准其商业化种植。

我国接受了更多的国外转基因食品,1998 年,从生物技术食品生产大国美国和加拿大进口了较大数量的粮油,其后每年都保持了不小的进口数量,2002 年我国转基因大豆的进口在 2 000 万 t 左右。孟山都公司称,转基因食品进口量中国在全球排第一、欧盟排第二。中国进口转基因食品最多的是大豆,2013 年进口大豆 6 338 万 t,2014 年 7 140 万 t(2014 年进口转基因食品总量为 8 000 多万 t,包括大豆、玉米和油菜籽),2015 年中国进口转基因大豆 8 100 多万 t,2017—2019 年进口大豆分别为 9 553 万 t、8 803.1 万 t、8 851.1 万 t,2020 年 6 月 11 日美国农业部(USDA)公布的供需报告显示,中国 2020 年度大豆进口预估将达到创纪录的 9 600 万 t。巴西、美国、阿根廷是中国三大主要大豆进口来源国,进口量占大豆进口总量的 95%左右,其中绝大部分是来自巴西,2018 年 6 610 万 t、2019 年 5 767 万 t。在国内用转基因大豆生产的大豆色拉油比例高达 80%以上。由于转基因大豆的产量高、价格低廉,且出油率更高,因此,中国的大豆对外依存度越来越高,以 2019 年为例,国产大豆和进口大豆分别占总消费量的 16.98%和 83.02%。

11.3.3　转基因食品的安全性

自然界存在的物种是经过亿万年的进化和优胜劣汰的自然选择而存在的。转基因技术打破了物种间基因转移的天然屏障,打破了自然遗传法则,因而其安全问题争议不断,随着转基因作物种类和种植面积的增加,对其安全性的争议越来越激烈。

转基因食品主要有三个方面的安全问题:一是环境安全性。转基因生物导致原有相近物种的灭绝、生态系统平衡被破坏。二是食用安全性。转基因技术已经应用近 30 年,但对于转基因生物、转基因食品的食用安全性问题没有定论。限于目前的技术,对转基因食品的食用安全性的评价方法主要是从以下几个方面进行:致敏性、毒性、营养成分、抗营养因子等。三是粮食供给安全问题。转基因生物种子安全问题是众多学者所担忧的。长期种植转基因作物,特别是粮食,造成原有种子灭绝后十几亿人口大国的粮食种子将受控于人。有专家大声疾呼"粮安天下,种子是粮食之母"。在关键时期,一粒种子可以绊倒一个政党,可以控制一个国家,也可以毁灭一个民族。粮食种子安全是不可忽视的战略问题。

11.3.3.1　环境安全性

外来生物入侵,这是一个传统的生态危害问题。转基因生物环境安全性评价的核心问题是转基因生物是否会将所转基因再转移到其他生物中,即基因漂移,影响生物的遗传多样性,打破原有生物种群的动态平衡,破坏生态环境;其次是对靶标生物物种进化的影响。

(1)转基因作物作为外来种对新环境的入侵,使生物多样性受到威胁,造成生物数量剧减,甚至会使原有物种灭绝,导致生物多样性的丧失。1992 年,中国成为第一个大规模种植转基因烟草的国家,1996 年抗虫的转基因棉花在中国商业化种植,化解了棉铃虫危机。但如今盘桓不去的是盲蝽象,一种肉眼几乎看不到的,全身闪耀着绿色金属光泽的小虫子,它会用口器吸取棉花幼苗的汁液,不加以防治,收成损失可达 30%～50%。研究人员花了 12 年追踪观察我国华北地区商业化种植的 Bt 棉花(转 Bt 基因抗虫棉)。研究表明,Bt 棉花大面积种植有效遏止了棉铃虫,化学农药使用量显著降低,却给盲蝽象的种群增长提供了温床,致其暴发成灾。而受盲蝽象虫害冲击的,还有梨、枣等多种作物。

(2)转基因作物对非目标生物的危害。如果转基因作物的外源基因向亲缘野生种转移,就会污染到整个种子资源基因库,对生态系统及生态过程产生影响。1997 年人们在玉米的原产地——墨西哥山区的野生玉米内检测到转基因成分,但转基因玉米的栽培地却是在离山区几百里之遥的美国境内。较著名的还有美国的星联玉米(Star link corn)事件。这种玉米是1998 年美国环保局批准商业化生产的,当时是批准用作动物性饲料,不是用于人食用,因为它对人体有致敏性,可能产生皮疹、腹泻。但是在 2000 年,在市场上 30 多种玉米食品当中发现了这种玉米的成分,所以美国政府下令把所有的这种转基因玉米收回。

(3)抗生素标记基因的水平转移可能产生耐药菌株。2009 年 2、3 月,国际环保组织绿色和平分别在北京、上海、广州和深圳的易初莲花、华润万家和沃尔玛超市购买了木瓜样品,并送往独立的国际权威检测机构进行转基因成分检测。结果显示,各大超市所销售的国产木瓜无一例外,都是转基因木瓜,而且其中含有抗生素抗性基因,如卡那霉素抗性基因($npt \text{II}$)和四环素抗性基因($tetR$),他们分别对卡那霉素和四环素具有抗性。抗生素抗性菌株的产生,可能导致抗生素无效而影响对人类感染性疾病的治疗。

(4)转基因作物本身成为杂草的可能性。由于导入新的外源基因,转基因作物获得或增强了生存竞争和繁殖能力,使其在生长势、越冬性、耐受性、种子产量等方面,都强于亲本或野生种。若被推广种植,这些转基因作物释放到自然环境中的机会特别大,因其又具有野生植物没有的各种抗性,将会迅速地成为新的优势种群,进而可能演变成农田杂草。如加拿大和美国商业化种植具有抗除草剂及自播种特性的转基因油菜,仅几年后,其农田便发现了对多种除草剂

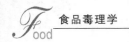

（包括草甘膦、固杀草和保幼酮等）具有抗性的杂草化油菜植株。

（5）转基因作物亲缘野生种成为杂草或超级杂草的可能性。

（6）转基因作物可能产生新的病毒或疾病。

（7）其他一些不可预计的风险。如2015年7月14日，麻省理工学院的系统生物学家V. A. ShivaAyyadurai博士，在美国《农业科学》发表的一项新的研究揭示转基因大豆对致癌物甲醛有积蓄作用，同时发现细胞解毒所必需的抗氧化剂谷胱甘肽在转基因大豆中耗竭。随着时间的推移、技术的进步，可能逐渐暴露或发现转基因作物存在的目前未知的风险。

11.3.3.2　转基因食品的食用安全性

转基因食品的食用安全性问题就是外源基因的表达产物是否安全。主要包括表达蛋白的过敏性、毒性及抗生素抗性标记基因的安全性。

1. 过敏反应

在自然条件下存在许多过敏原。转基因作物通常插入特定的基因片段以表达特定的蛋白，而所表达蛋白若是已知过敏原，则有可能引起过敏人群的不良反应。例如，为增加大豆含硫氨基酸的含量，1996年，将巴西坚果中的2S清蛋白基因转入大豆中，而2S清蛋白具有过敏性，导致原本没有过敏性的大豆对某些人群产生过敏反应，最终该转基因大豆被禁止商品化生产。

2. 可能具有毒性

一些研究学者认为，对于基因的人工提炼和添加，可能在达到人们想达到的某些效果的同时，也增加和积聚了食物中原有的微量毒素，此外，抗虫作物残留的毒素和蛋白酶活性抑制剂可能对人畜健康有害，因为含有抗虫作物残留的毒素和蛋白酶活性抑制剂的叶片、果实和种子等，既然能使咬食其叶片的昆虫的消化系统功能受到损害，就有对人畜产生类似伤害的可能性。转基因食品可能使受体生物体毒素增多，或者带来新的毒素，引起急性的或慢性的中毒。众所周知，在不少传统食用植物中含有少量的毒素，如芥酸、黄豆毒素、番茄毒素、棉酚、龙葵素、腈水解酶、氢氰酸、甾醇、酪胺和组氨酸等，这些原有毒素的量在转基因食品中不应该增加，更不应该产生新的毒素，但这是难以预知的。

3. 营养成分

转基因食品营养成分的变化，可能使人类的营养结构失衡。"第2代"转基因作物主要着眼于使食物更具营养价值或改变其营养特性。30年前，已培育出以改善营养价值为目的的植物，产生了几乎不含有毒脂肪酸（芥酸）的油菜籽植物，这种油被称为无芥酸菜籽油。现在发达国家无芥酸菜籽油占食油的比例很大。随着对食物的功能和人体代谢的了解加深，现有的转基因技术将为更快速、更精确地生产这类食品提供机会。但营养成分的变化是否会造成人类营养成分的失衡，需要长期观察并进行评价。

4. 抗营养因子

抗营养因子（antinutritional factors，ANF）是指对营养物质的消化、吸收和利用产生不利影响以及使人和动物产生不良反应的物质。从某种意义上讲这些抗营养因子的存在是植物的一种自我保护机制，它在防止自身组织降解、生长调控、抗虫害等方面起着重要的调控保护作用。如大豆中存在的抗营养因子有两类：①热不稳定性抗营养因子，胰蛋白酶抑制因子、大豆凝集素、寡糖、脲酶以及抗维生素因子；②热稳定性抗营养因子，大豆球蛋白、β-伴大豆球蛋白、异黄酮、单宁、植酸、皂苷等。转基因食品的抗营养因子应该与其亲本一致。

11.3.4　转基因食品的安全性评价

1991 年世界卫生组织和粮农组织联合召开了有关评价用生物技术生产的食品的安全性的专家咨询会议。会议一致认为：①这些新食品的安全性不次于现有用传统方法生产的同类食品；②在评价安全性时，应对每个食物做个案处理，并以传统食物作为对照；③尽可能不做长期动物经口毒性试验，而着重于评价新食物的成分及其分子生物学特征。

为了防止转基因作物对环境和人体造成不良影响，许多国家先后建立了符合本国实际的生物安全管理政策和评价体系。然而，各国政府现行的政策和所持的态度，更多地被归属为经济问题，而非科学界和公众所关注的环境生态安全和健康问题。农业转基因生物与传统生物在研究开发、品种培育以及生产技术等方面都有极大的差异，因而必然带来其特殊的食用安全方面的疑问和问题。现行的食品卫生标准和传统的食品安全性评价体系对转基因食品的安全性评价缺乏足够的针对性、特异性和敏感度，且各国缺乏对该问题的统一标准。

转基因食品的安全性评价应遵循：实质等同原则、逐步原则、个案原则、科学原则和重新评价原则。

转基因食品安全性评价应包括几个方面：①直接健康影响（毒性）；②引起过敏反应的趋势（过敏性）；③被认为有营养特性或毒性的特定组成部分的组成分析；④插入基因的稳定性；⑤与基因改良有关的营养影响；⑥可由基因插入产生的任何非预期影响；⑦所表达的物质（非核酸物质）分析；⑧代谢评价；⑨基因改变引起的营养效果及其他不必要的功能等。

11.3.4.1　对转基因食品进行安全性评价的原则

1. 实质等同原则（转基因食品安全性评价的基本原则）

目前普遍公认的食用安全性评价的原则是经合组织（OECD）1993 年提出的"实质等同性"（substantial equivalence）原则。运用实质等同性概念来形成一个多学科的方法用于安全性评价，并考虑到可能产生的预期和非预期变化。

实质等同性概念是转基因食品安全性评价过程中的关键。但实质等同本身并不是安全性评价，而是构建新食品相对于其传统对应物的安全性评价这一框架的起点。它为进一步的科学研究提供了一个有效的框架，在这一框架之下，任何安全评估都要求通过对已预想到的或未预想到的效果进行全面的分析，才能判断各种转基因食品和它们所对应的传统食品是否一样安全。通过这种方式进行安全性评价并不意味着新产品的绝对安全。

实质等同的主要内容：通过对转基因食品中的各种主要营养成分、主要的营养拮抗物质、毒性物质及过敏性成分等物质的种类与含量进行分析测定，并与对应的传统食品进行比较，若两者之间无差异，则认为转基因食品与传统食品在食用安全性方面具有实质等同性。如果转基因食物和其相对应的食品间有着特定性状的差异，应该在传统食品长期安全食用的经验基础上考察这些特定性状的差异，并针对这些差异进行营养学、毒理学及免疫学的实验，但转基因食品与对应的传统食品不存在实质等同性并不意味着它就是不安全的。

以前没有食用过的食品中的蛋白质与食用过的食品中的蛋白质无相似性的情况下，可进行适宜的经口试验。应表明所表达的特性与可能对人体健康产生危害的供体的任何特性无

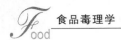

关。要提供确保供体中编码已知毒素或抗营养素的基因不被转入在正常情况下并不表达这些毒素或抗营养素的重组 DNA 植物中的信息,这在重组 DNA 植物与供体的加工方式不同时显得尤为重要,因为对供体生物的传统加工技术可能使抗营养素或毒素失活。

根据"实质等同性"原则,转基因食品安全性分成 3 个等级:Ⅰ级,转基因食品成分、营养价值、体内代谢途径及杂质水平与传统食品相同,或变异在已知的范围内,这类食品无须做进一步的分析评价;Ⅱ级,与传统食品极其相似,但产生或缺少某个新成分或特性,对不同成分或特性应做进一步的分析评价;Ⅲ级,与传统食品既不相同也不相似,需要做广泛的营养学和毒理学评价。

安全性评价的目标可归结为新食品和与之比较的对应的传统食品同样安全,且营养价值也不低于该传统食品。然而,新的科学信息对最初的安全性评价提出质疑,因此应该根据新的科学信息对安全性评价进行回顾。

实质等同性的概念目前已被许多国家所采用,并已经演化为一系列的决策系统,以指导监管当局对转基因食品在不同的评估阶段做出合理的结论。即便如此,这一概念还是没有得到所有人士的公认。1999 年在《自然》杂志发表的一篇文章就列举了实质等同性概念的种种局限。文章的核心观点是:转基因食品在化学上与传统食品相似并不能提供足够的证据表明其安全。实质等同性概念是有利于转基因食品的生产厂商而不是有利于消费者,各国监管当局对实质等同性概念的态度已经成为转基因食品安全性评估程序进一步发展的障碍。转基因食品的安全性评估,最好是进行全面的生物学、毒理学、免疫学实验,而不仅仅是进行化学试验。但目前还没有比实质等同性更好的评估体系。

从实质等同性概念的提出到目前被欧美各国转基因食品监管当局采用,已经过去了 20 多年时间。在这段时间里,已经有众多产品经过了以实质等同性为原则的安全评估。中国每年进口数千万吨转基因大豆,目前还没有发现其对健康有副作用的证据。

但麻省理工学院 V. A. ShivaAyyadurai 博士发现的转基因大豆对致癌物甲醛有积蓄作用和谷胱甘肽在转基因大豆中耗竭,使"实质等同"原则遭质疑,转基因食品安全性评价标准陷入问题。

2.逐步评价原则

转基因食品的安全性评价要遵循一个逐步的过程,这一过程涉及以下相关因素:新品种的描述、宿主植物及其被用于食品的描述、供体的描述、遗传修饰的描述和遗传修饰的特性。

转基因食品的研发和生产大国对转基因的管理都是分阶段审批的,在不同的阶段要解决的安全问题不同;其次转基因食品的不同转入目的基因可能存在的安全风险是分不同方面的,如表达蛋白质的毒性、致敏性、标记基因的毒性、抗营养成分或天然毒素等,就是某一毒性的安全性评价也要分步骤进行。安全性评价分阶段性进行可以提高筛选效率,在最短的时间内发现可能存在的风险。

3.个案评估原则

由于很难将传统的毒理学实验和危险性评价步骤应用于所有转基因食物,每一例转基因食品应具体进行分析,不是说转基因水稻通过了一例,今后 100、1 000 例都可以通过。因此,包括重组 DNA 植物在内的食用植物的安全性评价需要一个更加有针对性的方案。个案原则不是特别针对转基因食品的,但是转基因食品的安全性评价必须遵守个案分析的原则。由于转基因食品的研发是通过不同的技术路线,选择不同的供体、受体和转入不同的目的基因,在相同的供体和受体中也会采用不同来源的目的基因,因此,用个案原则分析和评价食品安全性可以最大限度地发现安全隐患,保障食品安全。另外,在按个案处理的基础上还需对引入物质的毒性经体内、体外研究加以评价。

4.科学评价原则

对生物技术本身带来的安全问题有科学的认识,所有的试验都应有科学的试验设计,使获得的数据准确可靠。以科学数据为评价依据,经得起历史的考验,是安全性评价必须遵守的基本原则。一个产品被批准上市一般需经 6～7 年时间的评估。各国政府和生物安全委员会正是本着这个原则,对转基因植物及其食品对人体健康和生态环境的安全性做出实事求是的科学评价。应及时完善评价的科学体系,有助于转基因食品的安全性评价。

5.重新评价原则

食品安全是一个相对的和动态的概念,随着整体科学技术的发展,现代医学、预防医学和现代食品工业技术的进步,消费者对健康意识的不断更新,转基因食品的安全性评价也会随之而发生变化,对当时的一些认识和方法会提出新的看法。今天认为是安全的食品,明天可能发现有不安全的因素,同样,今天认为是不安全的食品成分,明天可以用新的技术将其不安全成分删除或可变为安全。当对转基因食品食用安全性和营养质量的科学认识发生改变,或者转基因食品食用安全性和营养质量受到质疑,或有其他必要的原因时,都应进行重新评价。

11.3.4.2　转基因食品安全性评价的主要内容

安全性评价主要包括环境和食品安全性两方面。环境安全性指:转基因后引发植物致病的可能性,生存竞争性的改变,基因漂流至相关物种的可能性,演变成杂草的可能性,以及对非靶生物和生态环境的影响等。食品、饲料的安全性主要包括:营养成分、抗营养因子、毒性和过敏等。安全性评价还应考虑到任何物质的潜在蓄积,如毒性代谢物、污染物或可能由于基因修饰而产生的害虫控制剂等。实验内容包括营养成分评价、致敏性试验、传统毒理学试验等。

对可能的致敏性(蛋白)的评价:食物过敏常发生在某些特殊人群,全球有近 2% 的成年人和 4%～6% 的儿童有食品过敏史。90% 的过敏反应是由 8 种食物引起的,即蛋、鱼、贝壳、奶、花生、大豆、坚果和小麦。当食品中含有插入基因所产生的蛋白质时,应评价其在所有情况下的潜在致敏性。应当使用决策树原则来对新表达蛋白的致敏性进行评价。如果所引入的遗传物质来自小麦、黑麦、大麦、燕麦或相关的谷物,应该评价重组 DNA 植物食品中新表达的蛋白质在引发谷朊敏感性肠道疾病中所起的任何可能作用。应当避免从通常的致敏食品或已知能诱导敏感个体发生谷朊敏感性肠道疾病的食品中进行基因转移,除非有材料证实被转移的基因不编码致敏源与谷朊敏感性肠道疾病有关的蛋白。

11.3.4.3　我国转基因植物及其产品食用安全性评价的有关文件

我国与转基因产品食用安全性有关的文件有 NYT 1101—2006《转基因植物及其产品食用安全性评价导则》《转基因植物安全性评价指南》。评价方法参考了国际上通用的评价原则。

1.《转基因植物及其产品食用安全性评价导则》

这是农业部发布的行业标准。该标准规定了基因受体植物、基因供体生物、基因操作的安全性评价和转基因植物及其产品的毒理学评价、关键成分分析和营养学评价、外源化学物蓄积性评价、耐药性评价。转基因植物及其产品食用安全性评价原则:包括转基因植物及其产品的食用安全性评价应与传统对照物比较,其安全性可接受水平应与传统对照物一致。转基因植物及其产品的食用安全性评价采用危险性分析、实质等同和个案处理原则。随着科学技术发展和对转基因植物及其产品食用安全性认识的不断提高,应不断对转基因植物及其产品食用安全性进行重新评价和审核。包括受体植物的安全性评价、基因供体生物的安全性评价、基因操作的安全性评价、转基因植物及其产品的毒理学评价。

2.《转基因植物安全性评价指南》

按照个案分析原则,评价转基因植物与非转基因植物的相对安全性。传统非转基因对照物选择:无性繁殖的转基因植物,以非转基因植物亲本为对照物;有性繁殖的转基因植物,以遗传背景与转基因植物有可比性的非转基因植物为对照物。对照物与转基因植物的种植环境(时间和地点)应具有可比性。

(1)新表达物质毒理学评价应提供的资料

①新表达蛋白质资料:提供新表达蛋白质(包括目标基因和标记基因所表达的蛋白质)的分子量和生化特征等信息,包括分子量、氨基酸序列、翻译后的修饰、功能叙述等资料。表达的产物若为酶,应提供酶活性、酶活性影响因素(如 pH、温度、离子强度)、底物特异性、反应产物等。提供新表达蛋白质与已知毒蛋白质和抗营养因子(如蛋白酶抑制剂、植物凝集素等)氨基酸序列相似性比较的资料。提供新表达蛋白质热稳定性试验资料,体外模拟胃液蛋白消化稳定性试验资料,必要时提供加工过程(热、加工方式)对其影响的资料。若体外表达的蛋白质作为安全性评价的试验资料,需要提供体外表达蛋白质与植物中新表达蛋白质等同性分析(如分子量、蛋白测序、免疫原性、蛋白活性)的资料。

②新表达蛋白毒理学试验:当新表达蛋白质无安全食用历史,安全性资料不足时,必须提供急性经口毒性资料,28 d 喂养试验毒理学资料依该蛋白质在植物中的表达水平和人群可能摄入水平而定,必要时应进行免疫毒性检测评价。如果不提供新表达蛋白质的经口急性毒性和 28 d 喂养试验资料,则应说明理由。

③新表达非蛋白质物质的评价:新表达的物质为非蛋白质,如脂肪、碳水化合物、核酸、维生素及其他成分等,其毒理学评价可能包括毒物代谢动力学、遗传毒性、亚慢性毒性、慢性毒性/致癌性、生殖发育毒性等方面。具体需进行哪些毒理学试验,采用个案分析原则。

④摄入量估算:应提供外源基因表达物质在植物可食部位的表达量,根据典型人群的食物消费量,估算人群最大可能摄入水平,包括同类转基因植物总的摄入水平、摄入频率等信息。进行摄入量评估时需考虑加工过程对转基因表达物质含量的影响,并应提供表达蛋白质的测定方法。

(2)致敏性评价　外源基因插入产生新蛋白质,或改变代谢途径产生新蛋白质的,应对其蛋白质的致敏性进行评价。

(3)关键成分分析　营养素、天然毒素及其有害物质、抗营养因子、其他成分。

(4)全食品安全性评价　大鼠 90 d 喂养试验资料。必要时提供大鼠慢性毒性试验和生殖毒性试验及其他动物喂养试验资料。

(5)营养学评价　如果转基因植物在营养、生理作用等方面有改变的,应提供营养学评价资料。提供动物体内主要营养素的吸收利用资料;提供人群营养素摄入水平的资料以及最大可能摄入水平对人群膳食模式影响评估的资料。

（6）生产加工对安全性影响的评价　应提供与非转基因对照物相比，生产加工、储存过程是否可改变转基因植物产品特性的资料，包括加工过程对转入 DNA 和蛋白质的降解、消除、变性等影响的资料，如油的提炼和精炼、微生物发酵、转基因植物产品的加工、储存等对植物中表达蛋白质含量的影响。

（7）按个案分析的原则需要进行的其他安全性评价　对关键成分有明显改变的转基因植物，需提供其改变对食用安全性和营养学影响的评价资料。

11.3.5　对转基因作物的监管

各国政府对转基因作物及其产品实行严格的监管，目的是保障其安全性。

1. 种植

各国对转基因食品的管理不一。有的国家或地区禁止种植转基因作物，如苏格兰、德国，认为种植转基因作物造成潜在显著公共健康风险、危害生物多样性及影响环境，2014 年提出终止转基因作物的种植。欧盟规定，欧盟各国可自行禁止转基因作物。中国经过政府主管部门批准后可种植。

2. 对转基因产品标识的管理

国际上对于转基因标识管理主要分为 4 类：一是自愿标识，如美国、加拿大、阿根廷等；二是定量全面强制标识，即对所有产品只要其转基因成分含量超过阈值就必须标识，如欧盟规定转基因成分超过 0.9%、巴西规定转基因成分超过 1% 必须标识；三是定量部分强制性标识，即对特定类别产品只要其转基因成分含量超过阈值就必须标识，如日本规定对豆腐、玉米小食品、纳豆等 24 种由大豆或玉米制成的食品进行转基因标识，设定阈值为 5%；四是定性按目录强制标识，即凡是列入目录的产品，只要含有转基因成分或者是由转基因作物加工而成的，必须标识。目前，中国是唯一采用定性按目录强制标识方法的国家，也是对转基因产品标识最多的国家。我国新修订的《食品安全法》要求"生产经营转基因食品应当按照规定显著标识"。

全球转基因食品产量最大的美国，其管理当局食品药品管理局（USDA）并不认为转基因食品在营养性及安全性方面与传统食品之间有差异，可自愿标示。

2002 年 3 月我国农业部颁布了《农业转基因生物标识管理办法》，确定首批进行强制标识管理的农业转基因生物有 5 类 17 种：大豆种子、大豆、大豆粉、大豆油、豆粕，玉米种子、玉米、玉米油、玉米粉，油菜种子、油菜籽、油菜籽油、油菜籽粕，棉花种子，番茄种子、鲜番茄和番茄酱；其他转基因产品可自愿标识。新修订的《食品安全法》规定生产经营转基因食品应当按照规定显著标示，并赋予了食品药品监管部门对转基因食品标示违法违规行为的行政处罚职能。虽然政府有文件强制要求转基因食品进行标示，但目前真正标示的不多。

3. 中国关于转基因生物安全的管理体系、法规和标准

有些国家将转基因食品作为新资源食品严格管理，安全评价、登记、标签标示管理等。世界卫生组织（World Health Organization，WHO）、联合国粮农组织（Food and Agriculture Organization of the United Nations，FAO）以及国际食品法典委员会（Codex Alimentarius Commission，CAC）等有关国际组织十分关注转基因食品的使用安全问题，提出了供各国参照的管理措施。

中国农业部表示，我国建立了一整套适合我国国情并与国际接轨的法律法规、技术规程和

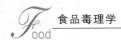

管理体系。建立了转基因生物安全管理技术支撑体系。设立国家农业转基因生物安全委员会,负责转基因生物安全评价和开展转基因生物安全咨询工作。农业部负责制定农业转基因生物安全评价标准和技术规范,认定农业转基因生物技术检测机构。

建立了转基因生物安全监管体系。国务院建立了由农业、科技、环保、卫生、食品药品、检验检疫等 12 个部门组成的农业转基因生物安全管理部际联席会议制度,负责研究和协调农业转基因生物安全管理工作中的重大问题。农业部设立了农业转基因生物安全管理办公室,负责农业转基因生物安全评价管理工作。县级以上地方各级人民政府农业行政主管部门负责本行政区域内的农业转基因生物安全的监督管理工作。县级以上各级人民政府有关部门依照《食品安全法》的有关规定,负责转基因食品安全的监督管理工作。

2001 年,国务院颁布了《农业转基因生物安全管理条例》(以下简称《条例》),农业部制定并实施了《农业转基因生物安全评价管理办法》《农业转基因生物进口安全管理办法》《农业转基因生物标识管理办法》和《农业转基因生物加工审批办法》4 个配套规章,质检总局实施了《进出境转基因产品检验检疫管理办法》。2015 年新修订并实施的《食品安全法》对转基因食品标示及法律适用等问题进行了明确规定。2015 年 11 月 4 日修订通过,于 2016 年 1 月 1 日起实施的《种子法》对涉及转基因植物的相关条款做了修改,《食品安全法实施条例》《农业转基因生物安全评价管理办法》等也正在修订。我国转基因法律法规体系已日臻完善。

全国农业转基因生物安全管理标准化技术委员会,已发布基础类、安全监管、安全评价、检验检测等 4 类 151 项转基因生物安全标准;认定了 40 个国家级的农业转基因生物监督检验测试机构,承担农业部或申请人委托的农业转基因生物定性定量检测、鉴定和验证实验工作。

4. 各国或国际组织对于转基因食品及其安全性的态度

世界卫生组织认为,"目前尚未显示转基因食品批准国的广大民众食用转基因食品后对人体健康产生了任何影响。"经济合作与发展组织、世界卫生组织、联合国粮农组织召开专家研讨会,得出"目前上市的所有转基因食品都是安全的"的结论。欧盟委员会历时 25 年,组织 500多个独立科学团体参与的 130 多个科研项目,结论是"生物技术,特别是转基因技术,并不比传统育种技术危险。"

2015 年 8 月 24 日,中国农业部官方网站发布信息,认为国际上关于转基因食品的安全性是有权威结论的,即通过安全评价、获得安全证书的转基因生物及其产品都是安全的;我国转基因生物安全管理法规遵循国际通行指南,并注重我国国情,能够保障人体健康和动植物、微生物安全以及生态环境安全。我国政府认为,提高食物产量,开发新的食物品种有着极为重要的政治意义和经济意义,对转基因作物予以积极支持和推广。

11.4 国外食品毒理学安全性评价

11.4.1 国外食品毒理学安全性评价概述

国际组织和某些发达国家(如美国)制定了各自的食品毒理学安全评价原则和试验指南,其内容大同小异。有代表性的机构主要包括以下几个:

(1)JECFA(Joint FAO/WHO Expert Committee on Food Additives,FAO/WHO 食品添加剂联合专家委员会) 该机构主要关注食品中食品添加剂、污染物、天然毒素和兽药残留等物质的毒理学安全性评价,相关性文件包括《食品中添加剂和污染物的毒理学安全性评价原则》(环境健康标准 70)和《食品中化学物风险评估原则和方法》(环境健康标准 240)。

(2)JMPR(Joint FAO/WHO Meeting on Pesticide Residues,FAO/WHO 农药残留联席会议)　该机构提出了对食品中农药残留进行毒理学安全性评价的原则,主要相关性文件是《食品中农药残留的毒理学安全性评价原则》(环境健康标准 104)和《食品中化学物风险评估原则和方法》(环境健康标准 240)。

(3)OECD(Organization for Economic Cooperation and Development,经济合作与发展组织)　该机构的《化学品测试准则》中包括 44 项与健康影响相关的试验指南,其中 34 项可用于食品安全性评价。

(4)美国 FDA(U. S. Food and Drug Administration,美国食品药品监督管理局)　1982 年,该机构发表了《直接用食品添加剂和食用色素毒理学安全性评价原则》(红皮书Ⅰ),介绍了进行标准毒性试验的一般原则。1993 年发表了第一次修订版(红皮书Ⅱ),除了对一些方法进行修订外,还补充了一些试验内容。2000 年发表了第二次修订版《食物成分毒理学安全性评价原则》(红皮书 2000),与红皮书Ⅱ的区别在于其具体内容不再局限于食品添加剂。2007 年再次进行修订,名称仍然是红皮书 2000,主要对一些具体方法进行了完善。

(5)美国 EPA(U. S. Environmental Protection Agency,美国环境保护署)　该机构的 EPA870 系列指南与 OECD 的指南大同小异,有些方法可相互引用。共有 49 项毒理学试验方法,其中 38 项可用于食品安全性评价。

11.4.2　国外食品毒理学安全性评价原则

如前所述,由于各机构的食品毒理学安全性原则基本类似,因此本节仅以 JECFA 和美国 FDA 的原则为例简单介绍。

11.4.2.1　JECFA 的毒理学安全性评价原则

1. 一般评价原则

(1)不采用固定的模式来检验和评价食品添加剂。JECFA 从一开始就意识到,没有任何一套试验方法可充分且不重复地用于对各种结构和功能各异的食品添加剂进行检验。因此,不应该建立一套标准化和强制性的统一试验程序。

(2)随着毒理学及相关学科的发展,对相关的毒理学评价方法和程序进行相应的更新,重新考虑相关传统概念,如 ADI 的制定、不确定系数的应用及不确定系数与毒性表现的关系等。

(3)分两个阶段对食品添加剂安全性进行评价。第一阶段,收集资料;第二阶段,对资料进行评价。

(4)确定检测试验时要考虑以下因素:食品添加剂可能的毒性、暴露水平、食品中的天然存在情况、作为机体正常成分存在的情况、在传统食品中的使用情况及对人体的作用等。

(5)受试物必须有详细而清晰的化学组成,要符合 JECFA 的规格描述。

2. 特殊物质的评价原则

(1)食品污染物　包括重金属、霉菌毒素、加工助剂、兽药残留等。这些物质的摄入量少且各自的特征和评价要求,因此应该对它们分类进行评价,而不是作为一个整体。

(2)食用香料　由于其种类繁多,使用量低且有自限性,因此不可能在一段时间内对每一

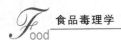
种食用香料进行类似的广泛的安全性评价,所以要确定评价重点和试验范围,考虑的因素包括物质的性质及来源、人群摄入量、结构-活性关系、药代动力学、以往的使用情况、各国的管理情况、短期致突变性和致癌性方面的信息等。

(3)大量食用的物质　如木糖醇、改性淀粉、新食品原料等。对这些物质进行评价时要考虑以下因素:化学组成、质量规格及杂质的安全性要求;对营养素含量及生物利用率的影响;受试物最高剂量要不影响口感和营养状况;选择能检测各种可能毒性作用的指标;可采用较低的不确定系数等。

3. 评价程序

(1)毒性试验的研究终点:功能性表现;非肿瘤损伤的形态学改变;肿瘤的形成;生殖和发育毒性;体外试验。

(2)代谢及药代动力学研究在安全性评价中的应用:确定相关动物品系;确定代谢机制;转化为正常机体成分的代谢;肠道微生物的作用。

(3)年龄、营养状况及健康状况对研究设计和结果分析的影响:不同年龄的动物和人对不同受试物的不同反应;宫内暴露;老年并发症;动物的营养状况及健康状况。

(4)人体试验在安全性评价中的应用:流行病学调查和食物不耐受。

(5)制定健康指导值:确定未观察到有害作用剂量或基准剂量;采用不确定系数;考虑毒性作用和生理作用;考虑其他特殊情况。

11.4.2.2　美国 FDA 的毒理学安全性评价原则

与 JECFA 的原则一样,FDA 的原则和指南也是推荐性的,而并非强制性的。其基本评价原则也与 JECFA 类似,不同的是,FDA 特别提到了对受试物的关注水平和特殊毒性作为检测终点。

1. 对受试物的关注水平

关注水平是用来评价一种物质对人体健康危害程度的相对指标,关注水平越高,其潜在毒性就越大。

2. 受试物关注水平的确定

一般根据受试物的分子结构或人体暴露量来确定。

(1)受试物的分子结构　根据分子结构将受试物划分到不同的目录中,目录 C 表示潜在毒性强,关注水平高;目录 B 表示中等毒性,关注水平一般;目录 A 表示低毒,关注水平低。

(2)人体暴露量估计　暴露量越大,关注水平越高。

3. 根据不同的关注水平选择毒理学试验

(1)关注水平Ⅰ　列入此关注水平的受试物要进行如下试验:遗传毒性试验和啮齿类动物短期毒性试验,并在啮齿类动物短期毒性试验中增加神经毒性和免疫毒性指标。

(2)关注水平Ⅱ　列入此关注水平的受试物要进行如下试验:遗传毒性试验、啮齿类动物亚慢性毒性试验、非啮齿类动物亚慢性毒性试验和生殖毒性试验。必要时,增加啮齿类动物短期毒性试验(作为下一步毒性试验的预实验)、代谢和药物动力学试验和发育毒性试验,并在短期毒性试验、亚慢性毒性试验、生殖毒性试验和发育毒性试验中增加神经毒性和免疫毒性指标。

（3）关注水平Ⅲ　列入此关注水平的受试物要进行如下试验：遗传毒性试验、非啮齿类动物一年毒性试验、慢性毒性试验（或啮齿类动物慢性毒性和致癌合并试验）、啮齿类动物致癌试验和生殖毒性试验。必要时增加啮齿类动物短期毒性试验（作为下一步毒性试验的预实验）、啮齿类动物亚慢性毒性试验（作为下一步毒性试验的预实验）、非啮齿类动物亚慢性毒性试验（作为下一步毒性试验的预实验）、代谢和药物动力学试验和人体试验，并在短期毒性试验、亚慢性毒性试验、一年毒性试验、慢性毒性试验、生殖毒性试验和发育毒性试验中增加神经毒性和免疫毒性指标。

4. 特殊毒性

FDA 提出，在评价食品添加剂和色素的安全性时，代谢和药代动力学、神经毒性及免疫毒性都是重要的毒性检测终点。

（1）代谢和药代动力学　受试物的吸收、分布、排泄等资料能提示毒性的机制，因此，对毒性试验的设计和评估很重要。属于关注水平Ⅱ和Ⅲ的食品添加剂和色素均要求提供上述资料，包括吸收程度、代谢途径和代谢率、在组织中的分布及排泄和代谢产物的形式。

（2）神经毒性　对受试物神经毒性的评价应遵循分级试验的原则，通过对神经系统的影响来确认受试物的神经毒性，并确定剂量反应关系。神经代谢的试验筛选应包括动物主要大脑区域、延髓、外周神经系统的组织学检查，具体筛选方式包括：根据受试物的化学结构进行筛选、根据受试物可能造成的神经系统影响范围进行筛选、根据剂量反应关系和动力学资料进行筛选等。

（3）免疫毒性　短期试验、亚慢性试验、生殖毒性试验及发育毒性试验均可作为免疫毒性试验的筛选试验。免疫毒性的观察指标取决于免疫毒理学试验的类型。Ⅰ型免疫毒理学试验指标包括标准毒理学试验的观察指标，如血液学、血生化、组织学、脏/体比值，甲状腺指标及免疫相关的组织病理学指标。Ⅱ型免疫毒理学试验是人为给予试验动物抗原、疫苗、感染原或肿瘤细胞刺激所进行的试验。试验指标包括：标准毒理学试验的观察指标，如血液学、血生化、组织学、脏/体比值及免疫相关的特异性指标。

5. 人体试验

一般不要求对食品添加剂和色素进行人体试验，但在某些情况下，如摄入量较大，则要选择进行人体试验。

（何来英，贾旭东）

二维码 11-1　食品安全性毒理学评价
思政案例

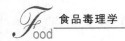

■ 本章小结

本章介绍了食品的安全性、食品的安全性评价的概念,我国制定《食品安全性毒理学程序和方法》的意义和背景,进行食品安全性毒理学评价程序的主要内容:包括该程序的适用范围、选择试验项目的原则、结果的判定方法和进行安全性综合评价时要注意的问题等。同时本章还介绍了转基因食品的概念、转基因食品存在的主要安全问题、进行安全性评价的原则和我国对转基因食品的管理对策以及国外进行食品安全性毒理学评价的基本原则。

？思考题

1. 简述食品安全性评价的概念。
2. 我国食品安全性毒理学评价的试验项目有哪些?
3. 对食品进行遗传毒性评价时选择试验项目的原则是什么?
4. 对食品的安全性进行综合评价时要考虑哪些因素?
5. 对转基因食品进行安全性评价的基本原则是什么?
6. 国外食品安全性毒理学评价基本原则是什么?

■ 参考文献

[1] 祝寿芬,裴秋玲.现代毒理学.北京:中国协和医科大学出版社,2003.

[2] 杨晓泉.食品毒理学.北京:中国轻工业出版社,1999.

[3] 李龙.现代毒理学实验技术原理与方法.北京:化学工业出版社,2006.

[4] 史志诚.动物毒物学.北京:中国农业出版社,2001.

[5] 王心如.毒理学基础.北京:人民卫生出版社,2007.

[6] GB 15193.1—2014 食品安全国家标准 食品安全性毒理学评价程序

[7] 郑定仙.我国食品毒理学回顾与展望.中国热带医学,2006,6(10):1880-1881.

[8] 任筑山,陈君石.中国的食品安全——过去、现在与未来.北京:中国科学技术出版社,2016.

[9] 中华人民共和国食品安全法.北京:中国法制出版社,2015.

[10] 关海宁,徐桂花.转基因食品安全评价及展望.食品研究与开发,2006,27(4):172-175.

[11] 中华人民共和国农业部.农业转基因生物安全评价管理办法,2001.

[12] NY/T 1101—2006 转基因植物及其产品食用安全性评价导则

[13] 符仲文,连庆,李宁.转基因植物食用安全性评价现状.农业科技管理,2009,28(6):24-27.

[14] 梅晓宏,许文涛,贺晓云,等.新型转基因植物及其食用安全性评价对策研究进展.食品科学,2013,34(5):308-311.

[15] U. S. Federal Drug Administration (US FDA). 2000. "Guidance for Industry and Other Stakeholders: Toxicological Principles for the Safety Assessment of Food Ingredients. Redbook 2000." Center for Food. Safety and Applied Nutrition. Accessed at http://www.cfsan.fda.gov/redbook/red-toca.html. Last updated in 2007

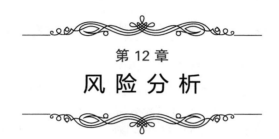

第 12 章

风 险 分 析

学习目的与要求

　　熟悉风险分析的相关概念;熟悉风险管理的基本内容、风险交流的一般要求;掌握食品中化学物风险评估的基本步骤;掌握食品安全标准与风险评估的关系。

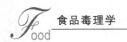

12.1　风险分析概述

20 世纪 80 年代末,风险分析的概念开始出现在食品安全领域。1991 年联合国粮农组织(FAO)/世界卫生组织(WHO)召开的"食品标准、食物中的化学物质及食品贸易会议"建议食品法典委员会(CAC)在制定政策时,以适当的科学原则为基础并遵循风险评估原理。第 19届、第 20 届 CAC 大会同意采纳上述会议的程序,提出在 CAC 框架下,各分委员会及其专家咨询机构应在各自的化学物质安全性评估中应用风险分析方法。后来,FAO/WHO 在 1995—1999 年又连续召开了有关"风险分析在食品标准中的应用""风险管理与食品安全"以及"风险信息交流在食品标准和安全问题上的作用"的专家咨询会议,提出了风险分析的定义、框架及3 个要素的应用原则和应用模式,从而基本构建了一套完整的风险分析理论体系。自此以后,风险分析作为食品安全领域的一项重要技术在全球范围内不断得到应用、推广和发展。

12.1.1　风险分析的相关基本概念

风险分析是一个发展中的理论体系,与之有关的一些概念及其定义也在不断地修改和完善。根据 CAC 工作程序手册,与食品安全风险分析相关的基本概念包括:

危害(hazard):食品中或食品本身可能导致一种不利于健康的生物、化学或者物理因素。

风险(risk):由食品危害产生的不良效果的可能性及强度。

风险分析(riskanalysis):指对可能存在的危害的预测,并在此基础上采取的规避或降低危害影响的措施,是由风险评估、风险管理和风险交流 3 部分共同构成的一个评价过程。

风险评估(riskassessment):是一个识别存在的不确定性,以及对暴露于危险因素的特定情况下,对人类或环境产生不良影响的可能性和严重程度的评估过程。

危害特征描述(hazardcharacterization):对可能存在于食品中的可导致不利于健康的生物、化学和物理因素定性和(或)定量评价。对化学因素应进行剂量-反应评估,对生物或物理因素,如数据可得到时,也应进行剂量-反应评估。

剂量-反应评估(dose-responseassessment):确定某种化学、生物或物理因素的暴露水平(剂量)与相应的不利于健康的严重程度和(或)发生频度(反应)之间的关系。

风险描述(riskcharacterization):根据危害识别、危害描述和暴露评估,对某一给定人群的已知或潜在健康不良作用的发生可能性和严重程度进行定性和(或)定量的估计,其中包括伴随的不确定性。

12.1.2　风险分析的基本内容

风险分析包括风险评估、风险管理和风险交流三个主要部分,其中风险评估是风险分析体系的核心和基础。风险评估由四个部分组成:危害识别、危害特征描述、暴露评估和风险特征描述。风险评估体现了风险性分析的科学性,风险管理注重管理决策的实用性,风险交流则强调在风险分析过程中的信息互动。三者的关系如图 12-1 所示。

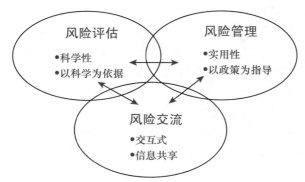

图 12-1　食品安全风险分析各部分之间的关系

12.1.3　风险分析原则应用的意义

国际食品法典工作中应用"风险分析"原则的重要意义体现在：

（1）建立了一整套科学系统的食源性危害的评估、管理理论，为制订国际上统一协调的食品安全标准体系奠定了基础。

（2）将科研机构、政府、消费者、生产企业以及媒体和其他有关的各方有机地结合在一起，共同促进食品安全体系的完善和发展。

（3）有效地防止保护本国贸易利益的非关税贸易壁垒，促进公平的食品贸易。

（4）有助于确定不同国家食品管理措施是否具有等同性，促进国际食品贸易的发展。

12.2　风险评估

12.2.1　食物中化学物的风险评估

化学物的风险评估涉及的对象包括有意加入的化学物（如食品添加剂、农药、饲料添加剂、兽药及其他农业化学物）、食品中无意进入的污染物以及天然存在的化学物（如植物毒素、藻类毒素、真菌毒素）。

12.2.1.1　危害识别

危害识别又称危害鉴定。危害识别是风险评估的第一步，主要是识别有害作用，即对食品中的某种生物性、化学性或物理性因素可能对健康产生不利作用的确定，属于定性评估的范畴。危害识别时，往往由于资料不足，常采用证据加权的方法进行危害认定。此方法需要对来源于适当的数据库、经同行专家评审的文献及诸如企业界未发表的研究报告的科学资料进行充分的评议。不同研究的重要程度顺序如下：流行病学研究、动物毒理学研究、体外试验以及定量结构与活性关系研究。目前的研究主要以动物和体外试验资料为依据，流行病学资料虽然价值大，但由于研究费用昂贵，现今能够提供的数据较少。

1. 流行病学研究

流行病学研究包括实验研究和观察性研究，前者如临床试验或者干预研究，后者如病例对照研究和队列研究。人群实验研究的优点是能够较好地控制混杂因素，并且说服力强，但是由于存在伦理道德、经济方面和实验条件的限制,用人群进行有害作用的实验研究经常是不可行的,甚至是不必要的。如果产生一种健康效应如癌症需要很长时间或者已知化学物对人体可能有严重的不良反应,就不能进行人群干预试验。此外,人群实验研究还需要受试者主动参与,而这样做通常会导致研究对象具有高度选择性。因此,人群实验研究存在很多的局限性,但观察性研究则可以为人们提供一些证据,这些证据能够说明人群暴露于食物有害因素的风险。不过,迄今为止,人们在食物有关的风险评估中还是很少使用人群研究。

如果能够从临床研究获得数据,在危害识别及其他步骤中应当充分利用。然而,对于大多数化学物来说,临床和流行病学资料是难以得到的。如果能获得阳性的流行病学研究数据,应当把他们应用于风险评估中。此外,由于大部分流行病学研究的统计学力度不足以发现人群中低暴露水平的作用,阴性的流行病学资料难以在风险评估中得到肯定解释。因此,流行病学资料虽然价值最大,但风险管理者不应过分依赖流行病学研究,直到等到阳性结果出现才制定决策,因为阳性结果出现时,不良效应已经发生,危害识别已经受到耽误,这显然有悖于预防医学防患于未然的宗旨。

2. 动物实验研究

虽然用动物代替人体进行危害鉴定并非是一种理想的方法,但目前仍然认为动物实验是现有方法中最好的一种。由于用于风险评估的绝大多数毒理学数据来自动物实验,这就要求这些动物实验必须遵循国际上广泛接受的标准化试验程序。国际上的一些机构如联合国经济合作发展组织(OECD)、美国环境保护局(EPA)等曾经制定了化学品的危险评价程序,我国也以国家标准形式制定并修订了《食品安全性毒理学评价程序和方法》。无论采用哪种程序,所有试验必须按照良好实验室规范(GLP)和标准化质量保证/质量控制(QA/QC)方案实施。

长期(慢性)动物试验数据至关重要,涉及的毒理学效应终点包括致癌性、生殖/发育毒性、神经毒性、免疫毒性等。短期(急性)毒理学试验资料也是有用的,因为化学物的毒性分级是以急性毒性获得的 LD_{50} 数值大小为依据。由于短期试验快速且费用不高,因此,用它来探测化学物质是否具有潜在致癌性,引导支持动物试验或流行病学调查的结果是非常有价值的。

动物试验应当有助于毒理学作用范围的确定。动物毒理学试验的设计可以找出观察到有害作用的最低剂量(LOAEL)、未观察到有害作用剂量(NOAEL)或者阈剂量。对于人体必需微量元素,如铜、锌、铁,应该收集需要量与毒性之间关系的资料。

3. 体外试验

体外试验方法被广泛地应用于化学物的筛选和分级,涉及的食品化学物不仅包括用于食品制备的天然成分,也包括暴露后在体内产生的化学物以及批准使用的化学物,如食品添加剂、残留物、补充剂以及来源于食品、包装的化学物和污染物。虽然体外试验资料对于计算每日允许摄入量(ADI)没有直接的意义,但是通过体外试验可以获取关于毒性机制的重要信息,这对充分评估风险是非常有利的。体外试验必须遵循良好实验室规范或其他广泛接受的程序,具有适当的、可靠的验证系统。验证实验主要是对新的实验方法提供客观的评价信息,确定用于特定目的的实验程序或检验方法的可靠性和意义,也就是要确定实验方法在实验室之间是稳定的和可转移的,同时也能证明获得的用于制定决策的实验资料是可信的。通常是在实验室间采用盲法实验,按照预先确定的操作规范,以评估此实验对于特定目的是否有用和可靠。

利用适当的体外毒理学实验系统除了可以提高对食物相关化学物所致危害的预测能力外,也有助于了解化学物的毒理学作用机制。通过体外实验技术的不断开发和应用,体外试验系统可以成为更有针对性地评估化学物风险的基础。

4. 对致癌物质的识别与分类

危害物的识别中,最难的问题是对致癌物质如何确定。500 多万种现存的化合物中,真正做过动物试验、有数据者不超过 1 万种;约有 1 000 多种会引起某种动物致癌,而其中有确证会引起人类癌症的有 107 种(截至 2012 年)。其致癌的分类法是根据各种动物试验以及流行病学观察的结果来评估。因为物种之间代谢功能相差甚大,有的化学物只对某种动物有致癌性,对其他动物并不致癌。如果利用多种不同动物进行的多次试验中,其结果皆可出现致癌症,但没有流行病学证据,或只有相当有限的临床观察者,我们将之归类为"有充分证据的可疑致癌物"。有鉴于不能采用人类做试验,以及缺乏流行病学的数据,将这些已充分证明会导致动物致癌的物质,视同"有可能导致人类癌症"。

12.2.1.2　危害特征描述

危害特征描述的主要内容是研究剂量-反应关系,主要是将产生的效应进行量化,以便使这一阶段获得的剂量-反应关系能够与可能的暴露相比较。食品添加剂、农药、兽药和污染物在食品中的含量一般很低,通常为微量(mg/kg 或 $\mu g/kg$),甚至更少(ng/kg 或 pg/kg),但为了能观察到毒性反应,动物毒理学试验的剂量往往很高。为了与人体摄入水平相比较,需要把高剂量条件下的动物试验数据经过处理外推到低得多的人体实际可能暴露剂量,因此,对剂量-反应关系的研究也就成为危害特征描述的核心之所在。在无阈值剂量的假设之下,这种由高至低的外推是必要的也是可行的。

1. 剂量-反应关系的评估

剂量-反应关系的评估就是确定化学物的摄入量与不良健康效应的强度与频率,包括剂量-效应关系和剂量-反应关系。剂量-效应关系是指不同剂量的外源性化学物与其在个体或群体中所表现的效应量(大小)的关系,剂量-反应关系是指不同剂量的外源性化学物与其在群体中所引起效应的质(发生率)之间的关系。

通常动物模型可以很好地预测对人类毒性的结果,但在高剂量到低剂量的外推过程中,由于种属差异,靶器官对化学物的敏感性和选择性可能由于毒代动力学或毒效动力学因素上质和量的差异而不同,这样,危害的性质在从动物到人的外推中或许会随剂量的改变而改变或完全消失。如果动物与人体的反应在本质上不一致,则所选的剂量-反应模型可能有误。即使在同一剂量时,人体与动物的毒物代谢动力学作用也可能有所不同;如果剂量不同,代谢方式存在不同的可能性更大,如化学物质的吸收过程。因此,毒理学家必须考虑在将高剂量的不良作用外推到低剂量时,这些和其他与剂量有关的变化存在哪些潜在影响。存在主动转运,在高剂量时,转运途径可能饱和;如果高剂量时心输出量降低,化学物的组织分布和清除率下降,这些都会影响活性物质的吸收。高剂量的化学物还可能通过代谢酶饱和、抑制终产物或耗竭必需辅助因子等对代谢过程造成抑制。此外,在高剂量时也可能出现与正常情况或低剂量水平不同的代谢途径,而该途径产生的有毒代谢产物在正常或低剂量时一般不会产生。因此,在将高剂量的不良作用外推到低剂量时,研究者必须考虑这些和其他与剂量有关的变化可能存在的不同或潜在影响。

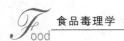

食品毒理学

2.遗传毒性和非遗传毒性致癌物

在传统上,毒理学家对化学物的不良效应存在阈剂量的认识比较认同,但遗传毒性致癌物除外。在 20 世纪 40 年代,当时便已认识到癌症的发生有可能源于某一种体细胞的突变。在理论上,少数几个分子,甚至一个分子都有可能诱发人体或动物的突变而最终演变为肿瘤。因此,在理论上通过这种作用机制的致癌物没有安全剂量可言。

近年来,已逐步能够区别各种致癌物,并确定有一类非遗传毒性致癌物,即本身不能诱发突变,但是它可作用于被其他致癌物或某些物理化学因素启动的细胞的致癌中的后期过程。遗传毒性致癌物可被定义为能间接或直接地引起靶细胞遗传改变的化学物,其主要作用靶点是遗传物质,而非遗传毒性致癌物作用于非遗传位点,主要是促进靶细胞增殖和/或持续性的靶位点功能亢进/衰竭。目前国际上已建立了一套致突变实验,包括体内试验和体外试验相结合的一组试验。虽然每一种致突变实验本身都存在局限性,但由于多个实验的组合,在区别致癌物属于遗传毒性或非遗传毒性上还是有用的。

世界上许多国家的食品安全管理机构认定遗传毒性致癌物和非遗传毒性致癌物之间存在差异。某些非遗传毒性致癌物存在剂量阈值,而遗传毒性致癌物不存在剂量阈值。以非肿瘤和非遗传毒性肿瘤为终点的毒性作用具有阈剂量。不引起任何毒性的最高剂量,一般用作阈剂量。在原则上,非遗传毒性致癌物可以用阈值方法进行管理,但需要提供致癌作用机制的科学资料。

3.阈值法和非阈值法

将动物试验获得的未观察到有害作用水平(NOAEL)或观察到有害作用最低水平(LOAEL)值除以合适的安全系数可得到安全阈值水平,即每日允许摄入量(ADI)。假定某化学物对人体与试验动物的有害作用存在合理可比的阈剂量值,则 ADI 值可提供这样的信息:如果人体摄入该化学物的量低于 ADI 值,则对人体健康产生不良作用的可能性可忽视不计。但是,人体和实验动物存在种属差异,或许人的敏感性更高,遗传特性的差异更大,并且膳食习惯更为不同。鉴于此,国际上采用安全系数或不确定系数克服此类不确定性,并可同时弥补人群中个体差异带来的变异。通常对长期动物试验资料的安全系数为 100,包括来自种属的 10 倍差异和来自人群个体间的 10 倍差异。当一个化学物的科学数据有限或制定暂行每日允许摄入量时,原则上可采用更大的安全系数,因为理论上存在某些个体,其敏感程度可能超出常规安全系数的范围。也正因为可能存在极端情况,即使采用安全系数,也不能保证每一个个体的绝对安全。不同国家的卫生机构有时采用不同的安全系数,有些卫生机构可按效应强度和可逆性调整 ADI 值。ADI 值的差异构成了一个重要的风险管理问题,这应当引起重视。

对于遗传毒性致癌物,一般不能采用 NOAEL 除以安全系数的方法来制定允许摄入量,因为即使在最低摄入量时,仍然有致癌风险。但致癌物零阈值的概念在现实管理中是难以实现的,因为致癌物越来越多,其中一些是难以避免或无法将其完全消除,或者还没有可替代的化学物的,因此,零阈值的概念不得不演变为可接受风险的概念。对遗传毒性致癌物的管理办法有两种:禁止生产和使用这类化学物或对化学物制定一个极低而可忽略不计、对健康影响甚微或者社会能够接受的风险水平,即非阈值法。

12.2.1.3 暴露评估

暴露评估或称摄入量评估是风险评估的重要部分,WHO 在 1997 年将其定义为:对通过食物或其他途径而可能摄入体内的生物性、化学性、物理性成分进行定性和(或)定量评价。根据 Ree 和 Tennant 所述,评估化学物摄入量时有 4 个指导原则,即:评估应当与所要达到的目的相一致;评估应包括对精确度的评价;应明确阐明所提出的假设;应当考虑到那些受化学物影响与一般人不同的关键人群。

所食用的食物中含有多种不同的化学物,有些是人们所期望的,有些是人们所不期望的。这些化学物在膳食中含量过高(如农药残留、真菌毒素等)或过低(如必需微营养素)都可能对健康有害。在暴露评估过程中,需要两种基础资料:一是化学物在食物中的存在水平,二是含有某种化学物食物的消费量。获得以上数据后,尚需要利用代表膳食暴露情况的模型来进行暴露估计。

1. 食物中化学物的含量

在目前暴露评估采用的许多方法中,通常不考虑食物中化学物含量的差异。一般只选择一种浓度来代表化学物的平均水平,或者定义不很明确的典型浓度,很少使用明确的上限百分位数。食品添加剂的含量可以从制造商那里获得,而食品污染物(包括农药和兽药残留)的含量则要通过敏感和可靠的分析方法对代表性食品进行分析获得。

为了获得食品中化学物的含量,首先需要确定采样方案。根据研究目的,至少存在两种不同的采样方法:代表性采样和目标采样。代表性采样的目的是为了了解食品中化学物含量的代表状况,这种采样方法事先并不知道食品中化学物的含量。采样时,可以根据不同种类或品牌的生产和消费数量(种类)或市场份额(品牌)来进行分层。目标采样是依据成本效益原则,采集那些化学物含量可能较高的样本。当怀疑一个生产批次超出目标水平或法定范围时,执法机构和食品管理机构以及生产上就会采用这种采样方法。同样地,HACCP 系统主要在关键控制点进行样本采集。实际上,许多残留物或污染物的检测程序是将两种采样方法联合使用,或者将采样重点放在残留量可能升高的可疑地点或季节。

2. 摄入量评估

对于食品化学物,如食品添加剂、农药和兽药残留以及污染物等的膳食摄入量估计需要有关食品消费量和这些食物中相关化学物浓度的资料。食品添加剂、农药和兽药残留的膳食摄入量可根据规定的使用范围和使用量来估计,最简单的估计方式是以最高使用量计算摄入量。食物的消费数据可以来自食物供应资料、家庭调查、个体膳食调查、总膳食研究。个体膳食调查的方法包括食物记录、24h 回顾、食物频率法、膳食史法等。为估计人群的膳食暴露情况,FAO/WHO 建议采用总膳食研究。总膳食研究可采用市场"菜篮子"法、单种食物法或双份饭法。

此外,以生物学标志物为基础的方法可用于估计食物化学物的暴露。大多数情况下,生物学标志物可能是食物化学物本身或其代谢产物。通常以尿液和血液为检测样本,但也可选择其他体液,如乳汁、毛发、脂肪组织、口腔拭子、呼出气和粪便。

3. 暴露评估模型

暴露评估是将食物消费量数据与食品中化学物的浓度数据进行整合,其通用公式如下:

$$膳食暴露 = \frac{\sum(食品中化学物浓度 \times 食品消费量)}{体重(kg)}$$

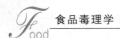
当获得食物消费数据和化学物浓度数据时,一般可采用以下 3 种方法中的一种来合并或整合数据进行暴露估计:点估计、简单分布以及概率分析。点估计是指评估中将食物消费量设为一个固定值,再乘以固定的残留量/浓度,然后将所有摄入量相加的一种方法(二维码 12-1)。简单分布是指将残留量/浓度变量设为一个固定值与食物摄入量分布进行整合的一种方法,由于此方法考虑了食物消费模式的变异,因此其结果比点估计更有意义。概率分析法是根据分布特点来描述变量的变异性和(或)不确定性,它分析每一变量的所有可能数值,并根据发生概率来权衡每种可能模型的结果。对化学物膳食暴露的概率分析是利用模型中食物消费量和残留量/浓度数据的分布,并使用描述暴露过程的数学模型中每一输入分布的随机数据来模拟膳食暴露。

二维码 12-1　女大学生
人群凉果添加剂暴露
的风险评估

4. 暴露量评估准则

由于暴露评估所需进行的工作项目极多,若无可依循的准则常导致评估结果有极大的差异。完整的暴露量应包括以下六大项工作:单一化学危害物或混合物的基本特性;污染源;暴露路径及对环境的影响;通过测量或估计的危害物浓度;暴露人群情况;整体暴露分析。

12.2.1.4　风险特征描述

风险特征描述是在危害识别、危害特征描述和暴露评估的基础上,对特定人群发生已知的或潜在的不良健康效应的可能性和严重程度进行定性和(或)定量估计,包括对随之产生的不确定性的描述。

1. 有阈值的化学危害物

FAO/WHO 食品添加剂联合专家委员会(JECFA)和 FAO/WHO 农药残留联席会议(JMPR)对有阈值的化学危害物设置健康指导值(HBGV)。健康指导值是 JECFA 和 JMPR针对食品以及饮用水中的物质所提出的经口(急性或慢性)暴露范围的定量描述值,该值不会引起可觉察的健康风险,包括 ADI、每日可耐受摄入量(TDI)、暂定每日最大耐受摄入量(PMTDI)、暂定每周耐受摄入量(PTWI)、暂定每月耐受摄入量(PTMI)等。对这类物质的风险特征描述是将估计的或计算出的人体暴露水平(EXPOSURE$_{human}$)与 HBGV 进行比较(二维码 12-2)。

二维码 12-2　壬基酚和
辛基酚的膳食暴露
风险评估

如果 EXPOSURE$_{human}$＜HBGV,该危害物不会产生可觉察的风险或其风险可以接受;

如果 EXPOSURE$_{human}$＞HBGV,该危害物的风险超过了可以接受的限度,应当采取适当的风险管理措施。

在数据不能满足对有阈值效应的物质建立健康指导值的情况下,JECFA 和 JMPR 会对动物观察到的毒效应剂量与估计的人体膳食暴露水平之间的暴露限值(MOE)进行评价。MOE是指临界效应的未观察到不良作用水平或基准剂量下限值与理论的、预期的或估计的暴露剂量或浓度的比值。

2. 无阈值的化学危害物

传统观点认为既有遗传毒性又有致癌性的物质没有阈值剂量,在任何暴露水平都有不同程度的风险。因此,对于那些遗传毒性致癌物质(如某些污染物),JECFA 并未设定其健康指导值。对遗传毒性致癌物质进行风险特征描述建议的类型包括以下方法:①推荐的暴露量应在合理可行的前提下尽可能低(ALARA);②对不同暴露水平的风险进行定量;③将产生相似危害的化合物根据对其估计的风险大小进行分级。方法③包括 MOE 法,这种方法可以提供建议,以告知风险管理者人群暴露量与可在实验动物或人体产生可测量效应的预期剂量的接近程度。除此之外,通过比较不同物质的 MOEs,有助于风险管理者按优先顺序采取风险管理行动。

12.2.2　食物中生物性因素的风险评估

与食品安全有关的生物性危害包括致病性细菌、病毒、蠕虫、原生动物、藻类和它们产生的某些毒素。目前全球食品安全最显著的危害是致病性细菌,研究数据也主要是针对细菌的风险评估。就生物因素而言,由于现今尚未有一套较为统一的科学的风险评估方法,因此一般认为,食品中的生物危害应该完全消除或者降低到一个可接受的水平,CAC 认为危害分析和关键控制点(HACCP)体系是迄今为止控制食源性危害最经济有效的手段。在制订一个具体的HACCP 计划时,必须明确识别生产工序中所有可能发生的危害,并消除或减少这样的危害到可接受水平,这是生产安全食品的关键所在。不过,确定哪一个可能的危害是"实质性的"并且应当得到控制,这将需要涉及以风险评估为基础的危害评估。危害评估的结果将得出一个应当在 HACCP 计划中详细说明的显著危害的清单。

微生物危害一般通过两种机理导致人类疾病。一种作用模式是产生能够起作用的毒素,这些毒素既可引起短期轻微的症状,也可引起长期的或危及生命的严重中毒后果。第二种作用模式是,摄入能够感染宿主的活病原体而产生病理反应。在前一种情况下,很容易确定一个阈值,这使某种生物危害物的定量风险评估成为可能。但对于后一种情况,由于微生物病原体可以繁殖,也可以死亡,其生物学作用复杂,因此要进行生物性危害的定量评估也就相对困难。主要的困难体现在:①危害识别时,缺乏可靠或完整的流行病学数据,无法分离和鉴定新的病原体。②在危害特征描述中,宿主对病原菌的易感性有高度差异、病原菌侵袭力的变化范围大、病原菌菌株间的毒力差别大、病原菌的致病力易受因频繁突变产生的遗传变异的影响、食品或人体消化系统的其他细菌的拮抗作用可能影响致病力、食品本身会改变细菌的感染力和(或)影响宿主,这些都增加了剂量-反应关系研究的难度;③在暴露评估步骤中,与化学因素不同,食品中的细菌性病原体会发生动态变化,主要受以下因素影响:细菌性病原体的生态学;食品的加工、包装和贮存;制备过程如烹调可能使细菌灭活;以及消费者的文化因素等。

由于存在以上限制,早期的微生物风险评估主要停留在定性阶段。但近年来,随着预测微生物学及其数学模型研究的进步,微生物定量风险评估的研究和应用也取得了较大进展。国际上比较有影响力的食源性致病菌定量风险评估案例有:FAO/WHO 公布的鸡蛋和肉鸡沙门菌风险评估、生食牡蛎创伤弧菌风险评估、国际贸易暖水虾中传播霍乱的 O1 和 O139 群霍乱弧菌风险评估、即食食品单核细胞增生李斯特菌风险评估,美国农业部食品安全监督服务局(FSIS)公布的带壳鸡蛋和蛋制品肠炎沙门菌的风险评估,美国 FDA 公布的生食牡蛎致病性副溶血性弧菌公共卫生影响的定量风险评估、几种即食食品食源性单核细胞增生李斯特菌公共卫生相对风险的定量评估,FDA 协同 FSIS 公布的水产品中李斯特菌的风险评估等。此外,国际上还有建立阪崎肠杆菌、弯曲菌属、蜡样芽孢杆菌等致病菌的定量风险评估模型的相关研究报道。

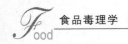

12.3　风险管理

风险管理是依据风险评估的结果,同时考虑社会、经济等方面的有关因素,对各种管理措施方案进行权衡、选择,然后实施的过程,其产生的结果包括制定食品安全标准、准则和其他建议性措施。

12.3.1　风险管理的目标和措施

风险管理的目标:通过选择和实施适当的措施,尽可能有效地控制食品风险,从而保证公众健康。

风险管理的措施:主要包括制定最高限量,制定食品标签标准,实施公众教育计划,通过使用替代品或改善农业或生产规范以减少某些化学物质的使用等。

12.3.2　风险管理的内容

风险管理可以分为 4 个部分:风险评价、风险管理选择评估、执行管理决定以及监控和审查。

(1)风险评价　基本内容包括确认食品安全问题、描述风险概况、对危害的风险评估和风险管理的优先性进行排序、为进行风险评估制定风险评估政策、决定进行风险评估以及风险评估结果的审议。

(2)风险管理选择评估　包括确定现有的管理选项、选择最佳的管理方案(包括考虑一个合适的安全标准)以及最终的管理决定。

(3)执行管理决定　通过对各种方案的选择做出了最终的管理决定后,必须按照管理决定实施。保护人体健康应当是首先考虑的因素,同时可适当考虑其他因素(如经济费用、效益、技术可行性、对风险的认知程度等),可以进行费用-效益分析;及时启动风险预警机制。

(4)监控和审查　对实施措施的有效性进行评估以及在必要时对风险管理和风险评估进行审查,以确保食品安全目标的实现。

12.3.3　风险管理的一般原则

(1)风险管理应当遵循一个具有结构化的方法,即包括风险评价、风险管理选择评估、执行管理决定以及监控和审查。在某些情况下并非所有这些情况都必须包括在风险管理中。

(2)在风险管理决策中应当首先考虑保护人体健康。对风险的可接受水平应主要根据对人体健康的考虑决定,同时应避免风险水平上随意性的和不合理的差别。在某些风险管理情况下,尤其是决定将采取的措施时,应适当考虑其他因素(如经济费用、效益、技术可行性和社会习俗)。这些考虑不应是随意性的,而应当保持清楚和明确。

(3)风险管理的决策和执行应当透明。风险管理应当包含风险管理过程(包括决策)所有方面的鉴定和系统文件,从而保证决策和执行的理由对所有有关团体是透明的。

(4)风险评估政策的决定应当作为风险管理的一个特殊的组成部分。风险评估政策是为价值判断和政策选择制定准则,这些准则将在风险评估的特定决定点上应用,因此最好在风险评估之前,与风险评估人员共同制定。从某种意义上来讲,决定风险评估政策往往成为进行风险分析实际工作的第一步。

（5）风险管理应当通过保持风险管理与风险评估二者功能的分离，确保风险评估过程的科学完整性，减少风险评估和风险管理之间的利益冲突。但是应当意识到，风险分析是一个循环反复的过程，风险管理人员和风险评估人员之间的相互作用在实际应用中是至关重要的。

（6）风险管理决策应当考虑风险评估结果的不确定性。如有可能，风险的估计应包括将不确定性量化，并且以易于理解的形式提交给风险管理人员，以便他们在决策时能充分考虑不确定性的范围。如果风险的估计很不确定，风险管理决策将更加保守；决策者不能以科学上的不确定性和变异性作为不针对某种食品风险采取行动的借口。

（7）在风险管理过程的所有方面，都应当包括与消费者和其他有关团体进行清楚的相互交流。在所有有关团体之间进行持续的相互交流是风险管理过程的一个组成部分。风险情况交流不仅仅是信息的传播，而更重要的功能是将有效进行风险管理至关重要的信息和意见并入决策的过程。

（8）风险管理是一个在风险管理决策的评价和审查过程中考虑所有新产生资料的持续过程。在应用风险管理决策后，为确定其在实现食品安全目标方面的有效性，应对决定进行定期评价。为进行有效的审查，监控和其他活动是必需的。

目前，国际上公认的风险评估政策包括：①依赖动物模型确立潜在的人体效应；②采用体重进行种间比较；③假设动物和人的吸收大致相同；④采用 100 倍的安全系数来调整种间和种内可能存在的易感性差异，在特定的情况下允许偏差的存在；⑤对发现属于遗传毒性致癌物的食品添加剂、兽药和农药，不制定 ADI 值。对这些物质，不进行定量的风险评估。实际上，对具有遗传毒性的食品添加剂、兽药和农药残留还没有认可的可接受的风险水平；⑥允许污染物达到"尽可能低的"水平；⑦在等待提交要求的资料期间，对食品添加剂和兽药残留可制定暂定的 ADI 值。但需要指出的是，农药残留联席会议（JMPR）并没有将这一政策用于农药残留 ADI 值的制定。

12.4　风险交流

风险交流是指风险评估者、风险管理者及社会相关团体公众之间各个方面的信息交流，包括信息传递机制、信息内容、交流的及时性、所使用的资料、信息的使用和获得、交流的目的、可靠性和意义。

随着公众对食品安全的关注日益增强，国际贸易的竞争日益激烈，对风险交流提出了更多的要求，要求无论是科学工作者、管理者还是公众等有关各方进行相互对话，用清楚、全面的词句解释食品中各种危害所带来的风险的严重性和程度，使公众感到可靠和值得信任。这要求风险交流者认识和克服目前知识中的不足以及风险评估中的不确定性所带来的障碍。

12.4.1　风险交流在风险分析中的作用

风险交流是风险分析的重要组成部分，通过风险交流所提供的对所有相关信息和数据方法的综合考虑，为风险评估过程中应用某项决策及相应的政策措施提供指导。在明确和应用这一领域的政策时，风险管理者和风险评估者之间，以及他们与其他有关各方之间保持公开的交流，是非常重要的。

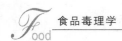

在正式的进行风险评估前,有关各方须收集适当的信息来描绘一个"风险的概况"。它描述食品安全问题及其来源,确定与各种风险管理决定有关的危害因素。这通常包括一系列初步的风险评估工作,而这些工作有赖于有效的风险交流。通过风险交流将某些解决食品安全问题的措施上升为国家标准,从而为我国标准的制定提供可靠的科学依据。

风险描述是将食品安全性风险评估的信息向风险管理者和其他有关各方进行交流的最初途径。因此,在风险描述中,定量评估应该有风险的性质以及证据充分的资料支持。在定量的风险评估方面,交流存在一定程度的内在困难,这包括既要保证清楚地解释风险描述中内在科学的不确定性,又要保证对被交流者不能用难懂的科学术语和技术行话。风险评估者、风险管理者和其他各方的交流,都应该采用适合的目标人群的语言和概念。

风险交流有利于风险管理者在风险分析过程中确定和权衡所选择的政策和做出的决定。所有有关各方之间相互交流也有助于保证透明度、促进一致性,并提高风险管理水平。在可行的和合理的范畴内,有关各方应参与确定管理措施、制定选择时采用的标准和提供实施与评估措施的相关资料。当达成最终的风险管理决定时,使有关各方清楚地了解决策的基础是十分重要的。

在确定风险管理措施时,风险管理者通常需要考虑在风险评估中除科学因素外的其他因素,这对国家政府一级管理者来说,是特别重要的。就有关社会、经济、宗教、道德和其他问题进行相互交流是必不可少的,这样就使得这些问题能够得到公开地讨论和解决。

起草有关风险性的宣传材料是风险交流过程的一个重要步骤,也是一个需要认真考虑和专门从事的工作,同样也应当得到重视。良好的风险交流和适当的风险信息,不是减少矛盾和不信任的唯一途径,但不恰当的风险交流和信息肯定会增加矛盾和不信任。

12.4.2　风险交流的目的

风险交流的根本目标是用清晰、易懂的术语向具体的交流对象提供有意义的、相关的和准确的信息,这也许不能解决各方存在的所有分歧,但可有助于更好地理解各种分歧,也可以更广泛地理解和接受风险管理的决定。有效的风险交流应该具有建议和维护义务以及相互信任的目标,使之推进风险管理措施在所有各方之间达到更高程度的和谐一致,并得到各方的支持。

风险信息交流的目的在于:①通过所有的参与者,在风险分析过程中提高对所研究的特定问题的认识和理解;②在达成和执行风险管理决定时增加一致化和透明度;③为理解建议的或执行中的风险管理决定提供坚实的基础;④改善风险分析过程中的整体效果和效率;⑤制定和实施作为风险管理选项的有效的信息和教育计划;⑥培养公众对于食品供应安全性的信任和信心;⑦加强所有参与者的工作关系和相互尊重;⑧在风险信息交流过程中,促进所有有关团体的适当参与;⑨就有关团体对于与食品及相关问题的风险的知识、态度、估价、实践、理解进行信息交流。

12.4.3　风险交流的要素

风险交流的要素包括:风险的性质,利益的性质,风险评估的不确定性,风险管理的选择。

(1)风险的性质包括危害的特征和重要性;风险的大小和严重程度;情况的紧迫性;风险的变化趋势;危害暴露的可能性;暴露的分布;能够构成显著风险的暴露量;风险人群的特点和规

模；最高风险人群。

（2）利益的性质包括与每种风险有关的实际或预期利益；收益者和收益方式；风险和利益的平衡点；利益的大小和重要性；所受影响人群的全部利益。

（3）风险评估的不确定性包括评估风险的方法、每种不确定性的重要性、所得资料的缺点和不准确度、所依据的假设、估计对假设变化的敏感度和风险评估结论的变化对风险管理的影响。

（4）风险管理的选择包括控制或管理风险的行动、个人可采取的降低其风险的行动、选择特定的风险管理选项的理由、特定措施的有效性、特定措施的利益、风险管理的费用和费用的出处以及执行风险管理措施后仍然存在的风险。

12.4.4　风险交流的原则

（1）认识交流对象　在制作风险交流的信息资料时，应该分析交流对象，了解他们的动机和观点。除了总体知道交流对象是谁外，更需要把他们分组对待，甚至于把他们作为个体，来了解他们的情况，并与他们保持一条开放的交流渠道。倾听所有有关各方的意见是风险交流的一个重要组成部分。

（2）科学专家的参与　作为风险评估者，科学家必须有能力解释风险评估的概念和过程。他们要能够解释其评估的结论和科学数据以及评估所基于的假设和主观判断，以使风险管理者和其他有关各方能清楚地了解其所处风险。而且，他们还必须能够清楚地表达出他们知道什么，不知道什么，并且解释风险评估过程的不确定性。反过来说，风险管理者也必须能够解释风险管理决定是怎样做出的。

（3）建立交流的专门技能　成功的风险交流需要有向所有有关各方传达易理解的有用信息的专门技能。风险管理者和技术专家可能没有时间或技能去完成复杂的交流任务，比如对各种各样的交流对象（公众、企业、媒体等）的需求做出答复，并且撰写有效信息资料。所以，具有风险交流技能的人员应该尽早地参与进来。这种技能可以靠培训和实践获得。

（4）确保信息来源可靠　来源可靠的信息比来源不可靠的信息更可能影响公众对风险的看法。对某一对象，根据危害的性质以及文化、社会和经济状况和其他因素的不同，来源的可靠也会有变化。如果从多种来源的消息是一致的，那么其可靠性就得到加强。决定来源可靠性的因素包括被承认的能力或技能、可信任度、公正性以及无偏性。消息的及时传递是极其重要的。因为许多争论都集中于这个问题，即"为什么不早点告诉我们"而不是风险本身。对信息的遗漏、歪曲和出于自身利益的声明从长远来看，都会损害可靠性。

（5）分担责任　国家、地区和地方政府机构都对风险交流负有根本的责任。公众期望政府在管理公众健康的风险方面起领导作用。当风险管理的决定是采取强制或非强制的自愿控制措施时更是这样。如果是自愿控制，交流时应解释为什么不采取行动是最佳措施。为了了解公众所关注的问题，并且确保风险管理的决定已经以适当的方式回答了这些问题，政府需要确定公众对风险知道些什么，以及公众对各种风险管理措施的看法。

媒体在交流过程中扮演一个必不可少的角色，因而也分担这些责任。在交流过程中，涉及人类健康的紧急事件，特别是有潜在严重健康后果的风险，如食源性疾病，就不能等同于非紧急的食品安全问题。企业对风险交流也负有责任，尤其是其产品或加工过程所产生的风险。即使参与风险交流的各方（如政府、企业、媒体）的各自作用不同，但都对交流的结果负有共同

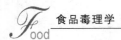

的责任。因为管理措施必须以科学为基础,因此,所有参与风险交流的各方,都应了解风险评估的基本原则和支持数据以及做出风险管理决定的政策依据。

(6)区分"科学"和"价值判断" 在考虑风险管理措施时,有必要将"事实"与"价值"分开。在实际中,及时报道所了解的事实以及在建议的或实施中的风险管理决定中包含的不确定性是十分有用的。风险交流者有责任说明所了解的事实,以及这种认识的局限性,而"价值判断"包含在"可接受的风险水平"这个概念中。为此,风险交流者应该能够对公众说明可接受的风险水平的理由。许多人将"安全的食品"理解为零风险的食品,但众所周知零风险通常是不可能达到的。在实际中,"安全的食品"通常意味着食品是"足够安全的"。解释清楚这一点,是风险交流的一个重要功能。

(7)确保透明度 为了使公众接受风险分析过程及其结果,要求这个过程必须是透明的。除因为合法原因需保密(如专利信息或数据),风险分析中的透明度必须体现在其过程的公开性和可供有关各方审议两方面。在风险管理者,公众和有关各方之间进行的有效的双向交流是风险管理的一个必不可少的组成部分,也是确保透明度的关键。

(8)正确认识风险 要正确认识风险,一种方法是研究形成风险的工艺或加工过程,另一种方法是将所讨论的风险与其他相似的更熟悉的风险相比较。一般来说,风险比较只在下列情况下采用:①两个(或所有)风险评估是同样合理的;②两个(或所有)风险评估都与特定对象有关;③在所有风险评估中,不确定性的程度是相似的;④对象所关注的问题得到认可并着手解决;⑤有关物质、产品或活动本身都是直接可比的,包括直觉和非直觉暴露的概念。

12.4.5 风险交流的责任

(1)政府 政府不管采用什么方法来管理危害公众健康的风险,政府都对风险交流负有根本的责任。当风险管理的职责放在使有关各方充分了解和交流信息的职责上时,政府的决策就有义务保证参与风险分析的有关各方有效地交流信息。同时风险管理者还有义务了解和回答公众关注的危害健康的风险问题。

在风险交流时,政府应该尽力采用一致的和透明的方法。进行交流的方法应根据不同问题和不同对象而有所不同。这在处理不同特定人群对某一风险有着不同看法时最为明显。这些认识上的差异可能取决于经济、社会和文化上的不同,应该得到承认和尊重。只有其所产生的结果(即有效地控制风险)才是最重要的。用不同方法产生相同结果是可以接受的。

通常政府有责任进行公共健康教育,并向卫生界传达有关信息。在这些工作中,风险交流能够将重要的信息传递给特定对象,如孕妇和老年人。

(2)企业界 企业有责任保证其生产的食品的质量和安全。同时,企业也同政府一样,有责任将风险信息传递给消费者。企业全面参与风险分析工作,对做出有效的决定是十分必要的,并且可为风险评估和管理提供一个主要的信息来源。企业和政府间经常性的信息交流通常涉及在制定标准或批准新技术、新成分或新标签的过程中的各种交流。在这方面,食品标签已经、并通常用于传递有关食物成分以及如何安全食用的信息。将标签作为交流手段,使之成为风险管理的一种方法。

风险管理的一个目标是确定最低的、合理的和可接受的风险,这就要求对食品加工和处理过程中一些特定信息有一定了解,而企业对这些信息具有最好的认识,这在风险管理和风险评估者拟定有关文件和方案时将发挥至关重要的作用。

（3）消费者和消费者组织　在公众看来,广泛而公开地参与国内的风险分析工作,是切实保护公众健康的一个必要因素。在风险分析过程的早期,公众或消费者组织的参与有助于确保消费者关注的问题得到重视和解决,并使公众更好地理解风险评估过程,以及如何做出风险管理决定,而且这也能够进一步为由风险评估产生的风险管理决定提供支持。消费者和消费者组织有责任向风险管理者表达他们对健康风险的关注和观点。消费者组织应经常和企业政府一起工作,以确保消费者关注的风险信息得到很好的传播。

（4）学术界和研究机构　学术界和研究机构的人员,以他们对于健康和食品安全的科学专业知识,以及识别危害的能力,在风险分析过程中发挥重要作用。媒体或其他有关各方可能会请他们评论政府的决定。通常他们在公众和媒体心目中具有很高的可信度,同时也可作为不受其他影响的信息来源。通过研究消费者对风险的认识或如何与消费者进行交流,以及评估交流的有效性,这些科研工作者也可有助于风险管理者寻求对风险交流方法和策略的建议。

（5）媒体　媒体在风险交流中显然也起到非常关键的作用。公众得到的有关食品的健康风险信息大部分是通过媒体获得的。各种大众媒体针对不同事件、不同场合以及不同媒体发挥着各式各样的作用。媒体可以仅仅是传播信息,但也可制造或说明信息。媒体并不局限于从官方获得信息,它们的信息常常反映出公众和社会其他部门所关注的问题。这使风险管理者可以从媒体中了解到以前未认识到的公众关注的问题。所以媒体能够并且确实促进了风险交流工作。

12.4.6　风险交流的障碍

目前,进行有效的风险情况交流还存在以下 3 方面的障碍：①信息获取障碍。进行风险分析所需要的重要信息并不总是能轻易地从掌握这些信息的人（组织）手中获得。有时,企业或其他私人可能有某一风险的专门信息,但是,出于保护其竞争地位的需要或其他商业目的,他们不愿与政府机构分享这些信息。另外,政府机构也可能由于各种各样的原因,不愿公开讨论他们所掌握的食品所处的风险。无论是风险管理者,还是其他有关方面,在任何情况下,如果无法获得风险的关键资料,将使在危害识别和风险管理中的交流工作更加困难。另外,消费者组织和发展中国家在风险分析过程中的参与程度不够,也是信息获取障碍的一个因素。②由于经费缺乏,目前 CAC 对许多问题无法进行充分的讨论,工作的透明度和效率有所降低,另外,在制定有关标准时,考虑所谓非科学的"合理因素"造成了风险情况交流中的障碍。③由于公众对风险的理解、感受性的不同以及对科学过程缺乏了解,加之信息来源的可信度不同和新闻报道的某些特点,以及社会特征（包括语言、文化、宗教等因素）的不同,造成进行风险情况交流时的障碍。

因此,为了进行有效的风险情况交流,有必要建立一个系统化的方法,包括搜集背景和其他必要的信息、准备和汇编有关风险的通知、进行传播发布、对风险情况交流的效果进行审查和评价。另外,对于不同类型的食品风险问题,应当采取不同的风险情况交流方式。

12.4.7　风险交流的策略

在风险分析的全过程中,为切实保障风险管理的策略能有效地把危害公众健康的各种食源性风险降到最低限度,信息交流始终扮演着一个极其重要的角色。在这个过程中,许多交流都是在风险管理者和风险评估者之间进行重复的意见交换。两个关键步骤——危害识别与风

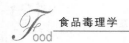

险管理措施的选择均要求在所有有关各方之间进行风险交流,以帮助增加管理决定的透明度和提高人们对结论的接受水平。

　　风险交流发生在许多不同种情况下,研究和经验都表明应有不同的风险交流策略来适应不同的情况。虽然有许多相似之处,但是,处理食品安全的紧急事件和与公众进行食品技术的风险和利益的对话,以及交流那些针对慢性和低的食品风险的信息所需要的策略之间在许多方面都不同。

　　1.有效风险交流的一般要求

　　有效的风险交流的许多要求,特别是那些涉及公众的要求,可以按以下风险交流过程的系统方法进行排序分组。首先,收集背景资料和需要的信息;接着制作、编辑、传播并发布信息;最后,对其效果进行审核和评估。背景信息包括了解风险以及相应的不确定性的科学依据;通过风险调查、访问和重点人群讨论等方式,了解公众对风险的看法;找出人们需要的风险信息是什么;关注那些人们认为比风险本身更为重要的相关问题。预期到不同的人对风险的理解会不同。传播和发布的要求:通过可理解的方式来描述风险、利益的信息和控制措施,接受公众并将其作为合法的参与者;分担公众所关心的问题,而不是认为这些问题不合理或不重要而置之不理。对公众所关心的问题像统计资料一样重视;诚实、坦率并且公开地讨论所有的问题;在解释风险评估推导出的统计数据时,应在摆出这些数字之前,先说明风险的评估过程;综合并利用其他来源可靠的信息;满足媒体的需要。审核和评估的要求:评估风险信息资料和交流渠道的有效性;注重监测、管理以及减小风险的行动;周密计划并评估所做的努力。

　　2.风险分析过程中交流的具体方针

　　政府所建立的食品安全信息办公室,用来进行日常食品安全咨询服务,必要时也可作为突发事件管理中心。同时食品安全委员会对食品安全做出评估并向政府官员提供建议。该委员会可由微生物专家、医学专家、毒理学家以及涉及公共卫生和具有食品管理经验的其他科学家、消费者组织和企业的代表组成。委员会的讨论结果和建议可以通过官方公告或行政通知,以及大众媒体使公众知晓,委员会也可为参加法典会议的国家代表团提供意见。

　　企业应该更加积极地行动起来,如果消费者在食品处理、储藏或其他操作方面的行为可能会有助于控制食源性疾病的暴发,那么,企业应清楚地告诉消费者应采取什么措施。这种交流应该基于对消费者认识程度的现实评估。有关如何安全地处理、制备和储存食品的指导意见应采用清楚、毫不含糊的语言,必要时,可利用图形和图像。

　　审慎地使用标签是一项风险管理、风险交流的策略,而它的有效性还需要进一步研究。标签已经广泛地用于向消费者传达某类消息,如食品成分、营养价值、重量、食用方法以及关于某种健康问题的警示。但是,标签不能代表对消费者的教育。在评估使用食品标签在风险交流中的作用时,重要的是看公众所关注的问题是否有标示和说明。

　　由于地方政府与当地群众密切接触,因此,通常更有可能被看作是值得信赖和可靠的风险信息来源。地方官员应当作为重要的角色参加风险交流活动。将食品安全信息纳入初级卫生保健工作中,这也应该包括利用适当的传媒系统如大众媒体、表演、招贴画、小册子、录像等传播重要的风险交流消息。

　　有必要对风险交流工作和计划进行定期和系统的评估,以确定其有效性,并在必要时进行修正。如果要达到有效评估就必须明确说明交流的目的,包括交流所覆盖的风险人群比例、是否采取了正确的降低风险措施以及突发事件解决的程度。为了调整和完善不断进行的交流活动,吸取正反两方面的风险交流经验和教训是很重要的。只有在交流的全过程中进行系统的评估,才能加强交流过程。

12.5　食品安全标准制定原则

食品安全标准是食品安全法律体系中重要的、特殊的技术性规范性文件,在实施食品安全监督管理,保证食品安全相关法律、规范及规章的顺利执行,维护食品安全等方面具有重要的参考作用和实用价值。

12.5.1　食品安全标准制定的基本原则

CAC 将有关风险分析方法的内容列入《法典程序手册》中,包括"与食品安全有关的风险分析术语"以及"CAC 一般决策中有关食品安全风险评估的原则声明"等,指出法典有关健康、安全的决策都要以风险评估为基础,依照特定步骤以公开的形式进行,尽可能应用定量资料描述出风险的特征,并将之与风险管理的功能相区分。《法典程序手册》还敦促各国采用统一的制标原则,促进有关食品安全措施的协调一致。世界贸易组织(WTO)的卫生和植物卫生措施协定(SPS 协定)第 5 条亦明确规定:各成员国应保证其卫生与植物卫生措施的制定以对人类、动物或植物的生命或健康所进行的、适合有关情况的风险评估为基础,同时考虑有关国际组织制定的风险评估技术。以上文件和协定中的引述都确定了风险评估在协调各国食品安全标准、法规中的法律地位。同时,WTO 的基于科学、透明度和协调一致等原则同样都要求在制定标准的过程中运用风险评估。

鉴于风险分析在食品标准的制定以及食品安全管理中进行决策的重要性,FAO/WHO于 1995—1999 年分别召开了 3 次有关风险分析的国际专家咨询会,即"风险分析在食品标准中的应用""风险管理与食品安全"以及"风险信息交流在食品标准和安全问题上的作用";其目的主要是鼓励各成员国在制定本国的卫生和植物卫生措施以及参与制定国际食品法典标准中应用这些原则,从而达到协调一致和减少贸易争端的目的。

综上所述,无论是食品法典(CAC)标准或是国家标准的制定都必须基于风险评估的结果,这也正体现了食品安全标准制定的基本原则。

12.5.2　风险评估原则在我国食品安全标准制定中的应用

我国自 20 世纪 50 年代卫生部门制定第一项酱油中砷限量规定至今,在我国原食品卫生标准和现行食品安全标准的制定过程中便一直贯穿着"风险评估"的原则。目前已开展的与"风险评估"相关的工作包括:

(1)建立《食品安全性毒理学评价程序》　食品安全性毒理学评价程序是对食品中化学性健康危害物质进行危害鉴定与危害特征描述的基本方法,因此,建立《食品安全性毒理学评价程序》是开展风险评估的基础性工作。20 世纪 70 年代,中国医学科学院首先开始系统建立该程序的工作,原卫生部卫生监督检验所作为学科牵头单位负责组织研制我国的《食品安全性毒理学评价程序标准》,并于 1994 年由卫生部批准发布了该标准。2000 年后该标准又被修改更新,修改后的《食品安全性毒理学评价程序》(GB 15193.1—2003)包括了进行危害鉴定与危害特征描述的多项方法,并且对实验研究进行了严格的规范。2014年该标准再次更新为《食品安全国家标准　食品安全性毒理学评价程序》(GB 15193.1—2014)。《食品安全性毒理学评价程序》的制定与实施为我国更好地开展风险评估提供了技术支持。

(2)在全国范围内开展中国居民营养状况调查与总膳食调查　在卫生部组织下,我国于1959年、1982年、1992年、2002年和2012年先后在全国范围内开展了5次中国居民营养状况调查,为准确地进行我国食品中健康危害物的膳食暴露量评估提供了系统的食物消费量数据。此外,在1990年和1992年卫生部又先后开展了两次中国总膳食研究,研究不仅全面地评价了我国居民膳食中主要健康危害物的膳食暴露量,而且还对原食品卫生标准的保护效果进行了专项评估,该项工作为修订和完善我国原食品卫生标准提供了极具参考价值的科学依据。

(3)建立我国的食品污染物监测网　食品中各种污染物及其污染量的监测数据是制定和实施食品安全标准的重要依据,而全国性的、系统性的、连续性的食品污染物及其污染量资料对于国家食品安全标准的制定和完善则更有意义。原中国预防医学科学院营养与食品卫生研究所在20世纪80年代接受WHO/FAO委托建立全球污染物监测点的同时,便开始了全国食品污染物的监测工作。2000年,在卫生部的支持下,中国疾病预防控制中心营养与食品安全所又在此基础上建立了更为完善的全国食品污染物监测网络,目前依照《食品安全法》的要求该网扩展到了全国32个省、直辖市和自治区。食品中污染物监测数据不仅有助于了解我国食品污染状况和发展趋势,同时,也可以为风险评估工作提供大量参考数据。

(4)食品中化学危害物的风险评估　自20世纪70年代开始,卫生部先后组织开展了食品中铅、砷、镉、汞、铬、硒、黄曲霉毒素 B_1、铝、残留农药以及部分塑料食品包装材料树脂及成型品浸出物、反式脂肪酸等的风险评估。其中,一部分是利用FAO/WHO联合食品添加剂专家委员会等国际权威机构的数据完成了我国居民的人群流行病学调查与膳食暴露量评估,一部分(如铬等)则是由我国卫生部所属科研机构完成了风险评估四个阶段的工作。

12.5.3　风险评估的发展

虽然我国在标准制定过程中已应用了风险评估的科学原则,但由于人力、物力的限制,我国风险评估专项基础研究还不够,通过调查和监测等方式获得的风险评估数据还十分有限,风险评估技术也有待进一步提高。这些因素的存在影响了我国食品安全标准的科学性和可操作性。

由于我国食品安全标准在科学基础方面与发达国家还存在一定差距,将来还需要进一步加强风险评估能力的建设,逐步扩大食品污染物监测范围和监测内容,并继续开展总膳食研究等膳食暴露相关评估工作,为食品安全标准的制定提供更多的数据。对于新出现的各类污染因素和食品安全的热点问题,应及时采用风险评估技术开展针对性研究,通过各种途径充分获取食品中污染物数据及居民膳食消费数据,然后依据膳食摄入量决定是否需要制定或修订相关安全标准。此外,加强现代技术和科学数据的整合应用既是全球风险评估的优先领域,也是我国食品安全风险评估未来的重点发展内容。

(柳春红)

二维码12-3　我国食品安全风险
评估制度实施及应用

本章小结

风险分析是国际公认的食品安全性评价过程,是食品安全标准制定的基础。本章首先介绍了风险分析的相关概念,随后对风险分析的 3 个主要组成部分风险评估、风险管理和风险交流的作用、内容、方法或过程进行了阐述,并对食品安全标准制定的基本原则、风险评估原则在标准中的应用及发展趋势作了简要概述,以期让读者对风险分析有一个较为全面的了解和认识。

思考题

1. 风险分析主要由哪几个部分组成?各部分之间的关系是什么?
2. 什么是风险评估?风险评估的主要内容是什么?
3. 暴露量评估准则是什么?
4. 什么是风险管理?风险管理的主要内容是什么?
5. 风险交流的目的、风险交流的要素是什么?
6. 以某种食源性危害为例阐述风险评估的过程。

参考文献

[1] 肖颖,李勇译.欧洲食品安全:食物和膳食中化学物的风险评估(Risk Assessment of Chemicals in Food and Diet).北京:北京医科大学出版社,2005.

[2] 吴永宁.现代食品安全科学.北京:化学工业出版社,2003.

[3] 李勇.营养与食品卫生学.北京:北京大学出版社,2005.

[4] 杜蕾.食品安全相关的风险分析的概念和基本内容.上海食品药品监管情报研究.2006,83:35-39.

[5] 陈君石.风险评估与食品安全.中国食品卫生杂志,2003,15(1):3-6.

[6] 张志强,李晓瑜."风险评估"及其在我国食品卫生标准研制中的应用.中国卫生监督杂志,2008,15(1):24-28.

[7] 樊永祥,李晓瑜.中国食品卫生标准体系现状与面临的挑战.中国食品卫生杂志,2007,19(6):505-508.

[8] 陈艳,刘秀梅.食源性致病菌定量风险评估的实例.中国食品卫生杂志,2008,20(4):336-340.

[9] 樊永祥,主译.食品安全风险分析　国家食品安全管理机构应用指南.北京:人民卫生出版社,2008.

[10] 王峥,邓小玲.食源性致病菌微生物风险评估的概况及进展.国外医学卫生学分册,2009,36(5):276-280.

[11] 李宁,等,我国食品安全风险评估制度实施及应用,食品科学技术学报,2017,359(1):1-5.

[12] 刘兆平.我国食品安全风险评估的主要挑战.中国食品卫生杂志,2018,30(4):341-345.

第 13 章
食品中各类化学物质毒理学

学习目的与要求

掌握食品中有毒物质的种类、性质、毒性及毒素去除方法；了解河豚毒素和蘑菇毒素的化学性质和毒性；了解激素类药物、抗生素类药物和农药的常用品种、性质，掌握它们的毒性；了解限量元素的理化性质、污染来源及对健康的危害；掌握食品加工过程中形成的污染物 N-亚硝基化合物、多环芳烃类化合物、杂环胺、丙烯酰胺和氯丙醇的形成条件、影响因素、毒性及预防措施。

13.1　动植物中天然有毒物质

动植物在长期的进化过程中为了应对昆虫、微生物、人类等的威胁,在体内累积了一定的有毒物质,这是生物自我保护的一种手段。

植物无法自主运动,因此植物更擅长利用化学物质引导采食者的行为,这也是动植物间共同进化的体现。例如,成熟的果实香甜可口,可以吸引动物食用并帮助植物传播种子,而未成熟的果实则往往口感差并含有多种有毒物质,告诫动物不要采食。再如未发芽的马铃薯块茎内只含有极少量的毒素,采食者可安全食用,而一旦发芽,则意味着该马铃薯块茎将长成新的植株,此时块茎内的马铃薯毒素——龙葵素含量大量增加,保护发芽的块茎不被采食。这正是植物的智慧! 尽管在人类长期培育育种过程中,已经减低了常见农作物中有毒物质的含量,而且人类发明的食物加工方式,可以去除或破坏一些有毒物质,但天然植物食品并非完全无毒,错误的采食时间,错误的采食部位,错误的加工方式或过量食用,都可能导致食物中毒。天然植物中有毒物质主要包括抗营养因子、有毒生物碱、有毒蛋白质、外源凝集素和过敏原等。

相比于植物,动物食品中除了自身代谢产生的天然有毒物质,还含有动物生长过程中富集的环境中的有毒物质。此外,动物性食物腐败过程中也会经微生物作用产生大量毒素。

13.1.1　抗营养因子

植物性食品原料在植物生长代谢过程中产生的营养缺乏或干扰身体对营养素吸收利用的物质称为抗营养物(antinutritivesubstances,简称 antinutritive),它们对动物生长和健康有害。这些物质如果对动物主要产生毒性作用,称之为毒素;如果对动物主要产生抗营养作用,则称之为抗营养因子(antinutritionalfactors,ANFs)。

抗营养因子的抗营养作用主要表现为降低饲料中营养物质的利用率、动物的生长速度和动物的健康水平。抗营养因子和毒素之间没有特别明确的界限,有些抗营养因子表现出一些毒性作用。抗营养物可分为 3 类:

(1)干扰蛋白质消化或氨基酸及其他营养素的吸收与利用的物质,如消化性蛋白酶抑制物(大豆含有)、植物凝集素(大豆、蚕豆含有)、皂角苷等。

(2)干扰矿物元素的吸收或代谢利用的物质,如肌醇六磷酸、草酸盐、致甲状腺物、膳食纤维等。

(3)抗维生素,在一定条件下无论是非经口、经口或随食品中维生素一起摄入后能够引起或有可能引起相应维生素缺乏而表现出中毒症状的物质。

13.1.1.1　胰蛋白酶抑制剂

蛋白酶抑制剂(TrypsinInhibitor)主要存在于豆类、花生等及其饼粕内,目前在自然界中已经发现有数百种,包括胰蛋白酶抑制剂、胃蛋白酶抑制剂和糜蛋白酶抑制剂,它们分别可抑制胰蛋白酶、胃蛋白酶和糜蛋白酶的活性,其中对胰蛋白酶抑制剂的研究最为广泛。

1.含有蛋白酶抑制剂的食物

蛋白酶抑制剂广泛存在于两大类食物中,一是植物的种子中,包括豆类、谷类、油料作物等的种子,如大豆和绿豆种子中胰蛋白酶抑制剂的含量可达总蛋白的 6%～8%。在不同作物种

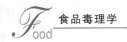

子中,胰蛋白酶抑制剂的活性各不相同。通常以大豆中胰蛋白酶抑制剂活性最高。二是生禽类蛋的蛋清中含有蛋白酶抑制剂,它可以防止蛋白质的分解,阻止细菌在蛋中繁殖,因而具有保护蛋黄和卵胚的作用,也是摄食生禽蛋后不易消化和易引起腹泻的原因。

2. 胰蛋白酶抑制剂的抗营养作用

胰蛋白酶抑制因子的抗营养作用主要表现在以下两方面:一是与小肠液中胰蛋白酶结合生成无活性的复合物,降低胰蛋白酶的活性,导致蛋白质的消化率和利用率降低;二是小肠中胰蛋白酶因与胰蛋白酶抑制剂结合而经粪排出体外,使其含量下降,反馈效应促使胰腺分泌更多的胰蛋白酶原到肠道中,引起动物体内蛋白质内源性消耗。尤其对于大豆类食品,大豆蛋白中含硫氨基酸原本就缺乏,而胰蛋白酶内含有丰富的含硫氨基酸,过量分泌胰蛋白酶加重了体内含硫氨基酸损失。此外,反馈效应引起胰腺机能亢进,造成了胰腺的增生和肥大,导致消化吸收功能失调和紊乱,严重时还出现腹泻。

3. 胰蛋白酶抑制剂的去除方法

(1)热处理法 大豆中胰蛋白酶抑制剂本身为蛋白质或蛋白质的结合体,对热不稳定,充分加热可使之变性失活,从而消除其有害作用。大豆的加热处理方法有煮、蒸汽处理(常压或高压蒸汽)、烘烤、红外辐射处理、微波辐射处理、挤压膨化(干法或湿法挤压膨化)等。通过采用常压蒸汽加热 30 min 或 98 kPa 压力的蒸汽处理 15～20 min,可使胰蛋白酶抑制剂失活。此外,挤压膨化的效果也比较好。

(2)化学处理法 此类方法的作用机理一般都是利用化学物质破坏胰蛋白酶抑制剂的二硫键,从而改变胰蛋白酶抑制剂的分子结构以达到灭活的目的。已采用过的化学物质有亚硫酸钠、偏重亚硫酸钠、硫酸铜、硫酸亚铁、硫代硫酸钠、戊二醛以及一些带硫醇基的化合物(胱氨酸、N-乙酰胱氨酸)等。邓慧慧(2012)研究表明采用 0.5% $NaHCO_3$ 溶液浸泡、去皮等措施也可以去除豆浆中的胰蛋白酶抑制剂,可以用作辅助措施结合常规热处理、微波处理等措施,以达到更好的灭酶效果、缩短加工时间。

(3)作物育种法 国内外对大豆 Ti 基因(不含胰蛋白酶抑制剂的隐性基因)及其遗传规律的研究,为通过作物育种手段降低大豆胰蛋白酶抑制剂的活性提供了依据。Hymowitz 于 1986 年已成功地培养出了低胰蛋白酶抑制剂的大豆新品种,其胰蛋白酶抑制剂的活性比一般大豆低 50%。中国农业科学院作物育种栽培研究所于 1999 年和 2001 年分别育成国内第一个缺失 Ti 基因的大豆新品种中豆 28 号及缺失脂肪氧化酶基因($Lox2$)的大豆新品种中黄 18,2002 年育成国内第一个缺失 Ti 基因和脂肪氧化酶基因($Lox2$ 和 $Lox3$)的三缺大豆新品种中黄 16。

13.1.1.2　植物凝集素

植物凝集素(Plant Lectins)是一类广泛存在于植物组织中的糖结合蛋白,其结构中至少含有一个非催化结构域能可逆地结合特异性糖类或糖蛋白,对糖分子具有高度的亲和性。

1. 含植物凝集素的食物

植物凝集素含量最高的农作物是红肾豆,生的红肾豆含有 20 000～70 000 凝集素单位,煮熟后仍有 200～400 凝集素单位。虽然菜豆等白肾豆中凝集素含量相对较低,一般是红肾豆的 1/3,但不良的饮食方式也能导致中毒。一般对食品进行有效的热处理能破坏凝集素,许多暴发性凝集素食物中毒都是食物加工不当所引起的。大豆凝集素在大豆总蛋白中的含量约为 10%。

2.植物凝集素的抗营养作用与毒性作用

大多数植物凝集素,如大豆凝集素(SoybeanAgglutinin),在消化道中不被蛋白酶水解,可破坏小肠黏膜并干扰多种酶的分泌,导致糖、氨基酸和维生素 B_{12} 的吸收不良以及离子运转不畅,严重影响和抑制肠道的消化吸收,使动物对蛋白质的利用率下降,生长受阻甚至停滞。由于肠道黏膜损伤,肠黏膜上皮通透性增加,使植物凝集素和其他一些肽类以及肠道内有害微生物产生的毒素吸收进入体内,对器官和机体免疫系统产生不良影响。此外,植物凝集素还引起肠内肥大细胞的去颗粒体作用,血管渗透性增加,使血清蛋白渗入肠腔。它还能结合淋巴细胞,从而产生 IgG 类体液抗凝集素。植物凝集素能影响脂肪代谢,还显著拮抗肠道产生 IgA,多数受损伤后的小肠壁表面对肠道内的蛋白水解酶有抗性。

部分种类的植物凝集素具有很强的毒性,如蓖麻毒素(Ricin),具有较强的细胞毒性,可以抑制细胞蛋白质合成,诱导细胞因子,造成脂质过氧化损伤等,易引起肝肾等实质器官损伤。研究表明蓖麻毒素的小鼠皮下注射 LD_{50} 为 0.022 1 mg/kg BW,腹腔注射 LD_{50} 为 0.002 2 mg/kg BW,静脉注射 LD_{50} 为 0.002 0 mg/kg BW;蓖麻毒素对大鼠腹腔注射 LD_{50} 为 0.001 5 mg/kg BW。

3.植物凝集素的去除方法

生豆角中的植物凝集素在高温中可被分解破坏,所以烹调加工豆角必须煮熟、炒透,使其失去原有的鲜绿色、生硬感和豆腥味以防中毒。进食不熟的菜豆后数分钟至 4 h 出现恶心、呕吐、腹痛、胃部烧灼感、腹胀,水样便等,重者可出现头晕、头痛、四肢麻木、心慌、胸闷、呕血等症状,少数可发生溶血性贫血。

13.1.1.3　植酸与植酸盐

植酸(Phytic Acid)是环己六醇六磷酸酯,即肌醇-6-磷酸酯,广泛存在于植物体内,在禾谷籽实的外层(如麦麸、米糠)中含量尤其高,豆类、棉籽、油菜籽及其饼粕中也含有。

1.含有植酸和植酸盐的食物

植酸和植酸盐是谷物、豆类和油料等植物籽实中肌醇和磷的基本贮存形式,含量可达 1%～5%。这些籽实中 50%～80%的总磷是以植酸和植酸盐形式存在。植酸在植物体中一般不以游离形式存在,而是与钙、镁、钾、钠、铁等金属离子结合,以复合盐类(与若干金属离子)或单盐(与一个金属离子)的形式存在,称为植酸盐。

常用原料中的植酸含量(%):玉米 0.15～0.20,大豆 0.18,小麦 0.19～0.25,大麦 0.16～0.20,高粱 0.19,稻谷 0.16,大米 0.20,小米 0.19,小麦麸 0.65～0.75,米糠 1.3～1.5,大豆饼(粕)0.25～0.50,棉籽饼(粕)0.55～0.70,菜籽饼(粕)0.65,花生仁饼粕 0.22～0.25,亚麻籽饼(粕)0.50～0.55。

2.植酸和植酸盐的抗营养作用

急性毒性实验研究表明植酸属于低毒级,对小鼠静脉注射的 LD_{50} 为 500mg/kgBW,与氯化钠的毒级类似(氯化钠的静脉注射 LD_{50} 为 645mg/kgBW),弱蓄积类物质,对生殖细胞和体细胞无遗传危害作用及致突变作用。但植酸是强螯合剂,其磷酸根可与多种金属离子(如 Zn^{2+}、Ca^{2+}、Cu^{2+}、Fe^{2+}、Mg^{2+}、Mn^{2+}、Mo^{2+} 和 Co^{2+} 等)螯合成相应的不溶性复合物,形成稳定的植酸盐而不易被肠道吸收,从而降低了动物体对这些金属离子的利用,特别是植酸锌几乎不为畜禽所吸收。若钙含量过高,形成植酸钙锌,更降低了锌的生物利用率。植酸可结合蛋白质

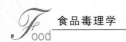

的碱性残基,抑制胃蛋白酶和胰蛋白酶的活性,可导致蛋白质的利用率下降。植酸盐还能与内源淀粉酶、蛋白酶、脂肪酶结合而降低它们的活性,使食物的消化受到影响。

3. 植酸和植酸盐的去除方法

植酸对热稳定,加热不能消除,加热过程中还会引起氨基酸与碳水化合物反应,如赖氨酸和还原糖反应生成不溶性复合物,导致蛋白质消化率下降。因此,不能用加热处理方法消除植酸和植酸盐。植酸等抗营养因子主要存在于大豆的种皮表皮层,通过机械加工处理可使之分离,大大减少其中的抗营养因子,此法简单有效。

添加适量的酶制剂可除去植酸和植酸盐。植酸酶是应用最广泛的单一酶制剂,能水解植酸和植酸盐,释放磷并使植酸抗营养作用消失,最大限度地消除植酸和植酸盐的不良影响。

食品中添加一定的矿物元素制剂(如锌、铜、钙、镁、铁)可以缓解植酸的螯合作用。

13.1.1.4　草酸和草酸盐

草酸(Oxalic Acid)又名乙二酸(Dicarboxyl),在植物中大多以草酸盐的形式存在。

1. 含草酸及草酸盐的食物

草酸及草酸盐广泛存在于植物中,新鲜叶菜中含有大量草酸盐,尤以叶部最多,如菠菜、雍菜、苋菜、牛皮菜等。在繁茂期收获的新鲜叶菜较晚期收获的草酸盐含量高,可达 0.3%～0.9%。植物中的草酸可以游离酸形式存在,但一般多以可溶性的钾盐、钠盐和不溶性的草酸钙结晶存在,以植物叶中含量最高,其次为花、果实与种子,茎中含量最少。

2. 草酸及草酸盐的抗营养作用

急性毒性实验研究表明,草酸对小鼠的腹腔注射 LD_{50} 为 270 mg/kg BW,对大鼠经口 LD_{50} 为 750 mg/kg BW,属低毒性物质。草酸是植物性食品原料中的一种抗营养因子,被人或动物摄入后,在消化道中能与二价、三价金属离子如钙、锌、镁、铜和铁等形成不溶性的草酸盐沉淀而随粪便排出,使这些矿物质元素的利用率降低。草酸盐对黏膜具有较强的刺激作用,故大量摄入草酸盐时可刺激胃肠道黏膜,从而引起腹泻,甚至导致胃肠炎。

草酸被大量吸收入血后,能与血钙结合成草酸钙沉淀,导致低钙血症,从而严重扰乱体内钙的代谢,使神经肌肉的兴奋性增高(表现为肌肉震颤、痉挛等)和心脏机能减退,血液的凝血时间延长。在长期慢性低钙血症影响下,可导致甲状旁腺机能亢进,使骨质脱钙增多,出现纤维性骨营养不良。

草酸与体内的钙、镁形成不溶性的草酸盐晶体,可沉积于脏器内,造成对脏器的损害。草酸盐也可在血管中结晶并渗入血管壁,引起血管坏死,导致出血。草酸盐晶体有时也能在脑组织内形成,从而引起中枢神经系统的机能紊乱。摄入体内的草酸盐 90% 以上可从肾脏排出。草酸盐结晶通过肾脏排出时,可导致肾小管阻塞、变性和坏死,引起肾功能障碍。草酸盐结晶对膀胱壁具有刺激作用,有人认为某些膀胱肿瘤的发生可能与此有关。尿中草酸盐排出增多还可使尿道结石的发病率增高。用草酸进行细胞培养的实验结果表明:草酸对乳酸脱氢酶、丙酮酸脱羧酶、琥珀酸脱氢酶和微粒体酶等多种酶系统活性具有抑制作用,从而干扰机体的糖代谢。

3. 草酸及草酸盐的消除方法

由于植物中的草酸盐大多是水溶性的钾、钠盐,因此植物性食品原料用水浸泡或用热水浸烫,可除去大部分草酸盐。食用富含草酸盐的食物时,最好与富含钙质的食物如豆腐、虾皮等一同食用,可以减少机体对草酸盐的吸收。此外,也适当添加锌、镁、铁、铜等元素。

13.1.1.5　单宁类物质

单宁(Tannins)又称鞣酸(TannicAcid),是水溶性的多酚类物质,味苦涩,分为缩合单宁和水解单宁。单宁具有多酚羟基结构,因此具有较强的生理活性,包括抗氧化、抗肿瘤、抗衰老、抑制微生物等对人体有益的方面,与此同时,食用过量的多酚也会导致抗营养性。

1.含单宁的食物

主要存在于谷实类、豆类籽粒、棉籽、菜籽及其饼粕和某些块根植物中。

2.单宁的抗营养作用

缩合单宁是由植物体内的一些黄酮类化合物缩合而成,高粱和菜籽饼中的单宁均为缩合单宁,它使菜籽饼颜色变黑,产生不良气味,降低动物的采食量。缩合单宁一般不能水解,具有很强的极性而能溶于水。单宁的酚羟基可与蛋白质结合而形成沉淀从而降低蛋白质和碳水化合物的利用率;还通过与胃肠黏膜蛋白质结合,在肠黏膜表面形成不溶性复合物而损害肠壁,干扰某些矿物质(如铁)的吸收,影响动物的生长发育。单宁既可与钙、铁和锌等金属离子化合形成沉淀,也可与维生素 B_{12} 形成络合物而降低它们的利用率。

3.食物中过量单宁的消除方法

植物中的抗营养因子可在种子发芽后被内源酶所破坏。根据这一原理,通过发芽来处理抗营养因子,可使产品的营养价值及适口性得到明显改善。如绿豆含有一定量的单宁,发芽后绿豆芽中单宁明显减少,营养价值及适口性可得到明显改善。

13.1.2　有毒生物碱

生物碱(Alkaloids)一般指存在于生物体内的碱性含氮化合物,多数具有复杂的含氮杂环,难溶于水,具有旋光性,能与酸生成水溶性盐。生物碱种类众多,目前已知的生物碱有 10 000 种左右,按结构可分为 59 种类型。多数生物碱对人或动物有药理反应,许多中草药的有效成分即为生物碱,也有些生物碱对人体会产生明显的毒性作用。长期的进化使人类将生物碱类物质感知为苦味,以规避生物碱的毒性作用,但也因此使得以生物碱为主要成分的中药呈现苦味。

有毒生物碱类主要存在于毛茛科、芸香科、豆科等许多植物的根、果中,它们能引起摄食者轻微的肝损伤,中毒的第一反应是恶心、腹痛、腹泻甚至腹水,连续食用含生物碱的食品 2 周甚至 2 年才有可能出现死亡,一般中毒者都可康复。

存在于食物中的有毒生物碱主要有龙葵素、秋水仙碱、麦角碱、咖啡碱等。

13.1.2.1　龙葵素

龙葵素(Solanine)也叫马铃薯毒素,茄碱,是一种有毒的糖苷生物碱。这种生物碱主要是以茄啶为糖苷配基构成的茄碱和卡茄碱两种,共计 6 种不同的糖苷生物碱。

1.龙葵素的分布

马铃薯各部分中龙葵素的含量差别很大,成熟的块根内含 0.004%,皮内含 0.01%,芽内含 0.5%。

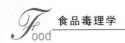

完整良好的薯块内只含微量龙葵素,质量好的土豆每 100 g 中只含龙葵素 4 mg,由于含量极少,一般不会使人中毒。但如果土豆尚未成熟,高到 4.76%;霉坏的薯块龙葵素含量可达 0.58%～1.84%;贮存时间过长也可使龙葵素含量增多,贮存到第 2 年 7 月,龙葵素含量可增加到 0.1%,贮存 1 年半后可增加到 1.30%。

2. 龙葵素的毒性

急性毒性实验研究表明龙葵素对小鼠腹腔注射 LD_{50} 为 32 mg/kg BW,对大鼠腹腔注射 LD_{50} 为 67 mg/kg BW,大鼠经口摄入 LD_{50} 为 590 mg/kg BW。龙葵素主要通过抑制胆碱酯酶的活性,导致胆碱能神经兴奋增强,引起神经系统损害和胃肠肌肉痉挛。此外,龙葵素的结构与人类的甾体激素如雄激素、雌激素、孕激素等性激素相类似,孕妇若长期大量食用含龙葵素较高的土豆,可能产生致畸效应。人体如果一次摄入龙葵素达到 200 mg,15 min 至 3 h 就可发病;如果吃进 300～400 mg 或更多,则症状会很重,表现为体温升高和反复呕吐,以及瞳孔放大、怕光、耳鸣、抽搐、呼吸困难、血压下降,极少数人可因呼吸麻痹而死亡。

3. 中毒预防与毒素消除

为了预防龙葵素中毒,首先要注意把土豆存放在干燥、阴凉通风处,切不可曝晒。土豆经阳光照射,叶绿素增加,同时龙葵素也增加。

对于土豆稍有发芽、发青的部位,食用前把芽、芽眼、变绿和溃烂部分挖去,切好后在水中浸泡 2 h 以上就可使龙葵素的含量大大减少;去皮后的土豆切成小块,在冷水中浸 30 s 以上,使残存的龙葵素溶解在水中。龙葵素具有弱碱性,遇醋酸极易分解,烹调时可放些醋。高热煮透可部分分解龙葵素,达到破坏龙葵素毒性的作用。

如果吃土豆时口中感觉有点发麻,表明该土豆中还含有较多的龙葵素,应立即停止食用,以防中毒。

13.1.2.2　秋水仙碱

秋水仙碱(Colchicine)也称秋水仙素,因最初从百合科植物秋水仙球茎中提取出来,故名秋水仙碱。秋水仙碱易溶于水、乙醇和氯仿,味苦,有毒。

1. 秋水仙素的分布

黄花菜中秋水仙素含量较高,每 100 g 鲜黄花菜中含 0.1～0.2 mg 的秋水仙素。

2. 秋水仙素的毒性

急性毒性实验研究表明,秋水仙素对小鼠皮下注射 LD_{50} 为 1.2 mg/kg BW,腹腔注射 LD_{50} 为 1.6 mg/kg BW,静脉注射 LD_{50} 为 1.7 mg/kg BW,经口摄入 LD_{50} 为 5.886 mg/kg BW;对大鼠静脉注射 LD_{50} 为 1.6 mg/kg BW。秋水仙碱在人体内可被氧化成有毒的二秋水仙碱,对胃肠黏膜和呼吸道黏膜有强烈的刺激作用,大量食用会出现中毒症状。研究发现,成年人食用 50～100 g 鲜黄花菜后,会出现急性中毒,表现为口渴、咽干、恶心、呕吐、腹痛、腹泻等,严重者会出现血便、血尿等。

3. 预防措施

秋水仙碱是水溶性的,将鲜黄花菜在开水中焯一下后用清水充分浸泡、冲洗,使秋水仙素溶于水中而保安全食用。没有经过加工的新鲜黄花菜不能吃。

13.1.2.3　麦角碱

麦角碱(ErgotAlkaloids)是麦角菌中含有的一类有毒生物碱。麦角碱的活性成分是以麦角酸为基本结构的一系列生物碱衍生物,目前已经从麦角中提取了 40 多种生物碱。

1. 麦角碱的分布

麦角菌是致禾本科植物病害的一种真菌,最喜寄生在小麦、黑麦、大麦等多种禾本科植物的子房里。麦角菌的孢子落入花蕊的子房中繁殖,形成菌丝,经 2～3 周后发育形成坚硬、褐至黑色的角状菌核,即在麦穗上形成麦角。麦角中含有麦角碱、麦角胺、麦碱等多种有毒的麦角生物碱。

我国曾在 19 个省发现过麦角,寄生于禾本科 35 属约 70 种植物上以及莎草科、石竹科、灯心草科等植物上。

2. 麦角的毒性

麦角的毒性非常稳定,可保持数年之久,在焙烤时其毒性也不能破坏。当人们食用了混杂有较大量麦角的谷物或面粉所做的食品后,就可发生麦角中毒。麦角毒素的毒性效应主要是外周围和中枢神经效应。急性中毒除出现急性胃肠炎症状外,并有皮肤刺痒、头晕、感觉迟钝、语言不清、痉挛、昏迷,严重者可死于心力衰竭。

长期少量进食麦角病谷,也可发生慢性中毒。中毒后会出现手足麻木,全身发痒,接着便是神经性痉挛。这些症状日趋严重,发作更频繁,直到患者死去。家畜吃了感染麦角菌的禾本科牧草,也会引起严重的中毒。

3. 预防措施

清除食用粮谷及播种粮谷中的麦角,可用机械净化法或用 25% 食盐水选出漂浮的麦角并去除;规定谷物及面粉中麦角的容许量标准;检验面粉中是否含有麦角及其含量是否符合标准。

13.1.2.4　咖啡碱

咖啡碱(Theine)又称咖啡因(Caffeine),是茶叶、咖啡果中提炼出来的一种生物碱,一种中枢神经的兴奋剂,适量食用有祛除疲劳、兴奋神经的作用,临床上用于治疗神经衰弱和昏迷复苏。茶叶中咖啡碱一般含量为 2%～5%。在对咖啡碱安全性评价的综合报告中的结论是:在人正常的饮用剂量下,咖啡碱对人无致畸、致癌和致突变作用。

大剂量或长期摄取咖啡碱会对人体造成损害,特别是它也有成瘾性,成年人咖啡碱每日摄取量最好不超过 300～400 mg。长期摄取过量咖啡因可能会导致人在不知不觉间患上咖啡因慢性中毒,即"咖啡因综合征"。"咖啡因综合征"患者容易出现精神紧张、焦虑不安、手颤、肌肉紧张、失眠、心悸等,致病原因是中枢神经受咖啡因药效影响而过分警觉。

13.1.3　过敏原

"食物过敏"是指接触(摄取)某种外源物质后所引起的免疫学反应,这种外源物质就称为过敏原(Allergen)。

从理论上讲,食品中的任何一种蛋白质都可使特殊人群的免疫系统产生 IgE 抗体,从而产生过敏反应。但实际上仅有较少的几类食品成分是过敏原,这些食品包括牛奶、鸡蛋、虾和海洋鱼类等动物性食品,以及花生、大豆、菜豆和马铃薯等植物性食品(表 13-1)。

表 13-1　食品中的过敏原

食品	过敏原	食品	过敏原
牛奶	β-乳球蛋白,α-乳清蛋白	花生	伴花生球蛋白
鸡蛋	卵黏蛋白,卵清蛋白	大豆	Kunitz 抑制剂,β-伴大豆球蛋白
小麦	清蛋白,球蛋白	菜豆	清蛋白(18 000)
水稻	谷蛋白组分,清蛋白(15 000)	马铃薯	蛋白(16 000～30 000)
荞麦	胰蛋白酶抑制剂		

过敏原大多是相对分子质量为 10 000～70 000 的蛋白质。植物性食品的过敏原往往是谷物和豆类种子中的所谓"清蛋白",许多过敏原仍未能从种子中纯化和鉴定出来。

速发过敏反应的症状往往在摄入过敏原后几分钟内发作,不超过 1 h。影响的器官主要包括皮肤、嘴唇、呼吸道和胃肠道,甚少影响中枢神经。过敏的主要症状为皮肤出现湿疹和神经性水肿、哮喘、腹痛、呕吐、腹泻、眩晕和头痛等,严重者可能出现关节肿和膀胱发炎,较少有死亡的报道。产生特定的过敏反应与个体的身体特质和特殊人群有关,例如,在美国,花生制品无论对成人还是儿童都是主要的过敏食品,而对中国人则不然。一般而言,儿童对食物过敏的种类和程度都要远比成人强。

13.1.4　蘑菇毒素

蘑菇通用名为菌菇,是一类真菌,现已知约有 3 250 种。毒蘑菇又称毒蕈,我国有 100 种左右,引起人严重中毒的有 10 种。毒蘑菇中的毒物质称为蘑菇毒素(Mushroom Toxins),目前已发现的蕈毒素主要有鹅膏菌素、鹿花菌素、蕈毒定、蝇蕈碱、色胺类毒素、异噁唑衍生物、鬼伞素等(图 13-1 和图 13-2)。

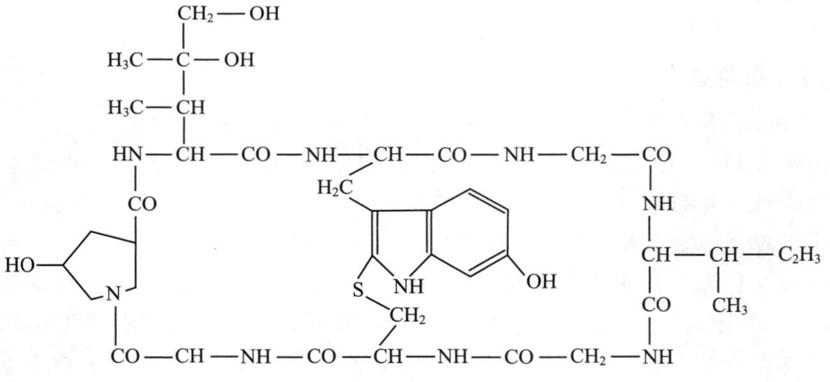

图 13-1　α-鹅膏蕈碱的结构

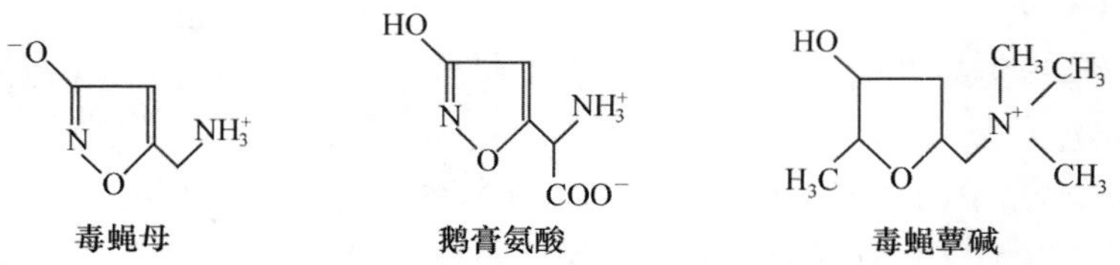

毒蝇母　　　　鹅膏氨酸　　　　毒蝇蕈碱

图 13-2　毒蝇蕈毒素的结构

各种毒蘑菇所含的毒素种类不同。多数毒蘑菇的毒性较低，中毒表现轻微。但有些蘑菇毒素的毒性极高，可迅速致人死亡。毒蘑菇含有的毒素成分尚不完全清楚。毒性较强的如毒伞肽、毒蝇碱、光盖伞素、鹿花菌素。

1. 毒蘑菇中毒的类型

不同毒蕈所含的毒素不同，引起的中毒表现也各不相同，但一般可分为以下几类：

（1）胃肠炎型　此型患者进食蘑菇后 10 min 至 2 h 出现无力、恶心、呕吐、腹痛、水样腹泻。恢复较快，预后好。产生此类症状的蘑菇很多，如红菇、乳菇、部分牛肝菌、环柄菇等。

（2）神经、精神病变型　进食后 10 min 至 6 h 除出现胃肠炎型症状外，还有瞳孔缩小、唾液增多、兴奋、幻觉、步态蹒跚等。

（3）溶血型　潜伏期 6～12 h，除胃肠炎型表现外，还有溶血表现，可出现贫血、肝肿大等。

（4）肝病型　进食后 10～30 h 出现胃肠炎型表现，部分患者可有一假愈期，然后出现以肝、脑、心、肾等多脏器损害的表现，但以肝脏损害最为严重。部分患者可有精神症状。病死率高。

（5）呼吸与循环衰竭型　表现为中毒性心肌炎、急性肾功能衰竭和呼吸麻痹，致死率较高。

（6）皮炎型　潜伏期 24～48 h，主要表现为面部和手臂红肿，同时出现针刺样疼痛。

2. 蘑菇中毒的预防

由于蕈毒素一般不能通过烹调、加工破坏，而且许多毒素还没有确定而无法检测，有毒和无毒蘑菇不易辨别，所以目前蘑菇中毒唯一的预防措施是避免食用野生蘑菇。除了不要采摘野蘑菇，对于市场上卖的野蘑菇，也不能放松警惕，尤其是自己没吃过或不认识的野蘑菇，不要轻易食用。民间有各种鉴别蘑菇是否是毒蘑菇的方法，但总的看来这些方法并不可靠。

13.1.5　生氰糖苷

生氰糖苷（Cyanogentic Glycosides）是由氰醇衍生物的羟基和 D-葡萄糖缩合形成的糖苷，生氰糖苷物质可水解生成高毒性的氢氰酸（Hydrogen Cyanide），从而对人体造成危害。

1. 生氰糖苷在食物中的分布

生氰糖苷广泛存在于豆科、蔷薇科、禾本科的 10 000 余种植物中。含有生氰糖苷的食源性植物有木薯、杏仁、枇杷和豆类等，主要是苦杏仁苷和亚麻仁苷（表 13-2）。

表 13-2　含有生氰糖苷的食物及其中 HCN 的含量

植　物	HCN 含量/（mg/100 g）	糖　苷
苦杏仁	250	苦杏仁苷
木薯块根	53	亚麻仁苷
高粱植株	250	牛角花苷
利马豆	10～312	亚麻苦苷

2. 生氰糖苷的毒性

苦杏仁苷（Amygdalin）和亚麻仁苷（Linamarin）是两种有代表性的生氰糖苷。苦杏仁苷对小鼠的经口摄入 LD_{50} 为 443 mg/kg BW，对大鼠的经口摄入 LD_{50} 为 405 mg/kg BW，属中等

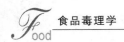

毒性;亚麻仁苷毒性比苦杏仁苷弱,属于低等毒性。生氰糖苷的毒性主要是由其在葡萄糖苷酶和羟腈酶的催化作用下分解产生的氢氰酸和醛类化合物的毒性。氢氰酸被吸收后,随血液循环进入组织细胞,并透过细胞膜进入线粒体,氰化物通过与线粒体中细胞色素氧化酶的铁离子结合,导致细胞的呼吸链中断。生氰糖苷的急性中毒症状包括心律紊乱、肌肉麻痹和呼吸窘迫。氢氰酸对小鼠的皮下注射 LD_{50} 为 $0.99\ mg/kg\ BW$,经口摄入 LD_{50} 为 $3.7\ mg/kg\ BW$,属于剧毒物质。

生氰糖苷引起的慢性氰化物中毒现象也比较常见。在一些以木薯为主食的非洲和南美地区,至少有两种疾病是由生氰糖苷引起的,一种疾病称之为热带神经性共济失调症(TAN),在西非一些以木薯为主要食物的地区已多有发现,该病表现为视力萎缩、共济失调和思维紊乱。TAN 患者血液中半胱氨酸、甲硫氨酸等含硫氨基酸的浓度很低,而血浆中硫氰酸盐的含量很高。当患者食用不含氰化物的食物时,病症消退;恢复传统饮食时,病症又会出现。热带性弱视疾病也流行于以木薯为主要食物的人群中,该病病症为视神经萎缩并导致失明。长期以致死剂量的氰化物喂饲动物,也可使这些动物的视神经组织受损。

3. 生氰糖苷中毒预防

生氰糖苷有较好的水溶性,类似杏仁的核仁类食物及豆类在食用前要较长时间的浸泡;将木薯切片,用流水研磨可除去其中大部分的生氰糖苷和氢氰酸。尽管如此,一般的木薯粉中仍含有相当量的氰化物。

改变饮食中的某些成分可避免慢性氰化物中毒。氰化物导致的视神经损害通常只见于营养不良人群。如果膳食中有足够多的碘,由氰化物引起的甲状腺肿就不会出现。

13.1.6　河豚毒素

河豚是味道极鲜美但含有剧毒的鱼类,河豚毒素是其剧毒作用的有效成分。河豚毒素并不仅仅存在于河豚中,在蝾螈、斑足蟾等动物中也有。

河豚在大多数沿海国家的沿海和大江河口均有分布,全球约有 200 种,我国有 70 多种。许多两栖类爬虫如水螈、加利福尼亚蝾螈的皮肤中也含有河豚毒素,南美和非洲的土著居民常从一些两栖动物的皮肤上收集河豚毒素用以制箭毒。

由于河豚的味道十分鲜美,所以,还是有众多贪食的人拼死吃河豚。世界上最盛行吃河豚的国家是日本。但由于处理不当或有意不进行彻底处理,河豚中毒事件时有发生。

1. 河豚毒素的分布

(1)在鱼体中的分布　大约 80 种河豚已知含有或怀疑含有河豚毒素。在大多数河豚的品种中,毒素的浓度由高到低依次为卵巢、鱼卵、肝脏、肾脏、眼睛和皮肤,肌肉和血液中含量较少。由于鱼的肌肉部分河豚毒素的含量低,所以中毒大多数是由于可食部受到卵巢或肝脏的污染或是直接进食了这些内脏器官引起的。死亡较久的河豚因内脏腐烂,其中的毒素也会侵染进其肌肉中。

(2)河豚毒素随季节的变化　河豚毒素主要存在于雌性河豚的卵巢中,含量随季节变化而有不同(图 13-3),与它的生殖周期也有关系。在产卵期的冬季直至晚春初夏,怀卵的河豚毒性最大,河豚卵巢和鱼卵中含毒素的浓度最高。

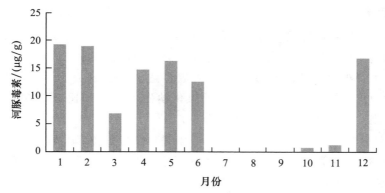

图 13-3　雌河豚卵巢和鱼卵中毒素的季节变化

2. 河豚毒素的基本性质

河豚毒素的结构见图 13-4。

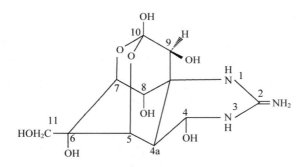

图 13-4　河豚毒素的结构

河豚毒素是一种全氢化喹唑啉化合物，微溶于水，在低 pH 时较稳定，碱性条件下易降解。河豚毒素对热稳定，100℃处理 24 h 或 120℃处理 20～60 min 方可使毒素完全受到破坏。

3. 河豚毒素的毒性

河豚毒素是强烈的神经毒素，很低的浓度就能选择性地抑制钠离子通过神经细胞膜，阻断神经冲动的传导，使呼吸抑制，引起呼吸肌和血管神经麻痹，是自然界毒性最强的非蛋白物质之一。急性毒性实验研究表明，河豚毒素对小鼠的皮下注射和腹腔注射 LD_{50} 均为 0.008 mg/kg BW，静脉注射 LD_{50} 为 0.007 3 mg/kg BW，经口摄入 LD_{50} 为 0.334 mg/kg BW。对人的经口最小致死量为 40 μg/kg 体重。

随着科学的进步，发现河豚毒素在医疗上可以用于癌症的治疗。"新生油"是从河豚肝脏中提取的抗癌药物，用于治疗鼻咽癌、食道癌、胃癌、结肠癌，疗效很好。河豚毒素制剂均有良好的止痛作用，可用于对癌症疼痛、外科手术后的疼痛、内科胃溃疡引起的疼痛的镇痛。使用河豚毒素的好处是用量极少（只需 3 μg），止痛时间长，又没有成瘾性。河豚毒素还可以止喘、镇痉、止痒。河豚毒素对细菌有强烈杀伤作用，从河豚精巢提取的毒素，对痢疾杆菌、伤寒杆菌、葡萄球菌、链球菌、霍乱弧菌均有抑制作用，而且可以防治流感。

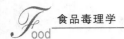
4. 河豚毒素中毒的预防

在我国，早在 2 世纪就有关于河豚中毒的记载。大多数关于河豚毒素的食物中毒案例是由河豚引起的，造成河豚中毒的原因主要是未能识别出河豚而误食。

据统计，日本每年由食河豚导致中毒的人数多达 50 人，过去 100 年间每 10 年有超过 1 000 例的河豚中毒事件。河豚毒素的毒性比氰化钠强 1 000 倍，比氢氰酸强 100 倍，如不经特殊加工手段，则中毒甚至死亡事件在所难免。

2011 年 6 月，国家食品药品监管局发出《关于餐饮服务提供者经营河豚鱼有关问题的通知》指出"在国家有关政策调整前，严禁任何餐饮服务提供者加工制作鲜河豚鱼"，并要求"各地餐饮服务食品安全监管部门要加大对辖区内餐饮服务提供者经营河豚鱼行为的监督检查力度。对经营河豚鱼（或以其他替代名称）的，依照《食品安全法》第八十五条的规定进行处罚。" 2012 年农业部开了 3 次监管工作会，多次探讨河豚鱼鱼源基地认定管理办法，2012 年 4 月 1 日河豚鱼人工繁育及加工的国家标准颁布实施。鼓励企业自身先把产业做规范。

13.1.7 贝类毒素

贝类是人类动物性蛋白质食品的来源之一。世界上可作食品的贝类约有 28 种，已知的大多数贝类均含有一定量的有毒物质。只有在地中海和红海生长的贝类是已知无毒的，墨西哥湾的贝类也比其他地区固有的那些贝类的毒性低。实际上，贝类自身并不产生毒物，但是当它们通过食物链摄取海藻或与藻类共生时就变得有毒了，足以引起人类食物中毒。

1. 贝类毒素与赤潮

直接累积于贝类使其变得有毒的藻类包括原膝沟藻、涡鞭毛藻、裸甲藻及其他一些未知的海藻。这些海藻主要感染蚝、牡蛎、蛤、油蛤、扇贝、紫鲐贝和海扇等贝类软体动物。主要的贝类毒素包括麻痹性贝类毒素（Paralytic Shellfish Poisoning，PSP）和腹泻性贝类毒素（Diarrheal Shellfish Poisoning，DSP）两类。

贝类毒素主要存在于双壳贝类中。双壳贝类以滤食方式获取水中微藻作为食物，如果滤食了有毒藻类，便在体内积累了毒素。近年来，由于环境污染日渐加剧和其他一些因素的影响，在我国及其他一些国家的沿海地区频繁发生赤潮现象。赤潮是指在海洋中某些甲藻和原膝沟藻呈暴发性的快速生长使海水变红的现象。一般而言，每毫升海水中可含多达 100 万的这些藻体。赤潮不仅可使所在海域的鱼类因缺氧而大面积死亡，而且也使鱼类吸入有毒藻体中毒而死亡。赤潮导致的鱼类和贝类带的毒，主要是麻痹性贝类毒素，它目前已成为影响公众健康的最严重的食物中毒现象之一。

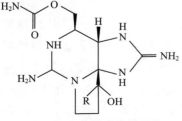

图 13-5 岩蛤毒素的结构

麻痹性贝类毒素专指摄食有毒的涡鞭毛藻、莲状原膝沟藻、塔马尔原膝沟藻后被毒化的双壳贝类所产生的生物毒素。自 1954 年纯的岩蛤毒素从加利福尼亚蚝和阿拉斯加油蛤中分离到后，已有 7 种有关的麻痹毒素样毒素从甲藻和软体动物中分离得到，它们主要是岩蛤毒素（Saxitoxin，图 13-5）、膝沟藻毒素（Gonyatoxin）和新岩蛤毒素。这些毒素对贝类本身没有致病作用，大多数贝类在红潮停止后 3 周内将毒素分解或排泄掉。目前的研究表明,贝类组织具有对这些毒素进行生物转化的能力。

2. 贝类毒素的毒性

少量麻痹性贝类毒素就对人类产生高度毒性,是低分子毒物中毒性较强的一种。1 mg 岩蛤毒素即可使人中度中毒,岩蛤毒素对小鼠的皮下注射 LD_{50} 为 0.012 9 mg/kg BW,腹腔注射 LD_{50} 为 0.008 mg/kg BW,经口摄入 LD_{50} 为 0.263 mg/kg BW;对大鼠的腹腔注射 LD_{50} 为 0.010 5 mg/kg BW,经口摄入 LD_{50} 为 0.192 mg/kg BW;对人的最小经口致死剂量为 1.4~4.0 mg/kg。

麻痹性贝类毒素毒性与河豚毒素相似,主要表现为摄取有毒贝类后 15 min 到 3 h,人出现唇、手、足和面部的麻痹,接着出现行走困难、呕吐和昏迷,严重者常在 2~12 h 死亡,死亡率一般为 5%~18%。

3. 贝类毒素中毒的预防

(1)严格监控 双壳贝类(尤其是扇贝类)是一种消费量非常大的海产品,因而中毒的预防必须引起足够的重视。预防中毒应从有选择地捕捞和正确的食用两方面着手。

由于毒化贝和非毒化贝在外观上无任何区别,因此,必须根据"赤潮"发生地域和时期的规律性对海产贝类作严格的监控。FDA 建立了限制冰冻和罐装贝类 PSP 的含量为 80 μg/100 g 的规定。如果产地贝类可食部中的 PSP 含量超过这个值,则不允许进行商业性捕鱼。

贝类毒素不易加热破坏,对一般消费者而言,最重要的是对贝类食品要有"如果怀疑,就扔掉"的观念。

(2)正确食用 包括净水排毒和去除内脏两方面。净水排毒可以有效预防中毒。贝毒是环境毒素在贝体内富集而非贝体自身产生的有毒物质。因此,若将被毒化的贝类放养到没有毒藻的海域内,一段时间后贝体内毒素可以逐渐排出,被毒化的贝类可重新变为安全可食用的无毒贝。

此外,去除贝中肠腺等内脏器官后食用也是预防中毒的有效措施。扇贝是滤食性低等生物,其摄食消化器官等没有充分的分化,食物的消化过程主要在腔肠中进行。一部分毒素消化后进入体内,大部分脂溶性的扇贝毒素溶存在肠腺(即消化盲囊)中消化排泄。因此,食用时将暗绿色的盲囊(中肠腺)摘除,就去除了贝体中的大部分毒素,食用时更为安全。

13.1.8 海洋鱼类的毒素

鱼类是人们经常食用的食品,海洋鱼类是东南亚、日本、太平洋岛国和南欧国家的居民膳食的重要组成部分。海洋鱼类毒素的存在已成为热带、亚热带地区摄取动物性蛋白食品来源的重大障碍,因误食中毒者各国皆屡见不鲜。

我国的海洋鱼类资源比较丰富,随着海洋农业的发展,我国居民对海洋产品的消费量将呈上升趋势。表 13-3 列出了不同类型海生动物中毒的一些例子。

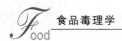

表 13-3　海洋动物的毒物类型

海洋动物	毒物类型
海葵、海蜇、章鱼	蛋白质
鲍鱼	pyropheophorbidea
贝类、蟹类	岩蛤毒素
河豚、加州蝾螈	河豚毒素
梭鱼、黑鲈、真鲷、鳗鱼、鹦嘴鱼	雪卡毒素
青花鱼、金枪鱼、蓝鱼	组胺

13.1.8.1　鱼类组胺

海洋鱼类蛋白质含量尤其游离氨基酸含量比较丰富,因此它们比其他动物组织更易腐败。海洋鱼类腐败变质后将产生一定数量的组胺(Histamine),该物质为强生物活性物质,摄入后使机体发生中毒,是食品中较为重要的不安全因素。在海产品中,鲭鱼亚目的鱼类如青花鱼、金枪鱼、蓝鱼和飞鱼等在捕获后易产生组胺,其他鱼类如沙丁鱼、凤尾鱼和鲕鱼中毒也与组胺有关。

1. 组胺的产生

鱼组织中的游离组氨酸在链球菌、沙门氏菌等细菌中的组氨酸脱羧酶作用下产生组胺,反应如图 13-6 所示。

$$\underset{\text{组氨酸}}{\text{CH}_2\text{CHCOOH}/\text{NH}_2} \xrightarrow{\text{细菌脱羧酶}} \underset{\text{组胺}}{\text{CH}_2\text{CH}_2\text{NH}_2} + \text{CO}_2$$

图 13-6　鱼组织中组胺的形成过程

青花鱼、金枪鱼、沙丁鱼等鱼类在 37℃ 放置 96 h 即可产生 1.6～3.2 mg/g 的组胺,在同样的情况下鲤鱼、鲫鱼和鳝鱼等淡水鱼类产生的组胺很少,仅为 1.2～1.6 mg/kg。故淡水鱼类与组胺中毒关系不大。

2. 组胺的毒性

急性毒性实验研究表明,组胺对小鼠的皮下注射 LD_{50} 为 2 500 mg/kg BW,腹腔注射 LD_{50} 为 725 mg/kg BW,静脉注射 LD_{50} 为 385 mg/kg BW,经口摄入 LD_{50} 为 220 mg/kg BW,对大鼠的皮下注射 LD_{50} 为 250 mg/kg BW,静脉注射 LD_{50} 为 630 mg/kg BW。组胺在鱼中的浓度可达到 5 mg/g 而不会出现异味,故很难被察觉。目前,我国和日本食品中组胺的最大允许含量为 100 mg/100 g。组胺对人类的口服毒性较低,经口摄入多达 180 mg 没有观察到效应。一般引起人体中毒的组胺摄入量为 1.5 mg/kg BW,与个体对组胺的敏感程度有关。

鱼类组胺中毒症状可在摄入腐败鱼类之后 2 h 出现,病程通常持续 16 h,一般没有后遗症,死亡率也很低。组胺对人胃肠道和支气管的平滑肌有兴奋作用,从而导致人呼吸紧促、疼痛、恶心、呕吐和腹泻,这些症状经常伴随神经性和皮肤的症状如头痛、刺痛、皮肤发红或荨麻疹等。

3.组胺中毒的预防

组胺为碱性物质,烹饪鱼类时加入食醋可降低其毒性。对易于形成组胺的鱼类,应在冷冻条件下运输和储藏,防止其腐败变质而产生组胺。

13.1.8.2　雪卡毒素

雪卡鱼中毒泛指食用热带和亚热带海域珊瑚礁周围的鱼类而引起的食鱼中毒现象。雪卡鱼中毒广泛存在于热带地区,是许多年来一直困扰生活在南太平洋岛屿居民的一个严重问题,而且也是人类从海洋生物中发掘新的蛋白质资源的主要障碍。

1.雪卡鱼分布

雪卡鱼(ciguatera)一词来自名词 cigua,cigua 原是指生长在加勒比海的一种卷贝品种,现在是指栖息于热带和亚热带海域珊瑚礁附近因食用毒藻类而被毒化的鱼类的总称。有超过 400 多种的鱼被认为是雪卡鱼,实际含毒的有数十种,其中包括几种经济价值比较重要的海洋鱼类,如梭鱼、黑鲈和真鲷等。雪卡鱼的种类随海域不同而不同,但在外观上与相应的无毒鱼无法区别。

2.雪卡鱼毒性

大多数雪卡毒鱼聚居在海底,以珊瑚礁上的各种海洋藻类为食。现在已证实几种海洋微生物是雪卡鱼毒性的来源,其中包括蓝绿海藻(岗比亚藻)、裸甲藻和海洋细菌。雪卡鱼对这些有毒藻类无任何致病反应,但同一种群中体形较大者通常毒性更强,说明雪卡毒素在鱼体中有累积效应。还有一些证据表明,雪卡毒素在人体中也有富集效应,并导致累积性中毒。

目前已从雪卡鱼中分离到至少 3 种毒性物质,包括雪卡毒素(Ciguatoxin)、刺尾鱼毒素(Maitotoxin)和鹦嘴鱼毒素(Scaritoxin),但是还没有弄清这些化合物的结构。有研究报道称雪卡毒素对小鼠的腹腔注射 LD_{50} 为 0.000 25 mg/kg BW,毒性比河豚毒素强 20 倍,但也有报道表明雪卡毒素对小鼠的经口摄入 LD_{50} 为 530 mg/kg BW,对大鼠的静脉注射 LD_{50} 为 11 mg/kg BW。刺尾鱼毒素对小鼠腹腔注射的 LD_{50} 为 0.000 05 mg/kg BW。

雪卡毒素是很强的钠通道激活毒素,能增强细胞膜对钠离子的通透性,产生强的去极化,引起神经肌肉兴奋传导发生改变。雪卡鱼中毒的症状与有机磷中毒有些相似。一些受害者开始感到唇、舌和喉的刺痛,接着在这些地方出现麻木;另一些病例首先的症状是恶心和呕吐,接着是口干、肠痉挛、腹泻、头痛、虚脱、寒战、发热和广泛肌肉痛等症状,口腔有食金属味,接触冷水犹如触电般刺痛,中毒持续恶化直到患者不能行走。症状可持续几小时到几周,甚至数月的时间。在症状出现的几天后,有时有死亡现象发生。

3.雪卡鱼中毒的预防

加热或冷冻均不能破坏雪卡毒鱼的毒性,所以,目前对雪卡鱼毒素的预防尚缺乏行之有效的方法。

13.1.9　其他水生动物毒素

1.海参毒素

海参属于棘皮动物门海参纲,它们生活在海水中的岩礁底、沙泥底、珊瑚礁和珊瑚沙泥底,活动缓慢,在饵料丰富的地方,其活动范围很小。主要食物为混在泥沙或珊瑚泥沙里的有机质

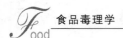

和微小的动植物。

海参是珍贵的滋补食品,有的还能制药,受到人们的重视。但有少数海参含有有毒物质。目前已知致毒的海参有 30 多种,我国有近 20 种,较常见的有紫轮参、荡皮海参等。海参体内含有的海参毒素大部分集中在与泄殖腔相连的细管状的居维叶氏器内。有的海参,如荡皮海参的体壁中也含有高浓度的海参毒素(Holotoxin)。海参毒素经水解后,一种三萜系化合物皂角苷配质被离析出来,称为海参毒素苷。经光谱分析,认为海参毒素苷是一种属于萜烯系的三羟基内酯二烯。海参毒素的溶血作用很强。人除了误食有毒海参发生中毒外,还可因接触到海参消化道排出的黏液而引起中毒。但大部分可食用海参的海参毒素很少,而且少量的海参毒素能被胃酸水解为无毒的产物,所以,一般常吃的食用海参是安全的。

2. 螺类毒素

蛾螺科贝类(接缝香螺、间肋香螺和油螺)唾液腺毒素的主要成分是四甲胺(Tatramine),为箭毒样神经毒,其中毒的症状是后脑部头痛、眩晕、平衡失调、眼痛、呕吐和荨麻疹,通常几小时后可恢复正常。一般香螺的唾液腺中每克腺体含 7~9 mg 四甲胺。

3. 鲍鱼毒素

鲍鱼的内脏器官含有一种称为 Pyropheophorbidea 的毒素,是海草叶绿素的衍生物,一般在春季聚集在鲍鱼的肝脏中。这种毒素具有光化活性,是一种光敏剂。如果有人吃了含有这种化合物的鲍鱼,然后又暴露于阳光中的话,该物质会促使人体内的胺类化合物的产生,从而引起皮肤的炎症和毒性反应。鲍鱼毒素的中毒症状为脸和手出现红色水肿,但不致死。

4. 海兔毒素

海兔又名海珠,是一种生活在浅海中的无壳贝类。海兔种类甚多,其卵含有丰富营养,为我国东南沿海人民所喜爱的食品,还可入药。常见的种类有蓝斑背肛海兔和黑指纹海兔。海兔生活在浅海潮流较畅通、海水清澈的海湾,以及低潮线附近的海藻丛间,以各种海藻为食,其体色和花纹与栖息环境中的海藻相似。

海兔体内的毒腺又叫蛋白眼,能分泌一种略带酸性的乳状液体,具有令人恶心的气味,从中提取出的海兔毒素(Aplysiatoxin)是一种芳香异环溴化合物。在海兔皮肤组织中所含的有毒物质是一种挥发油,对神经系统有麻痹作用。所以,误食其有毒部位,或皮肤有伤口时接触海兔,都会引起中毒。

5. 淡水鱼卵和鱼胆中毒

我国能产生鱼卵毒素(Ichthyotoxin)的鱼有十多种,其中主要是淡水鱼,包括淡水石斑鱼、鳇鱼和鲶鱼等。鱼卵毒素为一类毒性球蛋白,具有较强的耐热性,100℃约 30 min 使毒性部分被破坏,120℃约 30 min 使毒性全部消失。一般而言,耐热性强的鱼卵蛋白毒性也强,其毒性反应包括恶心、呕吐、腹泻和肝脏损伤,严重者可见吞咽困难、全身抽搐甚至休克等现象。

鱼胆毒素(Ichthyocholaotoxin)含于鱼的胆汁中,是一种细胞毒和神经毒,可引起胃肠道的剧烈反应、肝肾损伤及神经系统异常。胆汁中含有毒素的鱼类主要是草鱼、鲢鱼、鲤鱼、青鱼等我国主要的淡水经济鱼类。

13.1.10 陆生动物类食品中的天然毒素

动物性食品由于营养丰富、味道鲜美,很受人欢迎。但是某些动物性食品中含有天然毒素,引起食用者中毒。

家畜肉,如猪、牛、羊等肉是人类普遍食用的动物性食品,在正常情况下,它们的肌肉是无毒的,但其体内的某些腺体、脏器或分泌物可用于提取医用药物,如摄食过量,可扰乱人体正常代谢。

1. 甲状腺

在牲畜腺体中毒中,以甲状腺中毒较为多见。甲状腺素(Thyroxine)的理化性质非常稳定,在 600℃以上的高温时才能被破坏,一般的烹调方法达不到去毒无害的作用。一旦误食动物甲状腺,体内甲状腺激素增加,过量甲状腺素扰乱人体正常的内分泌活动,分解代谢增高、产热增加、各器官系统活动平衡失调,出现既有甲亢症状、又有其中毒特点的各种症状。

甲状腺中毒潜伏期可从 1 h 到 10 d,一般为 12～21 h。临床主要症状为:头晕、头痛、胸闷、恶心、呕吐、便秘或腹泻,并伴有出汗,心悸等。部分患者于发病后 3～4 d 出现局部或全身出血性丘疹,皮肤发痒,间有水泡、皮疹,水泡消退后普遍脱皮。少数人下肢和面部浮肿、肝区痛、手指震颤,严重者发高热、心动过速,从多汗转为汗闭、脱水。个别患者全身脱皮或手足掌侧脱皮。也可导致慢性病复发和流产等。病程短者仅 3～5 d,长者可达月余。有些人较长期遗有头晕、头痛、无力、脉快等症状。

2. 肾上腺

肾上腺是一种内分泌腺,大部分包在腹腔油脂内。肾上腺的皮质能分泌多种重要的脂溶性激素,现已知有 20 余种,一般都因屠宰牲畜时未加摘除或髓质软化在摘除时流失,被人误食,使机体内的肾上腺素(Adrenaline)浓度增高,引起中毒。

肾上腺中毒的潜伏期很短,食后 15～30 min 发病。血压急剧升高、恶心呕吐、头晕头痛、四肢与口舌发麻、肌肉震颤,重者面色苍白、瞳孔散大,高血压、冠心病者可因此诱发中风、心绞痛、心肌梗死等,危及生命。

3. 淋巴腺

当病原微生物侵入机体后,淋巴腺产生相应的反抗作用,甚至出现不同的病理变化,如充血、出血、肿胀、化脓、坏死等。这种病变淋巴腺含有大量的病原微生物,可引起各种疾病,对人体健康有害。

鸡、鸭、鹅等的臀尖是淋巴腺集中的地方,是病菌、病毒及致癌物质的大本营。虽然淋巴腺中的巨噬细胞能吞食病菌、病毒,但对化学物质如 3,4-苯并芘等致癌物却无能为力,它们可以在其中贮存。

无病变的淋巴腺,即正常的淋巴腺,虽然因食入病原微生物引起相应疾病的可能性较小,但致癌物仍无法从外部形态判断。所以,为了食用安全,无论对有无病变的淋巴腺,应将其一律废弃为好。

4. 动物肝脏

进入动物体内的毒素,大多要经过肝脏进行代谢。动物肝中主要的毒素是胆酸(Cholalic Acid,图 13-7),主要存在于熊、牛、绵羊、山羊和兔等的肝脏中,猪肝不含足够数量的胆酸,因而不会产生毒作用。动物食品中的毒素胆酸是指胆酸、脱氧胆酸和牛磺胆酸的混合物,以牛磺胆酸(Cholyltaurine)的毒性最强,脱氧胆酸次之。

大量摄入富含胆酸的动物肝,特别是处理不当时,可能会引起中毒症状。脱氧胆酸对人类

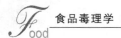

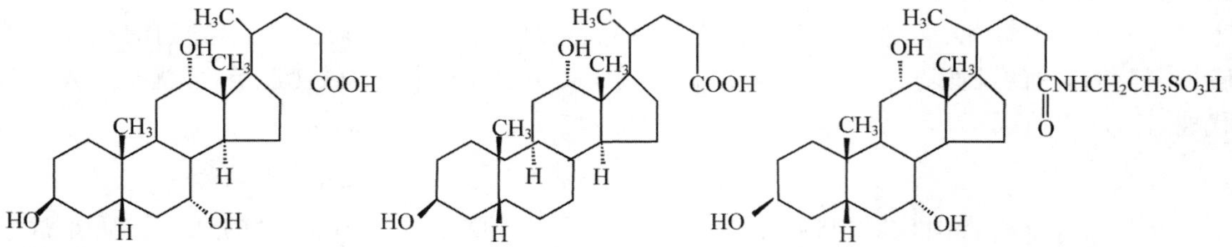

图 13-7　胆酸的结构

的肠道上皮细胞癌如结肠、直肠癌有促进作用。

维生素 A（VitaminA）也叫视黄醇（Prepalin），是一种主要存在于动物的肝脏和脂肪中的脂溶性维生素，当人摄入量超过 200 万～500 万 IU（1 IU 相当于 0.3 mg 的纯的结晶维生素 A）时，就可引起视力模糊、失明和肝脏损害等中毒症状。每克鲨鱼肝含维生素 A 10 000 IU，每克比目鱼肝含维生素 A 多达 100 000 IU。成人一次摄入 200 g 的鲨鱼肝或 20 g 比目鱼肝可引起急性中毒。北极熊的肝脏中维生素 A 的含量也很高，摄取 111～278 g 的北极熊肝可引起维生素 A 急性中毒。

摄入动物肝中毒，会出现眩晕、困倦、恶心、呕吐以及皮肤发红、出现红斑、脱皮等症状，甚至也有死亡的病例。

一般来说，食用动物肝脏时应注意以下 3 点：

第一，要选择健康肝脏。肝脏淤血、异常肿大、内包白色结节、肿块或干缩，坚硬或胆管明显扩张，流出污染的胆汁或见有虫体等，都可能为病态肝脏，不可食用。

第二，对可食肝脏，食前必须反复用水浸泡 3～4 h，如急用，可在肝表面切上数刀，以增加浸泡效果，缩短浸泡时间。

第三，不可一次过量食用，或小量连续食用，防止过量维生素 A 中毒。

（贺晓云，迟玉森）

13.2　化学性污染物

13.2.1　激素类药物残留

激素（Hormone）又称荷尔蒙、化学信息物，是生物体内特殊组织或腺体产生的、直接分泌到体液中，通过体液运送到特定作用部位，从而引起特殊激动效应的一类微量有机化合物。激素在高等生物的生命活动调节和维持内环境稳定中起关键作用，在人类和畜禽疾病防治中也具有重要意义。鉴于激素的特殊生物学功能和生理学活性，目前已人工合成了多种基于其化学结构的激素衍生物或类似物。通常将天然激素及其制剂以及合成的激素衍生物或类似物统称为激素类药物。此类药物种类繁多、数量庞大、性质和生物学功能各异。其中，性激素类药物和 β-激动剂是人类和畜禽疾病防治及食用动物生产中使用最广泛的激素类药物。

性激素类药物和 β-激动剂在动物生产中常被用作饲料添加剂，性激素类药物还常埋植于动物皮下,以达到增加体内物质沉积、改善动物生产性能、促使动物同期发情等目的,曾为畜牧业发展和动物性食品供给做出积极贡献。然而,食用动物生产中非法使用或滥用此类药物,不仅会直接危害动物健康,而且还因其在动物体内大量残留而对人类健康造成潜在威胁,引起机体代谢紊乱、发育异常等一系列毒性效应。

13.2.1.1　性激素类药物

1. 种类与理化性质

性激素类药物包括天然的性激素及其制剂及人工合成的激素衍生物或类似物,以合成性激素类药物为主。根据化学结构,可将其分为甾类和非甾类两大类。甾类以合成代谢雄性激素类固醇多见,常用品种包括雄性激素类,如丙酸睾酮、氯睾酮和苯丙酸诺龙等;雌性激素类,如炔雌醇、炔雌醚、戊酸雌二醇等雌激素类及醋酸氯地孕酮、醋酸羟孕酮和甲炔诺酮等孕激素类。非甾类主要是雌激素类,包括己烯雌酚、己烷雌酚和玉米赤霉醇等。

理化性质:多数甾类性激素类药物呈白色或乳白色结晶粉末,熔点 200～300℃,具有弱或中等极性,难溶于水,可溶于氯仿、乙醚、乙酸乙酯等有机溶剂和植物油,含酚羟基的溶于无机强碱溶液。

2. 残留与毒性

此类药物口服易吸收,吸收后多数品种(己烯雌酚等除外)主要在肝脏进行代谢,代谢物主要随尿或粪便排出,且代谢、消除快,半衰期短(<10 min),故其原形在可食组织中残留较少甚至无法检出。但其代谢物可在体内尤其是肝、肾、脂肪等可食组织中残留,其中孕酮、炔雌醚等孕激素主要残留于脂肪组织,己烯雌酚则主要残留于肝、肾。

在人类和畜禽疾病治疗及食用动物生产中,短期、小剂量使用此类药物不仅不会对人和动物造成严重危害,而且还对促进性器官成熟和副性征发育、维持正常性功能、治疗性功能疾病和慢性消耗性疾病及严重感染、肿瘤化疗、病后的恢复以及提高动物生产性能等有重要作用。但长期大量使用尤其是非法使用或滥用此类药物后,会对人和动物健康造成潜在危害。

(1)影响第二性征、性器官结构与功能。雄性激素类药物可导致雄性胸部扩大、睾丸萎缩、早秃等,雌性出现雄性化、月经及内分泌失调、肌肉增生、毛发增多等。

雌性激素类药物可引起雄性雌性化、骨骼发育受抑制等,雌性性早熟、子宫内膜过度增生、子宫出血、生殖器官畸形和病变等。此外,随排泄物进入环境后还表现出生态毒性,如引起雄鱼雌性化、野生动物生殖器官畸形等。

(2)影响非性器官功能。此类药物不仅可造成肝、肾功能损伤,而且还可引起内分泌系统紊乱、情绪抑郁、行为冲动等。此外,雌性激素类药物还可导致雄性骨骼发育受到抑制。

(3)诱发疾病和癌症。雌性激素类药物不仅可明显提高如哮喘、胰腺炎、血栓等疾病的发生率,并诱发心血管疾病,而且还可诱发子宫癌、乳腺癌、睾丸肿瘤、白血病等恶性肿瘤。此外,性激素类药物可诱发肝、肾肿瘤等。

3. 安全限量

我国国标《食品中兽药最大残留限量》(GB 31650—2019)及《动物性食品中兽药最高残留限量》(农业部 2002 年第 235 号公告)规定:禁止将甲基睾丸酮、群勃龙、醋酸甲孕酮、去甲雄三烯醇酮、玉米赤霉醇、己烯雌酚及其盐和酯用于食用动物,允许苯甲酸雌二醇、丙酸睾酮作治疗用,但均要求其在所有食用动物的所有可食组织中不得检出。此外,还规定羊奶中醋酸氟孕酮

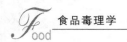
食品毒理学

的 MRL(μg/kg)$\leqslant$1。

13.2.1.2 β-激动剂

1.种类与理化性质

β-激动剂又称 β-兴奋剂,其化学结构和药理性质类似于肾上腺素和去甲肾上腺素,属拟肾上腺素药物,可选择性地作用于 β_2-受体,引起交感神经兴奋。此类药物绝大多数是合成的,临床和食品动物生产中常用的品种主要有克伦特罗(Clenbuterol)、沙丁胺醇、特布他林、马布特罗和塞曼特罗等,尤以克伦特罗应用最普遍。克伦特罗因其制剂常用盐酸盐形式,又称盐酸克伦特罗,其医学或商品名有克喘素、氨哮素、氨必妥等,俗名"瘦肉精"。

理化性质:克伦特罗呈白色或类白色结晶粉末,无臭,味苦,熔点 172℃,溶于水、乙醇,微溶于丙酮、氯仿,不溶于乙醚、苯。具有热稳定性,一般烹调方法(100℃)不能破坏其活性,油炸(260℃)5 min 活性损失一半,172℃加热 1 h 活性完全丧失。

2.残留与毒性

克伦特罗吸收迅速且良好,吸收后快速分布于体内各组织(尤其是内脏)和体液中,主要在肝脏进行代谢,但代谢相对缓慢,如猪、兔、牛、马、犬和人的半衰期分别为 3～5 h、8 h、10.3 h、11 h、18 h 和 34～35 h,多数以原形或不活泼形式残留于体内。可食组织中原形一般占克伦特罗体内总含量的 40%～70%,甚至 80% 以上,其中脂肪、肌肉、血浆、牛奶中几乎全为原形,肝、肾中原形占 38%～90%。可食组织中以肝、肺残留最高,其次是肾和心,然后是脂肪和肌肉组织,血液中残留相对较少。

原形及代谢物主要随尿排出,粪便、乳汁等也可排出少量。一般用药 4～15 d 内,50%～85%(原形占 40%)随尿排出,5%～30% 经粪便排出,0.9%～3% 经(牛)乳汁排出。

克伦特罗的毒性与危害主要是在食用动物的生产中高剂量(治疗量的 5～10 倍)、长时间(连续使用 3 周以上)将其作为生长促进剂和营养重分配剂使用后,造成克伦特罗在动物性食品中大量残留而对人类健康造成危害。自 1989—1990 年西班牙首次报道食用克伦特罗残留的牛肝造成 43 个家庭共 135 人中毒以来,迄今全球已发生类似中毒事件有成千上万件。其毒性与危害主要表现为:

(1)急性毒性　克伦特罗的急性毒性不大,但对人的毒性强于动物,如成人食入 25 μg 可引起中毒;对动物的毒性为中等,如小鼠静脉注射 LD_{50} 为 27.6 mg/kg BW,经口摄入 LD_{50} 为 126 mg/kg BW,大鼠经口摄入 LD_{50} 为 147 mg/kg BW。人食用克伦特罗高残留的动物性食品后,一般 3 h(10 min 至 10 h)即可出现中毒症状,病程一般持续 1.5 h 至 6 d。其症状主要表现为面部潮红甚至出现皮肤过敏性红色丘疹、心动过速、血管扩张、血压升高、低血钾等心血管系统症状,以及头晕、头痛、乏力、胸闷、心悸、四肢和/或面颈部骨骼肌震颤、四肢麻木甚至不能站立、神经过敏、烦躁不安等中枢神经系统症状,此外还常伴有口干、恶心、呕吐、腹痛、腹泻等消化道症状,有时还表现出呼吸急促、体温升高等。对老人、小孩以及心律失常、交感神经功能亢进、青光眼、前列腺肥大或糖尿病等患者的危险性更大,会加重其病情,严重时可出现心肌梗死。但目前尚无中毒死亡的报道。

(2)慢性毒性　长期摄入克伦特罗可能造成人和实验动物多器官系统损伤,尤以心脏损伤最严重,主要表现出心肌变性、肥大、横纹消失、纤维化或纤维化蜡样坏死等。此外,还可引起机体代谢紊乱,如胰岛素分泌增加,肌糖原分解加快,血糖、血乳酸、丙酮酸含量升高,出现酮

320

体,引起糖尿病患者酮中毒或酸中毒等。

（3）特殊毒性　长期摄入克伦特罗还会严重影响雌性动物的生殖功能和肾上腺功能,如功能性黄体缺失,雌激素、孕激素和促性腺激素释放激素水平降低,肾上腺和外周血皮质酮(醇)水平增加,肾上腺皮质增生,肾上腺相对重量显著增加等。此外,克伦特罗还会造成动物免疫功能损害,表现出动物淋巴细胞增殖、淋巴因子形成、抗体产生及血小板激活受抑,血中白细胞数量增加等。儿童长期食用克伦特罗残留的食品会导致性早熟。部分研究表明,克伦特罗对小鼠骨髓嗜多染红细胞微核率和小鼠睾丸初级精母细胞染色体畸变发生均无明显影响,但对大鼠胚胎肢芽细胞的分化有一定的抑制作用,也可能诱发恶性肿瘤。表明克伦特罗可能具有致突变和致癌作用,但目前报道较少,而且结果不尽一致。

3. 安全限量

我国国标《食品中兽药最大残留限量》(GB 31650—2019)规定:禁止将克伦特罗及其盐和酯、沙丁胺醇及其盐和酯、西马特罗及其盐和酯用于食品动物,并要求其在所有食用动物的所有可食组织中不得检出。

13.2.2　抗生素类药物残留

抗生素(Antibiotics)是指由某些微生物(如细菌、放线菌和真菌等)在生长繁殖过程中产生的,能在较低浓度下选择性地抑制或杀灭其他物种生物(主要是微生物)及其活性(如抗/杀肿瘤等)的一类代谢产物或通过化学合成和/或半合成的类似物或衍生物。自 1928 年英国细菌学家 Alexander Fleming 发现第一种抗生素——青霉素以来,至今已通过生物合成(发酵)、化学合成和/或半合成等方法开发出了数千个品种,其中临床常用的达几百种,用作饲料添加剂的亦有几十种。根据化学结构,可将其分为 β-内酰胺类、大环内酯类、四环素类、氨基糖苷(甙)类和酰胺醇类(氯霉素类)等十几大类和 30 多个小类。

自 1940 年美国率先将抗生素(青霉素)应用于临床以及 1949 年发现抗生素(青霉素)的促动物生长作用后,抗生素类药物被广泛用于人类和动物疾病治疗及食用动物生产,对确保人类和动物健康以及提高动物生产性能和保障动物性食品供给等方面做出了不可磨灭的贡献。然而,此类药物长期广泛大量使用后,不仅会对人和动物机体造成直接损害,而且还会造成其在动物性食品中大量残留而进一步危害人类健康。如美国曾检出 12％肉牛、58％犊牛、23％猪、20％禽肉中有抗生素残留,日本曾有 60％的牛和 93％的猪被检出有抗生素残留。抗生素类药物在动物性食品中残留,会造成人体多器官系统受损,并引起一系列不良反应,如过敏反应,肝、肾、消化系统、心血管与造血系统、神经系统等结构与功能异常,肠道微生物正常菌群破坏,细菌产生耐药性,二重感染,影响营养素吸收利用,以及其他毒副作用等。因此,抗生素残留问题受到全球普遍关注。

13.2.2.1　β-内酰胺类抗生素

1. 种类与理化性质

β-内酰胺类抗生素是指分子中含有 β-内酰胺环结构的一类抗生素的总称,为人畜共用抗生素。主要包括青霉素类(Penicillins)和头孢菌素类(Cephalosporins,又称先锋霉素类),其中前者常用品种有青霉素钠盐或钾盐、氨苄青霉素钠、青霉素 V 钾等,后者包括头孢氨苄、头孢孟多、头孢吡肟等。

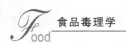

此类抗生素多数具有有机酸性质,难溶于水,与碱反应生成盐后易溶于水,而难溶于有机溶剂。分子结构中的 β-内酰胺环不稳定,可被酸、碱、某些重金属离子或细菌产生的青霉素酶所降解。

2.残留与毒性

大多数 β-内酰胺类抗生素口服吸收差,注射吸收良好,且体内分布广,能渗入各组织和体液中,一些品种还易透过胎盘屏障和(或)血脑屏障。此类药物在体内不易代谢失活,主要以原形随尿排出,少部分随粪便、乳汁等排泄。尽管它们在体内的半衰期短,一般为 $0.5\sim2.0$ h,但易在动物性食品中残留,且残留时间较长。如猪肌肉注射苄青霉素 8 000 IU/kg BW,11 d后组织中才无此类药物残留。

在正常使用剂量范围内,此类抗生素的毒性很小,如苄青霉素小鼠静脉注射的 LD_{50} 为350 万 IU/kg BW。然而,临床和食用动物生产中大剂量用药、不按规定用药甚至滥用药,会对人和动物健康造成直接或间接危害,尤其是在动物性食品中残留的此类药物危害更严重。

(1)过敏反应　过敏反应是青霉素类和头孢菌素类抗生素最常见的不良反应,且青霉素类之间以及青霉素类与头孢菌素类之间还易发生交叉过敏反应。调查发现,青霉素过敏者 $5\%\sim10\%$ 对头孢菌素有交叉过敏反应,轻者表现为接触性皮炎和速发型皮疹,后者以荨麻疹最常见,也可见光敏性皮炎、红皮病、固定性红斑等,症状常见于手、手臂、颈部等出现皮肤瘙痒、发红、丘疹、湿疹等,眼睑水肿;重者出现哮喘、血清病、药物热等,甚至发生致死性过敏性休克,主要症状为喉头水肿、血压短时间内急剧下降、呼吸困难等。据统计,$0.7\%\sim10\%$ 的人群会发生青霉素过敏反应,$0.004\%\sim0.015\%$ 的人群会发生青霉素过敏性休克。

(2)多器官系统损伤　大量使用此类抗生素会对肾、肝、消化系统、血液系统、神经系统等造成损害。其中,肾损伤主要表现为尿素氮升高、蛋白尿、血尿、管型尿、肾近曲小管细胞损伤、肾小管间质水肿并伴有白细胞浸润、尿中嗜酸性细胞增多,甚至出现少尿或非少尿性急性肾功能衰竭、肾小管坏死等现象;肝损伤主要表现为轻者出现转氨酶和碱性磷酸酶升高,重者发生胆汁淤积性肝炎、急性胆管并发症等;消化系统损伤主要表现为恶心、呕吐、腹胀、腹泻、便秘等;血液系统损伤主要表现为嗜酸性细胞增多、粒细胞减少、血小板减少,甚至出现维生素 K 缺乏所致的出血、再生性障碍性贫血、溶血性贫血等。静脉注射时,头孢菌素类还可能引起血栓性静脉炎,钠盐形式还可能引起高钠血症,头孢孟多、头孢哌酮等还可引起低凝血酶原血症;神经系统损伤主要表现为头痛、头晕、感觉异常、精神错乱、谵妄、惊厥、癫痫等。

(3)细菌耐药性与二重感染　长期接触此类抗生素主要易引起金黄色葡萄球菌和肠杆菌属细菌产生耐药性。资料显示,目前国内金黄色葡萄球菌对青霉素 G 的耐药率高达 $80\%\sim90\%$,对头孢菌素的耐药率达 40% 以上;鸡大肠杆菌中对氨苄青霉素产生耐药性的菌株高达 $91\%\sim100\%$。此外,此类抗生素在用药 20 d 内一般还易引起二重感染(又称菌群交替症),其发生率为 $2\%\sim3\%$,且多见于老人、幼儿、衰弱者及严重疾病体力消耗患者,症状主要表现为消化道感染、伪膜性肠炎、肺炎、尿路感染、败血症等。

(4)双硫仑样反应　该反应是人饮酒或者患者使用某些药物或某些药物与含乙醇的药物配伍使用后所引起的一种药物不良反应。已证实,头孢孟多等多数头孢菌素类可引起该反应,其症状主要表现为面部潮红、头痛、眩晕、腹痛、恶心、呕吐、气急、心率加快、血压降低、嗜睡、幻觉等。

(5)其他　长期使用青霉素可引起低血钾;头孢菌素可造成肾损伤,并引起低血钾和胃黏膜损伤,导致维生素 K 缺乏。此外,此类抗生素还可引起婴儿中性粒细胞减少,也可能有"三致"作用。

3. 安全限量

我国国标《食品中兽药最大残留限量》(GB 31650—2019)规定:头孢喹肟、克拉维酸、头孢噻呋和头孢氨苄的 ADI[$\mu g/(kg\ BW \cdot d)$]分别为 0~3.8、0~16、0~50 和 0~54.4,普鲁卡因青霉素的 ADI[$\mu g/(人 \cdot d)$]为 0~30。同时,还规定了头孢喹肟、克拉维酸和头孢噻呋等近 10 种 β-内酰胺类抗生素药物在动物性食品中的 MRL($\mu g/kg$),如头孢喹肟,牛肌肉、脂肪≤50,肝≤100,肾≤200,奶≤20,猪肌肉≤50,皮+脂≤50,肝≤100,肾≤200;克拉维酸,牛、羊、猪肌肉、脂肪≤100,肝≤200,肾≤400,牛、羊奶≤200;头孢噻呋,牛、猪肌肉≤1 000,脂肪、肝≤2 000,肾≤6 000,牛奶≤100。

13.2.2.2　大环内酯类抗生素

1. 种类与理化性质

通常所说的大环内酯类抗生素(Macrolides)是指微生物产生的、其分子中含一个 12~16 元大环并有内酯结构的一类弱碱性抗生素。此类抗生素为人畜共用抗生素,自 1952 年从红丝链球菌培养液中分离出红霉素以来,迄今已开发出了百多个品种,常用品种包括红霉素、阿奇霉素、泰乐菌素、替米考星、依维霉素等。

此类抗生素分子中含有氨基糖而呈弱碱性,分子结构中的叔胺基团能与酸反应生成盐,其盐易溶于水。干燥状态下相当稳定,但水溶液稳定性差。

2. 残留与毒性

大环内酯类抗生素口服吸收良好,吸收后广泛分布于体内各组织和体液(除脑脊液外)中,部分品种还易透过胎盘屏障,分布浓度一般肝>肺>肾>血浆,肌肉和脂肪中浓度最低。它们主要在肝脏进行代谢,代谢物和部分原形主要随粪便排出,少量可随尿、乳汁等排泄,但排泄速率与药物品种有关,一般竹桃霉素>泰乐菌素>乙螺旋霉素。此类抗生素易在体内尤其是肝、肾等内脏器官残留,但残留分布受给药途径的影响。如泰乐菌素口服时肝中残留最大,而注射时肾中残留最大;牛肌肉注射螺旋霉素 30 mg/kg BW,主要残留于肝、肾组织,停药后 28 d 内残留浓度高于 0.14 mg/kg,停药后 49 d 内也仍有残留检出。此外,注射给药常导致药物在注射部位长时间大量残留,但残留时间也与药物品种有关。

尽管此类抗生素的毒性普遍较低,正常使用剂量范围内对人和动物安全,但临床和食用动物生产中大剂量用药或不按规定用药甚至滥用药,会对人和动物健康造成危害,尤其是在动物性食品中残留的危害更严重。

(1)过敏反应　尽管 WHO(1969)曾报道,乳、肉和蛋中红霉素残留量(mg/kg)分别达 0.04、0.03 和 0.03,竹桃霉素分别达 0.15、0.03 和 0.03,肉中螺旋霉素达 0.025 时均不引起过敏反应,但长期或大量用药后也会引起如药物热、药疹、荨麻疹等过敏反应。

(2)多器官系统损伤　此类抗生素可造成胃肠道、肝、神经系统、心血管系统等多器官系统损伤。胃肠道反应是此类药物口服后表现最迅速和最直观的一种不良反应,可引起恶心、呕吐、食欲降低、上腹部不适、腹痛、腹泻等,红霉素口服还可引起伪膜性肠炎。红霉素酯化物易引起肝损伤,出现转氨酶升高、肝肿大、胆汁淤积性黄疸等。此类药物静脉给药时导致前庭受损,引起如耳鸣、听觉障碍等;克拉霉素和阿奇霉素可引起神经系统不良反应,表现出幻觉、烦

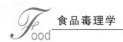

躁、焦虑、头晕、失眠、噩梦、意识模糊等。此外,此类药物还可造成肾和心损害,如静脉给药可引起低血钾症、血栓性静脉炎等。

此类抗生素还易产生细菌耐药性及药物之间的不完全交叉耐药性。据报道,耐红霉素的金黄色葡萄球菌已超过 50%,鸡大肠杆菌中耐红霉素、氯霉素和链霉素的菌株达 56%～78%。此类抗生素还具有较强的刺激作用,除引起胃肠道不良反应等外,红霉素肌肉注射可引起局部炎症。部分此类抗生素还可抑制茶碱的代谢,导致茶碱血浓度异常升高,引起机体中毒甚至死亡。

3. 安全限量

我国国标《食品中兽药最大残留限量》(GB 31650—2019)规定:伊维菌素、乙酰异戊酰泰乐菌素、阿维菌素、红霉素、泰乐菌素和替米考星的 ADI[μg/(kg BW·d)]分别为 0～1、0～1.02、0～2、0～5、0～6 和 0～40。同时,还规定了它们在动物性食品中的 MRL(μg/kg)。如伊维菌素,牛肌肉、奶≤10,脂肪≤40,肝≤100,猪、羊肝≤15,肌肉、脂肪≤20;乙酰异戊酰泰乐菌素,猪肌肉、皮＋脂肪、肝、肾≤50;阿维菌素,牛、羊泌乳期禁用,牛脂肪、肝≤100,肾≤50,羊脂肪≤50,肌肉、肝≤25,肾≤20。

13.2.2.3 四环素类抗生素

1. 种类与理化性质

四环素类抗生素(Tetracyclines)是由链霉菌属产生或经半合成制取的分子中含有十二氢化骈四苯结构的一类衍生物,由于这类抗生素的细菌耐药性普遍、毒副作用大、不良反应多等问题,使用受到很大限制,如欧洲已禁止这类抗生素作为动物促生长目的的应用,美国和日本仅允许使用金霉素和土霉素季铵盐,我国允许使用土霉素钙盐。目前,四环素类抗生素常用作兽药和饲料添加剂的品种主要有金霉素、土霉素、四环素、多西环素等。

此类抗生素呈黄色结晶粉末,无臭,苦味,难溶于水,遇光颜色变暗。因其分子结构中含有酚羟基、烯醇基和二甲氨基而表现出酸碱两性,可与酸或碱反应生成可溶性盐,其盐易溶于稀酸、稀碱等,但在碱性水溶液中易降解,在酸性水溶液中较稳定,故一般制成盐酸盐形式。其盐酸盐一般易溶于水,在干燥状态下极稳定,水溶液也相当稳定(除金霉素外),也具有一定的热稳定性,如蛋鸡拌料饲喂土霉素或金霉素 200～1 000 mg/kg 后,在烤炙、油煎或高压烹煮条件下,蛋组织中残留的上述抗生素被破坏,而水煮蛋或炒蛋中的残留仍然保持。

2. 残留与毒性

此类抗生素口服迅速吸收,一般口服后 2～4 h 或肌肉注射后 2 h 内血药浓度可达峰值,吸收率达 60%～90%,甚至更高。吸收后广泛分布于体内各组织和体液中,尤其易在骨骼和牙齿中沉积以及在肝脏中富集,但不易透过血脑屏障。多数品种(多西环素除外)大部分以原形主要随尿排出,少部分随粪便排出,但排泄量与药物品种有关,一般土霉素(60%～70%)＞四环素(20%～30%)＞米诺环素。此类抗生素易通过肾小管和肠肝循环进行重吸收,其半衰期普遍较长,如四环素、土霉素、地美环素、米诺环素和多西环素在人血浆中分别约 8.5 h、9.6 h、13 h、10～20 h 和 16～20 h,土霉素在马、奶牛、犊牛、猪和犬体内分别为 10.5～14.9 h、9.1 h、8.8～13.5 h、6 h 和 4～6 h。因此,此类抗生素易在体内残留。如牛静脉注射盐酸四环素 4 mg/kg BW,乳中残留长达 36 h;大于推荐剂量给予动物金霉素,停药后 7 d 内软组织中仍有残留。此外,肌肉注射导致其在注射部位长期残留,非注射部位也需 4 d 或更长时间才能完全消除。但此类抗生素在体内的残留受药物品种、给药时间、给药途径等多种因素影响。如产蛋鸡按 500 mg/L 饮水 1 周,蛋黄中药物残留随给药时间延长而蓄积,并以四环素残留最严重,为金霉素的 3 倍;8 周龄仔鸡拌料饲喂四环素 5 mg/kg,仅肾中残留,而此剂量注射给药时,肝、肾、肺和血清中均有残留,尤以肝、肾浓度最高。

此类抗生素急性毒性较低,其中,以金霉素毒性最大,多西环素毒性最低,小鼠经口和静脉注射的 LD_{50}(mg/kg BW)分别为 1 440 和 204。但长期使用此类抗生素仍然会对人畜健康造成直接或间接损害。

(1)过敏反应 大剂量使用此类抗生素,轻者可引起药物热、皮疹等过敏反应,后者表现为荨麻疹、丘疱疹、光敏性皮炎、多形红斑、湿疹样红斑、固定红斑、全身性红斑狼疮、水疱、血管神经性水肿等,也偶见固定性药疹、轻度剥脱性皮炎等;重者可引起过敏性休克。但此类抗生素引起过敏反应的概率远低于 β-内酰胺类抗生素。

(2)多器官系统损伤 长期使用此类抗生素,可造成肌肉骨骼系统、消化系统、肝、肾、心血管系统、神经系统等多器官系统受损。肌肉骨骼系统损伤主要表现为:牙齿发育期患者牙齿着色黄染,牙釉质发育不良,易形成龋齿,骨质生成和骨骼钙化受抑,骨骼生长受抑或异常,此外还可造成重症肌无力患者病情加重,肌肉注射时还引起局部疼痛、发炎、坏死等。消化系统损伤主要表现为:口腔、食管和胃黏膜受损,并伴有伪膜性结肠炎,出现口腔炎、口内及周围麻疹、舌炎、黑毛舌、食管溃疡、胃部烧灼感、吞咽痛、喉咙痛、恶心、呕吐、上腹部不适、腹胀、腹泻、厌食、声音嘶哑等,此外肾功能不全者还可能伴有发热、黄疸、呕血、黑粪、氮质血症、酸中毒、休克等。肝损伤主要表现为:干扰肝脏脂蛋白合成和甘油三酯输出,引起肝脂肪量增高和细小脂肪变性,导致脂肪肝甚至致死性肝脏急性脂肪变性(特别是肾功能不全者)。肾损伤(尤其是肾功能不全者)主要表现为"抗合成代谢作用",氮质血症加重,血清尿素氮、磷酸盐、硫酸盐等含量升高,并常伴有酸中毒和尿毒症,此外还易造成肾近曲小管功能紊乱,甚至肾衰竭(多西环素和米诺环素除外),有时还表现出范康斯尼综合征症状、肾源性糖尿病、脱水、钠丢失等。心血管系统损伤主要表现为:中性粒细胞减少、轻度白细胞减少、血小板减少、再生障碍性贫血、巨幼红细胞贫血、弥漫性血管内凝血等,静脉注射用药时还常引起血栓性静脉炎。神经系统损伤主要表现为:前庭功能紊乱,出现眩晕、耳鸣、共济失调、恶心、呕吐等;良性颅内压升高综合征,出现颅内压升高、头痛、恶心、呕吐、头晕、耳鸣、眼花及偶有复视,视乳头水肿、静脉瘀血、盲点扩大及视力减退,婴儿吮吸力弱、恶心、视乳头水肿、假性脑瘤等。

(3)细菌耐药性与二重感染 一些常见病原菌对此类抗生素均有很高的耐药性,且持续时间长于其他许多抗生素。调查发现,约 5% 的肺炎球菌和 25% 的 β-溶血性链球菌对四环素耐药。此外,此类抗生素各品种间还存在交叉耐药性。肠道正常微生物菌群被破坏后,在机体抵抗力、防御功能低下时即可引起白色念珠菌、葡萄球菌、铜绿假单胞菌、大肠杆菌、变形杆菌、厌氧菌等大量繁殖,导致消化道、呼吸道、泌尿道等发生二重感染,严重者引起败血症。如白色念珠菌感染可引起鹅口疮、黑毛舌和肠炎,并频繁腹泻,出现无臭、黏性或血样粪便;葡萄球菌引起的假膜性肠炎,主要表现为肠壁坏死、假膜明显、体液渗出、剧烈腹泻、失水或休克等,粪便呈黄绿色糊状或稀汤样并内含蛋花汤样或黏膜样物质等。

(4)其他 此类抗生素是一种络合剂,能与 Mg^{2+}、Ca^{2+}、Fe^{2+} 等多价阳离子形成难溶性络合物,导致这些金属元素吸收减少并造成其在体内缺乏。此类抗生素破坏肠道正常微生物菌群后,还可引起肠内合成 B 族维生素和维生素 K 的细菌受抑,造成机体维生素 B_{12} 和维生

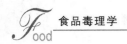

素 B_6、维生素 K 等缺乏,也可能造成抗坏血酸缺乏。此外,少数患者会出现哮喘和呼吸困难,对妊娠动物有致畸胎作用,仔猪口服金霉素会引起血清抗体水平降低及对丹毒的免疫力受抑等。

3. 安全限量

我国国标《食品中兽药最大残留限量》(GB 31650—2019)规定:多西环素、土霉素、金霉素和四环素的 ADI[μg/(kg BW·d)]分别为 0~3、0~30、0~30 和 0~30。同时,还规定了它们在动物性食品中的 MRL(μg/kg)。如多西环素,牛(泌乳牛禁用)肌肉≤100,肝≤300,肾≤600,猪、禽(产蛋鸡禁用)肌肉≤100,皮+脂、肝≤300,肾≤600;土霉素、金霉素、四环素,所有食品动物肌肉≤100,肝≤300,肾≤600,牛、羊奶≤100,禽蛋≤200,鱼、虾肉≤100。

13.2.2.4　氨基糖苷类抗生素

1. 种类与理化性质

氨基糖苷类抗生素(Aminoglycoside Antibiotics)是由微生物产生或经人工半合成制取的一类由 2 或 3 个氨基糖与一个氨基环己醇以醚键连接而成的苷类抗生素,又称氨基苷类或氨基环己醇类抗生素,为人畜共用抗生素。目前已开发出 3 000 多个品种,用作饲料添加剂的常用品种主要有两类,一类是抗菌性的如新霉素、大观霉素、安普霉素等,另一类是驱线虫的,如越霉素 A、潮霉素 B 等。

氨基糖苷类抗生素属于碱性化合物,极性高,易溶于水,化学性质稳定,但能与无机或有机酸反应生成盐,其盐也易溶于水。

2. 残留与毒性

氨基糖苷类抗生素口服不易吸收,但注射给药吸收迅速且完全。吸收后主要分布于细胞外液,易透过胎盘屏障,难透过血脑屏障。在体内几乎不被代谢,大部分(约 90%)以原形从肾随尿排出,尿药浓度高,约为血浆峰浓度的 25~100 倍,如人肾组织中庆大霉素浓度可达肌肉组织的 161 倍。尽管此类抗生素的半衰期短(2~3 h),但肾功能减退时,半衰期明显延长。此外,此类抗生素不仅可在乳汁中较长时间残留,而且还可通过吮乳残留于婴儿或幼畜体内。

此类抗生素使用稍有过量或在治疗剂量下长期使用,可能引起一系列毒副作用和不良反应。

(1)耳毒性　此类抗生素可选择性地损害前庭功能和耳蜗听神经,特别是婴幼儿更敏感。其中,前者表现为眩晕、头昏、恶心、呕吐、视力减退、眼球震颤和共济失调,后者表现为耳鸣、听力减退和永久性耳聋。

(2)肾毒性　由于此类抗生素主要以原形由肾排泄和经细胞膜吞饮作用在肾皮质内大量蓄积,故可引起肾毒性。轻者引起肾小管肿胀,重者发生肾小管急性坏死。一般表现为肾近曲小管上皮细胞损害,中毒初期表现为尿浓缩困难,随后出现蛋白尿、管型尿、血尿等,严重时可产生氮质血症、肾功能减退甚至无尿等。肾功能减退、年老、剂量过高以及与其他一些抗生素(如头孢噻吩等)合用时肾毒性增加。

(3)神经肌肉接头阻滞　此类抗生素大剂量腹膜内或胸膜内应用后,有时在肌内或静脉注射后,可引起神经肌肉接头阻滞,表现出心肌抑制、血压下降、肢体瘫痪和呼吸衰竭。特别是肾功能减退、血钙过低、同时使用肌松剂、全身性麻醉药时易发生,尤以重症肌无力患者更严重。

(4)过敏反应　此类抗生素可引起机体发生过敏反应,轻者表现为嗜酸性粒细胞增多、皮疹、药物热、血管神经性水肿、剥脱性皮炎等,重者发生过敏性休克,甚至死亡。如链霉素可引起过敏性休克,其发生率仅次于青霉素 G。

(5)其他　此类抗生素相互间存在部分或完全交叉耐药性,并表现出自然性和获得性耐药。此外,还偶见中性粒细胞、血小板下降,贫血,血清转氨酶升高,面部、口腔周围发麻,周围神经炎等。

3. 安全限量

我国国标《食品中兽药最大残留限量》(GB 31650—2019)规定:安普霉素仅作猪、兔、山羊、鸡口服用,产奶羊、产蛋鸡禁用,潮霉素 B 仅作猪、鸡治疗用,但均要求其在猪、鸡可食组织和鸡蛋中不得检出。此外,还规定:庆大霉素、安普霉素、大观霉素、链霉素、双氢链霉素和新霉素的 ADI[$\mu g/(kg\ BW\cdot d)$]分别为 0～20、0～40、0～40、0～50、0～50 和 0～60。同时还规定了庆大霉素、安普霉素和大观霉素等近 10 种氨基糖苷类抗生素在动物性食品中的 MRL($\mu g/kg$)。如庆大霉素,牛、猪肌肉、脂肪≤100,肝≤2 000,肾≤5 000,牛奶≤200,鸡、火鸡可食组织≤100;安普霉素,猪肾≤100;大观霉素,牛、羊、猪、鸡肌肉≤500,脂肪、肝≤2 000,肾≤5 000,牛奶≤200,鸡蛋≤2 000。

13.2.2.5　酰胺醇类抗生素

1. 种类与理化性质

酰胺醇类抗生素是由委内瑞拉链霉菌或 *Hydrocarbonclastus* 棒状杆菌产生或人工合成的分子中含有 D-(一)-苏-1-对硝基苯基-2-氨基-1,3-丙二醇结构的一类广谱抗生素的总称,又称氯霉素类抗生素,为人畜共用抗生素。主要包括氯霉素及其衍生物和甲砜霉素及其衍生物两大类,尤以氯霉素及其衍生物为主,其中常用品种包括氯霉素、甲砜霉素、氟苯尼考(兽医专用)等。

氯霉素难溶于水,易溶于醇类、丙酮、乙酸乙酯等有机溶剂。氯霉素化学性质稳定,干燥时可保持活性 5 年以上,饱和水溶液在冰箱或室温下避光可保持活性数月;在弱酸性和中性溶液中较稳定,碱性环境易破坏;耐煮沸。氯霉素酯及其盐的理化性质较氯霉素有一定改善,如氯霉素琥珀酸酯钠盐易溶于水,其余酯化物苦味减轻。

2. 残留与毒性

此类抗生素口服吸收良好,一般口服后 1～3 h 血药浓度可达峰值,但肌肉注射吸收缓慢,且易在注射部位残留。吸收后广泛分布于体内各组织和体液中,组织以肝、肾浓度最高,其余依次为肺、脾、心肌、肠和脑。氯霉素主要在肝脏进行代谢,大部分(约 80%)代谢物和部分(5%～10%)原形主要随尿排出,少部分随粪便、乳汁等排泄。少部分氟苯尼考可在肝中代谢灭活,但多数以原形主要(50%～60%)随尿排出。甲砜霉素几乎不被代谢,以原形也主要(70%～90%)随尿排出。尽管此类抗生素的半衰期较短,如氯霉素在马、猪、山羊、成人、犬和猫体内分别为 0.9 h、1.3 h、2 h、3(1～4.5) h、4.2 h 和 5.1 h,但易在体内较长期大量残留,尤以幼畜或新生儿、肝肾功能障碍者等更严重。

长期或大量使用此类抗生素,在机体内残留可引起多种不良反应。

(1)多器官系统受损　此类抗生素可造成血液系统、消化系统、肝、神经系统等多器官系统损伤。

造成血液系统损害是此类抗生素(氟苯尼考除外)最严重的不良反应,主要引起骨髓造血功能受抑制,其典型症状为溶血性贫血。再生障碍性贫血较少见,多在用药后2~8周发生,主要表现为不可逆性全部血细胞减少。再生障碍性贫血不可逆,尤以儿童和女性易发生,多因出血、感染等死亡,且死亡率高,一般超过50%,甚至高达80%~100%,少数存活者可发展为粒细胞性白血病。"灰婴综合征"又称"灰色综合征",是出生30 d以内的婴儿,大剂量使用氯霉素或长期食用被氯霉素污染的乳汁后所引起的以拒食、腹胀、呕吐、进行性面色苍白、紫绀、微循环障碍、呼吸浅而不规则、皮肤呈特有的灰紫色等为临床表现的一种全身性循环衰竭反应。该不良反应的死亡率高,约60%的患儿在症状发生后数小时至2 d内死亡。此外,成人或年龄较大的儿童超大剂量应用氯霉素后亦可出现类似表现。

消化系统损伤主要表现为恶心、呕吐、食欲不振、腹胀、腹泻等,也可见口腔黏膜充血、疼痛、糜烂、口腔炎、口角炎、舌炎、舌表面充血、黑苔、舌乳头光滑、萎缩或肥大、突起,颊黏膜溃疡,有时并发鹅口疮,其症状类似核黄素缺乏时的表现。

肝损伤多见于肝病患者,其临床症状除消化道症状外,还表现出黄疸、肝细胞脂肪浸润、肝功能异常等,甚至急性肝坏死。

神经系统损伤主要是引起神经炎和中毒性精神病。其中,神经炎主要表现为球后视神经炎、眼肌麻痹、视力障碍、手足震颤、共济失调等,偶见视神经萎缩乃至失明、神经性耳聋等,周围神经炎、多发性神经炎、下肢神经末梢感觉障碍等亦有所见,极少数患者还出现头痛、抑郁、精神障碍等;中毒性精神病多在大剂量口服用药后3~5 d发生,尤以老年人和女性发病率高,主要表现为失眠、视听幻觉、定向力减退或丧失、躁动、语言增多或沉默寡言、精神失常或错乱等。

氯霉素还对动物有耳毒性,引起听力障碍。

(2)细菌耐药性与二重感染　此类抗生素可破坏消化道正常菌群,对细菌等病原微生物可产生耐药性。此外,还可引起耐药性较强的变形杆菌、绿脓杆菌、金黄色葡萄球菌、真菌等发生二重感染,尤以白色念珠菌引起的继发感染最常见,如鹅口疮、肠道真菌感染、真菌性肺炎和其他深部真菌感染等,也可引起伪膜性肠炎。但这方面的毒性作用没有四环素类抗生素突出。

(3)过敏反应　此类抗生素引起过敏反应较少见,但可引起各种皮疹(如荨麻疹、麻疹样皮疹、斑丘疹、过敏性紫癜等)、光敏性皮炎、剥脱性皮炎、血管神经性水肿、药物热等,极少数患者还可见面部潮红或苍白、气喘、心悸、胸闷、腹痛、过敏性休克等,局部用药尚可致接触性皮炎。

(4)其他　除上述不良反应外,此类抗生素还可抑制肝微粒体内代谢酶活性,影响其他药物的生物转化并增强其毒性;破坏肠道微生物正常菌群,导致维生素尤其是B族维生素和维生素K缺乏;引起严重毒血症的伤寒和布氏杆菌病患者出现治疗性休克等。此外,氯霉素有免疫抑制作用,氟苯尼考有胚胎毒性。

3. 安全限量

我国国标《食品中兽药最大残留限量》(GB 31650—2019)规定:禁止将氯霉素及其盐、酯(包括琥珀氯霉素)用于所有食用动物,并要求其在所有食品动物的所有可食组织中不得检出。此外,还规定了氟苯尼考和甲砜霉素的ADI[μg/(kg BW·d)]分别为0~3和0~5。同时,还规定了这两种抗生素在动物性食品中的MRL(μg/kg)。如氟苯尼考,牛、羊(泌乳期禁用)肌肉≤200,肾≤300,肝≤3 000,猪肌肉≤300,皮+脂、肾≤500,肝≤2 000,家禽(产蛋期禁用)肌肉≤100,皮+脂≤200,肾≤750,肝≤2 500,鱼肌肉+皮≤1 000,肝≤3 000,其他动物肌肉≤100,脂肪≤200,肾≤300,肝≤2 000;甲砜霉素,牛、羊、猪、鸡肌肉、肝、肾≤50,牛、羊、猪脂肪≤50,鸡皮+脂、鱼肌肉+皮、牛奶≤50。

13.2.3　农药残留

农药是用于防治危害农作物和农林产品的有害生物(如病菌、杂草、植物病原微生物等)及调节植物生长发育的各种药剂,包括天然提取物、化学合成和/或半合成 3 大类。全球每年因农林有害生物所致的农业产量损失约 35%,仓储粮食损失 10%～20%。因此,为了防治农林有害生物,提高粮食产量,农林生产中大量使用农药。此外,在人类疾病控制(如疟疾等)和卫生防疫中也广泛使用。其中,化学合成农药使用最广、用量最大。目前,全球使用的农药品种达 1 400 多个,常用品种也有 40 种左右。根据化学成分和结构,可将其分为有机氯类、有机磷类、氨基甲酸酯类和拟除虫菊酯类等多个类别。

农药的大量使用带来了许多负面影响,不仅对土壤、水体、大气等自然环境造成直接污染,而且还通过食物链的生物富集作用大量残留于食物中,严重威胁着人类健康。因此,农药残留问题受到全球广泛关注。

13.2.3.1　有机氯类农药残留

自 1939 年瑞典化学家 PaulMeuller 发现 DDT 的杀虫作用后,人类相继开发出了 30 多个品种的有机氯农药,曾常用的品种主要有 DDT、六六六(HCH)、(异)艾氏剂、(异)狄氏剂、氯丹、七氯、硫丹、毒杀芬等,尤其是 DDT 和 HCH 曾被大量应用。由于此类农药具有代谢和排泄缓慢、半衰期长、蓄积性强、残留高、毒性强等特点,自 20 世纪 70 年代开始,多数品种已相继被禁止生产和使用。我国也于 1983 年停止 DDT 和 HCH 的生产,1984 年全面禁止它们的使用。

此类农药难溶于水,易溶于多种有机溶剂、植物油和动物脂肪,性质稳定,难降解。

1. 污染与残留

有机氯农药在食品中的残留是动物性食品高于植物性食品,含脂肪高的食品高于含脂肪少的食品。造成此类农药污染食品的原因和途径主要有以下几个方面:

(1)用药后直接污染　此类农药在喷洒时可直接黏附在农作物的茎、叶、花和果实表面,尤以皮、壳和根茎部含量最高,也可渗入组织内部,从而造成农产品污染。此外,有机氯农药若在农作物中用量过大或直接用于动物,被动物摄入或舔食后,还可造成动物性食品污染。

(2)通过污染环境造成食品污染　有机氯农药在喷洒时,大部分散落在土壤中,且在土壤中的半衰期长达数年至数十年,如 DDT、毒杀芬和七氯的半衰期分别达 3～10 年、10 年和 7～12 年。因此,有机氯农药被土壤颗粒吸附后可在土壤中长期大量残留;喷洒时飘浮于空气中的少部分农药,可缓慢滴落到地上或被雨水冲刷到池塘、湖泊、河流等水体中。据调查,全球生产的 DDT(共 2 152 万 t)约有 40%至今仍残留于环境中。这些残留于环境中的有机氯农药被农作物和动物吸收后造成农产品和畜产品污染。此外,畜禽养殖场内施药消毒、杀虫和灭鼠后,也可被畜禽吸收后造成畜产品污染。

(3)通过食物链的生物富集作用污染食品　食物链的生物富集作用是造成有机氯农药污染食品的重要原因和途径。如水生生物对七氯的富集系数达 200～37 000 倍,牡蛎体内 DDT 含量约为周围海水的 7 万倍。

(4)食品在加工与贮运过程中被有机氯农药污染　食品在加工、运输、贮藏等过程中,使用含有机氯农药的容器、运输工具、仓库,或误将此类农药作为洗涤剂、消毒剂或食品添加剂等使用,或食品与此类农药混贮、混装、混运等,均可造成食品污染。此外,食品厂使用灭鼠剂或杀虫剂也可引起食品污染。

由于有机氯农药可经动物消化道、呼吸道和皮肤吸收,吸收后主要分布于动物的脂肪和含脂质较多的组织如中枢神经、肝、肾、骨髓等,虽然有机氯农药可在动物的肝脏进行代谢后随尿排出,但代谢困难、排泄缓慢,加之有机氯农药的半衰期长,故此类农药易在动物性食品尤其是脂肪和含脂质较多的组织长期大量残留。

2.毒性与危害

有机氯农药易被人体吸收,且进入人体后代谢困难、排泄缓慢、半衰期长,如 DDT 进入人体 3 年间转化成 DDE 的量不足 20%,后者在人体内的半衰期长达 8 年。有机氯农药具有亲脂性,因此,它们易在人体内尤其是脂肪和含脂质较多的组织如中枢神经等长期大量蓄积,从而对机体造成多种损害。

(1)急性毒性 有机氯农药的急性中毒少见。急性中毒的发生多因短期密切接触此类农药(如大剂量口服)所致。部分有机氯农药对大鼠和小鼠经口摄入 LD_{50} 见表 13-4。

各种有机氯农药的急性毒性差异较大,如毒杀芬对成人、硫丹对成人、DDT 对婴儿和 HCH 对儿童一次经口染毒的 MLD 估计值分别为 40 mg/kg BW、50 mg/kg BW、150 mg/kg BW 和 180 mg/kg BW。急性中毒症状主要表现为头痛、头晕、食欲不振、四肢无力、出汗等,严重时出现抽搐、麻痹、肌肉震颤、呼吸衰竭、昏迷等,甚至数小时内死亡。

表 13-4 部分有机氯类农药对大鼠和小鼠经口 LD_{50}   mg/kg BW

农药名称	大鼠	小鼠	农药名称	大鼠	小鼠
硫丹	40～50	7.4	氯丹	150～700	145
狄氏剂	24～98	约38	DDT	150～800	150～400
毒杀芬	60～69	45	异狄氏剂	5～43	
艾氏剂	25～95	约55	异艾氏剂	10～35	
七氯	90～135	68	HCH	92～113	
林丹	88～270	86	氯联苯	10 000	

(2)慢性毒性 有机氯农药在人和哺乳动物体内长期大量蓄积后,对神经系统、肝、肾等多器官系统造成严重损伤。如 DDT 能降低神经膜对 K^+ 的通透性,改变神经膜电位,表现出神经过度兴奋,脑组织中 5-羟色胺和组织中乙酰胆碱含量增加等。长期摄入氯丹、七氯等可引起大鼠等实验动物出现肝实质性退行性病变。有机氯农药还可影响机体代谢酶活性,使某些生化反应过程发生改变,从而引起代谢紊乱和内分泌功能失调。如 HCH 可诱导肝细胞微粒体氧化酶活性,影响内分泌活动,抑制 ATP 酶活性;DDT 及其衍生物不仅具有雌性激素样作用,而且还可引起肾上腺皮质萎缩等。

(3)特殊毒性 有机氯农药多数对人和动物有特殊毒性,主要包括"三致"作用、生殖毒性、免疫毒性等。如长期经口摄入 DDT、HCH、α-HCH、硫丹等可诱发小鼠、大鼠等实验动物肝肿瘤,人体内 HCH 的蓄积量也与男性肝癌、肺癌、肠癌以及女性直肠癌的发生率有关(但无直接证据)。动物试验和人群流行病学调查显示,DDT 和 HCH 可引起血细胞染色体畸变,妊娠小鼠和大鼠经口摄入毒杀芬对胎儿神经和形态有抑制效应,引起胎儿畸形。生殖毒性主要表现为影响性周期、造成生殖系统受损、胚胎发育障碍、子代发育不良甚至死亡、流产、早产、死产等。免疫毒性主要表现为长期摄入或接触 HCH 引起实验动物白细胞增多、淋巴细胞减少等血液病变,其他一些品种不仅有类似作用,而且还可引起白细胞吞噬功能和抗体形成降低等,此外毒杀芬、林丹等还可引起如皮肤红斑、红肿、丘疹等过敏反应。硫丹等对实验动物和人有致突变作用。

3. 安全限量

我国国标《食品中兽药最大残留限量》(GB 31650—2019)规定:禁止将毒杀芬、林丹(γ-HCH)和五氯酚酸钠用于所有食品动物,并要求其在所有食品动物的所有组织中不得检出。此外,我国《食品中农药最大残留限量》(GB 2763—2019)还规定了 DDT 和 HCH 在食品中的 MRL(mg/kg)。如 DDT,肉及其制品(脂肪含量≥10%,以脂肪计)≤2,水产品、乳制品(脂肪≥2%,以脂肪计)≤0.5,茶叶、肉及其制品(脂肪<10%,以原样计)≤0.2,蛋品≤0.1,乳制品(脂肪<2%,以原样计)≤0.01,牛乳≤0.02,原粮、豆类、薯类、蔬菜、水果≤0.05;HCH,肉及其制品(脂肪含量≥10%,以脂肪计)≤1,乳制品(脂肪≥2%,以脂肪计)≤0.5,茶叶 0.2,蛋品、水产品、肉及其制品(脂肪<10%,以原样计)≤0.1,原粮、豆类、薯类、蔬菜、水果≤0.05,牛乳≤0.02,乳制品(脂肪<2%,以原样计)≤0.01。

13.2.3.2 有机磷类农药残留

有机磷类农药是继有机氯类农药之后开发出的一类含磷的化学合成农药,目前开发出了上百个品种,且大多属于磷酸酯类或硫代磷酸酯类,是我国使用量最大的一类农药,约占我国杀虫剂总量的 70%。按有机磷类农药对小鼠经口 LD_{50}(mg/kg BW)大小,将其分为 4 大类:剧毒类,包括对硫磷、甲拌磷和内吸磷等;高毒类,包括敌敌畏、氧化乐果和甲胺磷等;中度毒类,包括乐果、敌百虫和倍硫磷等;低毒类,包括马拉硫磷、辛硫磷和杀螟松等。目前此类农药中的一些剧毒、高毒品种已逐渐被限制或禁止使用,如我国已于 2008 年 1 月 9 日起停止甲胺磷、对硫磷、甲基对硫磷、久效磷和磷胺在国内的生产、流通和使用。

有机磷类农药多为油状液体,少数为结晶固体,具有大蒜臭味,易挥发,难溶于水,可溶于有机溶剂和脂肪;化学性质不稳定,遇酸、碱、紫外线等易降解。

1. 污染、残留与毒性

有机磷类农药污染食品的主要原因和途径与有机氯类农药类似,但由于有机磷类农药遇光或在土壤中易降解,如倍硫磷和甲基对硫磷施药 7 d 后分别降解 50% 和 95%、乐果和倍硫磷施药 14 d 后分别降解 77% 和 90%,故有机磷类农药对食品的污染以喷洒时直接污染为主。此类农药的半衰期短,如在蔬菜、水果中一般为 7~14 d,施药后适当延长采摘或收割时间,农产品中残留的有机磷类农药一般较低。动物类主要经消化道和呼吸道吸收有机磷类农药,且吸收良好,吸收后迅速广泛分布于体内各组织和体液中,以肝、肾、骨骼、肌肉和脑等组织浓度较高,在肝脏进行代谢后主要随尿排出,代谢和排泄均迅速,一般可在摄入后 2 d 内完全排出,故有机磷类农药在动物性食品中残留一般较低。

尽管有机磷类农药具有易降解、半衰期短、代谢排泄快、残留低及常规加工方法(如洗涤、碾磨、烹调等)易部分去除等特点,但由于害虫和杂草普遍对其产生了抗药性,使有机磷类农药用量大且往往要反复多次使用才能达到目的,故此类农药对食品的污染比有机氯类农药更严重,对人类的危害也更大。生产生活中常发生因误食或长期接触此类农药引起中毒的事件。它们的毒性与危害主要表现为:

（1）急性毒性　急性中毒是有机磷类农药最主要的毒性表现,一般是由于短时间密切接触（如大剂量口服）所致。此类农药对人和动物的急性毒性较大,如人口服磷胺、对硫磷、乐果、二嗪磷的 MLD 估计值分别为 5 mg/kg BW、10～30 mg/kg BW、30 mg/kg BW 和 50 mg/kg BW。部分有机磷类农药对大鼠和小鼠经口摄入 LD_{50} 见表 13-5。

表 13-5　部分有机磷类农药对大鼠和小鼠经口 LD_{50}　　　　　　　　　mg/kg BW

农药名称	大鼠	小鼠	农药名称	大鼠	小鼠
甲拌磷	1～4	2～3	倍硫磷	190～375	74～180
对硫磷	4～13	5.0～10.4	乐果	185～245	126～135
久效磷	8～23	10～15	乙酰甲胺磷	866(雌)或 945(雄)	361(雌)
甲胺磷	19～21	14	敌百虫	450～500	400～600
甲基对硫磷	9～25	18.3～32.1	杀螟松	870	700～900
二嗪磷	86～270	18～60	马拉硫磷	1 634～1 751	1 190～1 582
氧化乐果	30～60	30～40	辛硫磷	1 976～2 170	1 935～2 340
敌敌畏	450～630	50～92	毒死蜱	135(雌)或 163(雄)	

有机磷类农药是一种神经剂,其急性毒性作用机理主要为胆碱能效应,对中枢神经系统可出现眩晕、头痛、倦怠、不安、失眠、肌肉震颤、语言障碍、意识不清等症状;对瞳孔、腺体、胃肠道、心脏、呼吸系统等可表现出毒蕈碱样症状,出现唾液分泌过多、腹痛、腹泻、恶心、呕吐、流涎,气管平滑肌痉挛、腺体分泌增加、呼吸困难、肺水肿、流泪、出汗、瞳孔缩小、黏膜苍白或发绀、大小便失禁,心肌收缩力减弱、冠状动脉供血不足、心律紊乱、急性心力衰竭等;对植物神经节和骨骼肌可表现出烟碱样症状,出现面部、眼睑和舌肌颤动,全身肌肉抽搐,严重时出现肌无力、脉搏加快、血压上升,甚至因呼吸肌麻痹而死。此类农药急性中毒的病程一般较短,多在12 h 内发病,但若是吸入或口服高浓度或剧毒品种,可在几分钟至十几分钟内出现中毒症状,甚至死亡。

（2）慢性毒性　敌敌畏、对硫磷、杀螟松等有机磷类农药可引起人和实验动物如家兔、大鼠、犬等慢性中毒。有机磷类农药的生产工人因呼吸道或皮肤吸入该类农药致人的慢性中毒。中毒症状一般较轻且无明显的特异性,仅以神经衰弱综合征为主,如头痛、头晕、无力、失眠、食欲不振、记忆力减退、肝损伤、胆碱酯酶活性降低等。此外,敌百虫、乐果、马拉硫磷等少数有机磷类农药品种中毒患者或动物在急性毒性症状消失后几天或几周还可出现迟发性神经毒作用,患者出现四肢对称性感觉和运动障碍、痛觉减退、局部循环瘀滞、腱反射减弱或消失、腕足下垂、四肢部分肌肉萎缩等,并常伴有植物性神经功能紊乱。

（3）特殊毒性　动物试验表明,敌百虫、敌敌畏、马拉硫磷等还具有"三致"作用和生殖毒性,对皮肤和眼睛还有刺激或致敏作用。其中,生殖毒性表现为引起胎儿生长发育不良、畸形或死亡。

2.安全限量

我国国标《食品中兽药最大残留限量》（GB 31650—2019）规定:蝇毒磷、巴胺磷、二嗪农、辛硫磷、敌敌畏和敌百虫的 ADI[mg/(kg BW·d)]分别为 0～0.25、0～0.5、0～2、0～4、0～4和 0～20。我国《食品中农药最大残留限量》（GB 2763—2019）还规定了敌敌畏、敌百虫和马拉硫磷等 10 多种有机磷类农药在食品中的 MRL(mg/kg)。如敌敌畏,蔬菜和水果≤0.2,原粮

≤0.1;敌百虫,稻谷、小麦、蔬菜、水果≤0.1;马拉硫磷,原粮、大豆、葡萄、叶菜类蔬菜≤8,核果类水果≤6,柑橘类水果≤4,豆类蔬菜、梨果类水果≤2,草莓、芹菜≤1,甘蓝类、果菜类和块根类蔬菜≤0.5。此外,还规定敌敌畏、敌百虫、马拉硫磷等近 10 种有机磷类农药在动物性食品中的 MRL(μg/kg)。如敌敌畏,牛、羊、马肌肉、脂肪、副产品≤20,鸡肌肉、脂肪、副产品≤50,猪肌肉、脂肪≤100,副产品≤200;敌百虫,牛肌肉、脂肪、肝、肾、奶≤50;马拉硫磷,牛、羊、猪、禽、马肌肉、脂肪、副产品≤4 000。

13.2.3.3　氨基甲酸酯类农药残留

氨基甲酸酯类农药是针对有机磷类农药的缺点,在研究毒扁豆碱生物活性及其化学结构关系的基础上开发出的一类植物源农药。自 1953 年合成西维因以来,至今已开发出千余种,其中登记注册的有上百种,经常使用的约有 40 种。常用品种主要有西维因、叶蝉散、涕灭威、呋喃丹、异索威、灭草灵等。

氨基甲酸酯类农药多呈无色或白色结晶粉末或絮状物,难溶于水,易溶于有机溶剂。在酸性条件下对光、热稳定,遇碱或暴露于空气或阳光下易分解。

1.污染、残留与毒性

氨基甲酸酯类农药污染食品的主要原因和途径与有机磷类农药相似,也主要是喷洒此类农药时直接造成污染。氨基甲酸酯类农药在土壤和农作物中的半衰期短,分别 8～14 d 和 3～4 d,且遇光和受热易降解,故它们在植物性食品中残留一般较低。动物经消化道和呼吸道吸收氨基甲酸酯类农药,且吸收良好,吸收后迅速广泛分布于体内各组织和体液中,且以肝、肾、肺、脂肪、肌肉等组织含量较高,在肝脏代谢后主要随尿排出,且代谢和排泄均迅速,一般在 24 h 内可排出摄入量的 70%～80%,半衰期短,畜禽脂肪组织一般约 7 d,故此类农药在动物性食品中残留也较低。

尽管氨基甲酸酯类农药具有易降解、半衰期短、代谢排泄快、残留低等特点,但由于其使用频繁且用量大,故也会对人类健康造成一定危害。若误食或长时间经皮肤吸入(如农药生产或田间施药时)还会引起中毒。在实际生活中,尤以西维因、呋喃丹等引起的中毒较多见,美国加州也曾在 1985 年发生涕灭威污染西瓜导致 281 人中毒的事件。氨基甲酸酯类农药的毒性与危害主要表现为:

(1)急性毒性　急性毒性是因短期密切接触(如大量误食)氨基甲酸酯类农药所致。但除涕灭威、克百威等少数品种毒性较强外,多数氨基甲酸酯类农药品种对人和动物毒性较低。部分氨基甲酸酯类农药对大鼠和小鼠经口摄入 LD_{50} 见表 13-6。

表 13-6　部分氨基甲酸酯类农药对大鼠和小鼠经口 LD_{50}　　　　mg/kg BW

农药名称	大鼠	小鼠	农药名称	大鼠	小鼠
西维因	246～283	170～200	仲丁威	410～635	340(雄)
抗蚜威	68～147	107	速灭威	498～580	268
呋喃丹	8～14	2	丙硫克百威	138	175
叶蝉散	403～485	487～512	涕灭威	0.60(雌)或 0.83(雄)	0.39(雄)或 0.67(雌)
拉维因	＞200(雄)	66	灭多威	17(雄)或 24(雌)	

氨基甲酸酯类农药急性中毒的症状与轻度有机磷类农药中毒相似,以毒蕈碱样、烟碱样和中枢神经系统症状为主的全身性表现较明显,但不表现出迟发性周围神经症状。与有机磷类农药相比,病程较短,病情较轻,恢复也较快。中毒后,轻者一般表现出精神沉郁、头晕、头痛、恶心、呕吐、流涎、腹痛、腹泻、多汗、流泪、视力模糊、瞳孔缩小、肌肉无力或震颤、抽搐、低血压、记忆力下降、血液胆碱酯酶活性轻度受抑等,重者表现出痉挛、昏迷、大小便失禁、肺水肿、脑水肿、心功能障碍、呼吸困难或抑制、血液胆碱酯酶活性严重受抑等,甚至死亡。

(2)慢性毒性 大量长、短期动物试验表明,多数品种的氨基甲酸酯类农药对实验动物无明显慢性毒性。在两年喂养试验中,200 mg/kg 西维因对大鼠、0.1 mg/kg 涕灭威对大鼠和犬均无损害作用。但也有报道,长期接触此类农药后,除抑制胆碱酯酶活性外,还可造成腺体、肝、肾、造血系统等损伤,如大鼠经口染毒西维因 0.7～70 mg/kg 连续 6～12 个月,其脑垂体、性腺、肾上腺和甲状腺受损。

(3)特殊毒性 动物试验表明,除西维因等少数品种外,多数氨基甲酸酯类农药并无明显"三致"作用、繁殖毒性和神经毒性,对眼睛和皮肤也无刺激作用或仅有轻微作用。如 3 代繁殖试验中,未观察到涕灭威对大鼠有"三致"作用;两年喂养试验中,仲丁威(<100 mg/kg)对大鼠无致癌作用和繁殖毒性,对鸡无迟发性神经毒性,对兔[3 mg/(kg·d)]无致畸作用,丁硫克百威(2 500 mg/kg)对小鼠无致癌作用。人群流行病学调查显示,至今未见此类农药对人有"三致"作用的直接证据。

2. 安全限量

我国国标《食品中兽药最大残留限量》(GB 31650—2019)规定:禁止将呋喃丹用于所有食品动物,并要求其在所有食品动物的所有组织中不得检出。此外,我国《食品中农药最大残留限量》(GB 2763—2019)还规定了呋喃丹、西维因和叶蝉散等 10 多种氨基甲酸酯类农药在食品中的 MRL(mg/kg)。如呋喃丹,柑橘类水果≤0.5,大米、大豆≤0.2,玉米、小麦、马铃薯、甘蔗、甜菜≤0.1;西维因,稻谷≤5,蔬菜≤2,大豆、棉籽≤1;叶蝉散,大米≤0.2。

13.2.3.4 拟除虫菊酯类农药残留

拟除虫菊酯类农药是继有机氯、有机磷和氨基甲酸酯类农药后,于 20 世纪 70 年代模拟天然除虫菊酯的化学结构开发出的一类仿生合成农药。常用品种有 20 余个,包括甲氰菊酯、氯氰菊酯、氰戊菊酯、溴氰菊酯、联苯菊酯等。但目前一些毒性较大的品种已逐渐被限制或禁止使用。如我国从 1999 年 11 月起,禁止氰戊菊酯农药、含氰戊菊酯有效成分的农药(如来福灵)以及含氰戊菊酯的混配农药在茶叶生产上应用。

拟除虫菊酯类农药多呈黄色或黄褐色、不易挥发的黏稠性油状液体,难溶于水,易溶于有机溶剂,在酸性溶液中稳定,遇碱易分解。

1. 污染、残留与毒性

拟除虫菊酯类农药污染食品的主要原因和途径与有机磷类农药类似,也主要是由于喷洒直接造成食品污染。此外,此类农药还常用作家庭卫生灭虫剂(如蚊香等),在使用过程中也可能造成食品污染。但由于拟除虫菊酯类农药在自然环境中残留期短(7～30 d)且易降解(但稍慢于有机磷类农药),故它们在多数农产品中残留一般较低。但在多次采收的蔬菜和茶叶等食物中易残留。动物经消化道、皮肤或呼吸道吸收拟除虫菊酯类农药后,迅速在肝脏被代谢灭活,代谢物和部分原形主要随尿和粪便快速排出体外,故其在动物性食品中残留也较低。

拟除虫菊酯类农药大多属于低毒或中等毒性化合物,但若误食或长期经皮肤吸入或使用不当也可引起中毒。20 世纪 80 年代以来,我国已发生数百例此类农药引起棉农中毒的事件。其毒性与危害主要表现为:

(1)急性毒性　急性中毒是拟除虫菊酯类农药毒性的主要表现形式,多因误食所致。一般而言,此类农药对人、哺乳动物和家禽的毒性较小,对水生生物的毒性较大。但也有报道,人口服 5 可乐瓶盖量的 2.5% 溴氰菊酯即可引起中毒,口服约 10 可乐瓶盖量的 2.5% 溴氰菊酯或 29% 氰戊菊酯可致人死亡。部分拟除虫菊酯类农药对大鼠和小鼠经口摄入 LD_{50} 见表 13-7。

表 13-7　部分拟除虫菊酯类农药对大鼠和小鼠经口 LD_{50}　　　　mg/kg BW

农药名称	大鼠	小鼠	农药名称	大鼠	小鼠
三氟氯氰菊酯	56(雌)或 79(雄)	36.7(雄)或 623(雌)	胺菊酯	464	2 000(雌)或 1 920(雄)
甲氰菊酯	107～164	58(雌)或 67(雄)	丙烯菊酯		＞1 000
氰戊菊酯	451	100～300	联苯菊酯	54.5	
溴氰菊酯	105～168	135	氟氰戊菊酯	67(雌)或 81(雄)	
氯氰菊酯	250～4 150	200～800	顺式氰戊菊酯	87～325	
氟氯氰菊酯	590～1 270	约 450	氟胺氰菊酯	261(雌)或 282(雄)	
二氯苯醚菊酯	1 200～1 500	540	溴灭菊酯	710	
甲醚菊酯	4 040	1 747	溴氟菊酯		＞10 000

拟除虫菊酯类农药急性中毒的潜伏期一般较短,染毒后数十分钟至数十小时即可出现症状,如口服中毒大多为 10 min 至 1 h,田间施药中毒多为 4～6 h,农药制造工人中毒平均约 6 h(1～24 h)。急性中毒可表现为局部和全身性症状,尤以神经系统症状较明显。一般初期出现头痛、头晕、恶心、乏力、耳鸣、面部胀麻,之后出现剧烈头痛、视力模糊、入睡困难或噩梦、四肢乏力、肌肉震颤等,严重者出现抽搐,并伴有意识不清、精神萎靡、食欲不振,甚至肺水肿,更严重者出现反复强直性抽搐所致喉部痉挛而窒息死亡。

(2)其他毒性　拟除虫菊酯类农药一般无明显蓄积性和慢性毒性,对皮肤和(或)眼睛也无刺激作用或仅有轻微作用,也无明显的"三致"作用。但也有例外报道。

2.安全限量

我国国标《食品中兽药最大残留限量》(GB 31650—2019)及《动物性食品中兽药最高残留限量》规定:溴氰菊酯、氰戊菊酯和氟氯苯氰菊酯的 ADI[mg/(kg BW·d)]分别为 0～10、0～20 和 0～1.8。同时,还规定了它们在动物性食品中的 MRL(mg/kg)。如溴氰菊酯,牛、羊肌肉≤30,肝、肾≤50,脂肪≤500,牛奶≤30,鸡肌肉、蛋≤30,肝、肾≤50,皮+脂≤500,鱼肌肉≤30;氰戊菊酯,牛、羊、猪副产品≤20,肌肉、脂肪≤1 000,牛奶≤100。此外,我国《食品中农药最大残留限量》(GB 2763—2019)还规定了甲氰菊酯、氯氰菊酯和溴氰菊酯等 10 多种拟除虫菊酯类农药在食品中的 MRL(mg/kg)。如甲氰菊酯,水果≤5,棉籽≤1,叶菜类蔬菜≤0.5;氯氰菊酯,茶叶≤20,叶菜类蔬菜、梨果类和柑橘类水果≤2,豆类和果菜类蔬菜≤0.5,黄瓜、小麦、棉籽≤0.2,玉米、大豆≤0.05;溴氰菊酯,茶叶≤10,原粮、叶菜类和甘蓝类蔬菜≤0.5,小麦粉、果菜类蔬菜≤0.2,油菜籽、棉籽、梨果类水果≤0.1,柑橘类水果、热带和亚热带水果(皮不可食)≤0.05。

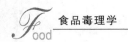

13.2.4　限量元素

食物中含有 80 余种金属和非金属元素,其中一类是人体必需且在食物中大量存在的常量元素,如碳、氢、氧、钙、钾、钠、磷等;另一类被称为营养必需的微量元素,如铜、铁、锌、锰、碘、硒等;还有一些元素既不是人体必需的,又不是有益的,甚至对人体还有一定的毒性,这类元素称为有毒元素,如汞、铅、镉、砷等。一般将微量元素和有毒元素合称为限量元素。限量元素尤其是有毒元素一般具有蓄积性强、半衰期长、在体内不易排出等特点,并可通过如农用化学物质、食品添加剂、食品加工设备等的使用,工业"三废"的排放,食物链的富集等多种途径直接或间接污染食品,经饮食、饮水、呼吸等途径进入人体后对机体造成多种损害。因此,限量元素尤其是有毒元素对食品的污染及其安全性问题受到全球高度关注。下面介绍汞、镉、铅和砷的残留与毒性。

13.2.4.1　汞

汞(Hydrargyrum,Hg)又称水银,是地球上储量较大、分布极广的一种银白色液态重金属元素。汞在自然界中以元素汞、无机汞化物和有机汞化物 3 种形式存在。元素汞常温下易挥发;硫酸汞、卤化汞和硝酸汞等二价无机汞盐易溶于水,一价无机汞化物(如氯化亚汞)微溶于水;一些有机汞化物(如甲基汞、乙基汞、氯化乙基汞等)还具有挥发性。

1. 污染来源

几乎所有食品都含汞,但除鱼、贝类等水产品含量较高外,多数食品中汞的含量较低。造成食品汞污染的原因和途径主要是:

(1)自然环境中的汞污染　自然界中汞含量通常很低,如地壳和土壤中一般分别为 0.08 mg/kg 和 0.2 mg/kg,且大部分以难溶的硫化汞的形式存在,一般不会对食品造成严重污染。但自然界中的汞经风化和雨水冲刷等作用释放入环境后,也可造成食品污染。

(2)含汞"三废"物质和农药污染　汞及其化合物在如仪表、化工、电解、电镀、制药、印染、造纸、毛毡、涂料、农药等工农业生产中被广泛应用。在这些使用汞的生产过程中及含汞矿石开采与冶炼、燃煤和石油燃烧等过程中产生了大量的含汞"三废"物质,它们可直接污染空气、水体和土壤等自然环境,进而造成食品污染。此外,农业生产中使用有机汞农药(如西力生等)也可造成环境、饲料和农产品污染。

(3)食物链的生物富集作用　上述过程污染的汞还可通过食物链的生物富集作用造成汞对食品的进一步污染。大多数生物(尤其是水生生物)都可通过此作用大量聚积汞,如藻类等浮游植物、鱼类和贝类可将水中的汞分别浓缩 2 000~17 000 倍、1 000 倍和 3 000~10 000 倍,食肉和食鱼的鸟类也可富集比周围环境高 1 000 倍的汞。植物可通过根系从土壤和水体中大量富集汞,但不同植物对汞的富集率有差异,粮食作物对汞的富集作用一般为稻谷>玉米>小麦,蔬菜作物一般为根茎类>叶菜类>果菜类。

(4)食品在加工与贮运过程中被污染　食品在加工、运输、贮藏等过程中,使用含汞的容器、运输工具、仓库,或误将汞制剂作为洗涤剂、消毒剂或食品添加剂等使用,或食品与汞制剂混贮、混装、混运等,均可造成食品污染。

2. 毒性与危害

汞及其化合物可经人消化道、呼吸道和皮肤吸收,胎儿可通过胎盘吸收,尤其是有机汞的吸收率较高。吸收后广泛分布于体内各组织和体液中,尤以肝、肾、心、脑、骨等组织含量较高。体内半衰期长,如元素汞、无机汞和甲基汞分别约 60 d、40 d 和 80 d。除元素汞外,所有汞化物在体内代谢缓慢,主要随尿和粪便排出,但排泄较缓慢。因此,汞易在体内蓄积,危害较大。人类历史上曾发生多起汞中毒事件,其中 20 世纪中后期就发生了两次大规模的汞中毒事件。一次是 1950—1954 年间发生于日本水俣市的"水俣病"(含汞工业废水污染所致),造成 2 万多人受害,50 余人死亡;另一次在 1972 年发生于伊拉克(误食甲基汞处理的小麦生产的面包所致),造成 6 530 人住院,459 人死亡。汞及其化合物的毒性与危害主要表现为:

(1)急性毒性　大量吸入汞蒸气或摄入汞化合物可以导致急性汞中毒,但较少见。汞及其化合物急性毒性大小顺序为有机汞＞无机汞＞元素汞,水溶性的无机汞＞不溶性的,二价汞＞一价汞,有机汞以烷基汞(尤其是甲基汞)毒性较大,有机汞农药毒性更强。如甲基汞对婴幼儿和成人急性中毒剂量一般分别为 5 mg/kg BW 和 20 mg/kg BW,犬、山羊、绵羊、牛、猪和马分别摄入甘汞 2 g、5 g、5 g、8～10 g、10 g 和 12～20 g 均可引起严重中毒,升汞对犬、羊和牛的致死剂量分别为 0.25～0.5 g、4 g 和 4～8 g。部分汞化物对小鼠的 LD_{50} 见表 13-8。

表 13-8　部分汞化物对小鼠的 LD_{50}　　　　　　　　　mg/kg BW

汞化物	染毒途径	LD_{50}	汞化物	染毒途径	LD_{50}
醋酸苯汞	经口摄入	39.5	氯化甲基汞	腹腔注射	16
磷酸乙基汞	经口摄入	50.8	双氰胺乙基汞	腹腔注射	19
氯化乙基汞	经口摄入	59.3	双氰胺甲基汞	腹腔注射	20
醋酸苯汞	腹腔注射	13	甲苯磺酰甲基汞	腹腔注射	28
氯化乙基汞	腹腔注射	16	甲苯磺酰乙基汞	腹腔注射	28

哺乳动物对所有形式的汞均较敏感。汞及其化合物急性中毒主要造成神经系统、消化系统、呼吸系统和肾损害。神经系统损伤主要表现为头痛、疲乏、健忘、感觉或语言障碍、精神异常、口周围和肢端麻木、步态不稳、视野缩小、听力障碍、肌肉萎缩或痉挛等。此外,汞中毒还可导致肝损害,引起肝炎;皮肤接触还可引起接触性皮炎、红斑丘疹等。

(2)慢性毒性　长期吸入汞蒸气和汞化物粉尘或长期食用受汞污染的食品可致慢性汞中毒,如水俣市的"水俣病"就是典型的因工业污染所引起的有机汞慢性中毒事件。慢性汞中毒可引起神经系统、消化系统、肾等多器官系统损伤。元素汞和有机汞一般主要造成神经系统损伤,无机汞主要引起肾损害。

(3)特殊毒性　除上述毒性外,汞及其化合物还表现出胚胎毒性、致畸性和遗传毒性等。动物试验表明,汞及其化合物可损伤生殖系统,如引起精细胞萎缩、变性及发育异常、卵巢退行性变等;有机汞可引起染色体断裂和基因突变。人群流行病学调查显示,甲基汞可引起性功能减退、月经失调、流产、畸胎、死胎、胎吸收、胎儿发育不良、婴儿智力减退甚至因脑麻痹而死。

3. 安全限量

我国国标《食品中兽药最大残留限量》(GB 31650—2019)规定:禁止将氯化亚汞(甘汞)、硝酸亚汞、醋酸汞和吡啶基醋酸汞用于所有食品动物,并要求其在所有食品动物的所有组织中不得检出。我国《食品安全国家标准 食品中污染物限量》(GB 2762—2017)规定了部分食品中汞的 MRL(mg/kg)。如鲜乳、薯类(土豆、白薯)、蔬菜、水果≤0.01(以 Hg 计),粮食(成品粮)≤0.02(以 Hg 计),肉、蛋(去壳)≤0.05(以 Hg 计),鱼类(不包括食肉鱼类)及其他水产品≤0.5(甲基汞),食肉鱼类(如鲨鱼、金枪鱼及其他)≤1.0(甲基汞)。

13.2.4.2 铅

铅(Plumbum,Pb)是地壳中含量最丰富的一种灰白色、质软的重金属元素。铅在自然界中主要以化合物形式与其他矿物元素(如锌、铜、银等)共存,元素铅含量很少。元素铅的熔点327℃,加热至400~500℃时可形成铅蒸气和生成氧化铅,不易溶于酸碱溶液,但可溶于热浓硝酸、沸浓盐酸及硫酸。

1.污染来源

几乎所有食品都含铅,但除一些特殊食品如传统工艺生产的皮蛋等铅含量较高外,多数食品铅含量较低。植物性食品铅含量一般高于动物性食品,且前者以根茎类的铅含量最高,动物性食品中以骨骼和内脏高于肌肉、脂肪等。造成食品铅污染的主要原因和途径与汞基本类似。除此之外,汽车尾气排放也是造成食品铅污染的重要原因之一。研究表明,每加仑汽油中加入2~4 g四乙基铅,汽车行驶时其中25%~75%的四乙基铅排入大气。监测显示,生长在繁忙公路两旁的农作物,其铅含量高达3 000 mg/kg,距离公路两侧超过100 m处才趋于当地正常值;生长在高速公路两旁的豆荚和稻谷,其铅含量比种植在乡村的同种作物高10倍。含铅材料(如马口铁、陶瓷、搪瓷等)制造的食品容器(如锡酒壶、陶器、加工机械等)和包装材料的使用也可能造成食品铅污染。

2.毒性与危害

正常人铅每日平均摄入量200~400 μg,其中绝大多数(85%~90%)经消化道摄入,少部分经呼吸道吸入。铅吸收进入人体后最初主要分布于肝、肾、肺、脾、脑等软组织,数周后约95%的铅以不溶性磷酸铅沉积于骨骼和毛发中。骨铅呈稳态,并与血液和软组织中的铅保持着动态平衡。铅在人体内的半衰期长,一般为1 460 d,骨中为3 650 d。体内铅代谢困难且缓慢,主要随尿(约占排出量76%)和粪便排出,但排泄缓慢,故铅蓄积性强,易在体内残留,对人类健康危害大。美国EPA指出,铅及其化合物是17种严重危害人类寿命与自然环境的化学物质之一。WHO认为,铅是环境中对儿童威胁最大的物质。铅中毒(尤其是儿童铅中毒)已被认为是威胁世界儿童健康的头号"隐性杀手",已成为世界各国尤其是发展中国家的重要公共健康问题之一。铅及其化合物的毒性与危害主要表现为:

(1)急性毒性 大量误食、口服药物(如治疗癫痫等疾病用的药物黑锡丹和密陀僧等)或吸入含铅物质可致急性铅中毒。铅及其化合物急性毒性大小顺序一般为有机铅(尤其是烷基铅)>元素铅>无机铅,可溶性铅>难溶性铅,颗粒小的铅>颗粒大的铅。如四乙基铅比无机铅和元素铅的毒性大100倍,大鼠和犬经口染毒四乙基铅的MLD(mg/kg)分别为17和500。铅及其部分化合物对实验动物的LD_{50}见表13-9。

表 13-9　铅及其部分化合物对实验动物的LD_{50}　　　　　　　　　　mg/kg BW

名称	动物	染毒途径	LD_{50}	名称	动物	染毒途径	LD_{50}
铅	大鼠	静脉注射	70	砷酸氢铅	家兔	经口摄入	125
	大鼠	经口摄入	100	四甲基铅	大鼠	经口摄入	108
砷酸铅	兔	经口摄入	125		大鼠	经口摄入	35
	雏鸡	经口摄入	450	四乙基铅	大鼠	腹腔注射	15

急性铅中毒的潜伏期一般较短,多为 2～3 d,主要造成消化系统和神经系统损害,其症状主要表现为:口有金属味、食欲不振、恶心、流涎、呕吐、便秘、腹泻、腹绞痛等,并伴有头晕、头痛、烦躁、肌肉颤抖、黄疸、肝功能异常、血压升高等症状,严重者出现昏迷、惊厥、四肢麻痹、痉挛、瘫痪、抽搐、呼吸衰竭等中毒性神经病以及中毒性肝病和肾病、溶血性贫血等,甚至死亡。

(2)慢性毒性　慢性铅中毒是铅毒性作用的主要表现形式,因长期吸入大量铅尘或铅烟或者长期少量或偶然大量经口摄入铅化物所致。慢性铅中毒的病程进展缓慢,有时症状不明显,一般可将其分为轻、中、重 3 个级别。轻度中毒是目前最常见的铅中毒形式,以神经衰弱综合征和消化道症状为主。前者症状出现较早,也较常见,表现出头痛、头晕、乏力、肢体酸痛等;后者主要表现为口中有金属味、食欲不振、腹隐痛、便秘、恶心、呕吐,少数口腔卫生较差者牙龈缘可见深灰色或蓝色“铅线”或者带状或不规则的斑块。中度中毒主要表现为腹绞痛、轻度贫血(多为低色素正常红细胞型贫血)、面色苍白、出冷汗,同时出现中枢神经系统失调,并诱发多发性神经炎,出现机能亢进、行为冲动、知觉紊乱、肌肉震颤、运动失调、记忆力减退或丧失、肝肾损伤等。重度中毒主要表现为四肢瘫痪、中枢神经病变以及多器官系统受损,出现腕足下垂、痉挛、抽搐、共济失调、嗜睡、躁狂、惊厥、昏迷、肾衰竭、蛋白尿、血尿、黄疸、肝硬化、急性肝坏死等,甚至死亡。

(3)特殊毒性　动物试验表明,铅及其化合物具有“三致”作用。如饲料和饮水中加入 100 mg/kg 的乙酸铅,可诱发大鼠良性和恶性肿瘤;饲喂含 1% 醋酸铅饲料的小鼠,其白细胞染色体裂隙-断裂型畸变数增加。人流行病学调查显示,铅及其化合物可引起妇女不孕、停经、孕妇出现流产、死产、早产,胎儿发育不良、畸形等,但目前尚缺乏可使人致癌和致突变的直接证据。

3. 安全限量

我国《食品安全国家标准 食品中污染物限量》(GB 2762—2017)规定了部分食品中铅的 MRL(mg/kg)。如婴儿配方奶粉(乳为原料,以冲调后乳汁计)≤0.02,鲜乳、果汁≤0.05,水果、蔬菜(球茎、叶菜、食用菌除外)≤0.1,谷类、豆类、薯类、畜禽肉类、鲜蛋、果酒、小水果、浆果、葡萄≤0.2,球茎蔬菜、叶菜类≤0.3,鱼类、可食用畜禽下水≤0.5,茶叶≤5。

13.2.4.3　镉

镉(Cadmium,Cd)是一种微带蓝色的银白色重金属元素。自然界中分布广泛,且几乎都以无机化合物形式与其他矿物元素(如锌、铜、铅等)共存。元素镉稍加热就能挥发,密度大,蒸汽压高,不溶于水,易溶于稀硝酸,缓慢溶于热盐酸。无机镉化物有的溶于水,有的不溶于水。有机镉化物很不稳定故自然界中不存在,生物体内的镉多与蛋白质结合存在。

1. 污染来源

几乎所有食品都含镉,但除贝类、鱼类等水产品和动物肾中镉含量较高外,多数食品中镉含量并不高。造成食品镉污染的主要原因和途径与汞基本类似。除此之外,含镉化肥及含镉材料制造的食品容器和包装材料的使用也是造成食品镉污染的原因之一。

2. 毒性与危害

正常人每日通过食物摄入的镉 10～40 μg,一般不会危及人类健康。镉主要经呼吸道(吸收率 25%～50%)和消化道(吸收率 5% 左右)快速吸收,吸收后广泛分布于体内各组织和体液中,其中经呼吸道摄入的镉主要分布于肾、肝和肺,经消化道摄入的镉主要分布于肾和肝,其次是脾、胰等组织。镉在体内的半衰期很长（10～40 年），代谢非常缓慢，主要随粪便（70%～80%）和尿排出。因此，镉及其化合物易在体内长期大量蓄积残留，对人类健康造成危害。1972 年 FAO/WHO/JECFA 指出，镉是仅次于黄曲霉毒素和砷的食品污染物。1984 年联合国环境规划署提出 12 种具有全球意义的危害物中镉列首位。1993 年国际肿瘤研究中心将镉定为ⅠA 级人类致癌物。美国毒物管理委员会将镉列为第 6 位危害人类健康的有毒物质。镉及其化合物的毒性与危害：

（1）急性毒性　因吸入高浓度镉化物烟尘或者大量摄入镉化物或镀镉容器盛放的酸性食物、饮料可致急性镉中毒。镉及其化合物属于中低毒物质，其中元素镉属微毒类，硫化镉、硒磺酸镉等镉化物属低毒类，氧化镉、硫酸镉、氯化镉、硝酸镉等镉化物属中等毒类。镉及其部分化合物对小鼠经口 LD_{50} 见表 13-10。吸入镉急性中毒主要损害呼吸系统，潜伏期一般为数小时至 24h，个别短至 20min 至 2h，病程可持续数周。其症状主要表现为咽喉痛、胸骨后疼痛、发烧、头痛、头晕、胸闷、气短、恶心、咳嗽、呼吸困难、疲倦等，并伴有寒战、肌肉关节酸痛，严重者出现化学性支气管肺炎或肺水肿甚至死亡，还可见肝、肾、脾等脏器损伤。口服镉急性中毒的潜伏期短，一般为 10min 至数小时，出现类似食物中毒的急性胃肠炎症状，表现出恶心、呕吐、流涎、腹痛、腹泻等消化道症状，并伴有头晕、头痛、全身疲乏、肌肉疼痛等，严重者出现抽搐、痉挛、虚脱、休克、急性肾衰竭、肝损伤甚至死亡。

表 13-10　镉及其部分化合物对小鼠经口的 LD_{50}　　　　　　　　　mg/kg BW

名称	LD_{50}	名称	LD_{50}	名称	LD_{50}
氧化镉	72	氯化镉	150	元素镉	890
硫酸镉和氟化镉	88	碘化镉	166	硫化镉	1 160
硝酸镉	100	硬脂酸镉	590	硒磺酸镉	2 425

（2）慢性毒性　慢性镉中毒是镉毒性作用的主要表现形式。1946—1955 年间发生于日本富山县的"痛痛病"或"骨痛病"（含镉废水污染稻米所致）是镉污染食品引起人慢性中毒的典型事件，共造成 258 人发病，其中 128 人死亡。慢性镉中毒主要造成骨骼、肾、肺、血液系统等多器官系统损伤，其次为嗅觉丧失、鼻黏膜溃疡或萎缩等，也常出现头痛、头昏、鼻和喉头干燥、恶心、食欲减退、体重减轻、疲劳等一般症状。骨骼损伤主要表现为骨骼剧痛、骨质疏松、骨质软化、严重骨萎缩、易骨折、牙齿颈部出现黄色"镉环"等，甚至患者因骨痛难忍而死亡；肾损伤主要表现为肾近曲小管或肾小球受损，出现蛋白尿、氨基酸尿、糖尿、肾间质和肾小管纤维化、肾近曲小管上皮细胞溶酶体增多等；肺损伤主要表现为肺气肿、呼吸困难，少数出现间质性肺炎、肺纤维化、弥漫性间质性肺硬化；血液系统损伤主要表现为缺铁性贫血、动脉硬化、高血压等，也可见血红蛋白和红细胞数量减少、白细胞增多、血清蛋白下降等。

（3）特殊毒性　除上述毒性作用外，镉及其化合物还表现出多种特殊毒性。如美国对近万名接触镉的工人进行流行病学调查显示，这些工人患肺癌和前列腺癌的危险性比一般人高 2 倍。动物试验还表明，皮下注射和口服硫酸镉、氯化镉均诱发动物恶性肿瘤，肌肉内和皮下注射元素镉和镉化物可在注射部位引起动物肉瘤，尤以睾丸和前列腺腹侧叶较常见，大鼠吸入含镉气溶胶可引起肺癌。在一些啮齿动物孕早期给予大剂量镉盐还可引起露脑畸胎、脑积水、唇裂和腭裂、小眼和小颌畸形、畸形足和尾部发育不良等，孕晚期给予可造成严重的胎盘损害和胎仔死亡。镉及其化合物还可引起哺乳动物染色体畸变，诱发 TA97 细胞株突变，但一般不诱导细菌系统发生点突变。此外,小鼠皮下注射氯化镉或乳酸镉还可引起精原上皮细胞和间质损害,出现去睾丸现象,睾酮合成明显减少,精原细胞与胸腺嘧啶结合能力降低一半,动物生育率下降。

3.安全限量

我国《食品安全国家标准 食品中污染物限量》(GB 2762—2017)规定了部分食品中镉的MRL(mg/kg)。如鲜蛋、水果、其他蔬菜≤0.05,鱼、畜禽肉类、面粉、杂粮(玉米、小米、高粱、薯类)、根茎类蔬菜(芹菜除外)≤0.1,大米、大豆、叶菜、芹菜、食用菌类≤0.2,花生、畜禽肝脏≤0.5,畜禽肾脏≤1.0。

13.2.4.4 砷

砷(Arsenic,As)是一种有灰、黄和黑色3种颜色同分异构体的半金属元素,在自然界中分布广泛,主要以化合物(尤其是硫化物)形式与其他矿物元素(如铜、铅、锌、铁等)并存。砷化物有无机与有机之分,化合价为3价和5价两种。砷具有两性元素性质,但不溶于水和稀酸,可溶于硝酸、浓硫酸和王水。

1.污染来源

几乎所有食品都含砷,但除鱼、虾等水产品砷含量较高外,多数食品中砷含量并不高。造成食品砷污染的主要原因和途径与汞基本类似,尤其是含砷农药(如砷酸铅制剂等)、饲料添加剂(如阿散酸等)、药物(如新砷凡纳明)等的使用是造成食品砷污染的重要原因。

2.毒性与危害

正常人每日砷摄入量70～170 μg,一般不会对人体造成危害。砷主要经消化道和呼吸道吸收,吸收后广泛分布于体内各组织和体液中,尤以肝、肾、脾、消化道、肌肉等组织含量较高,皮肤、毛发、指甲和骨骼也是体内砷的主要贮存库。砷在肝中代谢后主要随尿和粪便排出,但代谢物和原形在体内的蓄积性强,长时间大量残留对人体危害大。

(1)急性毒性　急性砷中毒多为意外事故引起,如大量误服含砷物质或药物,或食用被含砷物质污染的食物,或生产过程中大量吸入含砷粉末或烟雾等。砷及其化合物急性毒性大小顺序为无机砷＞有机砷＞元素砷(一般无毒),三价砷＞五价砷。砷化物中又以砷化氢(气态)和三氧化二砷(俗称砒霜)毒性最强,成人口服三氧化二砷5～50 mg可中毒,60～180 mg可致死。不同种属动物对砷的敏感性差异较大,人对砷的敏感性＞犬＞大鼠。砷及其部分化合物对实验动物经口 LD_{50} 见表13-11。

表 13-11　砷及其部分化合物对实验动物经口的 LD_{50}　　mg/kg BW

名称	动物	LD_{50}	名称	动物	LD_{50}
砷	小鼠	145	砷酸铅	家兔	100
	大鼠	763		大鼠	100～125
三氧化二砷	大鼠	32～48	砷酸钙	家兔	50
	小鼠	23～28	亚砷酸钠	大鼠	10～50

口服砷化物引起急性中毒的潜伏期短,口服后一般十几分钟至数小时后即可出现酷似霍乱或急性胃肠炎症状。起初口有金属味,口咽部和食道有灼烧感,继有流涎、恶心、呕吐、腹痛、水样腹泻,大便含黏液、血液和黏膜碎片,并常伴有严重脱水和电解质失衡、腓肠肌痉挛、体温

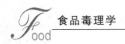

下降、四肢发冷、血压下降,甚至休克,严重者可出现神经系统症状,如剧烈头痛、头昏、烦躁不安、惊厥、昏迷等,以及肾、肝、心等多器官系统受损甚至衰竭,如尿闭、蛋白尿、血尿、尿中毒、中毒性肝炎、中毒性心肌炎、脉搏速弱、血压下降、呼吸困难等,甚至在染毒后 1～2 d 内死亡。

(2)慢性毒性 因饮水或长期摄入过量砷化物可致慢性砷中毒,是砷毒性作用的主要表现形式,并以地方性砷中毒较常见,如我国新疆、内蒙古和山西发生的饮水型砷中毒和一些省份发生的燃煤型砷中毒以及香港和台湾地区发生的乌(黑)脚病等。人类历史上还发生过多起因食物引起的严重慢性砷中毒事件,如 1900 年英国曼彻斯特因啤酒中添加含砷的糖,造成 6 000 人中毒,71 人死亡;1955—1956 年间日本发生的森永奶粉(三氧化二砷所致)中毒事件,造成 2 月龄至 2 周岁婴幼儿共 12 100 余人中毒,130 人死亡。常人一般在接触砷化物数周后即可出现以皮肤、肝损伤以及某些周围神经系统病变为主的慢性中毒症状,主要表现为头痛、头晕、失眠、多梦、神经衰弱、乏力、消化不良、食欲不振、消瘦、肝区不适等,有时亦有心悸、腹痛、呕吐、皮肤角化症、身体各部位色素异常等,严重者出现肝硬化、周围神经病,并伴有肢体运动障碍或瘫痪等。

(3)特殊毒性 动物试验和大量流行病学调查显示,砷化物可诱发肺癌、肝癌、皮肤癌、阴囊癌、支气管癌等多种恶性肿瘤,因此 1979 年国际癌症研究中心将无机砷化物确认为人类皮肤和肺的致癌物。微生物试验、动物试验和流行病学调查表明,砷有致突变性,可诱发变形杆菌突变,造成染色体断裂、易位、重排,引起姊妹染色单体率、染色体畸变率和微核率增加,造成 DNA 损伤并导致蛋白质交联和 DNA 链断裂,抑制 DNA 合成。此外,动物试验还表明砷具有生殖毒性。但迄今尚无砷化物对人类有明确致畸作用的报道。

3.安全限量

我国《食品安全国家标准 食品中污染物限量》(GB 2762—2017)规定了部分食品中砷的 MRL(mg/kg)。如蔬菜、水果、畜禽肉类、蛋类、鲜奶、酒类≤0.05(无机砷),面粉、豆类、鱼≤0.1(无机砷),食用油脂≤0.1(总砷),大米≤0.15(无机砷),杂粮≤0.2(无机砷),果汁、浆果≤0.2(总砷),奶粉≤0.25(无机砷),贝类、虾蟹类、其他水产品(以鲜重计)≤0.5(无机砷),食糖、可可脂、巧克力≤0.5(总砷),贝类及虾蟹类(以干重计)≤1.0(无机砷),其他可可制品≤1.0(总砷),藻类(以干重计)≤1.5(无机砷)。

(贺晓云,田刚)

13.3 细菌毒素与真菌毒素

13.3.1 概述

细菌毒素是细菌的代谢产物,或是细菌细胞的组成成分。有的是由细菌细胞合成分泌到胞外的代谢产物,如细菌的外毒素;有的是革兰氏染色阴性细菌细胞壁的组成成分,如细菌的内毒素。

真菌在新陈代谢过程中也可产生大量化学结构各异的生物活性物质,其中对人和动物具有毒性的代谢产物,被称为真菌毒素。真菌毒素包括霉菌毒素和蘑菇毒素两类。真菌毒素通常指霉菌毒素,它是丝状真菌产生的毒素。

1. 产毒条件

细菌毒素和真菌毒素通常都是微生物细胞的次生代谢产物,即细胞主流代谢的分支途径上合成的、分子比较复杂的一些化合物。除极少数种类(如细菌内毒素)外,它们既不是细胞的组成成分或酶的辅助因子,也不是细胞的贮存物质,且大多分泌于细胞外,和嫌气发酵产生的副产物类似,没有一般性的生理功能(即不是任何微生物生长都必需的)。毒素存在对微生物自身的生理功能目前大都还不清楚,可能是由于适应环境而长期演化形成的,有利于其在自然界生存。

微生物也能产生许多抗生素,毒素和抗生素的区分只在于其作用对象的不同侧重。抗生素侧重于对病原微生物的毒害,要求对高等动植物无毒或毒性较低;而毒素则相反,侧重对高等动植物的毒害,不论对微生物是否有毒。但不少所谓的抗生素对高等动植物的毒性也很大,实际上也就是毒素。

在自然条件下,微生物产生毒素的能力一般不高,大多数是微生物生长停止后才大量生成。在特定的环境条件下,产毒素的微生物往往有一菌体快速生长阶段和次生物质合成阶段,如黄曲霉毒素和麦角碱都是只在合成阶段才生成。

生长阶段的菌体快速生长,各种营养物质被快速平衡地吸收,很少积累中间代谢产物。当任何一种易被利用的营养物质(如糖、氮或磷)消耗到一定程度时,就会成为限制因素,使微生物生长减慢;同时菌体内积累某些中间代谢产物,原有的酶的活力下降或消失,出现新酶,而导致向次生物质(如毒素)合成阶段转变。在毒素合成阶段,新酶的出现和毒素的生成大多数和快速利用和消耗的碳源(主要是葡萄糖)密切相关。有的毒素产生后显现毒素性质可能还需要某些条件,如苏云金芽孢杆菌的伴孢晶体被昆虫吞食后,在昆虫中肠的碱性环境和蛋白酶的作用下被降解和激活,成为有杀虫活性的毒性肽。有的病原菌在实验室长期保存而没有接种过动物体,它们产毒素的能力会下降,甚至完全消失,成为弱毒微生物。因此,毒素的生成种类和数量不仅与微生物的种类有关,而且与微生物的生长内外环境也有重要关系。

2. 产毒菌株

微生物毒素通常是由细胞主流代谢的分支途径产生的,且有特定的酶催化,所以编码毒素产生途径的酶(或酶类)的存在方式就与产毒菌株的种类有关。如果毒素是某些细胞结构的组成部分,其基因就会表现某种相对稳定性,如细菌内毒素,可能就存在细菌的染色体上,广泛存在革兰氏阴性细菌。如果毒素不是细胞正常生长所必需的,毒素或产生毒素相关酶的基因可能存在质粒上,也可能存在细菌的染色体或真菌的染色体上,还可能是质粒(或噬菌体)和染色体的基因共同作用所致,如白喉毒素。由此产毒菌株种类分布出现了复杂的情况。有的毒素在较大的分类单位都存在,如革兰氏阳性细菌的内毒素;有的是相对较小的分类单位存在,如黄曲霉毒素,主要在曲霉属的黄曲霉和寄生曲霉中的菌株产生;有的仅在某种菌株产生,如出血性大肠杆菌 O157:H7。基因以单拷贝存在于细菌染色体上,为溶源性噬菌体基因编码。

由于微生物毒素分子结构和功能的多样性,通常又都是次生代谢产物,毒素基因存在质粒上还可以转移,加上依据结构、功能或产生毒素的微生物种类的分类命名方法不统一,出现了同一种毒素可以存在不同分类单位微生物菌株中,同一菌株还可以产生不同类型的毒素。

13.3.2　细菌毒素

细菌可以产生外毒素和内毒素。外毒素是病原菌在代谢过程中分泌到菌体外的物质,主要是一些革兰氏阳性细菌,如金黄色葡萄球菌、白喉杆菌、破伤风杆菌等。少数革兰氏阴性菌如霍乱弧菌和产毒性大肠杆菌等也能产生外毒素。外毒素的化学成分是蛋白质,毒性极不稳定,对热和某些化学物质敏感,容易受到破坏。用 3‰～4‰ 的甲醛溶液处理,其毒性完全消失。外毒素较强的抗原性,能刺激机体产生抗毒素抗体。有的外毒素毒性很强,如纯化的肉毒杆菌外毒素,1 mg 可以杀死 2 000 万只小鼠,对人的最小致死量为 0.1 μg,其毒性比氰化钾强 1 万倍。

外毒素对组织的毒性作用有高度的选择性,各自引起特定的临床症状,如白喉杆菌产生的白喉外毒素,能抑制人体细胞蛋白质的合成,使细胞变性死亡,导致心肌炎、肾上腺出血和神经麻痹;破伤风杆菌产生的破伤风外毒素,作用到脑和脊髓,引起肌肉的痉挛和强直;霍乱杆菌产生的肠毒素作用到小肠黏膜,使肠黏膜细胞分泌功能加强,引起严重的呕吐和腹泻。

内毒素是革兰氏阴性细菌细胞壁的组成成分,细菌在生活时不能释放出来,当细胞死亡而溶解或用人工方法破坏菌体时才释放出来。内毒素主要成分为脂多糖,它是脂肪-多糖-蛋白复合物。内毒素的性质较稳定、耐热,毒性比外毒素低,其作用没有组织器官选择性。不同病原菌所产生的内毒素引起的症状大致相同,都能引起机体体温升高、腹泻和出现出血性休克和其他组织损伤现象(表 13-12)。

表 13-12　细菌外毒素和内毒素的区别

性质	外毒素	内毒素
存在部位	活细菌合成释放至细菌体外。	菌体崩解后释出,细菌细胞壁结构成分。
细菌种类	以革兰氏阳性菌多见。	革兰氏阴性菌多见。
化学组成	蛋白质	脂肪-多糖-蛋白复合物(毒性主要为脂肪A)
稳定性	不稳定,60℃以上能迅速破坏。	耐热,60℃耐受数小时。
毒性作用	强,微量对实验动物有致死作用(以 μg 计量)。各种外毒素有选择作用,引起特殊病变,不引起宿主发热反应。抑制蛋白质合成,有细胞毒性、神经毒性、紊乱水盐代谢等。	稍弱,对实验动物致死剂量比外毒素为大。各种细菌内毒素的毒性作用大致相同。引起发热、弥漫性血管内凝血、粒细胞减少血症等表象。
抗原性	强,可刺激机体产生高效价的抗毒素。经甲醛处理,可脱毒成为类毒素,仍有较强的抗原性,可用于人工自动免疫。	刺激机体对多糖成分产生抗体,不形成抗毒素,不能经甲醛处理成为类毒素。

污染人类食物的细菌毒素最主要的是沙门氏菌毒素、葡萄球菌毒素及肉毒杆菌毒素等。

1. 沙门氏菌毒素

在细菌性食物中毒中最常见的是沙门氏菌属细菌引起的食物中毒。沙门氏菌是革兰氏阴性杆菌,可产生毒性较强的内毒素,是糖类、脂类和蛋白质的复合物。由沙门氏菌引起的食物中毒一般需摄入大量病菌才能致病,病菌常见于肠道中,很少侵入血液,菌体在肠道内破坏后放出肠毒素引起发病。

沙门氏菌引起食物中毒多由动物性食物引起。此类菌虽在肉、乳、蛋等食物中生长,却不分解蛋白质产生吲哚类物质。所以食物被沙门氏菌污染,甚至已繁殖到相当严重的程度,通常也无感官性质的改变。因此,对于存放较久的食物,即使没有腐败变质的表象,也应注意其食用安全性。

2. 葡萄球菌毒素

金黄色葡萄球菌是一种常见于人和动物的皮肤以及表皮的细菌,是革兰氏阳性球菌,只有少数亚型能产生肠毒素,常见的是 A 及 D 型。肠毒素耐热,一般烹煮条件下不被破坏,需在 100℃煮 2 h 才破坏。肠毒素中毒一般在摄入染毒食物后 2～3 h 发生,主要表现为流涎、恶心、呕吐、腹泻及痉挛等症状。在 1～2 d 后恢复正常,死亡者较少见。

3. 肉毒杆菌毒素

肉毒杆菌是革兰氏阳性杆菌,已知有 A、B、C、D、E、F、G 7 个类型,其中 A、B、E 及 F 型可在人引起中毒症状。肉毒杆菌属厌氧型芽孢菌,在不利生长条件下可转变成芽孢处于休眠状态;在合适条件下,芽孢可恢复生长并能产生毒素。芽孢极为耐热,在密封厌氧的环境中(如肉类罐头食品),杀菌不彻底时芽孢可恢复生长引起罐头变质,若食用可引起中毒。肉毒杆菌毒素是肉毒杆菌产生的外毒素,属蛋白质类物质。肉毒杆菌毒素对热不稳定,毒素在 80℃加热 30 min 或 100℃加热 10～20 min,即可完全破坏。

肉毒杆菌毒素经消化道吸收进入血液循环后,选择性地作用于运动神经和副交感神经的神经和肌肉接头处,抑制神经传导介质乙酰胆碱的释放,因而使肌肉收缩运动发生障碍。患者多因横膈肌或其他呼吸肌的麻痹而造成窒息死亡。

13.3.3　真菌毒素

人类对真菌毒素的认识已有几个世纪了。公元前 1 世纪就有记载腐败的谷物可引起某些疾病,或导致怀孕妇女流产或出现畸胎。但在早期的研究中,研究者并未考虑发霉的食物对人类健康的长期影响,直到 20 世纪 60 年代,人们才认识到有些霉菌毒素不仅具有很强的毒性,而且也是人类重要的致癌物质。

目前已知的真菌毒素已有 1 000 种以上,其中有相当部分具有较强的致癌和致畸性。不同的霉菌其产毒能力不同,毒素的毒性也不同。与食品的关系较为密切的霉菌毒素有黄曲霉毒素、赭曲霉毒素、杂色曲霉毒素、岛青霉素、黄天精、橘青霉素、展青霉素、单端孢霉素类、丁烯酸内酯等。霉菌和霉菌毒素污染食品后,引起的危害主要有两个方面:即霉菌引起的食品变质和霉菌产生的毒素引起人的毒性反应。霉菌污染食品可使食品的食用价值降低,甚至完全不能食用,造成巨大的经济损失。据世界粮农组织统计全世界每年平均有 25%的谷物被真菌毒素污染。真菌毒素引起的中毒大多通过被霉菌污染的粮食、油料作物以及发酵食品等引起,而且霉菌污染及其毒素中毒往往表现为与高温高湿关联的明显的地方性和季节性。

自然界真菌产毒菌株往往只限于少数菌种中的个别菌株。同理,产毒菌株与所产生的真菌毒素之间没有严格的专一性,即一种真菌或一个菌株可以产生几种毒素,而几种真菌或几个菌株也可以产生同一种毒素。在自然条件或实验室保藏条件下,产毒菌株的产毒能力具有可变性和易变性;通常情况下,强产毒株经数次传代后,其产毒能力大幅度下降,成为弱产毒株或非产毒株。这种不专一性为真菌毒素的研究和中毒预防带来了一定的困难。

13.3.3.1　黄曲霉毒素

1993 年黄曲霉毒素被世界卫生组织(WHO)的癌症研究机构划定为 I 类致癌物,是一种毒性极强的剧毒物质。黄曲霉毒素对人及动物肝脏组织有破坏作用,严重时,可导致肝癌甚至

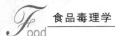

死亡。在天然污染的食品中以黄曲霉毒素 B_1 最为多见,其毒性和致癌性也最强。

1. 性质

黄曲霉毒素是一类含有一个双呋喃环和一个氧杂萘邻酮(香豆素)的化合物(图 13-8),前者为基本毒性结构,后者与致癌有关。主要的黄曲霉毒素有黄曲霉毒素 B_1、黄曲霉毒素 B_2、黄曲霉毒素 G_1 和黄曲霉毒素 G_2。其中以黄曲霉毒素 B_1 的毒性最强。黄曲霉毒素 B_2 和 G_2 的羟基衍生物称作黄曲霉毒素 B_{2a} 和 G_{2a}。AFB_1 通过饲料进入奶牛体内可被生物转化为黄曲霉毒素 M_1,出现在牛奶中。

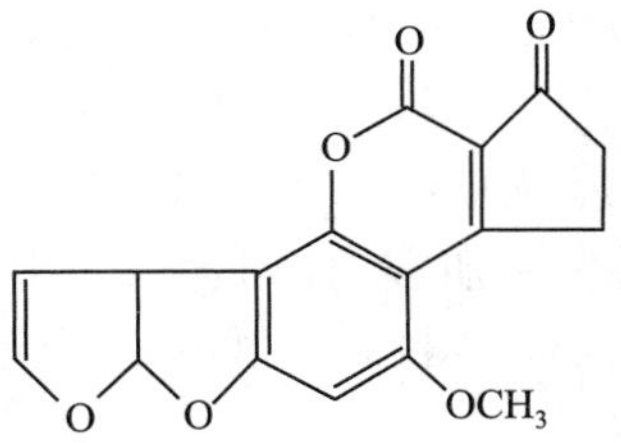

B₁

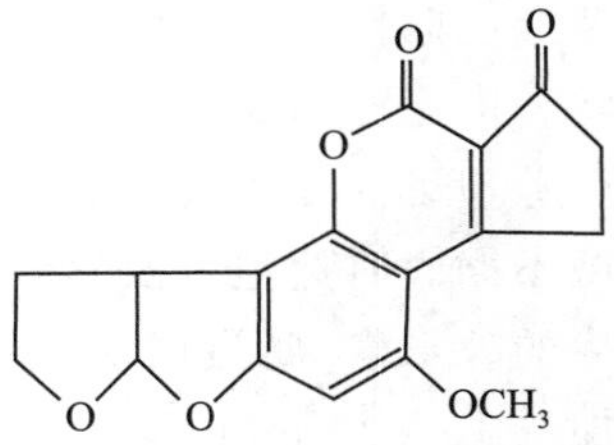

B₂

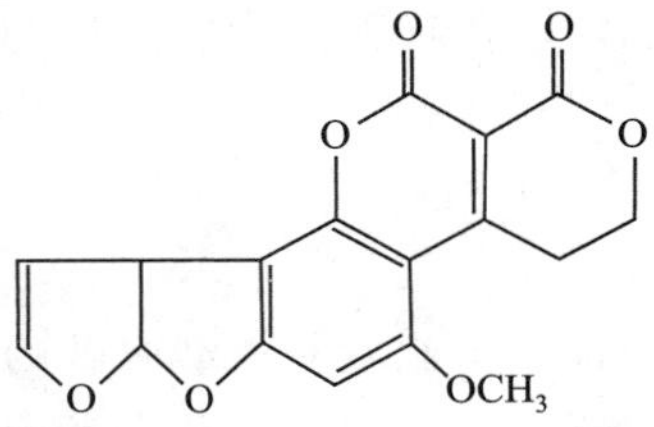

G₁

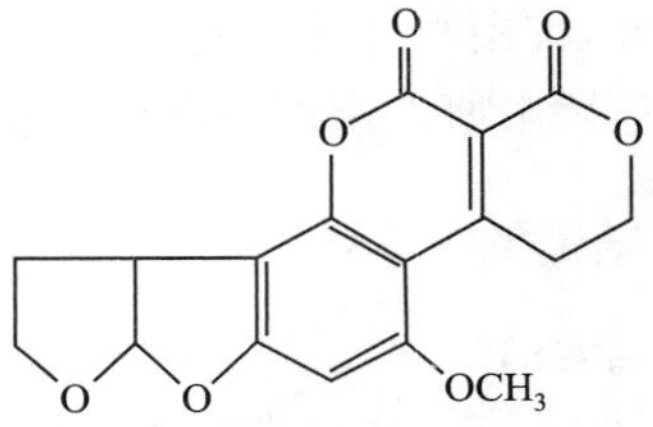

G₂

黄曲霉菌产生的黄曲霉毒素

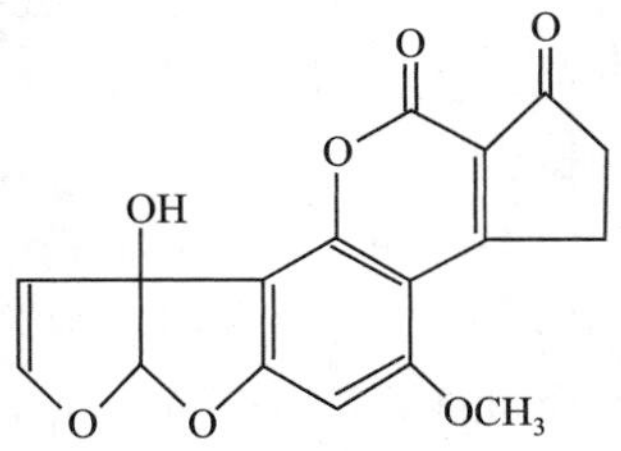

M₁

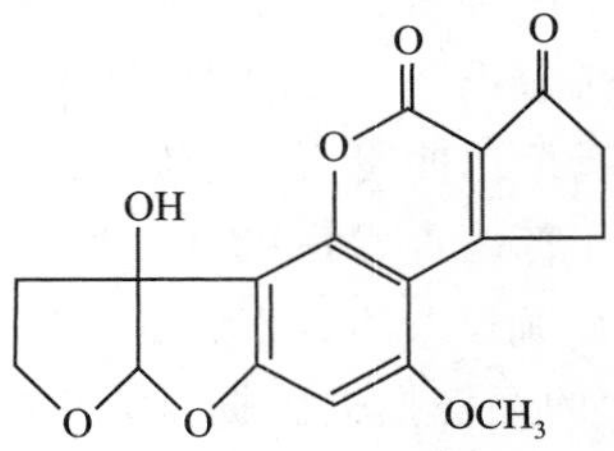

M₂

牛奶中黄曲霉毒素的衍生物

图 13-8 常见黄曲霉毒素的化学结构(Jaynes,2007)

黄曲霉毒素耐高温(280℃下裂解),故在通常的烹调条件下不易被破坏。黄曲霉毒素在碱性条件下或在紫外线辐射时容易降解。

2. 污染食品

黄曲霉菌是空气和土壤中非常普遍存在的微生物,世界范围内的绝大多数食品原料和制成品均有不同程度的污染。黄曲霉菌在有氧、温度高(30～33℃)和潮湿(相对湿度 89%～90%)的条件下容易生长,并可拮抗淘汰其他如青霉菌和镰刀霉菌的生长,从而造成贮存的花生、玉米、大米、小麦、大麦、棉籽和大豆等多种谷物的污染变质。其中，以花生和玉米的污染最为重要。

在世界各地，特别是从亚洲和非洲收集的食物样品的分析显示，在粮食、油料作物的种子和加工品、水果、干果、蔬菜、调味品、烟草和中草药、乳制品和发酵类产品中都发现了 AFB_1 的存在。有人用间接竞争酶联免疫对中草药和中成药污染 AFB_1 进行检测，其中部分样品也检测出阳性结果。黄曲霉毒素可存在于小麦、木薯、玉米、花生、豌豆、小米、大米、芝麻、高粱、大豆和甘薯中。其中玉米的阳性检出率为 $3.2\% \sim 94\%$，黄曲霉毒素含量为 $0.18 \sim 12.5\ mg/kg$。国际上以印度、美国和一些东南亚国家的黄曲霉毒素污染率较高，而我国以南方地区的黄曲霉毒素污染率较高。有研究显示，美国超市一般的花生酱样品中含有黄曲霉毒素，干燥的意大利通心面中也含有黄曲霉毒素。家庭自制发酵食品也能检出黄曲霉毒素，尤其是高温高湿地区的粮油及制品中检出率更高。

3.代谢和毒性

黄曲霉毒素是一种毒性较强的化合物。体内代谢主要是在肝脏，主要代谢途径是羟化、脱甲基和环氧化。黄曲霉毒素代谢后毒性下降，故黄曲霉毒素的代谢途径实际上是肝脏对其进行的解毒过程，在解毒过程中肝脏也受到严重伤害。雏鸭和初生的大鼠对黄曲霉毒素最为敏感，随年龄增长敏感性逐渐降低。

AFB_1 在生物体内的代谢和转化至少可有 7 种代谢产物。黄曲霉毒素 M_1、黄曲霉毒素 P_1、黄曲霉毒素 Q_1 是黄曲霉毒素的典型代谢产物。其中黄曲霉毒素 M_1 是黄曲霉毒素 B_1 在肝微粒体酶催化作用下的羟化物。给奶牛饲喂含黄曲霉毒素 B_1 的饲料时，7 h 后可在奶牛中检出黄曲霉毒素 M_1 及少量的黄曲霉毒素 B_1。尽管黄曲霉毒素 B_1 和 M_1 急性中毒剂量几乎完全相同，但黄曲霉毒素 M_1 对小鼠的致癌活性只及黄曲霉毒素 B_1 的 $1/10$。

黄曲霉毒素羟化物 M_1 是黄曲霉毒素 B_1 在生物体内的还原产物，其急性毒性是黄曲霉毒素 B_1 的 $1/20$。Ames 分析显示黄曲霉毒素羟化物 M_1 的致突变活性是黄曲霉毒素 B_1 的 $1/15$，黄曲霉毒素 M_1 可造成大白鼠肝、肾和结肠等组织出现肿瘤（剂量为 $0.1 \sim 0.2\ \mu g/d$），还可致鳟鱼（rainbow trout）产生肿瘤（$0.4\ \mu g/kg$，9 个月）。由于黄曲霉毒素 M_1 在体内可完全氧化形成黄曲霉毒素 B_1，故其很可能是黄曲霉毒素 B_1 在体内的存储池。但在不同的生物实验中，黄曲霉毒素 M_1 产生的速率与黄曲霉毒素中毒关系不是太明显，其作用尚不清楚。黄曲霉毒素 B_1 的其他两种羟化代谢物是黄曲霉毒素 P_1 和黄曲霉毒素 Q_1，它们的急性毒性均低于黄曲霉毒素 B_1，其中，黄曲霉毒素 Q_1 对鳟鱼无致癌作用。

黄曲霉毒素的急性中毒症状主要表现为呕吐、厌食、发热、黄疸和腹水等肝炎症状。小鼠的急性中毒反应也包括伴有水肿的肝损伤、胆管增生和实质性细胞坏死；恒河猴的急性中毒反应为肝脏脂肪浸润和胆管增生，并伴有静脉纤维化。因此，黄曲霉毒素的急性毒性主要表现为对肝的毒性。人对黄曲霉毒素 B_1 也较敏感，日摄入剂量 $2 \sim 6\ mg$ 即可发生急性中毒甚至死亡。

黄曲霉毒素的作用方式是影响细胞膜，抑制 RNA 合成并干扰某些酶的功能，其中中毒症状没有特异性表现，按症状的严重性不同，临床上可表现为发育迟缓、腹泻、肝肿大、肝出血、肝硬化、肝坏死、脂肪渗透和胆道增生等。其毒性因剂量、中毒持续时间、动物种类、品种、饲粮或营养状况等因素不同而不同。

黄曲霉毒素还是较强的凝血因子抑制剂，如有黄曲霉毒素存在时，动物在受伤打针后表现

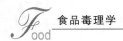

为针孔或伤处出血不止。家禽采食发霉饲料引起的出血性贫血可能与霉菌产生的黄曲霉毒素有一定关系。

黄曲霉毒素对人的致癌性虽然缺乏直接的证据，但大量的流行病学调查均证实，黄曲霉毒素的高水平摄入和人类肝癌高发病率密切相关。在有关主要地区，东南亚、中国南方进行的对比性研究中发现，原发性肝癌和食物中黄曲霉毒素含量的多少有关。例如，我国广西扶绥县为肝癌高发区，县境内低、中和高发地区主粮样品中黄曲霉毒素 B_1 的阳性率为 48.8%，超标率为 27.1%。此外，广西扶绥县和我国的另一个肝癌高发区——江苏启东市地处潮湿的三角洲地带，粮食易于霉变。流行病学调查发现这一地区玉米和花生所含的黄曲霉毒素 B_1 含量大多超过了诱发动物肿瘤所需要的剂量。就全球范围而言，估计每年因肝癌而死亡的人数有 50 多万，死亡率位于全球各种疾病中的第 4 位。

4. 允许限量

由于黄曲霉毒素的危害及分布的广泛性，世界各国非常重视食品和饲料中黄曲霉毒素的含量标准问题。WHO/FAO 推荐食品、饲料中黄曲霉毒素最大允许量标准为（B_1＋B_2＋G_1＋G_2）小于 15 $\mu g/kg$，牛奶中 M_1 的最大允许量为 0.5 $\mu g/kg$。1996 年，美国 FDA 颁布的黄曲霉毒素最大允许标准为：食品中黄曲霉毒素总量（B_1＋B_2＋G_1＋G_2）小于 20 $\mu g/kg$；牛奶中黄曲霉毒素 M_1 小于 0.5 $\mu g/kg$，其他动物饲料中的含量不能超过 300 $\mu g/kg$。2000 年，欧盟制定的黄曲霉毒素的最大允许量为：直接食用或直接用作食品组分的花生仁中黄曲霉毒素 B_1 小于 2 $\mu g/kg$，总量（B_1＋B_2＋G_1＋G_2）小于 4 $\mu g/kg$，非直接食用的花生仁中黄曲霉毒素 B_1 小于 8 $\mu g/kg$，总量小于 10 $\mu g/kg$；奶制品中黄曲霉毒素 M_1 的最大允许量为 0.05 $\mu g/kg$。这是国际上最严格的黄曲霉毒素限量标准。《食品安全国家标准 食品中真菌毒素限量》（GB 2761—2017）中规定了食品中黄曲霉毒素 B_1、M_1 的限量，如表 13-13 所示。

表 13-13　我国黄曲霉毒素 B_1，M_1 限量指标

食物的种类	黄曲霉毒素 B_1 限量（MLs）/（$\mu g/kg$）	食物的种类	黄曲霉毒素 M_1 限量（MLs）/（$\mu g/L$）
谷物及其制品		乳及乳制品	0.5
玉米、玉米面（渣、片）及玉米制品	20	婴儿配方食品（乳粉按生乳计算）	0.5
稻谷、糙米、大米	10		
小麦、大麦、其他谷物	5		
小麦粉、麦片、其他去壳谷物	5		
坚果及籽类			
花生及其制品	20		
其他熟制坚果及籽类	50		

13.3.3.2　赭曲霉毒素和杂色曲霉毒素

1. 赭曲霉毒素

赭曲霉毒素是由赭（棕）曲霉、鲜绿青霉、圆弧青霉、产黄青霉等产生。至少包括 7 种结构相似的次级代谢产物。赭曲霉毒素根据结构可以分为 A、B 和 C 3 种。3 者的差异为：赭曲霉毒素 B 是赭曲霉毒素 A 中的氯元素被氢原子代替,赭曲霉毒素 C 是赭曲霉毒素 A 的乙酯化合物。赭曲霉毒素按毒性强弱排,依次为 A、C、B、α、β。赭曲霉毒素是异香豆素环和苯丙氨酸相连接的一种化合物。在异香豆素环上有一个羟基和一个氯原子。赭曲霉毒素 A 异香豆素环的水解产物 α 的毒性明显降低,构象关系表明异香豆素环上酚羟基对赭曲霉毒素的毒性至关重要。赭曲霉毒素 β 也是赭曲霉毒素 A 的去氯衍生物。赭曲霉毒素 A 纯品为无色结晶,分子式是 $C_{20}H_{18}O_6NCl$,化学结构见图 13-9,相对分子质量为 403,易溶于氯仿、甲醇、乙烷、苯及冰醋酸等有机溶剂,微溶于水。

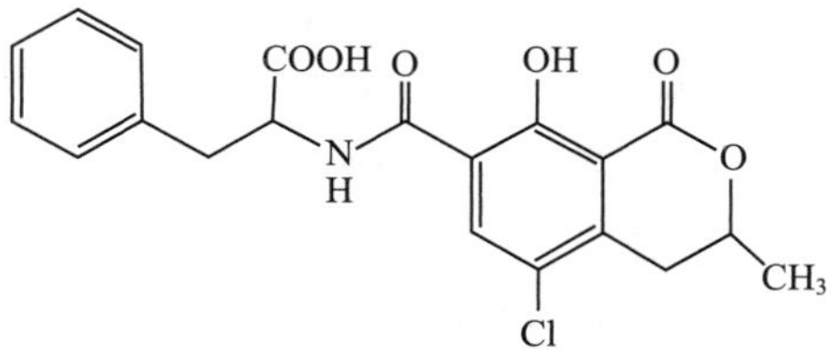

图 13-9   赭曲霉毒素 A 的分子结构

在新鲜和干燥的粮食和饲料中赭曲霉毒素天然存在很少。但在热湿霉变的粮食中赭曲霉毒素含量会很高,主要是赭曲霉毒素 A。当粮食中的产毒菌株处于 28℃ 的温度下,产生的赭曲霉毒素 A 含量会最高。在温度低于 15℃ 或高于 37℃ 时产生的毒素极低。赭曲霉毒素 A 首先在玉米中发现,以后又相继从谷物和大豆中检出。粮谷类、水果、葡萄酒、啤酒、咖啡、可可和巧克力、中草药、调味料等多种植物产品和食品均可被赭曲霉毒素 A 污染。动物饲料中赭曲霉毒素 A 的污染也非常严重,动物进食被赭曲霉毒素 A 污染的饲料后导致体内赭曲霉毒素 A 的蓄积,而且不易被代谢解毒。赭曲霉毒素 B 除了可以由赭曲霉毒素 A 衍生外,还可以由红色青霉菌产生。鲜绿青霉在 0～10℃ 即可产生赭曲霉毒素 A。

赭曲霉毒素 A 与黄曲霉毒素一样也是已知的毒性最强的物质之一,赭曲霉毒素 A 主要危及人和动物肾脏,还对免疫系统有毒性,并有致突变、致畸、致癌作用。赭曲霉毒素 A 急性中毒的主要症状是几乎所有主要脏器多位点出血;主要脏器(包括脾、心、肝、肾)纤维蛋白血栓;肝脏和淋巴组织坏疽;萎缩性肠炎。慢性接触可诱发鼠的肝、肾肿瘤。小鼠口服的 LD_{50} 为 20～22 mg/kg,5/9 发生肝细胞瘤,全部发生肾囊腺瘤,2/9 发生肾细胞瘤。赭曲霉毒素具有耐热性,食物煮沸后仅能破坏 20% 的毒素。赭曲霉毒素 A 污染饲料后可引起丹麦猪和家禽的肾炎。呈地方病性,死亡率较高。赭曲霉毒素 A 还被认为与人的慢性肾病即巴尔干地方性肾病有关。用酶联免疫方法测定可发现赭曲霉毒素主要蓄积在肾小球。在肾小球受损时,蛋白质渗漏,从尿中排出,导致血中尿素含量很高,间接证明人的肾病和摄入的赭曲霉毒素有关。

赭曲霉的菌落一般为棕黄色,有时产生紫色菌核,分生孢子梗上生出粉红色的两列小梗,壁为黄色。分生孢子光滑,多为球形至椭圆形。

赭曲霉毒素 A 的检测方法有薄层层析法、高效液相色谱法、酶联免疫吸附法、免疫亲和柱-荧光法、免疫亲和柱-高效液相色谱法等。

2. 杂色曲霉毒素

杂色曲霉广泛分布在自然界,空气、土壤、腐败的植物体和贮存的粮食如大米、玉米、小麦、花生、红薯干和面粉等中都可分离出杂色曲霉。可通过污染的粮食使人发生中毒,产生对人及动物的急性、慢性毒性和致癌性。损害肝脏、肾脏,导致肝、肾坏死。杂色曲霉毒素能转变成黄

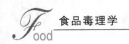

曲霉毒素 B_1。我国某地区的粮食检测发现,杂色曲霉占霉菌总检出的 52.4%。

杂色曲霉毒素是 1954 年从杂色曲霉的菌丝体中首先分离出来的,也是第 1 个被人类发现的含有双氢呋喃和苯并呋喃两个呋喃环的天然产物,但并未引起人们足够的重视。直到发现黄曲霉毒素的强烈毒性和致癌性后,由于其结构与黄曲霉毒素 B_1 很相似,才引起足够的重视。用 ^{14}C 标记方法已证实杂色曲霉毒素在体内能转变为黄曲霉毒素 B_1,而且有人认为杂色曲霉可能是非洲某些地区肝癌的病因。杂色曲霉毒素不仅能引起实验动物注射部位的肿瘤,还能诱发胆管癌、肝癌等。能产生杂色曲霉毒素的菌种有杂色曲霉、构巢曲霉、焦曲霉和鲜绿青霉等。已知有 21 种曲霉能够产生杂色曲霉毒素。据报道,在杂色曲霉和构巢曲霉中产毒株占 80% 以上,而且产毒量很高。产毒株的产毒适宜温度为 25~28℃,产毒所要求的相对湿度为 75%~80%。不仅从食物中易分离到杂色曲霉,而且从药物、饮料、土壤,甚至病人的耳垢、脑组织、胃酸、肾组织中也可分离到产毒菌。

杂色曲霉毒素是含有二呋喃环和氧杂蒽酮的一类化合物,目前已确定结构的有 10 余种。其化学结构除异杂色曲霉毒素外,都有两个呋喃环,与黄曲霉毒素结构相似。

杂色曲霉毒素纯品为淡黄色针状结晶。分子式为 $C_{18}H_{12}O_6$,相对分子质量为 324,熔点 246℃,耐高温,在 246℃ 才裂解。易溶于氯仿、吡啶和二甲基亚砜等有机溶剂中,难溶于极性溶剂。在紫外线下呈橙红色荧光。

在酸性条件下,甲醇和乙醇均可与杂色曲霉毒素乙烯醚基反应而分别生成双氢甲氧基杂色曲霉毒素和双氢异氧基杂色曲霉毒素。Ames 实验、DNA 损伤修复实验、微核实验、姐妹染色体交换实验等一系列的生物学短期实验都证实了杂色曲霉毒素具有强致突变性和遗传毒性。长期的动物实验表明,无论是一次给毒还是长期染毒,杂色曲霉毒素对多种动物均显示了强致癌性,且所诱发的肿瘤种类很多。

杂色曲霉毒素为肝脏毒素,引起的致死病变主要为实质性器官如肝、肾坏死。可引起实验动物的肝癌、肾癌、皮肤癌、肺瘤,以及其他肿瘤,其致癌性仅次于黄曲霉毒素。除杂色曲霉毒素外,去甲基杂色曲霉毒素也具有致癌性。

杂色曲霉毒素对大鼠的经口 LD_{50} 为 166 mg/kg 体重(雄性)和 120 mg/kg 体重(雌性),对小鼠的经口 LD_{50} > 800 mg/kg 体重。猴经腹腔注射的 LD_{50} 为 32 mg/kg 体重。由于杂色曲霉和构巢曲霉广泛分布于自然界中,在空气,土壤,腐败的植物、多种粮食和饲料中都可分离到,因此被这两种真菌污染的粮食和食品就可能被毒素污染。迄今,在大米、玉米、麦类、花生、芝麻、奶酪、咖啡豆、发霉的饲料中都曾检出过杂色曲霉毒素。有的含量高达 16 mg/kg。为此,在食品卫生意义上,应把杂色曲霉毒素对粮食和食品的污染看作与黄曲霉毒素污染具有同等的重要性,尤其是与人类癌症的可能关系。

13.3.3.3 镰刀菌毒素

镰刀菌毒素是镰刀菌属(包括其有性赤霉属)和其他一些菌属所产生的有毒代谢产物,主要有单端孢霉烯族化合物。还有玉米赤霉烯酮、串珠镰刀菌毒素、伏马菌素和丁烯酸内酯等毒素。

1.单端孢霉烯族化合物

单端孢霉烯族化合物包括 40 余种真菌毒素,产毒菌主要为镰刀菌属各产毒菌。此类毒素在化学组成上均只含有 C、H、O 3 种元素,且均具有倍半萜烯结构,在 9、10 位 C 之间有不饱和键。在 12、13 位上形成环氧基,即 12,13-环氧单端孢霉素。单端孢霉素类的共同化学结构见图 13-10、表 13-14。由于 $R_1 \sim R_5$ 取代基的不同,区分为若干种不同的毒素,主要分为 A 型和 B 型两种。

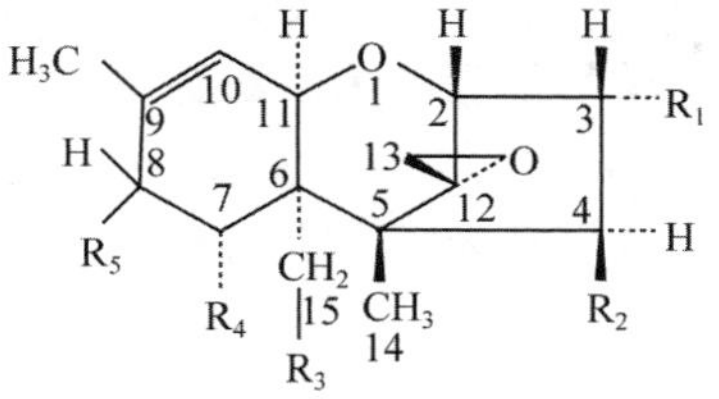

图 13-10   单端孢霉烯族化合物结构

表 13-14   单端孢霉毒素及其烯族化合物种类

型别	毒素名称	R_1	R_2	R_3	R_4	R_5
A 型	T-2 毒素	OH	OAC	OAC	H	$(CH_3)_2CHCH_2OCO$
	HT-2 毒素	OH	OH	OAC	H	$(CH_3)_2CHCH_2OCO$
	二乙酰氧基镰刀菌烯醇	OH	OAC	OAC	H	H
	新茄病镰刀菌烯醇	OH	OAC	OAC	H	OH
B 型	雪腐镰刀菌烯醇	OH	OH	OH	OH	=O
	镰刀菌烯醇-X	OH	OAC	OH	OH	=O
	二乙酰氧基雪腐镰刀菌烯醇	OH	OAC	OAC	OH	=O

(1)A 型毒素   主要有 T-2 毒素、HT-2 毒素、二乙酰氧基镰刀菌烯醇和新茄病镰刀菌烯醇等。T-2 毒素主要由三线镰刀菌、拟枝孢镰刀菌和梨孢镰刀菌等产生。T-2 毒素纯品为白色针状结晶体,熔点 151～152℃,分子式 $C_{24}H_{34}O_9$,相对分子质量为 466。

T-2 毒素对大鼠的 LD_{50} 为 3.8 mg/kg,经口、腹腔注射和静脉注射的方式给予实验动物 T-2 毒素,可引起呕吐反应。T-2 毒素在猫急性中毒的症状包括呕吐、腹泻、厌食、后肢共济失调等。慢性中毒主要表现为白细胞减少。T-2 毒素可引起血液白细胞减少,现已肯定为食物中毒性白细胞缺乏症的病原物质。其毒性作用机制可能是抑制蛋白质在多聚核糖体上合成。尸检可见骨髓、小肠、脾和淋巴结等部位的广泛的细胞性损伤,脑脊膜出血,肺出血,以及肾小管空泡性变性。T-2 毒素还可引起皮肤坏死和口腔损伤。

二乙酰氧基镰刀菌烯醇,又叫 DAS 毒素(diacetoxyscirpenol)主要由蔗草镰刀菌、木贼镰刀菌、三线镰刀菌和接骨木镰刀菌等产生。分子式 $C_{19}H_{26}O_7$,相对分子质量为 366,熔点 162～164℃。对小鼠的 LD_{50} 为 23.0 mg/kg(腹腔注射)。DAS 的毒性与 T-2 毒素有相似之处,如损害动物骨髓等出血器官、白细胞持续减少、心肌退变出血。此外,DAS 还可使脑及中枢神经系统细胞变性,损害淋巴结、睾丸和胸腺。发生胃肠炎、眼和体腔水肿。

(2)B 型毒素   B 型毒素主要有雪腐镰刀菌烯醇、镰刀菌烯醇-X、二乙酰氧基雪腐镰刀菌烯醇、四乙酰氧基雪腐镰刀菌烯醇、单端孢霉素和单端孢霉酮等。产生 B 型毒素的产毒菌种主要是雪腐镰刀菌,常寄生于粮谷。此外,还有表球镰刀菌和玉米赤霉也产生此类毒素。

B 型毒素主要引起人的恶心、呕吐、疲倦、头痛;还可引起大鼠和小鼠体重下降,肌肉张力

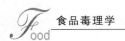

下降及腹泻。B型毒素还有与DAS相似的作用,如骨髓和中枢神经系统损害、脑毛细血管扩张,以及脑膜、肠道和肺出血等。单端孢霉素可使动物后肢麻痹和出现虚脱等。

单端孢霉素类作用共同特点是具有较强的细胞毒性,使分裂旺盛的骨髓细胞、胸腺细胞及肠上皮细胞核崩解。急性毒性较强,可引起人与动物的局部皮肤刺激、炎症,甚至坏死。慢性毒性主要表现为血细胞减少,抑制动物细胞的蛋白质合成。

单端孢霉毒素类在食品卫生学上的意义比较重要,涉及的产毒菌种很多,产毒条件比较复杂,污染范围广。目前对此类毒素的研究尚不够全面和深入。

2. 玉米赤霉烯酮

又称F-2毒素,它首先从有赤霉病的玉米中分离得到。玉米赤霉烯酮其产毒菌主要是镰刀菌属的菌株,如禾谷镰刀菌、三线镰刀菌、黄色镰刀菌、粉红镰刀菌、串珠镰刀菌和茄病镰刀菌等。

F-2毒素纯品为白色结晶,分子式 $C_{18}H_{22}O_5$,相对分子质量为318,熔点 164~165℃。易溶于碱水、乙醚、苯、氯仿、二氯甲烷、乙酸乙酯、乙氰和乙醇中,不溶于水、二硫化碳和四氯化碳,微溶于石油醚。

F-2毒素侵犯动物的生殖系统,引起内分泌功能障碍,从而导致牲畜的雌性激素综合征。母畜子宫和外阴肥大,严重的子宫脱垂,直肠脱出,引起流产、早产、畸形等。公畜则出现睾丸萎缩和乳腺膨大等雌性反应。有人认为F-2毒素具有致癌性,但目前尚不能确定。与雌酮相比,F-2毒素的活力较弱,约为雌酮的1/1 000(皮下注射)和1/100(经口)。妊娠期的动物(包括人)食用含玉米赤霉烯酮的食物可引起流产、死胎和畸胎。食用含赤霉病麦面粉的各种面食可引起中枢神经系统的中毒症状,如恶心、发冷、头痛、神志抑郁和共济失调等。

玉米赤霉烯酮主要污染玉米、小麦、大米、大麦、小米和燕麦等谷物,其中玉米的阳性检出率为45%,最高含毒量可达到 2 909 mg/kg;小麦的检出率为20%,含毒量为 0.364~11.05 mg/kg。玉米赤霉烯酮的耐热性较强,110℃下处理1 h才被完全破坏。

3. 串珠镰刀菌毒素

串珠镰刀菌毒素于1973年首先由Cole等从串珠镰刀菌的培养物中分离出来,对小鸡、雏鸭、大鼠等动物具有很强的毒性。

串珠镰刀菌毒素主要由串珠镰刀菌产生,还可由燕麦镰刀菌、尖胞镰刀菌、半裸镰刀菌、镰状镰刀菌、同色镰刀菌和锐顶镰刀菌等产生。到目前为止,已发现有20种镰刀菌能产生镰刀菌毒素。在这些菌株中,产毒量最高的为1株从南非分离到的镰刀菌毒素胶孢变种,产毒量高达 33.7 g/kg。

串珠镰刀菌毒素纯品为淡黄色针状结晶,分子式 $C_4HO_3R(R=H/Na/K)$,其自由酸 $(R=H)$ 的化学名称为3-羟基环丁烯-1,2-二酮。串珠镰刀菌毒素通常以钠盐或钾盐的形式存在于自然界中,是水溶性化合物。

串珠镰刀菌毒素对实验动物有强烈的毒性,对7日龄北京鸭的 LD_{50} 为 3.65 g/kg,对雌性和雄性大鼠的 LD_{50} 分别为 41.57 g/kg 和 50.0 g/kg(经口)。主要症状是危害心肌。除对实验动物有较强的毒性外,对植物还有代谢影响和毒性作用。

给小鸡剂量为 250 μg 和 500 μg 的串珠镰刀菌毒素,存活2 h以上的小鸡可见腹水,肠细胞膜肿胀,皮肤和大、小肠轻度出血等。急性中毒的大鼠可导致进行性的肌肉萎缩、呼吸困难、发绀、昏迷和死亡。尸检可见急性充血性心力衰竭和坏死,在肝、肾、胰腺、肾上腺、小肠等处有严重的肿胀及散在的单细胞坏死等。串珠镰刀菌毒素可导致离体的雏鸭心肌细胞在供血时血钾升高,引起高血钾症,心房扩张,呈心肌劳损状态,继而心室扩张,心室颤动,导致心脏停搏。硒只在一定范围内对串珠镰刀菌毒素中毒起一定的防护作用,没有治疗作用。体外大鼠肝线粒体耗氧实验表明,低浓度的串珠镰刀菌毒素可选择性抑制线粒体丙酮酸及 α-酮戊二酸的氧化。串珠镰刀菌毒素可抑制线粒体丙酮酸进入三羧酸循环,由于在线粒体内丙酮酸氧化过程中的氧摄取可被完全抑制,提示串珠镰刀菌毒素的作用是阻断丙酮酸转化为乙酰 CoA。

4. 镰刀菌毒素

镰刀菌毒素 C 分子式为 $C_{24}H_{29}NO_7$,是一种具有高度致突变性的物质,其致突变性质与黄曲霉毒素 B_1 和杂色曲霉毒素相似。与其结构相似的还有镰刀菌素 A 和 D,分子式分别为 $C_{23}H_{29}NO_{66}$ 和 $C_{23}H_{29}NO_7$。而镰刀菌素 A 和 D 不具有致突变性。

在苯巴比妥诱导的大鼠肝微粒体活化后,镰刀菌素 C 具有遗传毒性。同时在微粒体作用下,镰刀菌素 C 在体外可代谢产生两种新的代谢产物:镰刀菌素 Z 和 X,两者均由镰刀菌素 C 在 C-1 位经羟化后形成。Z 和 X 的致突变能力分别是镰刀菌素 C 的 500 倍和 60 倍。镰刀菌素 Z 的结构是一个 γ-内酯,包括 2,3 位双键,C-21 位甲基酯化,以及新形成的 C-1 位羟基团的分子内酯基转化作用。镰刀菌素 X 通常存在于已烹制的玉米食品中。同镰刀菌素 C 一样,在 100℃ 条件下不稳定,尤其在高 pH 条件下迅速降解。

用镰刀菌素 C 处理裸鼠食管上皮细胞后有细胞恶性转化的特征出现,可以在无表皮生长因子的选择性培养基和半固体琼脂上生长形成细胞集落,染色体数量增加,致癌基因 c-myc 和 v-erb-B 表达增强。接种这些恶性转化细胞后可引起裸鼠鳞状细胞肿瘤、DBA 大鼠和 Wistar 大鼠的食管肿瘤和前胃肿瘤。

13.3.3.4　青霉菌毒素

与癌症有关的真菌毒素除黄曲霉毒素等曲霉毒素以外,还有一些青霉产生的毒素,可在粮食及其他食品中检出。对青霉及其毒素的研究主要始于日本"黄变米"的研究。1940 年以来,日本从本国和进口的大米中发现部分米粒呈黄色,叫黄变米。形成的主要原因是大米水分含量超过 14%～15%,某些真菌在稻谷上生长繁殖,其黄色代谢产物渗入大米胚乳中,使其变质呈黄色。形成黄变米的真菌约有 15 种,其中主要有黄绿青霉、橘青霉和岛青霉。

1. 展青霉素

展青霉素也称棒曲霉素,能产生展青霉素的有 10 多种真菌,主要由扩展青霉产生,草酸青霉、棒曲霉、丝衣霉等也可产生。污染食品和饲料的主要有展青霉、荨麻青霉、扩展青霉、木瓜青霉、圆弧青霉、棒曲霉、土曲霉,以及主要浸染水果的雪白丝衣霉。调查表明,展青霉素不仅大量污染粮食、饲料,而且对水果及其制品的污染更为严重。

展青霉毒素纯品为无色结晶,熔点约 110℃,在 70～100℃ 可真空升华,分子式为 $C_7H_6O_4$。相对分子质量为 154。化学结构见右图。可溶于水和乙醇。在碱性条件下不稳定,易丧失其生物活性。在酸性条件下稳定,耐热。巴氏消毒时 80℃ 不能破坏,85℃ 只能破坏少量毒素。

展青霉素主要在水果及其制品中检出,已在苹果及其制品、山楂及其制品、葡萄汁、梨、桃、香蕉、葡萄、杏、菠萝等中检出展青霉素。在美国、新西兰、波兰等

展青霉素

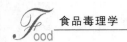

国家的水果（以苹果为主）及其制品中均曾检出展青霉素。阳性率在 50% 左右。我国在 1989—1990 年间，对山东、大连等 9 个省、市的污染调查表明，在 401 份样品中，39 份水果制品的半成品（原汁、原酱）中阳性率为 76.9%，含量为 18～953 $\mu g/L$，平均含量 214 $\mu g/L$；362 份水果制品的成品中，阳性率为 19.6%，展青霉素含量为 4～262 $\mu g/L$，平均含量 28 $\mu g/L$。以上调查表明，展青霉素对水果及其制品的污染是比较严重和普遍的。

展青霉素的 LD_{50}（mg/kg），小鼠为 17～48（经口），5.7～25（静脉注射），8～15（皮下注射）；大鼠为 15～25（皮下注射），25～50（静脉注射）；仓鼠为 10（静脉注射），23（皮下注射）和 31.5（经口）；犬为 10.4（皮下注射）；4 日龄鸡胚为每个鸡胚 2.35 $\mu g/L$。

展青霉素能抑制植物和动物细胞的有丝分裂，有时伴有双核细胞的形成和染色体异常。展青霉素对 HeLa 细胞、大鼠肺细胞初级培养物均具有细胞毒性作用。展青霉素对大鼠和小鼠没有致畸作用，但对鸡胚有明显致畸作用。相对于其他真菌毒素，展青霉素的遗传毒性较低。

展青霉素能改变细胞膜的通道性，利于钾离子外流。即使用展青霉素进行短暂的处理，其对 LLC-PKl 细胞系的毒性作用也是不可逆的。在某种程度上，展青霉素引起的毒性损伤包括对大分子物质合成的抑制，可能是对细胞膜本身的抑制作用引起的。展青霉素还可抑制小鼠 FM 3A 细胞内蛋白质的异戊二烯化。当 LLC-PKl 细胞系暴露于 50 $\mu mol/L$ 的展青霉素时，脂质过氧化、钙离子大量外流、严重的胞状病变和乳酸脱氢酶（LDH）的释放，均与脂膜结构完整性丧失密切相关。此外，展青霉素还可引起非蛋白质巯基耗竭，最终导致细胞活性丧失。

展青霉素对免疫系统也有不同程度的影响，能明显地抑制腹腔巨噬细胞的化学荧光反应，降低淋巴细胞，特别是 B 细胞的数量。展青霉素的免疫抑制作用是可逆的，而且对免疫球蛋白水平的影响具有时间依赖性。展青霉素有潜在的致癌性。将其溶解在花生油中，给 2 月龄的雌性大鼠皮下注射，每次 0.2 mg，每天 2 次，从 58 周起会在皮下注射部位发生局部肉瘤。经口染毒的实验动物未发现致癌作用。现在认为，展青霉素没有致癌性。

展青霉素可能是不可逆地与细胞膜上的巯基基团（—SH）结合，抑制含有—SH 基的酶活性，并抑制网状细胞依赖钠离子的甘氨酸转运系统。体外实验证明，展青霉素抑制酶活性具有一定的剂量反应关系。

许多国家制定了水果制品中展青霉素的最高允许量标准，一般为 50 $\mu g/kg$。我国水果及其制品中展青霉素的污染也相当严重，《食品安全国家标准 食品中真菌毒素限量》（GB 2761—2017）规定苹果、山楂食品中展青霉素含量不能超过 50 $\mu g/kg$。由于扩展青霉是苹果储藏期的主要腐败菌，当原料中含有腐烂苹果时，产品中就可能含有展青霉素。真菌产毒的最适温度一般在最适生长温度以下，因此水果的低温储藏环境有利于霉菌毒素的产生。利用气调可部分抑制腐败真菌的生长并抑制青霉、曲霉的产毒，但不能抑制丝衣霉产毒。

2.岛青霉素和黄天精

稻谷在收获后如未及时脱粒干燥就堆放很容易发霉。发霉谷物脱粒后即形成"黄变米"或"沤黄米"，这主要是由于岛青霉污染所致。黄变米在我国南方、日本和其他热带和亚热带地区比较普遍。从黄变米已分离出多种毒素，包括橘青霉素、黄绿青霉素、红色青霉素、黄天精、岛青霉素、皱褶青霉素、红天精、虹天精、瑰天精、天精、链精、吡啶荧光多烯等。岛青霉至少可产生黄天精、环氯素、岛青霉素等毒素。它们都是肝脏毒素。

（1）黄天精　能产生黄天精的有岛青霉和无孢菌类。黄天精纯品为黄色 6 面体的针状结晶,熔点287℃(裂解)。分子式 $C_{30}H_{22}O_{12}$,相对分子质量为574,结构见图13-11。黄天精是一种脂溶性毒素,易溶于丙酮、甲烷、正丁醇和乙醚等有机溶剂,不溶于水。溶于碳酸钠水溶液的黄天精用硫代硫酸钠处理,可形成岛青霉素。用次氯酸钠处理时亦可形成岛青霉素、天精和瑰天精等,用60%硫酸处理则可形成岛青霉素和虹天精等。

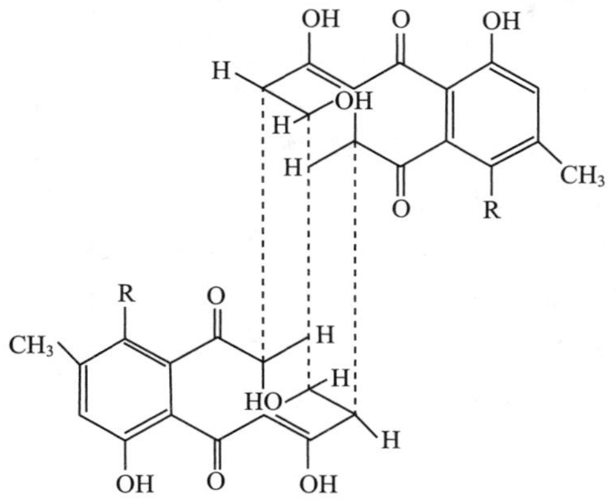

图 13-11　黄天精的分子结构

黄天精具有强烈的肝脏毒性,急性中毒(小鼠、大鼠、兔、猴)主要表现为肝脏损害,以肝细胞中心性坏死和脂肪降解为特征。给毒24 h后可见肝脏黄色软变。黄天精对小鼠 LD_{50} 为6.65 mg/kg(静脉注射);40.8 mg/kg(腹腔注射)和221 mg/kg(经口)。慢性毒性主要引起肝硬化和肝脏肿瘤。每天经口给dd系小鼠黄天精50 mg/kg,连续6周后,可导致肝脏肿瘤和其他肿瘤。体外实验发现,在镁离子存在时黄天精可与DNA结合,并不可逆地使DNA和RNA聚合酶丧失活性。

(2)岛青霉素　环氯素和岛青霉素的元素组成一样,均为 $C_{24}H_{31}O_7N_5Cl_2$。相对分子质量为571,但在结构上有所差异。两者在没有明确得到区分以前,统称为含氯肽。从甲醇中结晶。熔点250~251℃(降解)。两者均由岛青霉产生。在紫外线下呈蓝色荧光。

岛青霉素和黄天精均有较强的致癌活性,其中黄天精的结构和黄曲霉素相似,毒性和致癌活性也与黄曲霉素相当。小鼠日服7 mg/kg体重的黄天精数周可导致其肝坏死,长期低剂量摄入可导致肝癌。环氯素为含氯环结构的肽类,对小鼠经口 LD_{50} 为6.55 mg/kg体重,有很强的急性毒性。环氯素摄入后短时间内可引起小鼠肝的坏死性病变,小剂量长时间摄入可引起癌变。

13.3.3.5　麦角中毒

早在17世纪中叶,人们就认识到食用含麦角菌(ergot)污染的谷物可引起中毒,即麦角中毒。麦角菌侵入谷壳内形成黑色和轻微弯曲的菌核,菌核是麦角菌的休眠体(也称麦角)。在收获季节如碰到潮湿和温暖的天气,谷物很容易受到麦角菌的侵染。麦角中毒多见于食入麦角菌污染的牧草的家畜。

人类的麦角中毒可分为两类,即坏疽性麦角中毒和痉挛性麦角中毒。坏疽性麦角中毒的症状包括剧烈疼痛、肢端感染和肢体出现灼焦和发黑等坏疽症状,严重时可出现断肢。痉挛性麦角中毒的症状是神经失调,出现麻木、失明、瘫痪和痉挛等症状。坏疽性麦角中毒的原因是

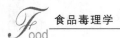

麦角毒素具有强烈收缩动脉血管的作用,从而导致肢体坏死。麦角毒素可无须通过神经递质,直接作用于平滑肌而收缩动脉。麦角毒素的这一作用很早就被人认识和利用,麦角毒素的成分目前经常用于处理怀孕和生产期出现的各种突发性事件。例如,低剂量的麦角毒素常用于终止产后出血;麦角毒素还可促进子宫收缩,故具有催产的作用。

麦角毒素的活性成分主要是以麦角酸为基本结构的一系列生物碱衍生物,如麦角胺、麦角新碱和麦角毒碱。Stowell 在 1918 年第 1 次分离出了麦角胺。麦角胺与麦角中毒引起特征性坏疽症状有关,大剂量的麦角胺引起严重的血管收缩并可导致肢体的干性坏疽。

麦角生物碱具有广泛的医疗作用。麦角胺酒石酸盐常用于处理几乎所有的偏头痛和血管性头痛。麦角新碱是子宫收缩有效的诱导剂,也可引起特征性血管收缩。麦角新碱及其衍生物——甲基麦角新碱常用于妇产科中分娩的第 3 产程中,主要为了减低分娩后的出血。麦角毒碱和麦角胺一样,具有收缩平滑肌和阻断去甲肾上腺素和肾上腺素的作用,其氢化衍生物常用于处理末梢血管和脑血管障碍及原发性高血压。此外,麦角酸酰胺衍生物 LDS(lysergic acid diethylamide),是人体的高效致幻剂。

(景浩)

13.4　食品加工过程中形成的污染物

13.4.1　N-亚硝基化合物

N-亚硝基化合物(N-nitroso compounds)是一类具有 N—N═O 结构的化合物,对动物有较强的致癌性,目前研究的 300 多种亚硝基化合物中发现 90% 具有致癌性。根据其结构可分为亚硝胺和亚硝酰胺,亚硝胺和亚硝酰胺的分子结构如下:

$$
\begin{array}{cc}
\text{R}_1 & \text{R}_1 \\
\quad \text{N—N═O} & \quad \text{N—N═O} \\
\text{R}_2 & \text{R}_2—\underset{\underset{\text{O}}{\parallel}}{\text{C}} \\
\text{亚硝胺} & \text{亚硝酰胺}
\end{array}
$$

亚硝胺的结构 R_1 和 R_2 为烷基、芳香基和环状化合物;亚硝酰胺的 R_1 可以是烷基和芳香基,R_2 为酰基。

13.4.1.1　食品中 N-亚硝基化合物

食品中天然存在的 N-亚硝基化合物的含量一般小于 $10\ \mu g/kg$,但其前体物质亚硝酸盐和胺类物质则广泛存在,在适宜的条件下,它们可形成 N-亚硝基化合物。

硝酸盐、亚硝酸盐和胺类物质是食品中 N-亚硝基化合物形成的前体物。亚硝胺是通过亚硝酸盐和仲胺或叔胺相互作用而形成的,特别是在酸性条件下更易形成。季胺也能参与亚硝酸盐反应而生成亚硝胺,但生成量低得多。亚硝胺的生成与胺的碱度、反应物的浓度、pH、温度和催化剂有关。食物中具体有以下 N-亚硝基化合物前体物质。

1. 食物硝酸盐和亚硝酸盐来源

硝酸盐和亚硝酸盐与可以消化的有机化合物共存时,都可能生成亚硝基化合物。

(1)蔬菜中的硝酸盐和亚硝酸盐　蔬菜可以从土壤中富集硝酸盐和亚硝酸盐,施用含氮肥料和水质含硝酸盐高的地区,蔬菜中硝酸盐水平显著增加。

(2)腌制蔬菜中的硝酸盐和亚硝酸盐　蔬菜在腌制过程中亚硝酸盐的含量会增加,一般在腌制的最初 2~4 d 亚硝酸盐含量开始增加,于 7~8 d 最高,9 d 后逐渐下降。

(3)水中的硝酸盐和亚硝酸盐　有些地区农村的苦井水中硝酸盐含量很高,因此蔬菜、饲料以及牛乳中的硝酸盐和亚硝酸盐含量也增高。

(4)肉类食品中的硝酸盐和亚硝酸盐　在肉制品加工过程中,为了增强和固定肉的红色,硝酸盐和亚硝酸盐常用作发色剂,不仅能使肉制品呈现良好的色泽,而且具有防腐和增强风味的作用。

2.食品中的胺

胺是食品中合成亚硝胺的另一个前体物质。对食品中胺的含量研究最多的是鱼,鱼中胺类主要有二甲胺和三甲胺等,含量非常高,特别是海产鱼类,三甲胺及氧化三甲胺的浓度有时可高达 100~185 mg/100 g。其他肉类、水果、蔬菜、面包、烟草、饮用水中均可检出胺类,在调味品中检出吡咯烷、哌啶、N-甲基苄胺及其他的一些胺类。

3.食品中存在的 N-亚硝基化合物

(1)肉制品　肉类食品含有丰富的蛋白质,在烹调加工过程中可分解产生一定的胺类,尤其在肉类腐败变质时,微生物会分解产生更多的胺。这些胺类化合物与亚硝酸盐作用可生成亚硝胺,在腌肉、腌鱼或烟熏鱼中均可检出痕量的亚硝胺,特别是用亚硝酸盐处理过的肉类制品,如香肠和烟熏鱼中亚硝胺含量较高,主要是二甲基亚硝胺、二乙基亚硝胺和亚硝基哌啶等,这类食品是食品中亚硝胺的主要来源。由于海鱼含胺量高于淡水鱼,因此其体内形成亚硝胺的机会大于淡水鱼。

(2)乳制品　一些乳制品中,如干奶酪、奶粉和奶酒等存在着微量的亚硝胺,其含量在 0.5~5.2 μg/kg 范围内。

(3)蔬菜和水果　一些蔬菜和水果中含有胺类、硝酸盐和亚硝酸盐,因此导致在蔬菜加工处理或长期储存时,其胺类和亚硝酸盐等反应生成微量的亚硝胺,含量在 0.013~6.0 μg/kg 范围内。

(4)霉变食品　霉菌污染食品而发生霉变,使食品中仲胺和亚硝酸盐含量增高,在适宜的条件下可形成亚硝胺。

13.4.1.2　体内合成 N-亚硝基化合物

人体除了通过食物、烟叶等摄入亚硝胺外,在体内适宜条件和场所也可合成亚硝胺,如胃、口腔和膀胱,特别是胃酸缺乏和胃炎病人,胃内细菌增加,亚硝酸盐和胺类增加,在适宜的条件下可合成亚硝胺。如口腔卫生条件不好时,食物腐败产生胺类并造成酸性环境也引起亚硝胺合成。有人在 11 个人的唾液中检测出亚硝基吗啉。所有亚硝胺的前体物质均可通过泌尿系统排泄,当膀胱和尿道感染时,容易在泌尿系统合成亚硝胺。

13.4.1.3　N-亚硝基化合物毒性

1.一般毒性

N-亚硝基化合物的一般毒性与它们作用的种属有关,牛羊比一般实验动物对亚硝基化合物更为敏感。各种 N-亚硝基化合物的毒性作用相差很大,它们的急性毒性 LD_{50} 最低为

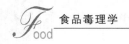

18 mg/kg,最高者为 7 500 mg/kg(表 13-15)。

表 13-15　N-亚硝基化合物对雄性大鼠急性经口毒性　　　　　　　　　　mg/kg BW

N-亚硝基化合物	LD_{50}	N-亚硝基化合物	LD_{50}
甲基苄基亚硝胺	18	二丁基亚硝胺	1 200
二甲基亚硝胺	27～41	二戊基亚硝胺	1 750
二乙基亚硝胺	216	乙基二羟乙基亚硝胺	≥7 500
二丙基亚硝胺	≥400	甲基亚硝基脲烷	240

2.致癌作用

N-亚硝基化合物为强致癌物,尽管目前缺少它们对人类肿瘤的直接致癌作用证据,但它们对动物的致癌性是肯定的。不同种类的亚硝胺其致癌作用有很大差异,一些亚硝胺致癌作用很强,如二甲基亚硝胺和二乙基亚硝胺,而亚硝基二乙醇胺、亚硝基醇氨酸致癌性很弱。亚硝胺致癌作用的靶器官还决定于给药方式、动物的种类及年龄、剂量及动物的营养状况。表13-16 为一些亚硝胺致癌作用的器官特异效应。

表 13-16　亚硝胺致癌作用的器官特异效应

化合物	作用器官
R_1＝R_2(如 DMN,DEN,DBN)	主要是肝、肾脏、膀胱和肺
R_1＝R_2(如甲基苄基亚硝胺)	主要是食道、前胃、肺和肝脏
环状(NPYR,NPIP)	肝脏、食道和鼻腔
酰烷基亚硝胺	神经系统
R_1 或 R_2 具有的官能团	肝和膀胱

DMN:二甲基亚硝胺;DEN:二乙基亚硝胺;DBN:二丁基亚硝胺;NPYR:吡咯烷亚硝胺;NPIP:哌啶亚硝胺。

N-亚硝基化合物致癌作用特点:

(1)能诱发各种实验动物肿瘤,对啮齿动物和猴等实验动物均有致癌性。

(2)能诱发多种组织器官的肿瘤和癌症,靶器官以肝、食管和胃为主,同种化合物对不同动物致癌的靶器官不同,但总体上 N-亚硝基化合物可诱发动物几乎所有组织和器官肿瘤。

(3)多种途径给予均可诱发肿瘤,经呼吸道、消化道和皮下注射均可使动物致癌。

(4)一次大剂量给予和多次长期小剂量的慢性作用均可诱发实验动物肿瘤。

(5)可通过胎盘,对啮齿动物和猴的胎儿致癌。动物妊娠期的最初 1/4 期接触亚硝胺,可引起胚胎中毒死亡,在第 2 个 1/4 期,可引起胎仔畸形,在妊娠的后半期才对胎仔具有致癌性,此外研究发现 N-亚硝基化合物还可通过乳汁使子代发生肿瘤。

N-亚硝基化合物致癌作用机理虽研究多年,但至今尚未完全明确。一般认为亚硝酰胺是终末致癌物,而亚硝胺则需代谢活化,生成烷基偶氮羟基化合物,该物质为具有高度活性的致癌剂,能使 DNA 和 RNA 大分子中的鸟嘌呤在 O-6 和 N-7 部位烷基化,造成 DNA 或 RNA 复制错误而使正常细胞发展成癌细胞形成肿瘤。

3.致畸作用

研究发现亚硝酰胺对动物具有致畸作用。给妊娠动物甲基亚硝基脲或乙基亚硝基脲,发现胎仔出现无眼、脑积水、脊柱裂或少趾等畸形。

4. 致突变作用

亚硝酰胺是直接致突变物,能引起细菌、真菌、果蝇和哺乳类动物发生突变,而亚硝胺需经混合功能氧化酶代谢活化后才有致突变性。

13.4.1.4　N-亚硝基化合物对人类健康的风险评估

N-亚硝基化合物对人类健康的风险评估主要从人群暴露水平及对人体健康的影响效应关系进行评价,由于长期接触低剂量的亚硝胺化合物在体内形成的累加效应,不同亚硝胺化合物之间及与其他致癌物的协同效应,使亚硝胺在体内形成的程度很难确定,因此较难对食品中微量的亚硝胺对人的风险做出评估。

鱼、肉、啤酒、奶酪均能检出亚硝胺,是人群暴露的一个重要途径。人类暴露亚硝胺的途径还有烟草、某些药物和农药成分等。

在哥伦比亚、智利、日本、伊朗、中国和意大利等国家的流行病学调查研究表明,胃癌和食道癌的发病率与通过膳食摄入的硝酸盐和亚硝酸盐含量有关。我国河南林县是食管癌的高发区,对该县 495 口饮水井进行测定,结果大多数井水中硝酸盐和亚硝酸盐含量均较高。

13.4.1.5　N-亚硝基化合物危害的预防措施

(1)改进食品加工技术。肉制品加工中应严格控制硝酸盐和亚硝酸盐的使用量,并控制其在肉类食品中的残留。我国规定肉类食品及肉类罐头中硝酸盐的使用量不超过 0.5 g/kg,亚硝酸盐不超过 0.15 g/kg,残留量以亚硝酸钠计,肉类罐头不得超过 0.05 g/kg,肉制品不超过 0.03 g/kg,并在工艺允许的情况下,寻找合适的替代品进行加工。

(2)防止食物霉变及其他微生物污染。蔬菜含有大量的硝酸盐,在细菌的作用下可还原为亚硝酸盐,其次微生物还可将食物蛋白质分解为胺类化合物,增加了亚硝胺合成的机会。因此要食用新鲜蔬菜,避免长期贮存,鱼肉类食品也要新鲜。

(3)施用钼肥,避免长期施用氮肥。由于钼在生物体内作用是固氮和还原硝酸盐,钼是硝酸还原酶的组成成分,能降低植物中硝酸盐含量。食管癌高发地区的土壤、水、粮食和居民血清、尿液及头发中的钼含量均较低,施用钼肥后,不仅粮食增产,而且粮食中钼含量增加,硝酸盐含量下降,如白萝卜和大白菜施钼肥后,维生素 C 提高 38.5%,而亚硝酸盐平均下降26.5%。

(4)对苦井水地区应进行水质处理,避免摄入较多的硝酸盐。

(5)多食用抑制亚硝胺形成的食物。体内外实验均证明维生素 C 可使亚硝酸还原为一氧化氮,阻断亚硝胺的形成,从而预防动物癌症的发生。流行病学调查发现食管癌和胃癌的高发区的居民维生素 C 摄入不足。提倡多吃蔬菜,少吃腌菜,增加维生素 C 摄入量。

(6)制定标准并加强监测。目前我国已制定了肉制品和水产品种 N-亚硝胺类化合物的限量标准。肉制品(肉类罐头除外)中 N-二甲基亚硝胺为≤3 μg/kg。水产制品(水产品罐头除外)中 N-二甲基亚硝胺的限量为≤4 μg/kg。

13.4.2　多环芳烃类化合物

多环芳烃(polycyclic aromatic hydrocarbon,PAH)是人类最早发现的致癌物。1775 年在

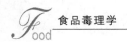

英国发现扫烟囱工人阴囊癌与煤烟尘有关;1928年英国学者第一次合成了致癌性物质二苯并蒽;1933年 Cook 等从煤焦油中分离出苯并芘,其后又陆续分离出有致癌性的 PAH。目前发现的 PAH 有 400 多种,其中苯并芘是最主要的 PAH,在食品中最多见,且有较强的致癌活性。苯并芘在酸性条件下不稳定,易与硝酸作用,在紫外光作用下发生光氧化作用,能被带正电荷的吸附剂如活性炭、木炭或氢氧化铁所吸附。

1. 食品中多环芳烃的来源

多环芳烃主要由各种有机物如煤、汽油及香烟等不完全燃烧而产生,食品在烧烤时也产生 PAH 污染食品,其中苯并芘[B(a)P]是食品中检出较普遍且检出量高的 PAH。

(1)食品在加工及储存过程中受到多环芳烃的污染。烟熏、烧烤或烘制加工中产生 PAH 可直接污染食品,明火烧烤产生 PAH 最多;PAH 的形成与烹调温度有关,热烟熏产生的 PAH 比冷烟烟熏多,而且随着温度的增加、脂肪含量的增加,其形成的 PAH 也增加。烹调加工食品时食品中的脂肪在高温下热解热聚形成多环芳烃。熏制食品的时间和温度与 PAH 含量成正比。食物外部产生的 PAH 要高于食物内部。

(2)工业三废污染。在工业生产中,有机物的不完全燃烧会产生大量的多环芳烃并排放到环境中,环境中的多环芳烃主要来源于木材、煤和石油的燃烧。废气中大量的 PAH 随灰尘降落到农作物或土壤中,农作物直接吸收造成污染。

(3)农民在柏油马路上晾晒粮食、油料种子时,柏油在高温下蒸发出的 PAH 可污染粮食。

(4)用不合格的包装材料包装食品,其中含有的多环芳烃可能污染食品。

(5)自身合成。某些植物和微生物可合成微量的多环芳烃,使得一些植物性食品和发酵食品中含有微量的多环芳烃。

在烟熏、烘烤食品中已检出不同种类的 PAH,包括苯并芘、苯并菲和苯并蒽,其中苯并芘的检出量可达 2~200 μg/kg。有报道称烤肉、烤香肠中 B(a)P 的含量可达 0.17~0.63 μg/g。柴炉产生 PAH 对食品的污染大于煤炉和炭炉,用电炉产生的 PAH 最少。工业区的农作物中 PAH 含量高于农村的农作物。在美国,膳食是 PAH 的主要来源。

2. 代谢活化

多数 PAH 为前致癌物,本身不具有生物活性,必须在生物体内经过代谢酶的作用,被活化后转化成有活性的亲电子终致癌物,并与细胞内大分子如 DNA、RNA 和蛋白质结合后才表现出致癌性。PAH 代谢中细胞色素氧化酶 P450 有重要作用。

苯并芘进入体内后,很快在肠道被吸收,吸收后入血很快分布于全身,乳腺及脂肪组织中均可蓄积。在动物试验中,经口摄入的苯并芘可通过胎盘进入胎仔体内,引起毒性反应及致癌反应,其排泄途径主要通过肾脏、胆道和肠道排出体外。

3. PAH 的毒性和致癌性

PAH 的急性毒性为中等或低毒性,如萘,小鼠经口和静脉给药的 LD_{50} 为 100~5 000 mg/kg BW,大鼠经口给药的 LD_{50} 为 2 700 mg/kg BW。大多数 PAH 具有遗传毒性或可疑遗传毒性,并有致癌和可疑致癌性。苯并芘有确定的致癌作用,并可通过胎盘使子代发生肿瘤。

4. 对人体健康影响的评估

(1)生物标志物　PAH 的致癌机制主要是在体内细胞色素 P4501A1 或 P4501A2 作用下

发生环氧化,形成的终致癌物 7,8-二氢二醇-9,10-环氧化物(BPDE)与 DNA 结合形成加合物,导致基因突变,从而诱导肿瘤的发生。研究报道在乳腺脱落黏膜细胞中检出 PAH-DNA 加合物,提示乳腺脱落黏膜细胞 DNA 加合物可作为更为理想的反映靶器官效应有效剂量的生物标志物。此外,不同个体对 PAH 致癌危险性不同,与个体 P4501A1 与 P4501A2 表达水平差异有关。

为进行人群健康评价,建立了几个评价 PAH 的内暴露剂量方法,在多数研究中测定尿中代谢产物,如尿硫醚、1-奈酚、β-萘胺、羟基菲和 1-羟基芘等均可作为机体暴露的生物标志物。1-羟基芘是芘的一个代谢产物已被广泛采用,为重要的接触性染毒标志物。

(2)流行病学研究　流行病学调查表明,一些地区的胃癌高发与当地居民经常制作并进食家庭自制的 B(a)P 含量较高的熏肉有关。

5. 防止食品污染 PAH 及去除措施

(1)改进食品加工方法,防止加工中产生 PAH 污染食品。熏制和烘烤食品时,烟中苯并芘可直接污染食品,因此应避免食品直接与炭火接触。高脂食品在烹调时要避免温度过高导致脂肪裂解形成 PAH。

(2)不要在柏油路上翻晒粮食,以防沥青中包括 PAH 在内的有害物的污染。机械化生产的食品要防止润滑油污染。

(3)加强环境污染的处理和监测,认真做好工业三废的综合利用及治理,减少环境有害物质对食品的污染和迁移。

(4)去除食品中 PAH 的措施:油脂中的 B(a)P 可用活性炭去除。在油中加入 0.3%～0.5% 的活性炭,在 90℃搅拌 30 min,可去除 89%～95% B(a)P。粮谷类可采用去麸皮或糠麸的方法使 B(a)P 下降。此外日光和紫外线照射也对去除食品中的 PAH 有一定效果。

(5)制定食品中 PAH 允许量标准　我国目前已对 PAH 中致癌性最强的苯并(a)芘制定了限量标准。我国食品中苯并(a)芘限量指标基本覆盖了所有对苯并(a)芘膳食暴露量会产生较大影响的食品类别,包括谷物及其制品、肉及肉制品、水产动物及其制品、油脂及其制品等 4 大类食品,除油脂及其制品限量为 10 μg/kg 外,其他几类食品限量皆为 5.0 μg/kg。

13.4.3　杂环胺类化合物

1977 年,Dr. Sugimura 和 Nagao 等研究发现,部分烤得很熟的鱼和牛排含有很强的致突变物质,而这些致突变物质不能用多环芳烃来解释,因此提出这些物质是由加热的蛋白质和氨基酸水解产生,并证明加热的蛋白质和氨基酸可产生致突变物质。日本许多科学家从加热的鱼和肉中鉴定出致突变的物质,这类物质具有芳香胺,在芳香骨架结构有氨基酸环和氮原子,因此命名为杂环胺。

目前从烹调食物中分离出的杂环胺类化合物有 20 多种,主要分为两大组即氨基咪唑氮杂芳烃类,主要包括喹啉类(IQ)、喹噁啉类(IQx)和吡啶类(PhIP);氨基咔啉类主要包括 α-咔啉(AαC)、δ-咔啉和 γ-咔啉。表 13-17 为主要的杂环胺的化学名称及最初鉴定时的来源。

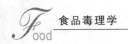

表 13-17　杂环胺的化学名称及最初鉴定时的来源

化学名称	最初鉴定时来源
Ⅰ.氨基咪唑氮杂芳烃类	
1.喹啉类	
2-氨基-3-甲基咪唑并[4,5-f]喹啉(IQ)	烤沙丁鱼
2-氨基-3,4-二甲基咪唑并[4,5-f]喹啉(MeIQ)	烤沙丁鱼
2.喹噁啉类	
2-氨基-3-甲基咪唑并[4,5-f]喹噁啉(IQx)	碎牛肉与肌苷混合热解
2-氨基-3,8-二甲基咪唑并[4,5-f]喹噁啉(8-MeIQx)	炸牛肉
2-氨基-3,4,8-三甲基咪唑并[4,5-f]喹噁啉(4,8-DiMeIQx)	苏氨酸、肌苷与葡萄糖混合热解
2-氨基-3,7,8-三甲基咪唑并[4,5-f]喹噁啉(7,8-DiMeIQx)	甘氨酸、肌苷与葡萄糖混合热解
3.吡啶类	
2-氨基-1-甲基-6-苯基-咪唑并[4,5-b]吡啶(PhIP)	炸牛肉
2-氨基-N-N-N-三甲基咪唑并吡啶(TMIP)	碎牛肉与肌苷混合热解
2-氨基-N-N-二甲基咪唑并吡啶(DMIP)	碎牛肉与肌苷混合热解
Ⅱ.氨基咔啉类	
1.α-咔啉	
2-氨基-9H-吡啶并吲哚(AαC)	大豆球蛋白热解
2-氨基-3-甲基-9H-吡啶并吲哚(MeAαC)	大豆球蛋白热解
2.γ-咔啉	
3-氨基-1,4-二甲基-5H-吡啶并[4,3-b]吲哚(Trp-P-1)	色氨酸热解
3-氨基-1-甲基-5H-吡啶并[4,3-b]吲哚(Trp-P-2)	色氨酸热解
3.δ-咔啉	
2-氨基-6-甲基二吡啶并[1,2-a:3′,2′-b]咪唑(Glu-P-1)	谷氨酸热解
2-氨基-二吡啶并[1,2-a:3′,2′-d]咪唑(Glu-P-2)	谷氨酸热解

1.食品中杂环胺的形成

　　烹调的鱼和肉类食品是膳食杂环胺的主要来源,食品和加工方式及条件影响食品中杂环胺的形成和含量。研究发现所有高温烹调的肉类食品均含有杂环胺类物质。食品中形成的杂环胺的前体物质主要为肉类组织中的氨基酸和肌酸或肌酸酐。除了前体物质外,烹调温度和时间也是杂环胺形成的关键因素,煎、炸和烤的温度越高,产生的杂环胺越多。此外,食物水分对杂环胺的生成也有一定影响,当水分减少时,表面受热温度上升,杂环胺形成量明显增高。

　　根据报道,食品中 PhIP(2-氨基-1-甲基-6 苯基-咪唑并 [4,5-b]吡啶)在烹调的肉类食品中不仅广泛存在,且检出量高。在煎、烤肉类食品形成的氨基咪唑类杂环胺中,PhIP 可占 80%以上,其次为 MeIQx 占 10%,DiMeIQx 和 IQ 均小于 5%。表 13-18 为美国膳食中一些烹调鱼和肉中主要杂环胺含量。

表 13-18　美国膳食中烹调肉和鱼中杂环胺浓度

食品种类	烹调方法	含量/(ng/g)				
		PhIP	MeIQx	DiMeIQx	IQ	AαC
牛排	烤或煎	39	5.9	1.8	0.19	6.8
牛粉和火腿	煎	7.5	1.8	0.4	0.354	未检出
羊肉	烤	42	1.0	0.67	未检出	2.5
煎咸肉	煎	1.5	11	2	未检出	未检出
碎猪肉	烤或烧烤	6.6	0.63	0.16	未检出	未检出
猪肉	煎	4.4	1.3	0.59	0.04	未检出
鸡肉	烤或烧烤	38	2.3	0.81	未检出	0.21
鱼	烤或烧烤	69	1.7	5.4	2.1	73
鱼	煎	35	5.2	0.1	0.16	6.3
鱼	焙烤	12	3.8		未检出	未检出

其他一些食品也可能含有杂环胺，Manabe 等测定了 10 个品牌的葡萄酒和 11 个品牌的啤酒，发现均含有 PhIP，其平均含量葡萄酒为 14.1 ng/L，啤酒为 30.4 ng/L。

2. 杂环胺在体内的代谢活化作用

杂环胺类都是前致突变物，必须经过代谢后才有致癌和致突变作用。杂环胺在体内的代谢活化可能有肝内和肝外两种途径。肝内途径主要在细胞色素 P4501A2 作用下羟化形成 N-羟基-PhIP，再在 N-乙酰转移酶（N-acetyltransferase，以下简称 NAT）、磺基转移酶作用下酯化形成亲电性和亲核性终致癌物，然后与 DNA 形成加合物导致基因突变。肝外途径主要在前列腺素合成酶的催化下失去一个电子形成氧自由基，两种途径虽然形成不同的初产物，但可能有相同的活性前体，最后均与 DNA 形成加合物产生遗传毒性效应。

杂环胺的代谢解毒主要包括 P450 催化的环氧化，以及随后发生的各种结合反应，如在葡萄糖苷转移酶（glucuronosyltransferases）作用下，与葡萄糖醛酸、硫酸或谷胱甘肽的结合解毒排出体外。其中，P4501A2 和 NAT-2 为 PhIP 在体内代谢激活的关键酶，P4501A2 和 NAT-2 基因存在基因多态性，影响着机体对致癌物代谢激活和解毒之间的平衡，从而决定着机体对癌症的易感性。

3. 杂环胺的毒性

（1）致突变性　杂环胺在 Ames 试验中显示，在 S9 代谢活化系统中有较强的致突变性，其中 TA98 比 TA100 更敏感，提示杂环胺可造成移码突变。除诱导细菌突变外，还可诱导哺乳类动物细胞的 DNA 损害，包括诱发基因突变、染色体畸变、姐妹染色单体互换、DNA 链断裂和程序性 DNA 合成等。IQ 和 MeIQx 对细菌的致突变性较强，而 PhIP 对哺乳细胞的致突变性较强。

杂环胺需要代谢活化才具有致突变性，MeIQ 和 PhIP 均需在肝代谢酶作用下，代谢成 N-羟基代谢产物而有致突变性。N-羟基代谢产物与 DNA 结合形成 DNA 加合物，这在细胞分裂过程中，可被修复或引起错配或复制错误而诱导突变。N-羟基代谢产物主要与 DNA 中 C-8 位置上的鸟嘌呤结合而引起突变。

（2）致癌性　所有的杂环胺对啮齿动物均有不同程度的致癌性。目前已经确定有10余种膳食中的杂环胺在动物试验研究发现有致癌性，确定的化合物有 PhIP、IQ、MeIQ、MeIQx、4,8-DiMeIQx、7,8-DiMeIQx、Trp-P-1、Trp-P-2、Glu-P-1 和 Glu-P-2，所用动物包括大小鼠和猴子。表 13-19 总结了不同杂环胺致癌作用的靶器官和组织。

表 13-19　不同杂环胺致癌作用的靶器官和组织

杂环胺化合物	CDF1 小鼠	F344 大鼠
IQ	肝、前胃和肺	肝、小肠和大肠、阴蒂腺、皮肤
MeIQ	肝、前胃	大肠、皮肤、口腔、乳腺
MeIQx	肝、肺	肝、皮肤
PhIP	淋巴结	大肠、前列腺、乳腺、淋巴
Trp-1	肝	肝
Trp-2	肝	淋巴结、膀胱
Glu-P-1	肝、血管	肝、小肠和大肠、阴蒂腺
Glu-P-2	肝、血管	肝、小肠和大肠、阴蒂腺
AαC	肝、血管	
MeAαC	肝、血管	肝

4. 杂环胺对人体致癌性的生物标志物

（1）生物标志物　评价杂环胺对人类潜在的危险性，应从人群暴露水平、接触剂量标志物、有效剂量标志物、效应标志物和人群易感标志物进行评价。对杂环胺与机体交互作用的生物标志物研究发现，尿中杂环胺代谢产物可反映机体内暴露水平，其中Ⅱ相代谢酶催化产物是比较理想的反映内暴露水平的标志物，如 N-OH-PhIP-N-葡萄糖苷为表示 PhIP 激活的标志物，而 N-PhIP-N$_2$-葡萄糖苷为解毒的标志物。

代谢产物往往反映的是致癌物近期暴露水平，而内源性大分子加合物是反映长期暴露水平的理想标志物。研究表明杂环胺在体内可与蛋白和 DNA 形成加合物。DNA 加合物的形成是杂环胺造成分子损伤的主要形式，而且被认为是杂环胺致肿瘤过程的一个重要阶段。Groopman 等认为 DNA 加合物的检出可作为暴露于致突变与致癌物的指征。血液蛋白加合物作为外源性化合物的暴露和效应指标有其优点，但它只能间接地反映遗传毒性效应。由于 DNA 是致突变物质的靶分子，因此 DNA 加合物更能直接反映分子损伤程度。

（2）流行病学调查研究　结肠腺癌的病例对照研究表明，146 例新诊断病例和 229 个对照健康人群，从肉类消费、烹调方法、水平和杂环胺数据库来估计肉类摄入水平和杂环胺摄入水平，其结肠癌危险因素主要与熟透的红肉、高温烹调方法有关。对 273 例乳腺癌和 657 例对照人群进行调查研究表明，摄入肉的水平与乳腺癌危险性相关，对牛排来讲，烹调熟的肉是中等烹调肉危险性的 1.54 倍，而对煎烤牛排来讲，危险性是 1.64 倍。对吃烹调熟的红肉来讲，危险性是中等烹调的 4.62 倍。在所有杂环胺中，PhIP 和 MEIQx 含量最丰富。有关日本、瑞士和美国人群的暴露水平的研究报道表明，日本居民对 MEIQx 的暴露水平大于美国，每天的暴露水平为 0.1~12 μg。由于人类癌症病因不是单一的，是多种因素作用的结果，杂环胺可能只是其中的因素之一。

5.控制食品中杂环胺形成的方法

由于杂环胺的前体物肌酸、糖和氨基酸普遍存在于鱼和肉中,且简单的烹调就能形成此类致癌物。因此,人类要完全避免暴露于杂环胺是不可能的。但是可采取一些有效措施尽可能减少膳食中杂环胺的摄入量。

(1)改变不良烹调方式。杂环胺的生成与不良烹调加工有关,特别是过高温度烹调。因此,要避免用过高的温度烹煮肉和鱼,尤其是避免肉类食品烹调时表面烧焦。

(2)改变不良饮食习惯。不要吃烧焦的食品或应该将烧焦部分去掉后再吃。

(3)烧烤肉类时避免食品与明火直接接触,用铝箔烧烤可有效防止烧焦,从而减少杂环胺的形成。

(4)增加蔬菜和水果摄入量。膳食纤维有吸附杂环胺并降低其活性的作用。蔬菜和水果中某些成分有抑制杂环胺的致突变性和致癌性的作用,因此,应增加蔬菜水果摄入量防治杂环胺的危害。

(5)加强监测。应加强食物中杂环胺含量监测,研究杂环胺的生成和影响条件、毒性作用和阈剂量等,制定食品中允许限量标准。

13.4.4　丙烯酰胺

20 世纪 60 年代以来聚丙烯酰胺原料被广泛应用于饮用水的净化及其他工业用途,后来这类化合物被证明有明确的神经毒性。2002 年瑞典国家食品局资料表明油炸、烘烤和高度油炸食品如炸薯条、法式油炸薯片、谷物、面包等均有高含量的丙烯酰胺,鉴于丙烯酰胺被国际癌症研究机构(IARC,1994)划分为 2A 类致癌物,这一发现便引起了世界范围的关注。

1.丙烯酰胺的理化性质

丙烯酰胺为白色晶体,相对分子质量为 71.09,分子结构如右图。

丙烯酰胺熔点为 84.5℃,在室温下缓慢升华。丙烯酰胺包含活泼的双键和氨基基团,在高于其熔点的温度下,可发生快速的聚合反应,并剧烈放热。在紫外灯照射下也可发生聚合反应。丙烯酰胺的聚合度并非 100%,多聚物有不同程度的单体和低聚合物。

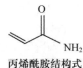

丙烯酰胺结构式

2.食物中丙烯酰胺的来源

资料显示丙烯酰胺形成的可能影响因素包括:碳氢化合物、氨基酸、脂肪、高温和加热时间等。有研究报道,丙烯酰胺主要在富含碳水化合物的食品中形成。当富含碳水化合物的食品加热到 120℃时丙烯酰胺开始形成,140~180℃为生成的最佳温度。在食品处理前检测不到丙烯酰胺,在加工温度较低如用水煮时,丙烯酰胺的水平相当低。此外,水含量也是影响丙烯酰胺形成的重要因素,薯条越薄水分蒸发越快,越有利于丙烯酰胺的形成。

丙烯酰胺的形成可能与 Maillard 反应有关。研究证实天门冬氨酸(马铃薯和谷类中的代表性氨基酸)和还原糖可产生丙烯酰胺。天门冬氨酸被视为丙烯酰胺中 C 和 N 的供体。将牛的肝糖原作为一种碳水化合物与天门冬氨酸反应的尝试,未检测到有丙烯酰胺生成。这说明并非任何大分子的碳水化合物都能与天门冬氨酸反应,动物糖原不能作为丙烯酰胺形成的来源。还有研究认为,丙烯酰胺来源于油类和含氮化合物。甘油高温降解产生丙烯醛,丙烯醛被氧化为丙烯酸,最终丙烯酸与氨(来源于含氮化合物的高温分解)进一步反应生成丙烯酰胺。

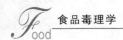

3.食品中丙烯酰胺的含量和人体摄入量

通过食品摄入丙烯酰胺的量有很大差异,这取决于食品的种类和加工过程。瑞典国家食品管理局对 100 多种食品中丙烯酰胺的含量进行测定的结果表明,不同食品中丙烯酰胺的水平明显不同,一些食品在高温加工后含有较高水平的丙烯酰胺,如炸薯条为 1 000 mg/kg,炸薯片为 500 mg/kg,但在生的和普通蒸煮的食品中却很少能检测到丙烯酰胺。WHO 对挪威、瑞典、瑞士、英国和美国等国家高温加工食品中丙烯酰胺的含量进行分析,结果如表 13-20 所示,其中淀粉类食品如炸薯条和炸薯片中丙烯酰胺的含量较高,而肉类食品如海产品和家禽中含量较低。

表 13-20 部分国家食品中丙烯酰胺含量

(资料来源于挪威、瑞典、瑞士、英国和美国)

食品种类	样品数	丙烯酰胺含量/(μg/kg)		
		均数	中位数	范围
炸薯条	38	1 312	1 343	170~2 287
炸薯片	39	537	330	50~3 500
煎饼	2	36	36	30~42
焙烤食品	19	112	<50	50~450
饼干	58	423	142	30~3 200
麦片	29	298	150	30~1 346
玉米片	7	218	167	34~416
面包	41	50	30	30~162
鱼和海产品	4	35	35	30~39
家禽	2	52	52	39~64
速溶麦芽粉	3	50	50	50~70
巧克力粉	2	75	75	50~100
咖啡粉	3	200	200	170~230
啤酒	1	<30	<30	<30

JECFA 对 17 个国家丙烯酰胺摄入量的评估结果显示,一般人群平均摄入量为 0.3~2.0 μg/(kg BW·d),90~97.5 百分位数高消费人群其摄入量为 0.6~3.5 μg/(kg BW·d),99 百分位数高消费人群其摄入量为 5.1 μg/(kg BW·d)。按体重计,儿童丙烯酰胺的摄入量为成人的 2~3 倍。丙烯酰胺主要来源的食品为炸薯条 16%~30%,炸薯片 6%~46%,咖啡 13%~39%,饼干 10%~20%,面包 10%~30%,其余均小于 10%。JECFA 根据各国的摄入量,认为人类的平均摄入量大致为 1 μg/(kg BW·d),而高消费者大致为 4 μg/(kg BW·d),包括儿童。

4.丙烯酰胺的吸收、分布及代谢

丙烯酰胺可通过多种途径被人体吸收,其中经消化道吸收最快。

丙烯酰胺在体内各组织广泛分布,包括母乳。经口给予大鼠 0.1 mg/kg BW 的丙烯酰

胺，其绝对生物利用率为 23%～48%。

进入人体内的丙烯酰胺约 90%被代谢，仅少量以原形经尿液排出。丙烯酰胺进入体内后，在细胞色素 P4502E1 的作用下，生成活性环氧丙酰胺(glycidamide)。该环氧丙酰胺比丙烯酰胺更容易与 DNA 上的鸟嘌呤结合形成加合物，导致遗传物质损伤和基因突变。因此，环氧丙酰胺被认为是丙烯酰胺的主要致癌活性代谢产物。给予大小鼠丙烯酰胺后，在小鼠肝、肺、睾丸、白细胞、肾和大鼠肝、甲状腺、睾丸、乳腺、骨髓、白细胞和脑等组织中均检出了环氧丙酰胺鸟嘌呤加合物。目前，尚未见人体丙烯酰胺暴露后形成 DNA 加合物的报道。

5. 丙烯酰胺在体内生物标记物

丙烯酰胺和环氧丙酰胺都是亲电性的，含有 α、β 不饱和基团能够与亲核的血红蛋白及其他蛋白质的巯基反应形成加合物。在喂饲丙烯酰胺的大鼠以及职业暴露者和吸烟者体内已经检测到丙烯酰胺及其氧化代谢产物环氧丙酰胺与血红蛋白形成的加合物，丙烯酰胺血红蛋白加合物与丙烯酰胺有良好的相关性，提示其血红蛋白加合物可以作为丙烯酰胺暴露的有效生物标志物。此外，环氧丙酰胺还可以与 DNA 形成加合物，通过各种不同途径给予小鼠和大鼠丙烯酰胺后，可以在许多组织中检测到环氧丙烯酰胺-DNA 加合物，并且与丙烯酰胺在组织中的浓度水平相关。

6. 丙烯酰胺的毒性

(1)急性毒性　中等毒物质，大鼠、小鼠、豚鼠和兔经口 LD_{50} 为 150～180 mg/kg。

(2)神经毒性　人和动物大剂量暴露于丙烯酰胺后，引起中枢神经系统的改变。而长期低水平暴露于丙烯酰胺后，则导致周围神经系统的病变，伴有或没有中枢神经系统的损害。丙烯酰胺的危险性评估都基于对啮齿动物的研究，缺乏人类神经毒性的剂量-反应资料。这些研究得出丙烯酰胺神经毒性的未观察到损害作用的剂量(NOAEL)为 0.2 mg/(kg BW·d)。

(3)生殖毒性　丙烯酰胺对雄性实验动物的生殖能力有损伤。丙烯酰胺能对啮齿动物引起不良的生殖效应。高剂量的显性致死试验中，丙烯酰胺对雄性生殖细胞有毒性，其生殖发育毒性 NOAEL 为 2 mg/(kg BW·d)。

(4)遗传毒性　丙烯酰胺可引起哺乳动物体细胞和生殖细胞的基因和染色体异常，如染色体异常、微核形成、姐妹染色单体交换、多倍体、非整倍体和其他有丝分裂异常，并可诱导体内细胞转化。丙烯酰胺与其代谢产物环氧丙酰胺的遗传毒性不同，丙烯酰胺不能诱导大鼠肝细胞的非程序 DNA 合成(unscheduled DNA synthesis，UDS)，而环氧丙酰胺可诱导大鼠肝细胞和人体乳腺细胞的 UDS；丙烯酰胺不能诱导细菌的基因突变，而环氧丙酰胺可诱导细菌的基因发生突变。

(5)致癌性　近几年来动物试验的研究结果表明，丙烯酰胺与肺癌、乳腺癌、甲状腺癌、口腔癌、肠道肿瘤和生殖道肿瘤的发生存在相关性。每天给小鼠和大鼠饲喂 2 mg/kg 丙烯酰胺，连续 2 年，可诱导上述各类肿瘤或癌症。致癌性缺乏人体直接证据。基于体外和动物试验的研究结果，WHO 和 IARC 将丙烯酰胺作为一种可能致癌物。

7. 丙烯酰胺风险评估

目前国际上在对遗传性致癌物进行风险评估时，建议用剂量反应模型计算出的 BMDL 和暴露限(MOE)进行评估。BMDL 为诱发 5%或 10%肿瘤发生率的低剂量可信限，BMDL 除以人群估计摄入量，则为暴露限(MOE)。MOE 越小，该物质致癌危险性也就越大。丙烯酰胺在平均摄入和高摄入量人群的 MOE 分别为 300 和 75。JECFA 认为对于一个具有遗传毒性的致癌物来说,其 MOE 值较低,也就是诱发动物的致癌剂量与人的可能最大摄入量之间的差距不够大,对人类健康的潜在危害应给予关注,建议采取合理的措施来降低食品中丙烯酰胺的含量。

8.丙烯酰胺的控制与预防

2002 年 9 月,美国 FDA 公布了旨在减少食品中丙烯酰胺含量的计划。2003 年国际食品法典食品添加剂与污染物委员会(CCFAC)已将其列入制定标准的议程。WHO/FAO/JECFA 于 2004 年进行评价并提出暂时耐受量(TDI)。各国纷纷开展污染水平和来源、暴露评估和形成机制等方面的研究。目前就食品中丙烯酰胺的安全问题,专家建议:

(1)少吃煎炸和烘烤食品,多食新鲜蔬菜和水果。

(2)通过降低烹调的温度和缩短烹调的时间来减少有关食品中的丙烯酰胺的含量,从而可以达到预防的目的。

(3)应加强食物中丙烯酰胺含量监测,研究丙烯酰胺的生成和影响条件、毒性作用和阈剂量等,制定食品中允许限量标准。

13.4.5　氯丙醇

氯丙醇类化合物是植物蛋白质在酸水解过程中产生的污染物。如果不采取特殊的生产工艺,凡是以酸水解植物蛋白质为原料的食品中都会存在不同水平的氯丙醇,包括酱油、醋、"鸡精"等调味品以及某些保健食品。

氯丙醇有多种同系物,包括单氯取代的 3-氯-1,2-丙二醇(3-MCDP)和 2-氯-1,3-丙二醇(2-MCDP)及双氯取代的 3-二氯-丙醇(1,3- DCP)和 2,3-二氯-丙醇(2,3- DCP),其中 3-氯-1,2-丙二醇在食品中污染量大,毒性强。因此,常以 3-氯丙醇作为氯丙醇的代表和毒性参照物。

1.食品中氯丙醇的形成

食品在加工、生产和储存过程中,食物中的氯离子在一定的条件下与食物中的蛋白质可形成 3-氯-1,2-丙二醇和 3-二氯-丙醇。现已表明,3-氯-1,2-丙二醇是 3-二氯-丙醇的前体物,其含量远高于后者。

(1)酸水解植物蛋白　据报道,1980 年英国市场上酸水解植物蛋白中 3-氯-1,2-丙二醇的检出含量高达 100 mg/kg,这引起了社会对氯丙醇污染问题的强烈关注,因而许多厂家改进生产工艺,降低其水平。1990 年、1992 年和 1998 年分别对英国市场上的植物水解蛋白液进行监测,3-氯-1,2-丙二醇的平均含量从 1990 年的大于 10 mg/kg,降低至 1998 年的 0.01～0.02 mg/kg。

(2)配制酱油　一些国家于 1999—2000 年对市场上的酱油进行了监测,结果发现,一些酱油中 3-氯-1,2-丙二醇含量很高,而一些则低于检测水平。1999 年中期,在对英国市场 40 份酱油样品检测时发现,其中 1/4 样品中 3-氯-1,2-丙二醇的含量超过 1 mg/kg,最高含量可达 30 mg/kg。其他欧洲国家的一些样品中含量也在 6～124 mg/kg,对加拿大的 90 个样品进行分析,发现其含量范围从未检出(<0.01 mg/kg)到 330 mg/kg,对美国 21 个样品进行检测,结果 9 个样品中 3-氯-1,2-丙二醇的含量超过 1 mg/kg,最高可达 85 mg/kg。

(3)食品添加剂　用酸水解植物蛋白来生产食品添加剂可导致 3-氯-1,2-丙二醇的生成。

（4）其他　在一些谷类产品中也检出了低浓度的 3-氯-1,2-丙二醇,如麦芽和高温处理产生的麦芽提取物,这些麦芽和麦芽提取物可广泛用作食品的原料,如面包、啤酒、酱油等,在这些成分中检出了小于 0.5 mg/kg 的 3-氯-1,2-丙二醇,在烤麦片中也检出同样含量的 3-氯-1,2-丙二醇。含有环氯树脂的食品包装材料中也可检出 3-氯-1,2-丙二醇,如香肠皮、茶叶袋、咖啡滤纸中的 3-氯-1,2-丙二醇均可迁移到食品中形成污染。英国对市场上 300 种食品中的 3-氯-1,2-丙二醇进行检测,发现大部分食品的生产工艺涉及氯和脂肪存在的酸水解过程,并要在高温状态下进行,检测结果见表 13-21。

表 13-21　英国食品中 3-氯-1,2-丙二醇的检测结果

食品种类	最大浓度/(mg/kg)	检出的样品数/分析的样品数	食品种类	最大浓度/(mg/kg)	检出的样品数/分析的样品数
谷类产品			混合食品		
饼干	0.032	4/12	面糊鱼和肉	0.014	1/10
麦芽饼干	0.021	1/7	约克郡布丁	—	0/2
面包	0.049	14/30	啤酒	0.016	1/5
早餐玉米片	—	0/13	蔬菜汉堡包	0.011	1/2
爆米花	—	0/10	蛋糕、水果馅饼	0.024	6/19
咸饼干	0.13		甜食		0/5
烤饼干	0.088		麦芽饮料		0/3
奶制品			比萨		0/6
奶酪	0.031	4/30	猪肉馅饼	0.01	1/5
奶油		0/5	茶袋		0/5
肉类			汤		
汉堡包	0.071	5/7	罐头汤		0/5
咸猪肉	0.047	2/10			0/6
煮肉	0.042	6/15	新鲜汤		0/5
烤鱼	0.081	4/6	包装干汤		0/3
火腿	0	0/5	酱汁		0/15
萨拉米香肠	0.069	9/20	总计	0.13	89/300

2. 氯丙醇在体内的代谢

3-氯-1,2-丙二醇可通过血睾和血脑屏障在全身分布,并可在小鼠附睾中蓄积。给大鼠腹腔注射 100 mg/kg 的 3-氯-1,2-丙二醇,24 h 后发现 8.5% 的 3-氯-1,2-丙二醇以原形从尿排出。3-氯-1,2-丙二醇在体内主要通过与谷胱甘肽结合进行解毒,产生 2,3-二羟基半胱氨酸和硫醚氨酸。在体内可代谢为 β-氯乳醛-β-氯乳酸-草酸和二氧化碳,因此尿液中 β-氯乳酸可作为机体接触氯丙醇的标志物。2-氯-1,3-丙二醇在体内代谢途径和产物与 3-氯-1,2-丙二醇相似。

3. 氯丙醇的毒性

（1）急性毒性　3-氯-1,2-丙二醇为中等毒物质,经口大鼠 LD_{50} 为 150 mg/kg BW,根据急性毒性分级,该化合物属中等毒物质,2-氯-1,3-丙二醇经口大鼠 LD_{50} 为 120 mg/kg BW,腹腔注射途径大鼠 LD_{50} 为 110 mg/kg BW。

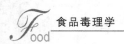

（2）亚慢性和慢性毒性　氯丙醇的作用靶器官主要为肾脏和生殖系统,还可损害肝脏和神经系统。主要表现为肝脏肿大、肾脏损害,并出现蛋白尿和葡萄糖尿。

（3）遗传毒性　一些细菌回复突变试验发现 3-氯-1,2-丙二醇有致基因突变作用,但所用剂量较高,微核试验未发现有致突变作用。

给予小鼠 0 mg/kg、15 mg/kg、30 mg/kg 和 60 mg/kg 剂量的 3-氯-1,2-丙二醇,小鼠骨髓微核试验未见致突变作用。肝细胞非程序 DNA 合成试验未见有致基因突变作用。

4. 对人体健康潜在的影响

关于人群暴露水平这一问题,英国、美国、澳大利亚和日本对酱油和水解蛋白中 3-氯-1,2-丙二醇进行了分析,并根据其消费量进行了人群氯丙醇暴露量评估。

根据对食品中含量及消费量的分析结果,发现在任何可能的摄入水平,3-氯-1,2-丙二醇对机体均不可能产生急性毒性,因此对人体健康的评价主要为长期小剂量摄入对健康的影响。

JECFA 2001 年对 3-MCDP 和 1,3-DCP 的毒性进行了全面的评价（Summary of the Fifty-seventh meeting of the joint FAO/WHO Expert Committee on Food Additives,2001）。根据 Sunahara 等对大鼠两年慢性毒性试验研究结果,以肾小管增生作为评价 3-MCDP 最敏感的毒性终点,以有作用剂量 1.1 mg/kg BW 来计（接近于无作用剂量）,并且考虑安全系数为 500,提出 3-MCDP 每天最大耐受摄入量（PMTDI）为 2 μg/（kg BW·d）。评价报告中值得注意的两点是不着重于其致癌性（尽管有足够证据的动物试验结果表明 3-MCDP 为致癌物,而 1,3-DCP 虽也为致癌物,但相对于 3-MCDP 而言含量很少）,以及缺少人群流行病的研究数据。因此,以生物标志物为终点的人群流行病学调查和临床试验研究对危险性评估是非常重要的。

5. 预防和控制

由于氯丙醇形成的机制是酸水解植物蛋白,此外油和脂肪也可与酸在高温条件下形成氯的醇类化合物。因此,降低终产品中氯丙醇的措施和方法主要是如下改进食品生产加工工艺:

（1）降低原料中脂肪和油的含量;

（2）控制酸水解过程,以减少产品中氯丙醇含量;

（3）在酸水解过程中加碱处理以除去氯离子。

（4）制定食品安全限量标准:我国《食品安全国家标准 食品中污染物限量》（GB 2762—2017）中规定了添加酸水解植物蛋白的液态调味品中 3-MCPD 的限量为 0.4 mg/kg,添加酸水解植物蛋白的固态调味品中 3-MCPD 的限量为 1.0 mg/kg。

（郭军,李宁,方瑾）

二维码 13-1　食品中各类化学物质毒理学
——食品中污染物和有害因素监测

本章小结

本章主要介绍了食品中天然有毒物质、激素类药物、抗生素类药物、农药、限量元素,以及食品加工过程中可能形成的 N-亚硝基化合物、多环芳烃、杂环胺、丙烯酰胺和氯丙醇等有害物质的种类、来源、毒性和预防措施。简要介绍了部分有毒物质的作用机理。

❓ 思考题

1. 试述河豚毒素在河豚中组织器官分布,及河豚毒性在哪个季节最强及原因?

2. 毒蘑菇引起的主要中毒症状及如何预防?

3. 举例分析近年来豆奶中毒事件发生的原因?

4. 怎样食用四季豆最安全?

5. 如何预防食用马铃薯引起的食物中毒?

6. 以性激素和 β-激动剂为例,简述激素类药物的残留与危害。

7. 以 β-内酰胺类、大环内酯类、四环素类、氨基糖苷类和酰胺醇类抗生素为例,简述抗生素类药物的残留与危害。

8. 以有机氯类、有机磷类、氨基甲酸酯和拟除虫菊酯类农药为例,简述农药的残留与危害。

9. 请以汞、铅、镉和砷为例,简述限量元素的残留与危害。

10. 食品加工过程中形成的污染物 N-亚硝基化合物、多环芳烃类化合物、杂环胺、丙烯酰胺和氯丙醇的形成条件、影响因素、毒性及预防措施是什么?

11. 加工肉制品中可能会存在哪些三致物质?

📘 参考文献

[1] 严卫星,丁晓雯.食品毒理学.北京:中国农业大学出版社,2009.

[2] 张立实,李宁.食品毒理学.北京:科学出版社,2017.

[3] 孙长颢.营养与食品卫生学.北京:人民卫生出版社,2017.

[4] 蔡鲁峰,杜莎,谭雅,等.N-亚硝基化合物的危害及其在体内外合成和抑制的研究进展.食品科学,2016,37(5):271-277.

[5] Habermeyer M,Roth A,Guth S,et al. Nitrate and nitrite in the diet:how to assess their benefit and risk for human health. Mol Nutr Food Res,2015,59(1):106-128.

[6] Loh Y H,Jakszyn P,Luben R N,et al. N-Nitroso compounds and cancer incidence:the European Prospective Investigation into Cancerand Nutrition(EPIC)-Norfolk Study. Am J Clin Nutr,2011,93(5):1053-1061.

[7] Zhu Y,Wang P P,Zhao J,et al. Dietary N-nitroso compounds and risk of colorectal cancer:a case-control study in Newfoundland and Labrador and Ontario,Canada. Br J Nutr, 2014,111(6):1109-1117.

[8] Catsburg C E,Gago-Dominguez M,Yuan J M,et al. Dietary sources of N-nitroso compounds and bladder cancer risk:findings from the Los Angeles bladder cancer study. Int J Cancer,2014,134(1):125-135.

[9] U. S. Department of Health and Human Services,National Cancer Institute. Chemicals in Meat Cooked at High Temperatures and Cancer Risk[EB/OL]Reviewed Oct. 15,2010. http://www.cancer.gov/about-cancer/causes-prevention/risk/diet/cooked-meats-fact-sheet

[10] Pelucchi C,Bosetti C,Galeone C,et al. Dietary acrylamide and cancer risk:an updated meta-analysis. Int J Cancer,2015,136(12):2912-2922.